Erica Jecklin

Arbeitsbuch Anatomie und Physiologie
für Pflege- und andere Gesundheitsfachberufe

12., überarbeitete Auflage
184 Abbildungen

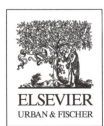

Zuschriften und Kritik an:
Elsevier GmbH, Urban & Fischer Verlag, Lektorat Pflege, Karlstraße 45, 80333 München,
Pflege@elsevier.de

Erica Brühlmann-Jecklin, Urdorferstraße 69a, CH-8952 Schlieren (Schweiz)

Wichtiger Hinweis für den Benutzer
Die Erkenntnisse in der Medizin unterliegen laufendem Wandel durch Forschung und klinische Erfahrungen. Herausgeber und Autoren dieses Werkes haben große Sorgfalt darauf verwendet, dass die in diesem Werk gemachten therapeutischen Angaben (insbesondere hinsichtlich Indikation, Dosierung und unerwünschten Wirkungen) dem derzeitigen Wissensstand entsprechen. Das entbindet den Nutzer dieses Werkes aber nicht von der Verpflichtung, anhand der Beipackzettel zu verschreibender Präparate zu überprüfen, ob die dort gemachten Angaben von denen in diesem Buch abweichen und seine Verordnung in eigener Verantwortung zu treffen.

Wie allgemein üblich wurden Warenzeichen bzw. Namen (z.B. bei Pharmapräparaten) nicht besonders gekennzeichnet.

Bibliografische Information Der Deutschen Bibliothek
Die Deutsche Bibliothek verzeichnet diese Publikation in der Deutschen Nationalbibliografie; detaillierte bibliografische Daten sind im Internet unter http://dnb.ddb.de abrufbar.

Alle Rechte vorbehalten
1. Auflage 1980
12. Auflage 2004

© Elsevier GmbH, München
Der Urban & Fischer Verlag ist ein Imprint der Elsevier GmbH.

05 06 07 08   5 4 3 2

Für Copyright in Bezug auf das verwendete Bildmaterial siehe Abbildungsnachweis.
Der Verlag hat sich bemüht, sämtliche Rechteinhaber von Abbildungen zu ermitteln. Sollte dem Verlag gegenüber dennoch der Nachweis der Rechtsinhaberschaft geführt werden, wird das branchenübliche Honorar gezahlt.

Das Werk einschließlich aller seiner Teile ist urheberrechtlich geschützt. Jede Verwertung außerhalb der engen Grenzen des Urheberrechtsgesetzes ist ohne Zustimmung des Verlages unzulässig und strafbar. Das gilt insbesondere für Vervielfältigungen, Übersetzungen, Mikroverfilmungen und die Einspeicherung und Verarbeitung in elektronischen Systemen.

Lektorat: Hilke Nüssler, München
Herstellung: Christine Kosel, München
Satz: Ebner & Spiegel, Ulm
Druck und Bindung: Krips b.v., Meppel
Zeichnungen: Gerda Raichle, Ulm (nach Ideen der Autorin, siehe 1.–7. Auflage)
Umschlaggestaltung: SpieszDesign, Neu-Ulm

ISBN 3-437-26980-1

Aktuelle Informationen finden Sie im Internet unter
www.elsevier.com und **www.elsevier.de**

Inhalt

1	**Organisation des Körpers**	**1**
1.1	Zelllehre (Zytologie)	4
	1.1.1 Aufbau der Zelle	4
	1.1.2 Zell- und Kernteilung	6
1.2	Histologie (Gewebelehre)	9
	1.2.1 Epithelgewebe	9
	1.2.2 Binde- und Stützgewebe	13
	1.2.3 Muskelgewebe	16
	1.2.4 Nervengewebe	16
	1.2.5 Interzellularsubstanz (Zwischenzellsubstanz)	16
1.3	Inneres Milieu	17
	1.3.1 Wasser als Lösungsmittel	18
	1.3.2 Stoffwechsel (Metabolismus)	20
	1.3.4 Puffersysteme	24
1.4	Grundlagen der Vererbung	25
	1.4.1 Allgemeine Genetik	25
	1.4.2 Evolutionstheorie	26
	1.4.3 Mendel-Gesetze	29
	1.4.4 Genetik von Erbkrankheiten	31
2	**Allgemeine Bewegungslehre**	**39**
2.1	Allgemeine Knochenlehre	39
	2.1.1 Knochenbildung und -wachstum	39
	2.1.2 Knochenformen	41
	2.1.3 Knochenverbindungen	43
	2.1.4 Gelenktypen	44
	2.1.5 Schleimbeutel und Sehnenscheiden	45
	2.1.6 Sehnen und Bänder	46
2.2	Allgemeine Muskellehre	47
	2.2.1 Muskelgewebe	48
	2.2.2 Aufgaben und Fähigkeiten der Muskeln	50
3	**Spezielle Bewegungslehre**	**51**
3.1	Spezielle Knochenlehre	52
	3.1.1 Schädel (Cranium)	54
	3.1.2 Körperstamm	57
	3.1.3 Schultergürtel und obere Extremitäten (Arme und Hände)	61
	3.1.4 Beckengürtel und untere Extremitäten (Beine und Füße)	67
3.2	Spezielle Muskellehre	74
	3.2.1 Kopfmuskulatur	77
	3.2.2 Gesichtsmuskulatur	78
	3.2.3 Halsmuskulatur	78
	3.2.4 Brustmuskulatur	79

3.2.5	Bauchmuskulatur	80
3.2.6	Rückenmuskulatur	84
3.2.7	Oberarmmuskulatur	86
3.2.8	Unterarmmuskulatur	86
3.2.9	Handmuskulatur	87
3.2.10	Lendenmuskulatur	87
3.2.11	Gesäßmuskulatur	88
3.2.12	Oberschenkelmuskulatur	89
3.2.13	Unterschenkelmuskulatur	90
3.2.14	Fußmuskulatur	91
3.2.15	Übersicht über die häufigsten Bewegungen und die daran beteiligten Muskeln	91

4 Sinnesorgane 97

4.1	Allgemeine Sinnesphysiologie	97
	4.1.1 Informationsverarbeitung	97
	4.1.2 Rezeptoren	98
4.2	Schmerz	98
	4.2.1 Schmerzrezeptoren	98
	4.2.2 Schmerzarten, Schmerzwahrnehmung	99
4.3	Haut	101
	4.3.1 Anhangsorgane der Haut	102
4.4	Tiefensensibilität	104
4.5	Sehorgan	105
	4.5.1 Sehvorgang	108
4.6	Hör- und Gleichgewichtsorgan	110
4.7	Riechorgan	114
4.8	Geschmacksorgan	116

5 Nervensystem 119

5.1	Nervengewebe	119
	5.1.1 Neuron als Funktionseinheit des Nervensystems	119
	5.1.2 Nervenfasern und Nerven	122
	5.1.3 Gliazellen	123
	5.1.4 Blut-Hirn-Schranke und Blut-Liquor-Schranke	123
5.2	Physiologie der Erregungsweiterleitung	124
	5.2.1 Neurotransmitter	124
	5.2.2 Aktionspotenzial	128
	5.2.3 Denken, Lernen, Gedächtnis	130
	5.2.4 Wachsein und Schlafen	132
	5.2.5 Bewusstsein	134
5.3	Zentrales Nervensystem	136
	5.3.1 Einteilung des Zentralen Nervensystems	136
	5.3.2 Großhirn	138
	5.3.3 Das Limbische System	147
	5.3.4 Zwischenhirn und Hirnstamm	148
	5.3.5 Hirnnerven	151

5.3.6	Rückenmark	152
5.3.7	Hirn- und Rückenmarkshäute	154
5.3.8	Liquor-Ventrikel-System	157
5.4	Peripheres Nervensystem	160
5.4.1	Spinalnerven (Rückenmarksnerven)	160
5.4.2	Nervengeflechte	161
5.4.3	Reflexe	164
5.5	Vegetatives Nervensystem	166
5.5.1	Sympathikus	168
5.5.2	Parasympathikus	168

6 Hormonsystem ... 171

6.1	Regelkreis des Hormonsystems	172
6.2	Hypothalamus und Hypophyse	174
6.2.1	Neurohypophyse (HHL)	175
6.2.2	Adenohypophyse (HVL)	176
6.2.3	Zirbeldrüse (Epiphyse oder Corpus pineale)	177
6.3	Schilddrüse (Glandula thyroidea)	177
6.4	Nebenschilddrüsen (Parathyroides)	179
6.5	Nebennieren (Glandulae suprarenales)	180
6.6	Langerhans-Inseln der Bauchspeicheldrüse (Pankreas)	183
6.7	Geschlechtsdrüsen (Gonaden)	184
6.7.1	Hoden (Testes)	184
6.7.2	Eierstöcke (Ovarien)	185

7 Blut und Abwehr ... 189

7.1	Zusammensetzung des Blutes	191
7.1.1	Erythrozyten (rote Blutkörperchen)	192
7.1.2	Thrombozyten (Blutplättchen)	197
7.1.3	Leukozyten (weiße Blutkörperchen)	197
7.1.4	Blutgerinnung (vereinfacht)	202
7.1.5	Plasma	203
7.2	Aufgaben des Blutes	203
7.2.1	Transportfunktion	203
7.2.2	Regulationsfunktion	204
7.3	Abwehrsysteme	205
7.3.1	Unspezifisches Abwehrsystem	205
7.3.2	Spezifisches Abwehrsystem	206
7.3.3	Immunregulation	207
7.3.4	Impfungen	208
7.3.5	Blutentnahme	208

8 Herz ... 209

8.1	Lage und Beschreibung	209
8.2	Herzklappen	211
8.2.1	Segelklappen	211
8.2.2	Taschenklappen	212

8.3	Herzwandschichten	213
	8.3.1 Innenhaut (Endokard)	213
	8.3.2 Muskelschicht (Myokard)	213
	8.3.3 Außenhaut (Epikard und Perikard)	213
	8.3.4 Ernährung des Herzmuskels	214
8.4	Herztätigkeit	214
	8.4.1 Reizbildungs- und Reizleitungssystem	217
	8.4.2 Elektrokardiogramm (EKG)	218
	8.4.3 Herzfrequenz, Schlagvolumen, Minutenvolumen	219
	8.4.4 Messung des Zentralen Venendrucks (ZVD)	220

9 Blutgefäße und Blutkreislauf ... 223

9.1	Arterien	223
	9.1.1 Lage und Beschreibung	223
	9.1.2 Blutfluss in den Arterien	224
	9.1.3 Windkesselfunktion der Aorta	224
9.2	Venen	225
	9.2.1 Lage und Beschreibung	225
	9.2.2 Blutfluss in den Venen	226
9.3	Kapillaren	228
	9.3.1 Lage und Beschreibung	228
	9.3.2 Stoff- und Gasaustausch	228
	9.3.3 Druckverhältnisse in den Kapillaren	229
9.4	Ernährung, Innervation und Regulation der Blutgefäßlumina	230
	9.4.1 Ernährung	230
	9.4.2 Innervation und Regulation	231
9.5	Blutkreislauf	232
	9.5.1 Großer Kreislauf	232
	9.5.2 Kleiner Kreislauf	233
	9.5.3 Pfortadersystem	234
	9.5.4 Blutdruck und Blutdruckregulation	235

10 Lymphatisches System ... 239

10.1	Lymphgefäße	240
	10.1.1 Lage und Beschreibung	240
	10.1.2 Bildung der Lymphflüssigkeit (Lymphe)	240
	10.1.3 Transport der Lymphe	241
	10.1.4 Zusammensetzung der Lymphe	241
10.2	Lymphknoten	242
	10.2.1 Lage und Beschreibung	242
	10.2.2 Funktion der Lymphknoten	243
10.3	Milz	243
	10.3.1 Lage und Beschreibung	243
	10.3.2 Aufgaben der Milz	245
	10.3.3 Versorgung der Milz	246

10.4	Thymus	246
	10.4.1 Lage und Beschreibung	246
	10.4.2 Funktion des Thymus	247

11	**Atmungssystem**	**249**
11.1	Obere Atemwege	249
	11.1.1 Nasenhöhlen	249
	11.1.2 Nasennebenhöhlen	250
	11.1.3 Rachen (Pharynx)	251
11.2	Untere Atemwege	252
	11.2.1 Kehlkopf (Larynx)	252
	11.2.2 Luftröhre (Trachea)	254
11.3	Lungen (Pulmones)	256
	11.3.1 Bronchien und Bronchiolen	256
	11.3.2 Alveolen	257
	11.3.3 Aufbau der Lungen	258
	11.3.4 Pleura	261
	11.3.5 Versorgung der Lunge	262
11.4	Atmung	262
	11.4.1 Ein- und Ausatmung	262
	11.4.2 Atmungssteuerung und Innervation	262

12	**Verdauungssystem**	**265**
12.1	Mundhöhle (Cavum oris)	265
	12.1.1 Mundschleimhaut	267
	12.1.2 Speicheldrüsen	267
	12.1.3 Zähne	267
	12.1.4 Zunge	269
	12.1.5 Gaumenmandeln	270
12.2	Rachen (Pharynx)	270
12.3	Speiseröhre (Ösophagus)	271
12.4	Magen	273
	12.4.1 Lage und Beschreibung	273
	12.4.2 Bildung von Magensaft	274
	12.4.3 Aufgaben des Magens	275
12.5	Anatomie des Bauchraumes	276
12.6	Dünndarm (Intestinum tenue)	279
	12.6.1 Lage und Beschreibung	279
	12.6.2 Krypten, Zotten und Drüsen	281
	12.6.3 Aufspaltung der Nahrung	282
12.7	Dickdarm (Colon)	286
	12.7.1 Lage und Beschreibung	286
	12.7.2 Aufgaben des Dickdarmes	288
	12.7.3 Stuhlzusammensetzung und Stuhlentleerung	289
12.8	Blutversorgung und Innervation des Darmes	290
12.9	Zusammenfassung der Drüsen des Körpers	291

13 Bauchspeicheldrüse, Leber und Gallenblase **293**
13.1 Bauchspeicheldrüse (Pankreas) 293
13.2 Leber (Hepar) und Gallenblase (Vesica fellea) 294
     13.2.1 Leber: Lage und Beschreibung 294
     13.2.2 Aufgaben der Leber 297
     13.2.3 Gallenblase 299
     13.2.4 Bilirubin-Kreislauf 300
     13.2.5 Pfortadersystem 301

14 Harnsystem, Wasser- und Elektrolythaushalt **303**
14.1 Nieren (Ren, Nephros) 305
     14.1.1 Lage und Beschreibung 305
     14.1.2 Feinbau der Nieren 306
     14.1.3 Funktion der Niere 308
14.2 Ableitende Harnwege 313
     14.2.1 Nierenkelche und Nierenbecken 313
     14.2.2 Harnleiter 314
     14.2.3 Harnblase 314
     14.2.4 Harnröhre 316
14.3 Wasser- und Elektrolythaushalt 317

15 Geschlechtsorgane und Sexualität **319**
15.1 Weibliche Geschlechtsorgane 319
     15.1.1 Eierstöcke (Ovarien) 320
     15.1.2 Eileiter (Tuben) 322
     15.1.3 Gebärmutter (Uterus) 323
     15.1.4 Scheide (Vagina) 325
     15.1.5 Scheidenvorhof (Vestibulum vaginae) 326
     15.1.6 Bartholin-Drüsen 326
     15.1.7 Große und kleine Schamlippen (Labien) 327
     15.1.8 Kitzler (Klitoris) 327
     15.1.9 Weibliche Brust (Mamma) 327
     15.1.10 Menstruationszyklus 328
15.2 Männliche Geschlechtsorgane 330
     15.2.1 Hoden (Testis) 330
     15.2.2 Nebenhoden (Epididymis) 332
     15.2.3 Hodensack (Skrotum) 333
     15.2.4 Samenleiter (Ductus deferens) und Cowper-Drüsen 333
     15.2.5 Samenbläschen (Vesicula seminalis) 334
     15.2.6 Vorsteherdrüse (Prostata) 334
     15.2.7 Glied (Penis) 335
     15.2.8 Spermienbildung 336
15.3 Sexualität 338
     15.3.1 Entwicklung der Sexualität 338
     15.3.2 Geschlechtsverkehr 338
     15.3.3 Sexueller Reaktionszyklus 338

16	**Vorgeburtliche Entwicklung (Embryologie) und Geburt**	**341**
16.1	Entwicklung der Keimzellen	341
	16.1.1 ♀ Oozytogenese	341
	16.1.2 ♂ Spermazytogenese	341
	16.1.3 Reifeteilung (Meiose)	342
16.2	Befruchtung	344
	16.2.1 Follikelreifung und Ovulation	344
	16.2.2 Befruchtung und die erste Woche danach	344
	16.2.3 Zwillinge	347
16.3	Entwicklung des Embryos (Embryogenese)	349
	16.3.1 Furchung und Tubenwanderung, Einnistung	349
	16.3.2 Embryonalperiode (Organogenese)	354
	16.3.3 Ernährung des Keimes	360
	16.3.4 Entwicklung des Fetus (Fetalperiode)	361
	16.3.5 Fetalkreislauf	362
16.4	Schwangerschaft, Geburt und Wochenbett	365
	16.4.1 Schwangerschaftszeichen und Hormonumstellung	365
	16.4.2 Geburtstermin und Geburtsablauf	366
	16.4.3 Nachgeburt und Wochenbett	368
	16.4.4 Stillen	369
17	**Entwicklung von der Kindheit bis zum Alter**	**371**
17.1	Anlage-Umwelt-Kontroverse	371
17.2	Entwicklungsphasen des Menschen	372
	17.2.1 Neugeborenes	373
	17.2.2 Säugling	374
	17.2.3 Frühe Kindheit	375
	17.2.4 Spielalter	376
	17.2.5 Schulalter	377
	17.2.6 Jugendalter	377
	17.2.7 Frühes Erwachsenenalter	378
	17.2.8 Erwachsenenalter	379
	17.2.9 Alter	380
17.3	Sterben	381
Literaturverzeichnis		**383**
Register		**385**

Vorwort zur 12. Auflage

Was kann in einer neuen Auflage eines Anatomiebuches noch verbessert werden, wo doch Bau und Funktionen des menschlichen Körpers längst hinlänglich erforscht und bekannt sind? Das mag sich der eine oder die andere aus der Leserschaft fragen. In der Tat ist auch auf diesem Gebiet noch Neues zu entdecken. So zeigten zum Beispiel neue Forschungen, dass Geschmacksqualitäten wie süß, sauer, salzig oder bitter auf der Zunge nicht eindeutig auf bestimmten Regionen verteilt sind, wie man bis vor kurzem vermutete. Ein gutes und aktualisiertes Anatomiebuch berichtigt solches und wird auf den neuesten Wissensstand gebracht. Sie werden dies im vierten Kapitel dieser Ausgabe nachlesen können. Neu finden Sie in dieser Auflage auch eine Abbildung der Schilddrüse, und erweitert wurden die Kapitel Evolutionslehre, Knochen- und Muskellehre, Blut und Milz. Zum besseren Verständnis wurden in manchen Kapiteln weitere Bezüge zur Pathologie eingearbeitet.

Wie stets war es mir auch diesmal wichtig, die Wünsche der Lehrerinnen, Lehrer, Schülerinnen und Schüler zu eruieren und wo möglich zu berücksichtigen. Aus diesem Grund durchforschte ich minutiös alle eingesandten Leserreaktionen. Einem oft genannten Wunsch konnte ich in dieser Auflage ebenfalls nachkommen. So finden Sie neu Abbildungen, die Ihnen das menschliche Skelett und die Muskulatur in einer Gesamtübersicht zeigen.

Nun hoffe ich, dass auch diese Auflage bei Ihnen, sehr geehrte Leserin, sehr geehrter Leser, auf ein gutes Echo stößt und Ihnen die Freude am Fach Anatomie und Physiologie weckt oder bestärkt.

CH-Schlieren, im Sommer 2004   Erica Brühlmann-Jecklin

Vorwort zur 1. Auflage

Das vorliegende Arbeitsbuch ist das Ergebnis meiner Arbeit als Lehrerin für Anatomie und Physiologie an verschiedenen Schulen für Krankenpflege und entstand aus den Bedürfnissen meiner SchülerInnen heraus. Zwar gibt es eine Reihe von guter Fachliteratur. Die meiste geht aber so sehr ins Detail, dass es für die Schülerin* oft schwierig ist, das herauszunehmen, was für sie wichtig ist.

Sowohl der Inhalt des Stoffes als auch die Reihenfolge der verschiedenen Organe bzw. Systeme sind in diesem Buch der Ausbildung der Krankenschwester* in allgemeiner Krankenpflege, der Kinderkrankenschwester, der Psychiatrieschwester und der Pflegerin (in der Schweiz mit Fähigkeitsausweis des Schweizerischen Roten Kreuzes) angepasst. So werden Sinnesorgane und Nervensystem – im Gegensatz zu anderen Büchern – relativ rasch besprochen, nämlich unmittelbar nach der Einführung im Fach Anatomie-Physiologie und nach den Gebieten Zytologie, Histologie, Knochen- und Muskellehre. Die Schülerin soll möglichst schon im Grundpflegepraktikum das Wissen über den Bau und die Funktion der Sinnesorgane haben, soll lernen, die Patienten diesem Wissen entsprechend zu pflegen. So ist zum Beispiel das Kennen der gesunden Haut wichtige Voraussetzung, pathologische Veränderungen (Decubitus u. a.) zu erkennen und dem Ausbildungsstand angemessen zu pflegen. Bei der Durchführung einer Ganztoilette am Patienten scheint mir wichtig, dass die Schülerin die Sensorik und Motorik des Nervensystems bereits kennt und damit um seine Hautempfindlichkeiten und Bewegungsabläufe etc. weiß.

Bei der Überarbeitung des Stoffes hielt ich mich an die Lernzielkataloge für Krankenpflegeausbildung und Kinderkrankenpflegeausbildung in Hessen, welche vom Deutschen Berufsverband für Krankenpflege e.V. 1977 und 1978 herausgegeben wurden.

Zwei Grobziele standen mir bei der Bearbeitung des Skriptums vor Augen:

- Der Stoffinhalt sollte als Grundlage dienen, auf welcher die Krankheitslehre aufgebaut werden kann
- Das Wissen um die gesunden Lebensvorgänge sollten der Schülerin den Transfer in Krankenpflege und Krankenbeobachtung optimal ermöglichen

So ursprünglich als Arbeitsskriptum für meine SchülerInnen geschaffen und von Semester zu Semester neu entdeckten Bedürfnissen der SchülerInnen angepasst, entschloss ich mich – auf Anregung von KollegInnen – dieses zur Veröffentlichung zu geben. Mit ihm hoffe ich, eine Lücke in der, für die SchülerInnen zugänglichen, Literatur zu schließen.

Das Arbeitsbuch trägt seinen Titel, weil damit gearbeitet werden soll. Dazu ein paar Gedanken und Anregungen:

- Bei verschiedenen Abbildungen kann Wichtiges mit Farben hervorgehoben werden
  Beispiel:
  Durch das Anmalen von einzelnen Schädelknochen werden Begrenzungen klarer sichtbar

* gilt auch für Krankenpfleger bzw. für Pfleger

Beispiel:
Bei den einzelnen Blutzellen sind unter >Merkmale< die Farben von Zellplasma, Kern und Granula angegeben, so dass die Zellen im Arbeitsbuch entsprechend angemalt werden können. Dies soll der Schülerin helfen, die Blutzellen auch an Tabellen zu erkennen.

Einige Abbildungen sind sehr stark schematisiert dargestellt. Erfahrungsgemäß haben Schülerinnen oft Mühe, naturgetreue Abbildungen ganz zu verstehen, da es aus Zeitgründen im Unterricht unmöglich ist, am Objekt (zum Beispiel mit histologischen Schnitten etc.) zu lernen. Ich versuchte daher, einen Mittelweg zwischen naturgerechter Genauigkeit und Schematisierung zu finden.

- Rechts wurde auf allen Seiten für zusätzliche Notizen ein genügend großer Rand gelassen
- Nach jedem Kapitel finden sich Testfragen.
  Sie erlauben der Schülerin, sich selber bzw. sich gegenseitig zu prüfen. Diese Möglichkeit soll ihr eine Linie gegen, ihr zeigen, was für sie wichtig ist. Auf auswendig gelerntes reproduziertes Wissen wird verzichtet. So nützt zum Beispiel erfahrungsgemäß das Auswendiglernen von einzelnen Muskeln, ihrem Ursprung und Ansatz wenig. Die Schülerin soll jedoch die allgemeine Muskellehre und die für die Pflege notwendigen Muskeln der speziellen Muskellehre (Atemmuskulatur, Gesäßmuskulatur etc.) gut und gründlich kennen.
- Zur Vertiefung des Studiums wird empfohlen, weitere Literatur zu konsultieren, so z.B. das Buch von H. J. von Brandis/W. Schönberger, Anatomie für Krankenschwestern, Stuttgart, im gleichen Verlag.

Es bleibt mir zum Schluss ganz herzlich zu danken. Besonders sei hier *Herr Prof. Dr. St. Kubik* und sein Assistent, *Herr Dr. B. Szarvas,* von der medizinischen Fakultät der Universität Zürich, erwähnt, welche den Inhalt des Arbeitsbuches auf Richtigkeit prüften und mir wesentliche Anstöße gaben bei der Überarbeitung der Abbildungen. *Herr Prof. Dr. St. Kubik* stellte mir außerdem eine Reihe von Abbildungen, insbesondere der Knochenlehre, zur Verfügung.

Weiter danke ich *Frau Hildegart Nutt,* Lehrerin für Krankenpflege und stud. psych., sowie der Rektorin der Kaderschule für die Krankenpflege des Schweizerischen Roten Kreuzes, Zürich, *Frau Ruth Quenzer.* Sie gaben mir wichtige Hinweise bei der Überarbeitung der Fragen betreffs stofflichem bzw. didaktischem Inhalts.

Schließlich möchte ich *Frau Marianne Pestalozzi,* Fachlehrerin für Anatomie und Physiologie an der Krankenpflegeschule Zürich, erwähnen. Bei ihr erhielt ich als Praktikantin wichtige Grundlagen in der Methodik des Unterrichtens.

Weit mehr Leute wären zu erwähnen, welche an der Realisierung des Arbeitsbuches mitwirkten. Ihnen allen, sowie dem *Gustav Fischer Verlag* für die gute Zusammenarbeit, möchte ich hiermit gesamthaft ganz herzlich danken.

Schlieren, 11. Juli 1980   Erica Brühlmann-Jecklin

1 Organisation des Körpers

Unter dem Wort **Anatomie** (vom griech. anatemno = ich zerschneide) verstehen wir die Lehre vom Bau des menschlichen Körpers. Aus lerntechnischen Gründen müssen wir den Körper anatomisch völlig auseinander nehmen, um später kleinste Vorgänge verstehen zu können. Doch dürfen wir nie vergessen, dass es sich beim Menschen um eine Ganzheit handelt. Trotzdem ist es ratsam, zum Lernen den Körper von seinem Aufbau her so zu gliedern, dass die einzelnen – auch kleinsten – Bausteine bekannt sind. Wenn von der kleinsten Einheit ausgegangen, die jeweils größere Einheit bis hin zum funktionierenden Organismus Mensch, verstanden wurde, wird es ein Leichtes sein, die Funktionsweisen dieses Wunders Mensch soweit zu verstehen, dass die Pflege des kranken Menschen auf diesem Wissen aufgebaut werden kann. Und das ist letztlich Ziel dieses Buches.

Atome

Atome sind die *kleinsten chemischen Bausteine* der Materie und damit auch des menschlichen Körpers. Atome besitzen die chemischen Eigenschaften des Grundstoffes der Materie (Element) und bestehen beim lebenden Organismus vor allem aus den Elementen Wasserstoff (H), Kohlenstoff (C), Sauerstoff (O) und Stickstoff (N).

Das Atom besteht aus einem positiv geladenen *Kern*, der fast die gesamte Masse enthält und um welchen als *Atomhülle* die negativ geladenen **Elektronen** in festen Bahnen kreisen. Atome können mit chemischen Methoden nicht weiter geteilt werden und sind lediglich noch mit physikalischen Methoden weiter in Elementarteilchen zerlegbar (Kernphysik).

Die wichtigsten Bestandteile des Atomkerns sind die **Neutronen** (= instabile, elektrisch neutrale Elementarteilchen) und die **Protonen** (= stabile, elektrisch positiv geladene Elementarteilchen).

Aufgrund der Gleichheit der Ladungen wirkt das Atom nach außen hin elektrisch neutral. Die Atome können negativ geladen sein, was mit einem entsprechenden – (Minus-)Zeichen gekennzeichnet wird. Wir sprechen dann von **Anionen.** Oder Atome können positiv geladen sein, was mit einem entsprechenden + (Plus-)Zeichen gekennzeichnet wird. Wir sprechen dann von **Kationen.** Salze, welche die Eigenschaften des intra- und extrazellulären Raumes bestimmen und so wichtig sind für den Wasserhaushalt und die Nierenfunktion, sind auf der Kationenseite: Natrium (Na^+), Kalium (K^+), Kalzium (Ca^{++}) und Magnesium (Mg^{++}) und auf der Anionenseite: Chlor (Cl^-), Schwefel (S^-) und Phosphor (P^+ ☞ 1.3.2).

Die meisten chemischen Verbindungen im Körper sind nicht einzelne Atome, sondern eben, wie erwähnt, Verbindungen. Dabei unterscheiden wir organische Verbindungen (hauptsächlich aus Kohlenstoffatomen und Wasserstoffatomen bestehend) und anorganische Verbindungen (gewöhnlich ohne Kohlenstoffatome). Zu den Ersteren gehören z.B. die vier Schlüsselelemente des Lebens (☞ 1.3.2), zu den Zweiten gehören z.B. diverse Salze, Säuren, Laugen und Wasser. Für das Funktionieren des Stoffwechsels sind organische und anorganische Verbindungen wichtig.

Moleküle

Moleküle bestehen aus zwei oder mehr Atomen, die miteinander verbunden sind. Es handelt sich um die kleinsten chemischen Verbindungen.

Atome verbinden sich aufgrund ihrer Bindungskraft untereinander zu größeren Verbänden, den Molekülen. Lebenswichtige Moleküle, die Ihnen im Rahmen der Physiologie begegnen werden, sind z.B. Eiweiße, Kohlenhydrate, Fette und Vitamine, wobei es sich bei diesen schon um sehr komplexe Moleküle handelt.

Organellen

Durch den Zusammenschluss dieser kleinsten chemischen Verbindungen, also der Moleküle, bilden sich Organellen. Sie werden durch eine feinste Trennwand, eine so genannte Membran, von ihrer Umgebung abgegrenzt. Organellen können bereits Aufgaben erfüllen, z.B. einen bestimmten Stoff aufbauen, dafür sorgen, dass ein Stoff gespeichert oder ausgeschieden wird etc. Organellen sind also die *kleinsten Funktionseinheiten*.

Zellen

Verbinden sich mehrere Organellen für eine bestimmte Aufgabe, so haben wir die nächstgrößere Einheit, die Zelle. Die Zelle ist die Grundlage jeden Lebens überhaupt, sei dies bei Pflanzen, bei Tieren oder beim Mensch. **Zytologie** (griech.) ist die Lehre von den Zellen bzw. Bausteinen unseres Körpers. Viele Zellen einer gleichen Art zusammen ergeben die nächstgrößere Einheit, ein bestimmtes Gewebe.

Gewebe

Zellen, die gemeinsam eine bestimmte Funktion erfüllen, schließen sich zu einem Gewebe zusammen. Während Zellen für das menschliche Auge nur mit Hilfe des Mikroskops sichtbar sind, ist das Gewebe bereits mit bloßem Auge, also makroskopisch, sichtbar. Eine weitere Differenzierung des Gewebes ist allerdings nur mikroskopisch möglich. Die **Histologie** (griech.) ist die Lehre von den Geweben.

Organe

Gewebe, die räumlich nahe beieinander liegen, bilden ein Organ. Organe sind makroskopisch gut erkennbar. Jedes Organ hat eine bestimmte Gestalt bzw. Form, wird also als solches morphologisch erkannt, z.B. die Leber, die Nieren oder das Herz.

Organsysteme

Organe, die untereinander zur Erfüllung einer spezifischen Aufgabe in enger Beziehung stehen, bilden zusammen ein *Organsystem*. Als Beispiele seien hier das Nervensystem (bestehend aus Gehirn, Rückenmark und peripheren Nerven) oder das Verdauungssystem (bestehend aus Mund, Speiseröhre, Magen, Dünn- und Dickdarm, Bauchspeicheldrüse und Leber) genannt. Alle Systeme zusammen ergeben den gesamten Organismus des menschlichen Körpers, welcher zwar als Materie erfasst werden kann, letztlich aber von Seele und Geist nicht getrennt werden darf. Gerade deswegen muss der Mensch trotz aller anatomischen Kenntnisse als eine Einheit verstanden werden.

Seele (Psyche)

Dem Organismus eigentliches Leben verleiht die Seele (Psyche). Sie ist der Materie in einem gewissen Sinne übergeordnet, für Menschen direkt nicht sichtbar. Dass die Psyche in engem Zusammenhang mit dem Körper steht, ja dass eine Zweiteilung unmöglich ist, ist heute keine Streitfrage mehr. Wie sehr eine körperliche Krankheit die Seele beeinflusst oder wie sehr ein seelisches Geschehen den Körper beeinflusst, das ist jeder Leserin und jedem Leser aus eigener Erfahrung hinlänglich bekannt.

In einer Unterrichtsstunde von meinen SchülerInnen nach dem Sitz der Seele gefragt, machte ich klassenintern eine kleine Umfrage. Ich fragte die Schülerinnen und Schüler, wo sie in ihrem Körper spüren, wenn ihnen eine Schwierigkeit begegnet. Die Antworten waren vielfältig. Während den einen „etwas auf dem Magen lag" oder „über die Leber kroch", erwähnten andere, mit Kopfschmerzen, Hautausschlag, Bauchschmerzen oder Herzklopfen zu reagieren. Wir einigten uns in dieser Klasse auf die Definition, dass der ganze Körper Seele sei, ja dass die Körper-Seele-Einheit eigentlich erst den Menschen ausmacht.

Begriffserläuterungen

Im Folgenden werden weitere **Begriffe erläutert,** die für das Verständnis der Anatomie von Bedeutung sind:

Die **Morphologie** (morphe griech. = Gestalt) ist die Lehre von den Formen und Konstruktionen der Lebewesen und bezieht sich hier auf die Organe.

Unter dem Wort **Physiologie** (griech. Lehre von den Lebensvorgängen) verstehen wir all das, was der Körper tut. Die Physiologie bezeichnet also alle gesunden Funktionen des menschlichen Körpers, sei dies eine nur noch mikroskopisch erkennbare bzw. messbare Funktion oder eine von bloßem Auge sichtbare Funktion (z.B. Armbewegung).

Die **Pathologie** (griech. Lehre von den Leiden) dagegen spricht von dem, wie der Körper krankhaft verändert ist oder was er auf Grund einer krankhaften Veränderung tut. Die Pathologie ist somit die Lehre von krankem Bau und den krankhaften Funktionen des Körpers (= **Pathophysiologie**).

Um die Systematik des menschlichen Körpers passend darzustellen, werden die Organe in diesem Buch folgendermaßen besprochen:

- **Topografie** = Lage eines Organs, Bestimmung des Ortes mit Hilfe von anderen umliegenden Organen.
- **Makroskopische Anatomie** = mit bloßem Auge sichtbarer Bau eines Organs.
- **Mikroskopische Anatomie** = mit Hilfe eines Mikroskopes sichtbarer Bau eines Organs.
- **Physiologie** = Aufgaben, Funktionen, Tätigkeiten eines Organs.

1

4 Organisation des Körpers

Diese Reihenfolge ermöglicht den Lernenden eine systematische Überprüfung erreichter Lernziele, indem folgende Fragestellungen immer wieder zum Zuge kommen:

1. Wo liegt das Organ? An welche anderen Organe grenzt es an?
2. Was ist von der Bauweise her mit bloßem Auge, also makroskopisch, sichtbar?
3. Welcher Gewebeart kann es bei mikroskopischer Betrachtung zugeordnet werden?
4. Welche Aufgabe erfüllt es? Welche Funktionen verbindet es mit anderen Organen zu einem System?

Als weitere Lernhilfe werden jeweils vor Besprechung der einzelnen Organe oder Organsysteme zusammenfassend die wesentlichen Aufgaben erwähnt (☞ Kästchen zu Beginn der einzelnen Kapitel).

1.1 Zelllehre (Zytologie)

Der gesamte menschliche Organismus ist, wie der aller höheren pflanzlichen und tierischen Lebewesen, aus **Zellen** (lat. cella, griech. kytos) gebaut. Die Zelle ist die kleinste Bau- bzw. Funktionseinheit des Körpers. Die Bauart von Zellen kann verschieden sein und ist auf die eigentliche Zellfunktion ausgerichtet. So ist z.B. eine Muskelzelle ganz anders gebaut als eine Nervenzelle oder eine Hautzelle. Die Grundstrukturen dagegen sind bei allen Zellen gleich.

1.1.1 Aufbau der Zelle

Grundsätzlich besteht jede Zelle aus einem Zellkörper mit dem **Zellplasma** (Zytoplasma) und den **Zellorganellen**, d. h. den Substrukturen innerhalb der Zelle, die durch eine eigene Membran vom übrigen Zellinhalt abgegrenzt werden (Bsp.: Zellkern, Mitochondrien und Ribosomen).

■ Nukleinsäuren

Der Zellkörper besteht vor allem aus Eiweißen (= körpereigene Proteine), die aus Aminosäuren (= einfachste Bausteine der Eiweiße) zusammengesetzt sind. Die Anordnung der Aminosäuren ist im Erbgut festgelegt. Die Informationen, die zur Herstellung der körpereigenen Eiweiße benötigt werden, sind in den **Nukleinsäuren** vorhanden.

Wir unterscheiden zwei Arten von Nukleinsäuren:

- **DNS (D**esoxyribo**n**ukleinsäure) bzw. **DNA** (engl.: **d**esoxiribo**n**ucleid **a**cid) ist wichtigster Bestandteil des Chromosoms, da sie Träger der genetischen Information ist. Die DNS ist doppelstrangig und gleicht in ihrem Aufbau einer Strickleiter.
- **RNS (R**ibo**n**ukleinsäure) bzw. **RNA** (engl.: **r**ibo**n**ucleid **a**cid) ist selber nicht Bestandteil des Chromosoms, wird aber an der DNS gebildet und wirkt als Überträger der genetischen Information auf Funtionsstrukturen der Zelle und als Vermittler der Proteinbiosynthese. Die RNS ist im Gegensatz zur DNS nur einstrangig.

1.1 Zelllehre (Zytologie)

■ Eigenschaften der Zelle

Als kleinste Funktionseinheit des menschlichen Körpers zeigt die Zelle folgende Eigenschaften:

- **Wachstum:** Um wachsen zu können, kann die Zelle Struktureiweiß bilden.
- **Stoffwechsel:**
  - Baustoffwechsel (im Sinne eines Stoffaustausches). Damit Aufbau und Ernährung der Zelle gewährleistet sind, kann die Zelle Nährstoffe aufnehmen und Stoffwechselprodukte abgeben.
  - Betriebsstoffwechsel. Damit die Zellfunktion gewährleistet ist, das heißt die Zelle ihrer Aufgabe nachkommen kann, finden in der Zelle sehr viele chemische Umsetzungen statt.

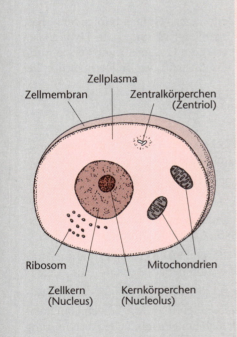

Zellmembran: hält die Zelle zusammen, ist halbdurchlässig (semipermeabel), damit gewisse Stoffe (z.B. Nährstoffe, Stoffwechselendprodukte, Wasser) diese dünne Wand passieren können.

Zellplasma (Zytoplasma): zähflüssige Masse aus etwa 75 % Wasser und 25 % anderen Stoffen wie Eiweißkörper, Kohlenhydrate, Salze und fettähnliche Stoffe. Gewisse Zellen (z.B. Leukozyten) können sich Dank dem Zytoplasma amöboid fortbewegen. Das Zytoplasma enthält sog. Zellorganellen (☞ 1).

Zentralkörperchen (Zentriol): teilt sich bei der mitotischen Zellteilung in zwei Zentrosomen.

Mitochondrien: sind die so genannten „Energiefabriken", also die Energielieferanten der Zelle.

Ribosomen: sind Eiweißproduzenten der Zelle. Von ihnen werden Eiweiße, die für den Zellaufbau, die Zellfunktion und somit auch für die Körperfunktionen benötigt werden, zelleigen aufgebaut (Proteinbiosynthese).

Zellkern (Nucleus): enthält das Kernkörperchen (Nucleolus) und das Chromatingerüst, das sich bei der Zellteilung zu Chromosomen formt (= Träger der Erbeigenschaften). Chromatin = alle Bestandteile des Zellkerns, die chromosomaler Natur sind. Beim Aufbau der Chromosomen spielen **Nukleinsäuren** eine entscheidende Rolle. Bausteine der Nukleinsäuren sind sog. **Nukleotide**.

Kernkörperchen (Nucleolus): liegt im Zellkern. Es hat wesentliche Aufgaben im Eiweißstoffwechsel. Manche Zellen haben mehrere Kernkörperchen.

Abb. 1.1
Schematische Darstellung einer Zelle

- **Sekretion:** Bestimmte Zellen haben die Aufgabe, z.B. Schleim, Fermente (Enzyme) und Hormone zu bilden und abzusondern.
- **Phagozytose:** Einige Zellen (z.B. Granulozyten) haben die Fähigkeit, Fremdkörper und Bakterien zu fressen.
- **Beweglichkeit:**
  - Amöboide Beweglichkeit (z.B. Zellen des embryonalen Bindegewebes = Mesenchym; Granulozyten etc.)
  - Flimmerbewegung (z.B: Atemwege und Eileiter)
  - Geißel zur Fortbewegung (z.B. Samenzellen).
- **Reizbarkeit:** Um ihre Aufgabe erfüllen zu können, muss die Zelle auf Reize reagieren können, die sie z.B. vom Nervensystem oder von Hormonen erhält (Reizaufnahme und -beantwortung).
- **Regeneration:** Zugrunde gegangene Zellen können erneuert und ersetzt werden, sog. Zellmauserung (ausgenommen Nerven- und Knorpelzellen, Herz- und Skelettmuskelfasern).
- **Vermehrung:** Zellen können sich durch Teilung vermehren (Zell- und Kernteilung ☞ 1.1.2).
- **Hypertrophie:** Einzelne Zellen vergrößern sich durch Mehrbelastung (z.B. Muskelzellen).
- **Hyperplasie:** Krankhafte Vermehrung von Zellen eines Organs infolge fehlerhafter Steuerungsimpulse und dadurch meist Organvergrößerung (z.B. Hyperplasie der Schilddrüse bei Sinken des Blut-Jod-Spiegels). Im Gegensatz zur Vermehrung von bösartigen Tumorzellen (Neoplasie) ist das Ausmaß der Zellvermehrung bei der Hyperplasie begrenzt.

1.1.2 Zell- und Kernteilung

Die Zell- und Kernteilung finden wir bei allen Lebewesen. Sie ist Grundlage dafür, dass ein Organismus entstehen und sich entwickeln kann.

Mitose = indirekte Zellteilung

Bei der Mitose teilt sich die Mutterzelle in zwei genau gleiche Tochterzellen. Voraussetzung der Mitose ist die Verdoppelung der DNS (Ablauf der Mitose ☞ Abb. 1.2).

Amitose = direkte Zellteilung

Diese Art von Zellteilung kommt im Allgemeinen nur in hochdifferenzierten stoffwechselaktiven Organen (z.B. Leber, Nieren, Nebennieren, in vegetativen Ganglienzellen und in Herzmuskelzellen) vor. Es handelt sich um eine einfache Abschnürung und dadurch Halbierung des Zellkerns, ohne vorangehendes Sichtbarwerden der Chromosomen. Es entsteht eine mehrkernige Zelle, da die Teilung des Zellleibes meist unterbleibt.

Meiose = Reifeteilung oder Reduktionsteilung

Begriffserläuterungen

Chromosom = Erbkörperchen, sichtbarer Träger der Erbmasse. Die Chromosomen sind färbbare Bestandteile des Zellkerns. Auf ihnen sind die Gene, also die Erbanlagen, linear angeordnet. Die Chromosomen sind in allen Körperzellen und in der befruchteten Eizelle doppelt *(diploid)* vorhanden, in den Keimzellen (Eizelle und Samenzelle) nach der Reifeteilung nur einfach *(haploid)*.

Autosomen = Alle Chromosomen, die nicht an der Bestimmung des Geschlechts beteiligt sind. Der Mensch hat 22 Autosomenpaare.

Heterosomen = auch **Gonosomen.** Geschlechtsbestimmende Chromosomen. Der Mensch hat ein Paar Geschlechtschromosomen, und zwar Frauen zwei X-Chromosomen und Männer je ein X- und ein Y-Chromosom.

diploid = doppelter Chromosomensatz. Beim Menschen sind alle Körperzellen von der befruchteten Zygote an diploid. Ausnahme: Keimzellen nach den Reifeteilungen.

haploid = einfacher Chromosomensatz. Die Keimzellen sind nach den Reifeteilungen haploid.

Jede Zelle des menschlichen Körpers besitzt 46 Chromosomen, also 23 Paare. Von den 46 Chromosomen sind 44 Autosomen. Die zwei Geschlechtschromosomen nennen wir Heterosomen. Während die Autosomen beim männlichen und weiblichen Geschlecht gleich sind, haben die Heterosomen eine Sonderstellung: Die Zellen des weiblichen Individuums haben zwei X-Chromosomen, während die Zellen des männlichen Individuums ein X-Chromosom und ein Y-Chromosom aufweisen (☞ 16). Bei den bereits besprochenen Arten von Zellteilung müssen sich die Chromosomen spalten und anschließend verdoppeln, damit beide neuen Tochterzellen wieder je 46 Chromosomen haben. Die Zellteilung des weiblichen Ei- und der männlichen Samenzellen bildet jedoch eine wichtige Ausnahme.

In mehreren sehr komplizierten Phasen müssen die Keimzellen eine sog. **Reifeteilung** durchmachen, um ihre Chromosomenzahl von 46 auf 23 zu verringern. Diese Reifeteilung nennen wir **Meiose** (griech.: Verringerung). Wenn dann bei der Befruchtung die beiden elterlichen Keimzellen miteinander zu einer Zelle verschmelzen, ergibt das zusammen wieder 46 Chromosomen (Reifeteilungen ☞ auch 16.1.3).

Unmittelbar nach der Befruchtung beginnt wieder die mitotische Zellteilung. Sie geschieht beim Fetus bei einer Temperatur von 39 Grad Celsius. Eine Teilung (und damit also Verdoppelung der Zellzahl) dauert etwa eine Stunde.

Prophase:
- Teilung des Zentriol in zwei Zentralkörperchen, die nun nach den beiden Polen wandern.
- Kernmembran löst sich auf.
- Aus dem Chromatingerüst bilden sich Chromosomen.

Prophase
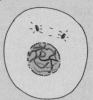

Metaphase:
- Chromosomen ordnen sich in der Zellmitte (Äquatorialebene) an und trennen sich durch Spaltung.
- Von den Polkörperchen aus bilden sich Fasern (Spindelapparat), die eine Zugwirkung auf die Chromosomen ausüben.

Metaphase
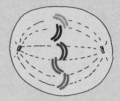

Anaphase:
- Beide Hälften der Chromosomen, die sog. Chromatiden, wandern in entgegengesetzter Richtung auf die beiden Pole zu. Die Gene (Erbanlagefaktoren) werden so gleichmäßig an den Polen verteilt.

Anaphase
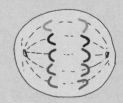

Telophase:
- Die Zelle beginnt sich einzuschnüren.
- Die Fasern des Spindelapparates verschwinden.

Telophase
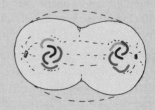

Rekonstruktionsphase:
- Die Chromosomen bilden sich zum Chromatingerüst zurück.
- Es haben sich zwei genau gleiche Tochterzellen gebildet.

Rekonstruktionsphase
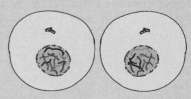

Abb. 1.2
Mitose

> **Testfragen: Einleitung und Zytologie**
>
> 1. Erklären Sie die Organisation des Körpers. (☞ 1)
> 2. Erklären Sie den Begriff Anatomie. (Begriffserläuterungen ☞ 1)
> 3. Erklären Sie den Begriff Physiologie. (Begriffserläuterungen ☞ 1)
> 4. Skizzieren und beschriften Sie eine einfache Zelle. (☞ Abb. 1.1)
> 5. Welche Funktion haben die Mitochondrien? (☞ 1.1.1)
> 6. Welche Funktion haben die Ribosomen? (☞ 1.1.1)
> 7. Erklären Sie die Meiose. (☞ 1.1.2)
> 8. Erklären Sie die Mitose. (☞ 1.1.2)
> 9. Nennen Sie die Lebenseigenschaften, die eine Zelle haben kann, und erläutern Sie diese. (☞ 1.1.2)

1.2 Histologie (Gewebelehre)

Unter **Histologie** verstehen wir die Lehre von den Geweben des Körpers. Gewebe entsteht aus Zellverbänden, die gemeinsame Funktionen haben, sowie ihre Abkömmlinge, welche die Zwischenzellsubstanz (Interzellularsubstanz ☞ 1.2.8) bilden. So definiert ist auch das Blut ein Gewebe.

Das Gewebe wird eingeteilt in **Epithelgewebe, Binde- und Stützgewebe, Muskelgewebe** und **Nervengewebe.**

1.2.1 Epithelgewebe

Die Epithelzellen unterscheiden sich im Aussehen (Form) und im Aufbau der Zellschichten voneinander. Beides ist auf die Funktion ausgerichtet. Ein feines Häutchen, die Basalmembran, trennt das Epithelgewebe vom Bindegewebe.

■ Form

So besteht Epithelgewebe, das eine Schutzfunktion erfüllt, aus platten Zellen, während Epithelgewebe mit einer Resorptions- oder Sekretionsfunktion kubisch oder zylindrisch geformte Zellen hat.

1 Organisation des Körpers

	Epithelart	Vorkommen
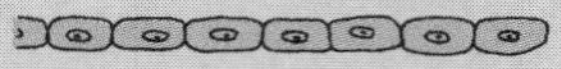	Einschichtiges Plattenepithel Beim **einschichtigen Epithel** sind alle Zellen mit der Basalmembran in Berührung (Bsp.: Auskleidung von Organen).	• Endothel (Glomeruli, Alveolen, Intima der Gefäße etc.) • Mesothel (Auskleidung von serösen Höhlen) • Innenschicht der Augenhornhaut • Kapsel der Nierenkörperchen
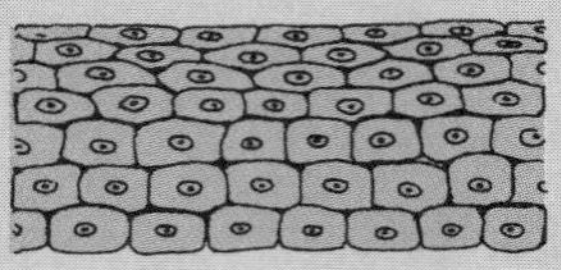	Unverhorntes mehrschichtiges Plattenepithel Beim **mehrschichtigen Epithel** berühren nur die Zellen der untersten Schicht die Basalmembran und das Epithelgewebe besteht tatsächlich aus mehreren Schichten (Bsp.: Haut).	• Lippen • Mundhöhle • Speiseröhre • Anus • Vagina
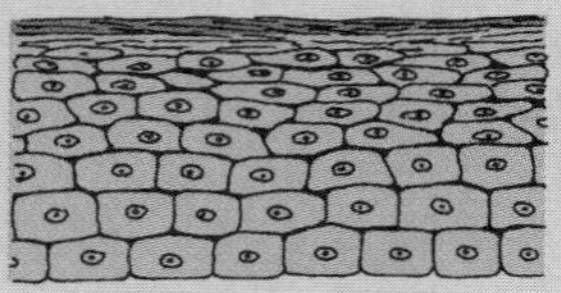	Verhorntes mehrschichtiges Plattenepithel	• Gesamte Oberhaut (Epidermis)
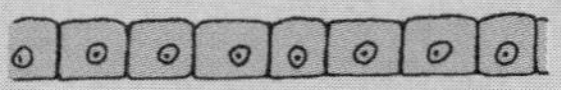	Kubisches (isoprismatisches) einschichtiges Epithel	• Nierenkanälchen • Schilddrüse
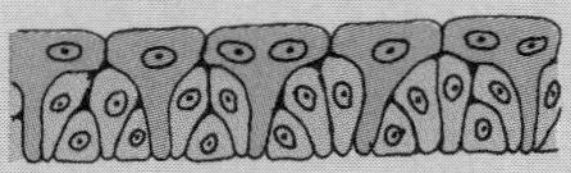	Übergangsepithel (hier gedehnt)	• Gut dehnbar, deshalb in Harnleiter und Harn blase (hier gefüllter Zustand)
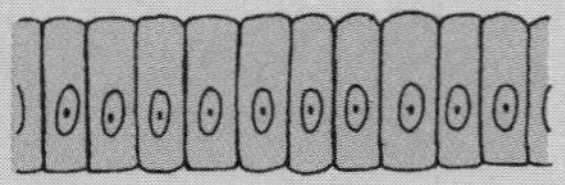	Einschichtiges (hochprismatisches) Zylinderepithel	• Schleimhaut des Magen-Darm-Kanals • Gebärmutter • Nebenhoden • Samenleiter • Gallenblase
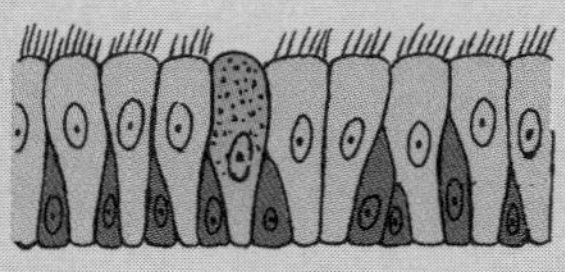	Mehrreihiges Zylinderepithel mit Flimmerbesatz und eingelagerter Becherzelle = respiratorisches Epithel Beim **mehrreihigen Epithel** sind ebenfalls alle Zellen mit der Basalmembran in Kontakt, aber nicht alle Zellen erreichen die Epitheloberfläche (Bsp. Flimmerepithel in den Luftwegen).	• Nasenhöhle • Luftröhre • Bronchialbaum • Tuben (Eileiter)

Abb. 1.3
Schematische Darstellung der verschiedenen Formen von Epithelgewebe

1.2 Histologie (Gewebelehre)

■ Aufbau der Zellschichten

Die Zellen können einschichtig, mehrreihig oder mehrschichtig angeordnet sein.

Epithelgewebe findet sich an inneren und äußeren Oberflächen.Wir sprechen deshalb auch von Deckgewebe. Je nach Funktion und Beanspruchung finden sich verschiedene Formen.

Bauart	Vorkommen
Plattenepithel einschichtig	• Auskleidung der Blut- und Lymphgefäße, der Herzinnenräume und der Lungenalveolen (= Endothel) • Kapsel der Nierenkörperchen • Auskleidung von serösen Höhlen (= Mesothel) • Innenschicht der Augenhornhaut
mehrschichtig unverhornt	• von den Lippen bis zum Ende der Speiseröhre • Anus • Vagina
mehrschichtig verhornt	• gesamte Oberhaut (Epidermis)
Kubisches Epithel (auch isoprismatisches Epithel) einschichtig	• kleine Gallengänge • Nierentubuli • Schilddrüse
Zylinderepithel (auch hochprismatisches Epithel) einschichtig	• Schleimhaut des Magen-Darm-Kanals • Gebärmutter • Nebenhoden, Samenleiter • Gallenblase
Flimmerepithel	• Eileiter • Atemwege (= respiratorisches Epithel)
Übergangsepithel	• gut dehnbar, deshalb Vorkommen im Nierenbecken, Harnleiter und Harnblase

Tab. 1.1 Epithelgewebe

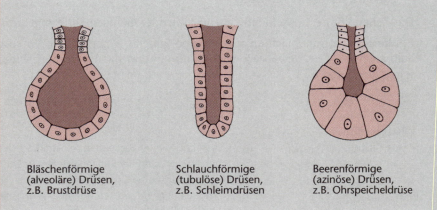

Abb. 1.4 Form von exokrinen Drüsen

Bläschenförmige (alveoläre) Drüsen, z.B. Brustdrüse

Schlauchförmige (tubulöse) Drüsen, z.B. Schleimdrüsen

Beerenförmige (azinöse) Drüsen, z.B. Ohrspeicheldrüse

■ Drüsen

In der Fetalentwicklung können sich Epithelzellen spezialisieren, um einen Wirkstoff (Sekret, Hormon) zu produzieren.

Endokrine Drüsen (Hormondrüsen)

Endokrine Drüsen sind nur teilweise aus Epithelgewebe gebaut (☞ Mikroskopie der einzelnen endokrinen Drüsen). Sie produzieren **Hormone**, die direkt an die Blutbahn abgegeben werden.

Exokrine Drüsen

Exokrine Drüsen produzieren **Sekrete**, welche an eine innere oder äußere Oberfläche abgegeben werden. Exokrine Drüsen werden nach *Form* und *Sekretionsvorgang* unterschieden.

■ Sekretionsvorgang

Ekkrine Drüsen

Die Zellen der ekkrinen Drüsen bleiben nach der Sekretion intakt. Vorkommen:
- **Seröse Drüsen** (bilden dünnflüssiges, meist enzymhaltiges Sekret), z.B.:
  – Ohrspeicheldrüse
  – Tränendrüse
  – Pankreas
  – Brunner-Drüsen im Zwölffingerdarm.
- **Muköse Drüsen** (bilden zähflüssiges, schleimiges Sekret), z.B.:
  – Drüsen im Rachen und an der Zungenwurzel (sog. Gleitspeichel)
  – Cowper-Drüsen an der männlichen Harnröhre
  – Drüsen am Gebärmutterhals.

- **Gemischte Drüsen** (bilden gemischtes Sekret), z.B.:
  - Unterkieferdrüse
  - Unterzungendrüse
  - Schleimdrüsen in Mund und Atemwegen.

Apokrine Drüsen

Bei ihnen wird ein großer Teil der Drüsenzelle als Sekret abgestoßen.
Vorkommen:

- Duftdrüsen der Achselhaut
- Milchdrüse (Bildung von Milch und Vormilch = Kolostrum)
- Prostata, Samenblase.

Holokrine Drüsen

Die Zellen dieser Drüsen gehen bei der Sekretproduktion zugrunde, so dass der Zellleib selber in Sekret übergeht. Es müssen ständig neue Drüsenzellen nachgebildet werden. Vorkommen:

- Talgdrüsen.

1.2.2 Binde- und Stützgewebe

■ Bindegewebe

Zum Bindegewebe gehört das gallertartige, das lockere und das straffe Bindegewebe sowie das Fettgewebe. Zum Stützgewebe gehört das Knorpel- und das Knochengewebe. Das Bindegewebe wird von der Zwischenzellsubstanz (Interzellularsubstanz ☞ 1.2.5) bestimmt. Diese enthält nämlich bestimmte Fasern, welche das Gewebe charakterisieren. Die Fasern teilen wir ein nach ihren chemischen und physikalischen Eigenschaften:

- **Leimbildende** (kollagene) **Fasern** sind sehr zugfest = Hauptbestandteil der Sehnen und Gelenkbänder
- **Elastische Fasern** sind sehr elastisch = Elastizität der Lungen, der Arterien und der Haut
- **Netzförmige** (retikuläre) **Fasern** versteifend, biegungselastisch = versteifen ein aus Zellen gebildetes Netzwerk, vor allem in den Lymphknoten, der Milz und dem Knochenmark (durch Retikulinfasern werden Lymphknoten und Milz weit gehalten).

Bauart	Merkmal	Vorkommen
Mesenchym	zeigt bereits den typisch bindegewebigen Zellverband mit zwischenzelligen Lücken, die eine Gewebsflüssigkeit enthalten, die dem Stofftransport dienen. Noch keine Fasern vorhanden.	• Füll- und Stammgewebe beim Embryo

Bauart	Merkmal	Vorkommen
Gallertartiges Bindegewebe	Mesenchymzellen ähnlich. Kurze Bindegewebsfäserchen liegen in einer gallertartigen Grundsubstanz.	• Nabelstrang • Gallertkerne der Zwischenwirbelscheiben
Lockeres Bindegewebe	begleitet als interstitielles Bindegewebe (Zwischengewebe) Nerven und Gefäße in die Organe hinein und bildet als Stroma (Stützgerüst) die spezifischen Gewebsanteile der Organe, das Parenchym. Es dient als Wasserspeicher und Verschiebeschicht. In ihm liegt ein großer Teil von Abwehrzellen (Gewebemastzellen, auch in Adventitia von kleinen Blutgefäßen und in der Wandung von serösen Höhlen zu finden ☞ Abb. 9.1 und 9.2). Mastzellen enthalten im Zytoplasma Granula, welche bei einer Antigen-Antikörper-Reaktion durch Freisetzung von Histamin, Serotonin und weiteren Transmitterstoffen eine Rolle spielen. Deshalb hat auch das lockere Bindegewebe eine wichtige Bedeutung für die Abwehr- und Regenerationsvorgänge im Körper.	• Überall im Körper zwischen den einzelnen Organteilen und Organen • In membranöser Form bei den serösen Häuten der Körperhöhlen • Im großen Netz (Omentum majus) • Unterhaut (Subcutis) • Beckenboden
Straffes Bindegewebe	geflechtartig	• Lederhaut (Corium) • Lederhaut der Augen (Skleren) • Harte Hirnhaut (Dura mater)
	parallelfaserig	• Sehnen und Bänder • Aponeurosen (= flächenhafte Sehnen)
	netzförmig (retikulär)	• Innenaufbau von Milz, Lymphknoten und Lymphfollikel, Mandeln • Knochenmark • Darmschleimhautbindegewebe
	faserig (fibrillär)	• Vor allem als Füllmaterial zwischen einzelnen Muskelbündeln

Tab. 1.2 Bindegewebe

Fettgewebe

Fettgewebe ist eine Sonderform des retikulären Bindegewebes. Charakteristisch ist der Läppchenbau. Bestimmte Bindegewebszellen speichern Fett, welches bei Hungerzuständen zur Energiegewinnung mobilisiert werden kann. Die Zellen sind aber jederzeit bereit, wieder Fett zu speichern.

Speicherfett (auch Reserve- oder Depotfett)

Dieses Fett kommt hauptsächlich im Gekröse des Darmes und in der Unterhaut vor. Es dient als **Kaloriendepot** und schützt vor Wärmeverlust.

Baufett

Dieses Fett finden wir an den Handtellern, Fußsohlen, um Nieren und Augen, als Gesäßpolster und bei der weiblichen Brustdrüse. Es dient der für **Polsterung und Formgebung** an diesen Stellen und wird bei lang andauernden Hungerzuständen zuletzt abgebaut.

Knorpel- und Knochengewebe

Knorpel besteht aus einzelnen Knorpelzellen *(Chondrozyten)* und Interzellularsubstanz. Die unterschiedlichen Knorpelarten unterscheiden sich in ihrer Bauart und ihrer Festigkeit.

Zum Feinbau des Knochengewebes ☞ 2.1.1.

Gewebe	Bauart	Vorkommen
Knorpelgewebe	**hyalines** Knorpelgewebe	• Skelettanlagen des Föten • Rippenknorpel • Nasenknorpel • Gelenkknorpel • Luftröhre (Trachea) • Bronchien
	elastisches Knorpelgewebe	• Ohrmuschel • äußerer Gehörgang • Kehldeckel (Epiglottis)
	faseriges Knorpelgewebe	• Schambeinfuge (Symphyse) • Zwischenwirbelscheiben (Disken) • Menisken
Knochengewebe	**fein- und grobfaseriges** Knorpelgewebe	• je nach Art der Beanspruchung gebaut, Vorkommen in allen Knochen

Tab. 1.3 Knorpel- und Knochengewebe (Stützgewebe)

1.2.3 Muskelgewebe

Muskelgewebe wird aufgrund der unterschiedlichen Zellformen in glatte und querge-streifte Muskulatur eingeteilt. Eine Sonderform stellt die Herzmuskulatur dar. Zur Mikroskopie und Physiologie des Muskelgewebes ☞ 2.2.1.

Gewebe	Bauart	Vorkommen
Muskelgewebe	glatte Muskelzellen (unwillkürlich)	• Magen- und Darmwand • Gebärmutter (Uterus) • Prostata • Harnleiter, Harnblase • Gefäßwandungen
	quergestreifte Muskelfasern (willkürlich)	• Skelettmuskulatur • Zunge, Schlund bis zum oberen Drittel der Speiseröhre • äußerer Schließmuskel des Anus und der Harnröhre
	quergestreifte Herzmuskelzellen (unwillkürlich)	• Herzmuskulatur (Myokard)

Tab. 1.4 Muskelgewebe

1.2.4 Nervengewebe

Nervengewebe besteht aus einzelnen **Nervenzellen** (auch Neurozyten, Neurone oder Ganglienzellen genannt) und **Gliazellen** (☞ 1.2.8 unten). Nervengewebe kommt im Gehirn, Rückenmark und in peripheren Nerven vor.

1.2.5 Interzellularsubstanz (Zwischenzellsubstanz)

Wenn die Zellen eines Gewebes direkt aneinander liegen und viele Kontakte (Inter-zellularbrücken) haben, spricht man von Epithelgewebe. Bei anderen Geweben lie-gen große Zwischenräume zwischen den Zellen und sind mit Interzellularsubstanz gefüllt, z.B. beim Binde- und Stützgewebe. Die Zwischenzellsubstanz charakterisiert jeweils die Gewebeart. So scheiden z.B. Knorpelzellen viel Interzellularsubstanz und Fasern aus und verleihen dem Knorpel dadurch Elastizität. Knochenzellen geben kollagene (leimbildende) Fasern in ihre mit Kalksalzen angereicherte Interzellular-substanz. Die Fasern und die Kalksalze sind miteinander verbunden und verleihen so dem Knochen seine Härte. Bei mangelhaftem Einbau von Kalksalzen und anderen Mineralstoffen bzw. einer verstärkten Kalkmobilisation aus dem Knochen werden die Knochen weich. Die typische Veränderung beim Erwachsenen ist die **Osteoma-lazie,** die durch Kalzium- und Vitamin-D-Mangel hervorgerufen wird und bei der die Knochengrundsubstanz zu wenige Mineralstoffe enthält. Beim Kind kann dies durch

Vitamin-D-Mangel bedingt sein. Die entsprechende Krankheit beim Kind ist die **Rachitis.** Die Knochen werden dann biegsam und können sich verformen. Vermindert sich das Knochengewebe durch gesteigerten Knochenabbau, wird der Knochen brüchig, und wir sprechen von einer **Osteoporose.**

Beim **Nervengewebe** finden wir an Stelle von Interzellularsubstanz das sog. *Glia*-oder *Nervenzellenstützgewebe* (auch einfach Glia genannt). Die Glia besteht ihrerseits wieder aus einzelnen Zellen, den Gliazellen (☞ Nervensystem).

Testfragen: Histologie

1. Nennen Sie die vier Hauptgruppen der Gewebe. (☞ 1.2)
2. Nennen Sie die verschiedenen Epithelarten und dazu je einen Ort ihres Vorkommens. (☞ Tab. 1.1)
3. Erklären Sie den Unterschied zwischen exokrinen und endokrinen Drüsen. (☞ 1.2.1)
4. Welche Binde- und Stützgewebe kennen Sie? (☞ 1.2.2, Tab. 1.2 und 1.3)
5. Nennen Sie die Untergruppen der Binde- und Stützgewebe und jeweils ein Beispiel ihres Vorkommens. (☞ Tab. 1.2 und 1.3)
6. Nennen Sie die Fettgewebe und ihre Aufgaben. (☞ 1.2.2)
7. Welche verschiedenen Muskelgewebe kennen Sie und wo kommen sie vor? (☞ Tab. 1.4)
8. Wo gibt es im Körper Nervengewebe? (☞ 1.2.4)
9. Was wissen Sie über die Interzellularsubstanz? (☞ 1.2.5)

1.3 Inneres Milieu

Damit die Zellen als kleinste Lebenseinheit des Organismus ihre Aufgaben erfüllen können, sind sie auf stabile Umgebungsbedingungen angewiesen. Die Zellen müssen sich also in einem Zustand des Gleichgewichtes *(Homöostase)* befinden, damit sie existieren und angemessen auf die Umwelt reagieren können. Voraussetzung dafür ist, dass die physiologischen Körperfunktionen wie Blutdruck, Körpertemperatur, pH-Wert im Blut (☞ 1.3.3) etc. im Gleichgewicht sind. Die Umgebungsbedingungen innerhalb des Organismus entsprechen dem „Inneren Millieu".

Zur Aufrechterhaltung der Homöostase sind folgende Voraussetzungen nötig:

- Richtige Zusammensetzung der Extrazellularflüssigkeit, zusammen Blutplasma und Lymphe, das heißt das Verhältnis von Wasser zu den darin gelösten Stoffen wie Natrium, Chlor, Kalium und Kalzium muss stimmen (☞ 1.3.2).
- Konstante Körpertemperatur von etwa 37° Celsius.
- Optimaler pH-Wert, im Sinne einer idealen Konzentration von Wasserstoffionen (H^+-Ionen) und Hydroxilionen (OH^--Ionen). (☞ 1.3.3)
- Gleichgewicht der in der Flüssigkeit gelösten Gase Sauerstoff (O_2) und Kohlendioxid (CO_2).

1.3.1 Wasser als Lösungsmittel

Alle chemischen Vorgänge der Lebensvorgänge geschehen in einem wässrigen Milieu, und zwar zwischen den Zellen und ihrer Umgebung. Aus diesem Grunde findet zwischen den Zellen und ihrer Umgebung ein reger Stoffaustausch statt. Voraussetzung dafür ist, dass die Stoffe in den verschiedenen Körperflüssigkeiten in Wasser gelöst sind.

Das gesamte Wasser unseres Körpers, etwa 60 % des Körpergewichtes, ist folgendermaßen verteilt:

- Intrazellulär etwa 66 % = 30 Liter
- Extrazellulär etwa 33 % = 15 Liter, davon:
  - Interstitiell etwa 22 % = 10 Liter
  - Transzellulär etwa 2 % = 1 Liter
  - Intravasal, also im Blutplasma: etwa 9 % = 4 Liter
- Der Rest befindet sich im Magen-Darm-Kanal.

Begriffserklärungen

Intrazellulär	=	in den Zellen
Extrazellulär	=	außerhalb der Zellen
Interstitiell (Interstitium)	=	Zwischenzellgewebe
Transzellulär	=	„neben den Zellen", bestimmte Körperflüssigkeiten, z.B. Liquor, Gelenkflüssigkeit
Intravasal	=	innerhalb der Blutgefäße, also im Blutplasma

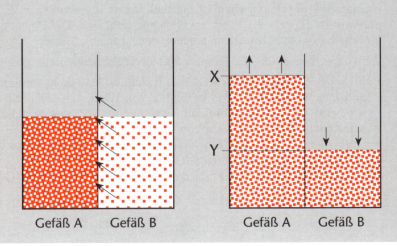

Links: Die Konzentration im Gefäß A ist stärker als im Gefäß B. Um die Konzentration auszugleichen, wandert Wasser vom Gefäß B durch die halbdurchlässige Wand ins Gefäß A.

Rechts: Im Gefäß A und Gefäß B ist nun die gleiche Konzentration von Stoffen im Verhältnis zu den flüssigen Bestandteilen vorhanden, Wassersäule x–y = osmotischer Druck.

Abb. 1.5 Schematische Darstellung der Osmose

Osmose

Unter Osmose verstehen wir den Übertritt des Lösungsmittels (Wasser) von einer weniger stark konzentrierten Lösung in eine stärker konzentrierte Lösung durch eine dazwischen liegende halbdurchlässige (semipermeable) Membran. Halbdurchlässig (semipermeabel) nennt man Trennwände, die zwar für das Lösungsmittel (meist Wasser), nicht aber für den darin gelösten Stoff durchlässig sind.

In den Nieren folgt z.B. Wasser nach den Gesetzen der Osmose den Stoffen, die vorher aktiv vom Harnkanälchen ins Blut transportiert wurden („Wasserrückresorption ohne Harnkonzentrierung" und „Rückresorption von Stoffen" ☞ 14.1.3).

Diffusion

Bei der **Diffusion** handelt es sich um eine selbsttätige *Vermischung* von *gasförmigen*, *festen* oder *flüssigen Stoffen*. Dies ist dann möglich, wenn der Stoff am Ausgangsort höher konzentriert ist als am Zielort und somit ein *Konzentrationsgefälle* besteht. Im Gegensatz zur Osmose geschieht die Vermischung bei der Diffusion nicht durch eine halbdurchlässige Wand, sondern innerhalb desselben Gefäßes.

Wenn wir zum Beispiel in ein Glas Wasser eine wasserlösliche Farbe hineingeben, so wird sich diese so verteilen, dass sich am Ende des Diffusionsvorganges die Farbe gleichmäßig vermischt hat und die Konzentration im ganzen Glas gleich ist. Möglich wird dies aufgrund der ständigen Bewegung der Moleküle und Ionen = *Brown-Molekularbewegung*. Im Körpergewebe geht der Diffusionsprozess relativ langsam vonstatten.

Hämodynamischer Druck = Blutdruck, der in den Gefäßen herrscht (z.B. in den Arteriolen und Kapillaren ist er durch die engen Gefäße stark gedrosselt).

Kolloidosmotischer Druck (onkotischer Druck) = Da bestimmte Eiweiße die Gefäßwände nicht passieren können, kommt es zu einem osmotischen Vorgang, wodurch

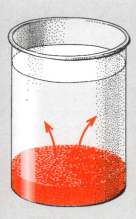
Moleküle bewegen sich vom Ort größerer Dichte zum Ort geringerer Dichte

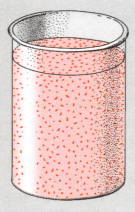
Die Moleküle sind jetzt gleichmäßig verteilt

Abb. 1.6 Diffusionsvorgang

ein Druck innerhalb des Gefäßes entsteht. Dies betrifft hauptsächlich Albumine, da diese von den im Blut vorkommenden Proteinen am meisten Wasser binden können (☞ Osmose)

1.3.2 Stoffwechsel (Metabolismus)

Der Organismus braucht, um Energie erzeugen zu können, verschiedene Bau- und Funktionsstoffe. Zwischen den Zellen und ihrer Umgebung herrscht also ein reger Austausch von Stoffen (Stoffwechsel = *Metabolismus*). Um neue Zellen aufzubauen bzw. für die Funktionstüchtigkeit der Zellen sind eine Mindestmenge von essenziellen (unerlässlichen, lebensnotwendigen) Aminosäuren, Kohlenhydrate, essenzielle Fettsäuren, Mineralstoffe inklusive Spurenelemente sowie Vitamine notwendig. Der Organismus muss also Sauerstoff und Nährstoffe aufnehmen und Stoffwechselendprodukte wie z.B. Kohlendioxid abgeben. Wie oben erwähnt, ist für die Gewährleistung des Stoffwechsels ausreichend Wasser nötig.

Die am Stoffwechsel beteiligten Stoffe, die wir mit der Nahrung aufnehmen, sollen hier gruppiert aufgeführt werden (Magen-Darm-Kanal ☞ 12).

Nährstoffe

■ Eiweiße (Proteine)

Eiweiße sind sowohl für die Struktur als auch für die Funktion des Organismus von überragender Bedeutung. Ihre Bausteine heißen **Aminosäuren.** So sind sie z.B. Hauptbestandteile der Muskeln. Beispielsweise haben manche eine Art Pförtnerfunktion bei Zellmembranen, indem sie die Passage von Stoffen in die Zelle und aus der Zelle kontrollieren und so die Individualität der Zelle bewahren.

■ Kohlenhydrate (Saccharide)

Entsprechend ihrer Größe bzw. Verkettung werden die Kohlenhydrate in drei Gruppen eingeteilt:

- Monosaccharide (Einfachzucker)
- Disaccharide (Zweifachzucker)
- Polysaccharide (Mehrfachzucker).

Kohlenhydrate spielen eine wichtige Rolle im Organismus, da sie eine rasche Bereitstellung von Energie ermöglichen. Ihr kleinster Baustoff ist die Glukose (= Monosaccharid). Diese ist der Hauptenergieträger des menschlichen Körpers.

■ Fette (Lipide)

Die kleinsten Fettbausteine sind Glyzerin und Fettsäuren. Sie können neben Kohlenhydraten zur Gewinnung von Energie herangezogen werden. Da Fettsäuren jedoch schwer abbaubar sind, können sie nicht so schnell mobilisiert und die Energie nicht so schnell umgesetzt werden, wie das bei Kohlenhydraten möglich ist. Fette haben außerdem eine Schutz- und Isolationsfunktion (☞ Haut). Fette nehmen wir als tierische oder pflanzliche Fette auf. Da nicht alle essenziellen Fettsäuren vom Körper gebildet werden können, muss für eine genügende Zufuhr durch die Ernährung gesorgt werden. Fette dienen auch als Vehikel für *fettlösliche Vitamine (A, D, E, K)*.

Wir unterscheiden verschiedene Fettarten:

- **Neutralfette** *(Triglyzeride)*, die sich aus einem Molekül Glycerin und drei Molekülen Fettsäuren zusammensetzen. Zu ihnen gehören *gesättigte Fettsäuren* (Einfachverbindungen), *einfache ungesättigte Fettsäuren* (Doppelverbindungen) und *mehrfach ungesättigte Fettsäuren* (zweifache oder dreifache Doppelverbindungen).
- **Andere Lipide:** Zu ihnen gehören *Cholesterin* und *Phospholipide.* Cholesterin nehmen wir vorwiegend mit tierischen Nahrungsmitteln auf. Ein Teil des Cholesterins wird vom Körper selbst hergestellt. Wichtig ist, dass sich das mit der Nahrung aufgenommene und das vom Körper produzierte Cholesterin in einem Gleichgewicht befinden, da es sonst zu einem erhöhten Cholesterinspiegel im Blut kommen kann, was zu Arteriosklerose führen kann. Phospholipide sind Verbindungen zwischen einem Glycerinmolekül und zwei Fettsäurenmolekülen. Sie ähneln im Aufbau also den Triglyzeriden. *Lecithin* ist ihr Hauptvertreter und wichtig für den Aufbau der Zellmembran.

■ Vitamine

Vitamine (A, B_1, B_2, B_6, B_{12}, C, D_2, D_3, E, H, K_1, K_2, Folsäure, Niacinamid und Panthothensäure) sind organische Verbindungen. Der Organismus braucht sie meist als Coenzyme (Hilfsenzyme).

Die Vitamine werden nach ihrem Lösungsverhalten in zwei Gruppen eingeteilt: Zu den **fettlöslichen Vitaminen** gehören die Vitamine A, D, E und K. Zu den **wasserlöslichen Vitaminen** zählen die Vitamine der B-Gruppe, Vitamin C, H, Folsäure, Niacinamid und Panthothensäure.

Die meisten Vitamine kann der Körper nicht oder nur in unzureichender Menge selbst synthetisieren. Sie müssen also mit der Nahrung zugeführt werden. Bei Vitaminmangel-Erkrankungen (*Avitaminosen*) kommt es zu Stoff-Wechselstörungen. Die wichtigsten sind hier aufgeführt:

Vitamin	Folge bei Mangel
Vitamin A	Nachtblindheit
Vitamin C	Skorbut
Vitamin D	Rachitis
Vitamin B_{12}	Perniziöse Anämie
Vitamin B_1	Beriberi-Krankheit
Vitamin K	Gerinnungsstörungen

Tab. 1.5 Die wichtigsten Vitaminmangelerscheinungen

Spurenelemente und Mineralstoffe

Der Organismus ist auf die Zufuhr einer Reihe von chemischen Elementen (☞ vier Schlüsselelemente) sowie auf Mineralstoffe angewiesen. Es handelt sich um Elemente, die ihrerseits als chemische Stoffe unverändert bleiben und nicht in andere chemische Verbindungen umgewandelt werden können. Von den gegenwärtig über hundert bekannten Mineralstoffen sind im menschlichen Körper 26 vorhanden. Die Wissenschaft hat den Mineralstoffen in Form von chemischen Symbolen je ein Kürzel gegeben, z.B. Natrium = Na^+, Chlorid = Cl^-. Die dem Kürzel zugefügte Zahl weist auf die Anzahl Atome hin (☞ 1).

Vier Schlüsselelemente (machen etwa 96% der Körpermasse aus):

Sauerstoff (O) = Wird mit der Atmung zugeführt. Kommt im Organismus im Wasser und in vielen organischen Molekülen vor.

Kohlenstoff (C) = Kommt in jedem organischen Molekül vor.

Wasserstoff (H) = Kommt im Wasser und in organischen Molekülen vor. Spielt eine wichtige Rolle für den pH-Wert (☞ 1.3.3).

Stickstoff (N) = Kommt in allen Proteinen und Nukleinsäuren vor.

Sieben wichtige Mineralstoffe:

Kalzium (Ca^{2+}) = Wichtig für Blutgerinnung und für normale Muskel-, Herzmuskel- und Nervenerregung (Kalziummangel löst Kontrakturen aus). Depot im Knochen.

Phosphor (P^+) = Bildet die physiologisch wichtige Ortho- und Pyrophosphorsäure, ein Bestandteil vieler Nukleotide.

Kalium (K^+) = In fast jedem Mineral enthalten. Unentbehrlicher Bestandteil jeder Zelle. Kommt im Organismus in Mitochondrien und Ribosomen vor. Erythrozyten enthalten besonders viel Kalium. Steuert elektrische Vorgänge in Nerven und Muskeln. Verantwortlich auch für den osmotischen Druck in der Zelle, also des Zellwassergehaltes. Wichtige Rolle beim Eiweißaufbau und bei der Kohlenhydrat-Verwertung. Nur geringe Depotreserven im Skelett.

Schwefel (S^-) = Bestandteil einiger Aminosäuren, z.B. Serumalbumin u.a.

Natrium (Na^+) = Wichtiger Träger des osmotischen Druckes, bindet Wasser. Depot im Skelett. Störungen im Natriumhaushalt äußern sich in Dehydratation und Hyperhydratation.

Chlor (Cl^-) = Wichtig für den Wasserhaushalt, da Chloridionen (Cl^-) mit Natriumionen (Na^+) eine dissoziierende (in Ionen gespaltene) Verbindung eingehen = Kochsalz (Na^+Cl^-). Wichtig für das Säure-Basengleichgewicht sowie für die Nieren- und Magensekretion.

Magnesium (Mg^{++}) = Speichert das biologisch wichtige amorphe Kalziumphosphat und sorgt so für die richtige Kalziumionenkonzentration im Serum. Depot im Skelett und bei Mangelzuständen von dort her rasch verfügbar. Bei Verlust durch Erbrechen, Durchfälle oder via Nieren kommt es zu einer Steigerung der nervösen Erregbarkeit bei gleichzeitiger muskulärer Adynamie.

Spurenelemente

Spurenelemente kommen, wie der Name sagt, im Organismus nur in Spuren vor. Die zehn wichtigsten sind essenziell *(lebensnotwendig)*. Dies sind:

- Eisen (Fe)
- Kobalt (Co)
- Chrom (Cr)
- Kupfer (Cu)
- Mangan (Mn)
- Molybdän (Mo)
- Selen (Se)
- Zink (Zn)
- Jod (J)
- Fluor (F).

Enzyme

Enzyme (syn. Fermente) sind eine Art Biokatalysatoren, welche vom Organismus gebildet werden. Ihre Aufgabe besteht darin, chemische Reaktionen in Gang zu setzen (katalysieren), ohne selber an der chemischen Reaktion teilzunehmen. Hierbei werden aus einfachen chemischen Verbindungen komplizierte biologische Strukturen. Enzyme sind deshalb oft auf sogenannte Coenzyme (Hilfsenzyme) angewiesen, eine Aufgabe, die etliche Vitamine übernehmen.

1.3.3 ph-Wert

Mit dem pH-Wert (p = Potenz, H = Wasserstoffionen) messen wir die Konzentration von Wasserstoffionen (H^+-Ionen) in einer wässrigen Lösung. Je mehr H^+-Ionen in einer Lösung sind, desto saurer (azid) ist sie. Je weniger H^+-Ionen in der Lösung sind, desto basischer (alkalisch) ist sie. Ist die Lösung weder sauer noch basisch, so ist sie neutral. Der pH-Wert beträgt dann 7,0. Beträgt der pH-Wert 7,1 und mehr, ist die Lösung basisch. Beträgt er 6,9 und weniger, ist die Lösung sauer. Bestimmt wird der pH-Wert durch die Konzentration der Wasserstoffionen (H^+- Ionen) bzw. durch die Konzentration von Bikarbonat (H_2CO_3) im Blut. Beim Bikarbonat handelt es sich um im Plasma befindliche und wasserlösliche doppelkohlensaure Salze der Kohlensäure. Das Bikarbonatpuffersystem reguliert den pH-Wert im Blut durch die Konzentration von Bikarbonat (HCO_3; Base) und Kohlensäure (CO_2; Säure). Die Kohlensäure zerfällt in Wasser und Kohlendioxid (CO_2), wobei die CO_2-Spitzen abgeatmet werden (Puffersysteme ☞ 1.3.4). Der CO_2-Gehalt im Blut kann somit über die Atmung beeinflusst werden, indem CO_2 vermehrt abgeatmet wird.

Der pH-Wert ist also das Maß für die H^+-Konzentration. Im Blut beträgt er im Mittel etwa 7,4. Der Säure-Basen-Haushalt ist ausgeglichen, wenn der pH-Wert im arteriellen Blut bei der Frau etwa 7,4 +/– 0,015 bzw. beim Mann etwa 7,39 +/– 0,015 beträgt.

1.3.4 Puffersysteme

Um das innere Gleichgewicht konstant zu halten, muss der pH-Wert konstant sein. Dafür sind so genannte „Puffer" nötig. Sie sorgen dafür, dass sich der pH-Wert in einem bestimmten Rahmen bewegt, indem sie bei Verschiebung des pH-Wertes in den alkalischen Bereich überschüssige H^+-Ionen auffangen und bei allzu basischem Milieu diese wieder abgeben. Dies ist wesentlich zur Aufrechterhaltung des inneren Milieus, das heißt zur Verhinderung eines Säureüberschusses *(Azidose)* bzw. einer Basenüberladung *(Alkalose)*.

Wichtige Puffersysteme sind:

- Das **Kohlensäure/Bikarbonat-System** (BP) ist das klinisch wichtigste Puffersystem. Bei einem Verlust von Bikarbonat (H_2CO_3) im Plasma kommt es zu einem Zuwachs an Wasserstoff (H^+), was wir mit dem pH-Wert messen können.
- Bei den **Nicht-Bikarbonatpuffer-Systemen** (NBP) spielt einerseits das Hämoglobin der Erythrozyten eine wichtige Rolle. Andererseits sind es Plasmaproteine und Phosphate (Phosphatpuffer als anorganische Phosphate), die zur Regulation des inneren Milieus beitragen.

■ Störungen im Säure-Basengleichgewicht

Störungen im Säure-Basengleichgewicht verursachen je nachdem, ob die der Störung metabolisch (vom Stoffwechsel her) oder respiratorisch (von der Lunge her) bedingt ist, verschiedene Krankheitsbilder.

- **Metabolische Azidose**
  - Unvollständiger Fettabbau, z.B. bei Diabetes mellitus oder im Hungerzustand.
  - Anaerober Kohlenhydrat-Abbau zu Milchsäure, z.B. bei Sauerstoffmangel im Gewebe.
  - Blutvergiftung (Sepsis), Entzündung der Bauchspeicheldrüse, Leberversagen.
  - Bikarbonatverlust durch die Nieren, z.B. bei Nierenkrankheiten.
  - Bikarbonatverlust durch den Darm, z.B. bei Durchfall.
- **Respiratorische Azidose**
  - Zu wenig Abatmung von CO_2, so dass es zu einem Anstieg von CO_2 im Plasma kommt (Hyperkapnie), z.B. bei Tuberkulose, Polio, Schlafmittelvergiftung, Einengung der Atmung infolge einer Skoliose etc.
- **Metabolische Alkalose**
  - Zufuhr von Hydroxilionen (OH^--Ionen) in Form von basischen Salzen
  - Verlust von Wassrstoffionen (H^+-Ionen), z.B. bei Erbrechen, bei K^+-Mangel oder bei Behandlung mit Diuretika (entwässernde Medikamente).
- **Respiratorische Alkalose**
  - Mehr Abatmung von CO_2, als im Stoffwechsel entsteht bzw. O_2-Mangelatmung, z.B. durch psychisch bedingte Hyperventilation oder in großen Höhen. Dabei kommt es zu einem Absinken der CO_2-Konzentration im Plasma (Hypokapnie).

1.4 Grundlagen der Vererbung

1.4.1 Allgemeine Genetik

Genetik ist die Wissenschaft, welche die Erbmerkmale sowie die Realisation der Erbmerkmale beim Individuum und deren Weitergabe von Generation zu Generation erforscht.

Alle Organismen erzeugen stets artgleiche Nachkommen, da die fundamentalen Vererbungsmechanismen bei allen Organismen dieselben sind, das heißt, jedes Lebewesen untersteht den allgemeinen Gesetzen der Vererbung. Dies gilt sowohl für Mikroben und Pflanzen, wie auch für Tier und Mensch. Die erblich fixierten Anlagen und ihre Wechselwirkungen mit den Umweltbedingungen sind die gestaltenden Kräfte jedes einzelnen Individuums.

Begriffserläuterungen

Genetik	=	Vererbungslehre
Gameten	=	männliche bzw. weibliche Geschlechtszellen mit einfachem (haploidem) Chromosomensatz.
Genom	=	haploider Chromosomensatz in seiner Summe.
Gen	=	Erbfaktor, der jeweils ein Protein kodiert, funktionelle Einheit eines einfachen Chromosomensatzes, Träger der weiterzuvererbenden Information. Die wirksame Substanz der Gene ist die Desoxyribonukleinsäure (DNS bzw. DNA ☞ 1.1.1).
Allele	=	Gene (Genpaar), die auf dem Chromosomenpaar des diploiden Chromosomensatzes den entsprechend gleichen Ort (Locus) einnehmen. So befindet sich also je ein mütterliches und ein väterliches Gen am gleichen Ort. Allele können vom Erscheinungstyp her (phänotypisch) gleich (reinerbig = homozygot) oder unterschiedlich (mischerbig = heterozygot) sein (☞ Abb. 1.7). Von einem Allelenpaar eines Elternteils kann nur ein Allel an ein Kind weitergegeben werden (ausgenommen Chromosomenanomalien ☞ 1.4.3).
Vererbung	=	Die bei allen Lebewesen ablaufenden genetischen Vorgänge, die eine Weitergabe der besonderen Merkmale ihrer Art und ihres Typus entweder durch ungeschlechtliche (durch Zellteilung oder Knospung) oder durch geschlechtliche Fortpflanzung an alle oder einen Teil der Nachkommen ermöglichen. Bei der sexuellen Fortpflanzung bilden die Keimzellen (Gameten) das Bindeglied zwischen den Generationen.
homozygot	=	reinerbig, gleichanlagig. Ein Allelenpaar enthält z.B. nur das Merkmal „rote Farbe" oder nur das Merkmal „weiße Farbe".
heterozygot	=	mischerbig, verschiedenanlagig. Ein Allelenpaar enthält zum Beispiel bei Pflanzen zwei verschiedene Farben, ein Allel die Farbe rot, das andere die Farbe weiß.

dominant	= überdeckendes, stärkeres, vorherrschendes Merkmal.
rezessiv	= weichendes, vorübergehend verstecktes und deshalb eventuell eine Generation überspringendes Merkmal.
Phänotyp	= äußeres Erscheinungsbild.

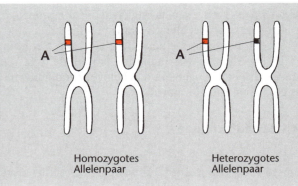

Abb. 1.7 Allelenpaare

Homozygotes Allelenpaar

Heterozygotes Allelenpaar

1.4.2 Evolutionstheorie

■ Die Entdecker der Evolutionsslehre

Während bis zu Beginn des 18. Jahrhunderts davon ausgegangen wurde, die Welt, die Schöpfung, Pflanzen, Tiere und der Mensch würden sich aufgrund des abgeschlossenen „Schöpfungsaktes" nicht mehr weiter entwickeln, waren es drei Forscher, welche die Evolutionstheorie maßgebend bewirkten:

Carl von Linné (1707 – 1778)

Der Schwede vertrat zwar noch die herrschende Ansicht, die bestehenden Arten von Pflanzen und Tieren seien seit Beginn der Welt so vorhanden. Doch versuchte er eine systemische Ordnung in die Vielfalt der Natur und ihrer Lebewesen zu bringen. Im Jahre 1738 erschienenen Buch *system naturae* beschrieb er weit mehr als 8 000 Pflanzen und 4 000 Tiere. Er machte eine Zuordnung der Lebewesen aufgrund ihrer Bauähnlichkeit in Klassen, Ordnungen, Familien und Arten. Auch der Mensch wurde zugeordnet, und zwar neben den Schimpansen zur Ordnung „Herrentiere". Damit stand der Mensch erstmals nicht mehr über der Schöpfung, sondern wurde als Teil der Schöpfung gesehen.

Jean Baptiste de Lamarck (1744 – 1829)

Der französische Philosoph stellte als Erster einen Stammbaum auf und erklärte so die Abstammung von Lebewesen. Er beschrieb Prinzipien, mit denen er den Ablauf der Entwicklung vom kleinsten zu immer komplexeren Organismen zu erklären versuchte. Er kann als *der eigentliche Begründer der Evolutionstheorie* bezeichnet werden. Er war es nämlich, der erstmals die Theorie beschrieb, dass sich Lebewesen durch den „Gebrauch" oder „Nichtgebrauch" ihrer Organe an die Umwelt anpassen, sich also entweder weiter entwickeln oder verkümmern. Die so entstandene Veränderung (später Mutation genannt) würde dann an die Nachkommen vererbt. Bemerkenswert ist, dass er seine Theorien vor der Entdeckung der Vererbungslehre durch Mendel (☞ unten) formulierte.

Charles Robert Darwin (1809 bis 1882)

Der Engländer reiste während fünf Jahren um die Welt und sammelte eine Fülle von Beobachtungen aus der vergleichenden Anatomie, der Paläontologie (Wissenschaft der Lebewesen aus vergangenen Erdepochen) sowie der Tier- und Pflanzengeographie. In seinem erst 1859 in englischer Sprache erschienenen Buch „*Über die Entstehung der Arten durch natürliche Zuchtwahl*" zeichnete der sorgfältige Forscher eine neue Ursachenerklärung für das Aussterben bzw. Überleben von Arten. Dabei ging er davon aus, dass „alles Lebendige einen gemeinsamen Ursprung hat". Den Mensch ordnete er den Säugetieren zu. In seiner Selektionstheorie (= Auslesetheorie) hält er fest:

- Jedes Lebewesen erzeugt viel mehr Nachkommen, als zur Erhaltung der Art nötig wäre.
- Die Nachkommen von jeweils einem Elternpaar variieren in den Erbmerkmalen.
- Unter den Lebewesen herrscht ein ständiger Kampf um die günstigeren Lebensbedingungen bezüglich Nahrung, Lebensraum und Geschlechtspartner.

Im *Kampf ums Dasein (struggle for live)*, so Darwin, überlebe das Individuum, das am besten tauge, sich an die bestehende Umwelt anzupassen. Diese natürliche Auslese beschrieb er aber nicht als „Recht des Stärkeren", zu überleben, sondern als „Überleben des Tauglichsten" (survival of the fittest). So entwickelte er schließlich zusammen mit **Alfred Russel Wallace** (1823–1913) eine Theorie, nach welcher sich alle Lebewesen durch natürliche Selektion aus einer ursprünglichen Form des Lebens entwickelt haben. Daraus entstand die *Evolutionslehre* (Abstammungslehre oder Darwinismus). Zum Durchbruch seiner Abstammungslehre, die leidenschaftliche und heftige Auseinandersetzungen ausgelöst hatte, verhalfen ihm dann in Deutschland auch **Ernst Haeckel** (1834–1919) und **August Weismann** (1934–1914).

Unter **Evolution** verstehen wir also unterschiedliche Ausprägungen von Merkmalen über viele Generationen und lange Zeiträume hinweg.

Entwicklungsgeschichte hat zwei Aspekte: Einerseits geht es dabei um die *Stammesentwicklung*, also um die Entwicklung einer bestimmten Art (= *Phylogenese*), andererseits um die *Keimesentwicklung* des Einzelwesens (= *Ontogenese*). Bezüglich der Ontogenese beim Menschen ☞ 16.

Die drei Pfeiler der Evolutionsbiologie sind *Mutation*, *Selektion* und *Isolation*.

1. Mutation

Unter Mutation verstehen wir Veränderungen im Erbgut, wobei es um Änderungen der Basensequenzen der DNA geht. Diese Änderungen geschehen durch Variationsmöglichkeiten bei den Reduktionsteilungen bzw. durch „Fehler" bei der Vererbung.

Mutationen sind wichtig für die Fortentwicklung neuer Arten im Rahmen der Evolution. Nachteilige Mutationen haben Erbkrankheiten zur Folge. Eine Mutation kann auch vorteilhaft sein, denn auch Begabungen bzw. positive Merkmale können neu auftreten und dann weiter vererbt werden.

2. Selektion

Bei der Selektion geht es um Ausleseprozesse, die von jeweiligen örtlichen Lebensverhältnissen abhängig sind. Über Generationen können sich Arten so neuen Gegebenheiten anpassen. Schwache Individuen gehen dabei zugunsten der starken Individuen ein (Selektionsvorteil). Die Stärke des überlebenden Individuums kann so weiter vererbt werden.

3. Isolation

Bei kleinen Populationen (Bsp. geografisch, sozial oder religiös bedingte Isolate) spielen Zufallsfaktoren bei der Vererbung eine große Rolle. Zu welcher Gen-Verteilung es dabei zufällig kommt, ist für die Vererbung von Bedeutung. So kam es immer wieder vor, dass bestimmte Krankheiten in Isolaten vermehrt auftraten. Einleuchtendes Beispiel sind die anfangs des 18. Jahrhunderts aus dem Schweizer Emmental in die USA ausgewanderten und im Staate Pennsylvania lebenden Amisch. Deren Nachkommen von etwa 50 Ehepaaren heiraten bis heute nur unter sich. In Studien konnte nachgewiesen werden, dass die bei ihnen vermehrt vorkommende bipolare affektive Störung (manisch-depressive Krankheit) genetisch mitbedingt ist.

■ Der Entdecker der Vererbungslehre

Johann Gregor Mendel (1822–1884)

Der österreichische Naturwissenschaftler und Augustinermönch gilt als eigentlicher Entdecker oder Begründer der Vererbungslehre. Im Klostergarten von Brünn (BRNO) machte er über etwa zehn Jahre Kreuzungsversuche mit Erbsensamen, Bohnen und Habichtskräutern. Aufgrund der so erworbenen Kenntnisse hielt er im Jahre 1865 vor den Mitgliedern des Naturwissen-schaftlichen Vereins in Brünn einen Vortrag zum Thema „Versuche über Pflanzenhybriden".

Mendels Experimente fanden bei den Zuhörern wenig Beachtung. Erst 16 Jahre nach Mendels Tod wurde sein Werk durch die drei Botaniker **De Vries** (Holland), **Correns** (Deutschland) und **Tschermak** (Österreich) unabhängig voneinander wiederentdeckt, durch eigene Versuche bestätigt und veröffentlicht.

Die Bedeutung der Genetik in den Jahren nach 1910 nahm zu. Inzwischen wusste man: Die durch die Evolution entstandenen neuen Merkmale sind Anpassungen des Organismus an Faktoren seines Lebensraumes. Beispiel: Der Fisch, der sich über Jahrtausende durch Evolution zum Landtier entwickelte, passte sich durch Bildung von Lungen und Beinen seiner Umgebung an, um zu überleben. Die neuen Merkmale, *Mutationen* genannt, werden weitervererbt.

Mutationen sind also zufällige Änderungen im Vererbungssystem. Ohne Mutationen wäre wahrscheinlich kein Leben und sicher keine Artentwicklung möglich. Allerdings gibt es auch Mutationen, die zu Erbleiden, Missbildungen, Krankheit und Behinderung führen. Wir wissen heute, dass es Umwelteinflüsse gibt, die schädliche Mutationen (= Fehlmutationen) bewirken oder beim werdenen Kind im Mutterleib zu Missbildungen führen (Röntgenstrahlen, ionisierende Strahlen Radioaktivität, Medikamente, Alkohol und Umweltgifte).

Die von Mendel beschriebenen Vererbungsgesetze wurden als die **Mendel-Gesetze** bezeichnet. Sie bilden die Grundlage zum Verständnis der Vererbungslehre.

1.4.3 Mendel-Gesetze

Aufgrund der Ergebnisse, die das Kreuzen verschiedener Pflanzen hervorbrachte, formulierte Gregor Mendel drei Regeln. Sie werden hier definiert und am Beispiel der Erbsensamen und der Wunderblume aufgezeigt.

Erstes Gesetz = Uniformitätsregel

Die Nachkommen der ersten Kindergeneration sind bezüglich des untersuchten Merkmals alle gleich, das heißt, sie sind uniform.

Zweites Gesetz = Spaltungsregel

Die in der ersten Kindergeneration vereinigten Merkmale können sich in der zweiten Kindergeneration wieder trennen.

Drittes Gesetz = Unabhängigkeitsregel

Kommen Organismen zur Kreuzung, die sich in mehr als einem Merkmal bzw. Anlagepaar unterscheiden (z.B. in Form und Farbe etc.), dann wird jede Merkmalsanlage unabhängig von der anderen weitervererbt. (Ausnahme ist, wenn die Merkmale bei der Kreuzung gekoppelt werden). Dieses dritte Mendel-Gesetz der freien Kombination ermöglicht dem Pflanzen- und Tierzüchter, neue Kombinationsrassen zu erzielen.

■ Mendels Versuche mit Erbsensamen

Mendel kreuzte Erbsen mit runden und runzeligen Samen. Die Eltern unterscheiden sich also in einem Merkmal klar voneinander.

Alle Nachkommen, obwohl Mischlinge, brachten in der ersten Kindergeneration runde Samen hervor = **Uniformitätsregel.** Die runde Form herrscht also vor, das heißt sie ist dominant. Die Nachkommen sind trotzdem mischerbig (heterozygot), tragen also versteckt auch das vorübergehend gewichene Merkmal „runzelig" in sich. Dieses wird als rezessiv bezeichnet. Es können also beide Merkmale, das dominante runde und das rezessive runzelige weitervererbt werden.

Bei den Nachkommen der ersten Kindergeneration, das heißt bei der zweiten Generation, fand Mendel sowohl runde als auch runzelige Samen vor. Die in der ersten Kindergeneration vereinigten Merkmale haben sich wieder getrennt = **Spaltungsregel.** Der runzelige Samen wurde rezessiv vererbt, übersprang also eine Generation

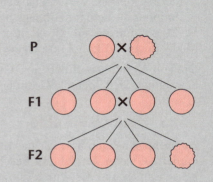

Elterngeneration = Parentalgeneration **(P)**

Erste Kindergeneration = 1. Filialgeneration **(F1)**

Zweite Kindergeneration = 2. Filialgeneration **(F2)**

Abb. 1.8
Kreuzung mit Erbsensamen

und taucht hier reinerbig (homozygot) wieder auf. Bei Selbstbestäubung werden seine Nachkommen ausnahmslos runzelige Samen hervorbringen.

Ergänzend zur Spaltungsregel ist zu sagen: Die Nachkommen der zweiten Kindergeneration (F2) gleichen zu 25 % einem Großelter (P), zu 25 % dem andern Großelter (P) und zu 50 % den Eltern (F1). Dieses zweite Mendel-Gesetz der Spaltungsregel bestätigt sich, wenn die Nachkommen einer genügend großen Anzahl untersucht werden. Für eine einzelne Familie (hier Erbsen) stimmt dies natürlich prozentual nicht. Großuntersuchungen bestätigen aber für die F2-Generation die Spaltungsregel wie folgt:

- 25 % der ausgesäten runden Samen sind reinerbig und bringen runde (R) Samen hervor.
- 50 % der ausgesäten runden Samen sind mischerbig und bringen runde und runzelige (r) Samen hervor, wobei die runden dominant vererbt werden und deshalb häufiger vorkommen (☞ Abb. 1.9).
- 25 % der ausgesäten runzeligen Samen sind reinerbig und bringen runzelige Samen hervor.

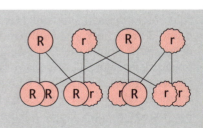

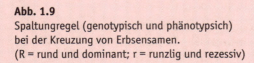

Abb. 1.9
Spaltungregel (genotypisch und phänotypisch) bei der Kreuzung von Erbsensamen.
(R = rund und dominant; r = runzlig und rezessiv)

R Phänotyp rund
r Phänotyp runzlig

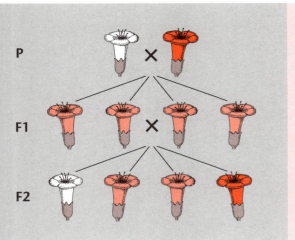

Abb. 1.10
Kreuzung mit der Wunderblume

▪ Mendels Versuche mit der Wunderblume Mirabilis jalapa

Mendel kreuzte Blumen von roter und weißer Farbe. Die Eltern (P) unterscheiden sich also wieder ganz klar in einem Merkmal.

Uniformitätsregel: Alle Nachkommen der ersten Kindergeneration (F1) sind uniform, rosarot.

Spaltungsregel: Die Nachkommen der zweiten Kindergeneration (F2) sind rot, weiß und rosarot. Die rote und die weiße Farbe sind somit reinerbig, die rosarote mischerbig.

Die Vererbung bei diesen Blumen erfolgte intermediär, das heißt, beide Merkmalsanlagen wirken gleichstark. Diese Vererbungsart wird gelegentlich auch kodominant genannt. Das heißt, die mischerbigen (heterozygoten) Blumen zeigen beide Merkmale: rot und weiß.

1.4.4 Genetik von Erbkrankheiten

Nach ihrer Ursache lassen sich vier Gruppen von erblichen Störungen einteilen:
- Monogene Krankheiten
- Polygene Störungen
- Chromosomenanomalien
- Teratogene Anomalien.

Legende zu den Stammbäumen

- ☐ Mann oder Junge, gesund
- ○ Frau oder Mädchen, gesund
- ■ Mann oder Junge, krank
- ● Frau oder Mädchen, krank
- ⊡ Merkmalsträger, phänotypisch gesund
- ⊙ Merkmalsträgerin, phänotypisch gesund

Monogene Erbkrankheiten

Bekannt sind hier über 4000 Mutationen. Die Mutation liegt auf einem einzigen Gen. Es gibt drei verschiedene Vererbungsmöglichkeiten:

■ Autosomal dominant

Das kranke Gen liegt auf einem Autosom eines Elternteils und wird direkt an die nächste Generation weitervererbt. Träger können beide Geschlechter sein. Betroffen sind 50 % der Nachkommen (☞ Spaltungsregel).

Beispiele für autosomal dominante Erbkrankheiten

- **Myotonische Dystrophie** = Muskelleiden, das mit von distal her fortschreitender Muskelschwäche und Muskelkrampf, vor allem in den Händen, einhergeht.
- **Chondrodystrophie** = Störung der Knorpelbildung infolge Fehlens der Knorpelwachstumszone und dadurch bedingter Minderwuchs.
- **Sichelzellanämie** = fast ausschließlich bei Schwarzen vorkommende Hämoglobinopathie. Tod meist im Kindes- oder Jugendalter.

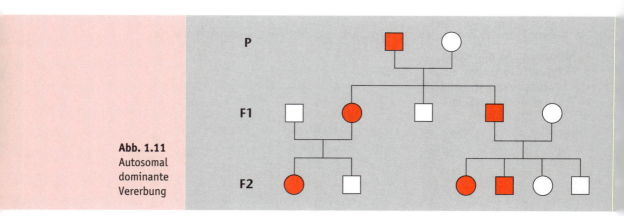

Abb. 1.11 Autosomal dominante Vererbung

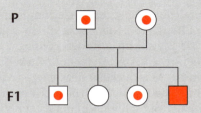

Abb. 1.12
Autosomal rezessive Vererbung

■ Autosomal rezessiv

Das kranke Gen liegt auf einem Autosom heterozygoter, phänotypisch gesunder Eltern und wird in homozygoter Form (= doppelter Dosis) auf 25 % der Nachkommen vererbt. Zur phänotypischen Störung kommt es, wenn beide Eltern Träger des Merkmals sind und das Kind von beiden Eltern ein krankes Gen bekommt. Es ist möglich, aber nicht Bedingung, dass die Eltern blutsverwandt sind. Betroffen sind beide Geschlechter.

Beispiele für autosomal rezessive Erbkrankheiten

- **Bestimmte Formen spinaler Muskelatrophien** = Fortschreitende Muskelkrankheiten, bei denen der Muskel eigentlich gesund ist, das Vorderhorn im Rückenmark aber zunehmend degeneriert.
- **Zystische Fibrose auch Mukoviszidose genannt** = Relativ häufige Stoffwechselanomalie, 1 von 1 000 Neugeborenen ist betroffen, generalisierte Dysfunktion exokriner Drüsen, was sich vor allem auf die Atemwege verheerend auswirken kann, weil das von den mukösen Drüsen abgesonderte Sekret zähflüssig ist, schlecht abgehustet werden kann und so einen guten Nährboden für Bakterien bildet. Auch Verdauungsstörungen mit schlechtem Ernährungszustand als Folge der Drüsenstörung im Magen-Darm-Kanal gehören dazu.
- **Phenylketonurie (auch Morbus Fölling)** = Stoffwechselanomalie, mit Störung des Aminosäurestoffwechsels. Bei frühzeitiger Diagnosestellung kann die Krankheit durch phenylalaninarme Diät zum Stillstand gebracht oder geheilt werden. Ohne Behandlung kommt es zu geistiger Retardierung und evtl. Minderwuchs.

■ X-chromosomal rezessiv

Das kranke Gen liegt auf einem mütterlichen Heterosom, also auf einem der beiden X-Chromosomen. Frauen können gesunde Übertragerinnen (= sog. Konduktorinnen) sein und das mutierte Gen an ihre Kinder weiter vererben, wobei Söhne erkranken und Töchter Konduktorinnen werden. Das Verhältnis gesunder Sohn, kranker Sohn, gesunde Tochter, Konduktorin, beträgt im großen Durchschnitt je 25 %.

Beispiele für X-chromosomal rezessive Erbkrankheiten
- **Hämophilie** = Bluterkrankheit. Durch den Mangel eines Gerinnungsfaktors ist die normale Blutgerinnung und Blutstillung stark herabgesetzt, so dass selbst bei kleinsten Verletzungen nicht stillbare Blutungen auftreten können.
- **Muskeldystrophie vom Typ Duchenne** = Fortschreitender Muskelschwund, bei dem die Ursache noch nicht geklärt ist. Muskelzellen der quergestreiften Muskulatur gehen zugrunde. Frühe zunehmende Invalidität. Tod meist im Jugendalter.
- **Farbenfehlsichtigkeit** = Trotz normaler Sehschärfe kommt es zur Verwechslung bestimmter Farben, je nachdem, welche Zapfentypen (☞ 4.4) fehlen, kommt es zur Unterempfindlichkeit für rot, grün oder blau. 4 % der Männer sind von der sog. Rot-Grün-Blindheit betroffen.

Mütter und Töchter, die Konduktorinnen sind, erkranken selbst nicht, weil das gesunde X-Chromosom das kranke zu kompensieren vermag (dominant). Söhne, welche von der Mutter das kranke X-Chromosom und vom Vater das Y-Chromosom erhalten, erkranken, denn das Y-Chromoson vermag das kranke X-Chromosom nicht zu kompensieren. Wenn eine Überträgerin mit einem kranken X-Chromosom mit einem Partner, der ebenfalls ein krankes X-Chromosom hat, Kinder zeugt, wird die Hälfte der Töchter erkranken, wenn die beiden kranken X-Chromosomen zusammentreffen.

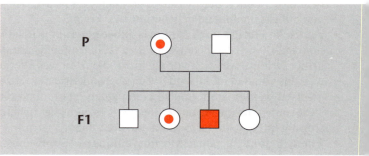

Abb. 1.13 X-chromosomal rezessive Vererbung

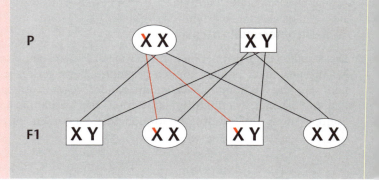

Das mutierte kranke Gen ist hier durch einen roten Arm des X-Chromosoms gekennzeichnet.

Abb. 1.14 X-chromosomale Vererbung

Polygene Störungen

Störungen, die aufgrund von auf mehreren Genen bedingten Anlagen und unter Einwirkung von Umweltfaktoren (Viren, Ernährung, Umweltgifte, soziales Umfeld) ausgelöst werden. Die Genveränderungen sind nicht einzeln nachweisbar. Wir sprechen auch von multifaktorieller Vererbung. Aufgrund statistischer Erfahrungswerte können Genetikerinnen und Genetiker die Höhe eines Wahrscheinlichkeitsrisikos in Prozenten errechnen. Dazu brauchen sie eine möglichst genaue Diagnose und eine Familienanamnese (Stammbaum).

Beispiele für polygene Störungen

- **Spina bifida** = angeborene Spaltbildung der Wirbelsäule, meist an der hinteren Seite der Wirbelbögen des Lumbal- oder Sakralteils, oft mit Querschnittslähmung als Folge.
- **Morbus Hirschsprung** = bereits im frühen Säuglingsalter auftretende Erweiterung des Dickdarms mit schweren Passagestörungen.
- **Diabetes mellitus** = Stoffwechselkrankheit. Durch Mangel oder gänzliches Fehlen des Pankreashormons Insulin kann die Glukose nicht als Glykogen in der Leber gespeichert werden. Eine Substitutionstherapie ist unerlässlich.
- **Endogene Depressionen** = seelische Krankheit, bei der kein exogen (von außen kommender) auslösender Faktor bekannt ist, mit schwerer Niedergeschlagenheit, oft abhängig von der Tagesrhythmik.
- **Schizophrenie** = schwere endogene Psychose, bei der die Ursache noch ungeklärt ist.

Chromosomenanomalien

Es gibt *strukturelle* und *nummerische Chromosomenanomalien*. Bei den strukturellen Chromosomenanomalien liegt eine Veränderung der DNS-Struktur vor. Als Beispiel sei hier die Muskeldystrophie Typ Duchenne erwähnt, bei welcher ein ganz bestimmter Teil auf einem Arm eines X-Chromosoms strukturell verändert ist.

Die nummerischen Chromosomenanomalien werden auch Chromosomen-Aberrationen genannt. Sie entstehen durch Veränderung der normalen Chromosmenzahl. Dies kann Autosomen oder Heterosomen betreffen. Als Beispiel sei hier die relativ häufig vorkommende Trisomie 21 (☞ unten) als Autosom-Aberration bzw. das Turner- und das Klinefelter-Syndrom (☞ unten) als Heterosom-Aberration erwähnt. Die häufigsten Anomalien bei den **Autosomen** sind:

■ Trisomien

Ein Chromosom, und zwar ein Autosom, ist statt doppelt dreifach vorhanden. Die häufigste Form ist die Trisomie 21, auch Down-Syndrom genannt. Bei dieser Störung kommt das Chromoson Nr. 21 dreifach vor. Die früher übliche Bezeichnung Mongoloismus kommt in der Fachliteratur nicht mehr vor, hat aber in der Bevölkerung noch ihre Bedeutung. Die Betroffenen haben ein ganz spezifisches Aussehen, sind geistig behindert und leiden oft auch an einem Herzfehler. Die Ursache der Trisomie 21 liegt meistens in einer Störung der meiotischen Zellteilung. Mit zunehmendem Alter der Mutter erhöht sich das Risiko, dass das Kind an dieser Störung leidet. Betroffen ist durchschnittlich jedes 700. Kind.

■ Monosomien

Das Vorkommen von nur einem Chromoson der Autosomen hat ihren Ursprung ebenfalls in der meiotischen Zellteilung. Monosomien sind selten, und betroffene Kinder sind in der Regel nicht lebensfähig.

Auch bei den **Heterosomen** sind verschiedene Störungen möglich. Es können sowohl ein oder mehrere X-Chromosomen wie Y-Chromosomen zuviel oder ein X-Chromosom oder ein Y-Chromoson zu wenig vorkommen. Die beiden häufigsten Störungen sind:

■ Turner-Syndrom

Betroffen sind Mädchen mit nur einem X-Chromosom. Typische Merkmale sind Kleinwuchs bei meist normaler Intelligenz. Zur Behandlung können Wachstumshormone verabreicht werden. Da die Eierstöcke in der Regel fehlen und ohne Behandlung keine Ausbildung der sekundären Geschlechtsmerkmale erfolgt, werden den betroffenen Mädchen in der Pubertät weibliche Sexualhormone substituiert. Von 2 500 Mädchen ist eines betroffen.

■ Klinefelter-Syndrom

Betroffen sind Knaben mit einem zusätzlichen X-Chromosom. Ihre Heterosomen sind also XXY. Oft wird die Diagnose erst in der Pubertät gestellt. Typisch sind eine überdurchschnittliche Körpergröße, ein geringer Entwicklungsrückstand, kleine Hoden bei normalem Penis, Gynäkomastie (Entwicklung von Brüsten), Adipositas (Fettleibigkeit), Antriebsarmut, passive Haltung und schwache Sexualität. Von etwa 400 bis 500 Knaben ist einer betroffen.

Teratogene Anomalien

Während der Embryogenese einwirkende exogene oder endogene Noxen können das werdende Kind schädigen. Exogen können ionisierende Strahlen, Medikamente, Alkohol u.a. schädigend auf den Embryo einwirken. Jedoch auch in der Schwangerschaft auftrende Infektionskrankheiten und mütterliche Stoffwechselstörungen können die Ursache einer Anomalie sein. Die Folgen können sein: Missbildungen kardial, renal, intestinal, Extremitätenmissbildungen, Gaumenspalte, Minderwuchs, geistige Behinderung etc.

Diskussion

Viele der erwähnten Erbkrankheiten können heute mittels pränataler Diagnostik (Ultraschall, Fruchtwasserpunktion, Chorionbiopsie) in der ersten Embryonalzeit

1.4 Grundlagen der Vererbung   37

festgestellt werden. Eine Untersuchung wird in der Regel dann gemacht, wenn sich Eltern entschließen, bei entsprechendem Befund das Kind abzutreiben. Die Kontroverse darüber, ob dies ethisch verantwortbar sei oder nicht, ist längst entbrannt. Sicher gibt es in diesem Punkt nicht die Wahrheit, sondern bestenfalls die Wahrheit jedes Einzelnen bzw. jeder Einzelnen. Die Autorin selbst ist, ohne Eltern eine Entscheidung abnehmen zu können oder zu wollen, der festen Überzeugung, dass behinderte Menschen in unserer Gesellschaft nicht nur einen Platz, sondern auch eine Aufgabe haben und dadurch eine große Bereicherung bedeuten. Sicher ist eine genetische Beratung von großer Wichtigkeit. Praktisch alle Universitätskliniken sind mit einer genetischen Beratungsstelle ausgestattet. Paare werden vor, während und nach ihrer Entscheidung begleitet.

Die Genetik bzw. ihre Anwendung kennt ein paar dunkle Kapitel in ihrer Geschichte. Diese dürfen weder totgeschwiegen noch übergangen werden. Wir erinnern hier an die Verfolgung und Tötung von Juden, Zigeunern und Behinderten während des Zweiten Weltkrieges in Deutschland sowie an die Aktion „Kinder der Landstraße" während und nach dem Zweiten Weltkrieg in der Schweiz, bei welcher durch die Pro Juventute Zigeunerkinder systematisch und mit genetischer Begründung ihren Eltern weggenommen und in Heimen und Kliniken zur „Sesshaftigkeit" gezwungen wurden.

Nicht nur körperliche Merkmale, sondern auch Anlagen der Intelligenz und Persönlichkeit werden vererbt, doch bleibt die Diskussion weit gefächert. Viele Jahre wurde gemeinhin angenommen, gute wie schlechte Charaktereigenschaften seien gegebenermaßen vererbt und deswegen unbeeinflussbar. Während an einem vererbten Körpermerkmal kaum etwas verändert werden kann und soll (ausgenommen operative Eingriffe, die bei entsprechender Fehlbildung notwendig sind), ist heute für Psychologen und Genetiker klar: Eine möglicherweise vererbte mentale Anlage ist nicht einfach Schicksal, sondern durch die Umwelt durchaus beeinflussbar. Ein anlagemäßig begabtes Kind kann in sozial schlechtem Umfeld mit seinen Begabungen ebenso verkümmern, wie ein anlagemäßig weniger begabtes Kind in sozial gutem Umfeld optimal gefördert werden kann, und während ein Kind seine Eltern in positiven Charaktereigenschaften nachahmt, kann ein anderes negative Eigenschaften durch elterliche Vorbilder und entsprechende Sozialisation übernehmen.

Im Zeitalter der Gentechnologie nun kommt es zu einer weiteren Diskussion: Die Frage, inwieweit ins Erbgut eingegriffen werden darf, ist unbeantwortet. Die Folgen sind nicht einzuschätzen. Und mehr denn je ist das Thema Eugenik (Bezeichnung für die Anwendung der Erkenntnisse der Humangenetik auf Bevölkerungen, ja sogar gezielte Maßnahmen zur „Verbesserung" des Erbgutes einer Bevölkerung), in Zusammenhang mit der vorgeburtlichen Bestimmung von Behinderungen mit möglicher Abtreibung als Folge, in der Bevölkerung präsent. Ob wir es wahrhaben wollen oder nicht, gelangen wir mit dieser Diskussion in eine gefährliche Nähe zu Urteilen, welches Leben lebenswert sei und welches nicht.

2 Allgemeine Bewegungslehre

Wesentliche Aufgaben der Knochen, Muskeln, Sehnen und Bänder

Knochen
- Stützfunktion und Formgebung
- Schutz mancher Organe
- Passiver Bewegungsapparat
- Bewegung der einzelnen Skelettteile oder Fixierung in einer bestimmten Stellung
- Ansatzstelle für Muskeln und Sehnen.

Muskeln
- Aktive willkürliche Bewegungen (Skelettmuskeln)
- Unwillkürliche Bewegungen der inneren Organe, Peristaltik, (glatte Muskeln)
- Fixierung der Körperteile in bestimmten Stellungen (statische Funktion).

Sehnen und Bänder
- Anheftung der Muskeln an die Knochen
- Verbindung von Knochen untereinander
- Stabilisierung der Gelenke.

Zum Bewegungssystem gehören alle **Knochen** des Körpers, sämtliche **Muskeln** sowie alle die Knochen und Muskeln verbindenden **Bänder** und **Sehnen**. Die Knochen bilden ein Gerüst, das als Skelettsystem bezeichnet wird. Skelettsystem und Muskeln bilden also das Bewegungssystem.

2.1 Allgemeine Knochenlehre

2.1.1 Knochenbildung und -wachstum

Knochenbildung

Auch das Knochengewebe setzt sich aus Zellen und Interzellularsubstanz (hier Knochengrundsubstanz) zusammen. Im Gegensatz zu anderen Bindegeweben sind in dieser Knochengrundsubstanz große Mengen von Mineralstoffen enthalten, die zur Festigkeit des Knochens führen.

Am Knochenauf- und abbau sind drei Arten von Knochenzellen beteiligt:

- **Osteoblasten**: Diese „jungen" Knochenzellen scheiden Kalzium in Form von schlecht löslichen Salzen, die leicht kristallisieren, in die Knochengrundsubstanz aus. Die Osteoblasten werden durch diese kristallisierten Salze „eingemauert" und dadurch von der Umgebung weitgehend isoliert.
- **Osteozyten**: Die so isolierten Osteoblasten verlieren ihre Fähigkeit zur Zellteilung und werden nun Osteozyten genannt. Durch diese Verhärtung geben sie dem Knochen die gute Belastbarkeit.

- **Osteoklasten:** In Umbauphasen des Skeletts (Wachstum, Heilungszeit nach Knochenbrüchen) müssen sich Osteozyten auch wieder auflösen können. Dafür sind die Osteoklasten zuständig. So kann neues Knochengewebe gebildet werden.

Bei diesem Knochenauf- und -abbau werden ständig Mineralsalze aus dem Blut aufgenommen bzw. ins Blut abgegeben. Aufgrund dieser ständigen Knochenerneuerung, die auch nach Abschluss der Wachstumsphase -wenn auch in etwas geringerer Dynamik- bestehen bleibt, kann sich der Knochen stets neuen Anforderungen wie vermehrte Belastung, Ruhigstellung, Schwangerschaft anpassen. Verliert der Knochen zu viel Kalzium, sei dies aufgrund mangelnder Belastung oder als Folge hormoneller Veränderungen (z.B. während des Klimakteriums), wird zuviel Knochen abgebaut. Die Knochendichte nimmt ab und die Knochenbrüchigkeit nimmt zu **(Osteoporose).**

Indirekte Verknöcherung = Chondrale Ossifikation

Die meisten Knochen entwickeln sich vor der Geburt über eine besondere Bindegewebsart zu hyalinem Knorpelgewebe. Die endgültige Verknöcherung (durch Abbau der Knorpelsubstanz und Einbau von Knochensubstanz samt Kalksalzeinlagerungen) geschieht in der Wachstumsphase und findet ihren Abschluss im dritten Lebensjahrzehnt. Bei diesem feinfaserigen Knochen sprechen wir auch vom **Lamellenknochen.**

Direkte Verknöcherung = Desmale Ossifikation

Die Schädeldachknochen und ein Teil der Gesichtsknochen und das Schlüsselbein entstehen direkt aus embryonalem Bindegewebe, ohne knorpelige Zwischenstufe. Die Knochenbälkchen sind locker miteinander verflochten und im Aufbau grobfaseriger und weniger stabil als Lamellenknochen. Wir sprechen auch von **Geflechtknochen.**

Knochenwachstum

Dickenwachstum

Verantwortlich für das Dickenwachstum ist eine innere Schicht der Knochenhaut *(Periost),* die sog. **Cambiumschicht,** indem sie bis zum Abschluss des Wachstums ständig neue Knochenschichten bilden kann.

Längenwachstum

Verantwortlich für das Längenwachstum ist die knorpelige **Epiphysenfuge.** Deren Knorpel wächst in der Dicke und treibt Schaft und Epiphyse auseinander. Gleichzeitig wird ihr schaftwärts gelegener Teil in Knochen umgebaut. Nach Wachstumsende wird sie ganz in Knochen umgebaut und ist nur noch als Epiphysenlinie (☞ Abb. 2.2) zu erkennen.

2.1.2 Knochenformen

■ Makroskopie

Knochenformen und ihre Vorkommen ☞ Abb. 2.1

■ Mikroskopie und Physiologie

Der fertige Knochen besteht aus unzähligen, 2–5 µm dicken *Lamellen*, die eine bestimmte, für die Belastung optimale Anordnung zeigen. Als Beispiel sei hier der Oberarmknochen (Humerus ☞ Abb. 2.3) genannt: Während die äußere dichte Knochenschicht *(Compacta)* den ganzen Knochen umgibt und beim Knochenschaft *(Diaphyse)* besonders stark ist, zeigt sich die aufgelockerte Struktur *(Spongiosa)* bei den Röhrenknochen in deren Enden *(Epiphysen)*.

	Knochenformen	Vorkommen
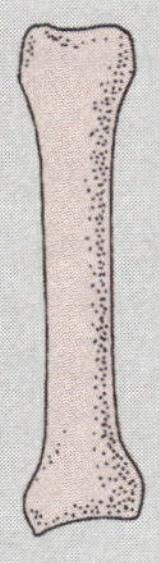	röhrenförmige Knochen	• Extremitäten
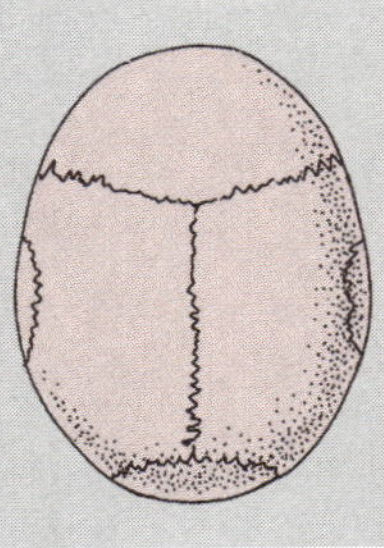	platte Knochen	• Schädel • Schulterblatt • Brustbein • Rippen • Becken
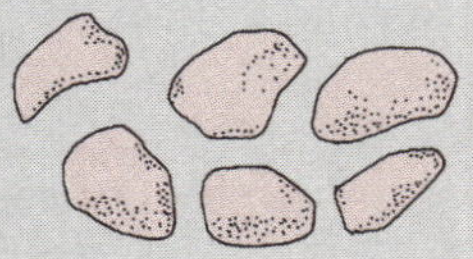	kurze unregelmäßige und würfelförmige Knochen	• Gesichtsknochen • Handwurzelknochen • Fußwurzelknochen • Wirbel

Abb. 2.1
Knochenformen und ihr Vorkommen

Die **Knochensubstanz** ist druck- und zugfest. Trotz seiner relativen Härte ist der Knochen als lebende Substanz zu verstehen, welche viele Zellen enthält, die untereinander in Verbindung stehen und den Stoffaustausch vollziehen.

Die **Blutversorgung** des Knochens ist gut und der Stoffaustausch relativ hoch, so dass die Ernährung des Knochens gewährleistet ist (so wird z.B. die gesamte Kalziumsubstanz in etwa 200 Tagen ausgetauscht).

Die **Regenerationsfähigkeit** des Knochens ist infolge der guten Blutversorgung und des regen Stoffaustausches gut. So wird bei einem Knochenbruch (Fraktur) von Periost und Endost neue, zunächst unverkalkte Knochensubstanz (Kallus) in die Bruchlücke gebildet, die dann alsbald verkalkt und durch Umbau unter Belastung den Anforderungen angepasst wird.

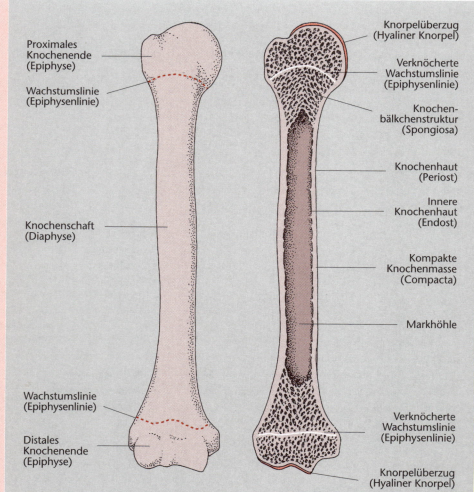

Abb. 2.2 Knochen von außen (z.B. Oberarmknochen) Die Wachstumslinie (Epiphysenlinie) ist beim Kind knorpelig, beim Erwachsenen verknöchert.

Abb. 2.3 Knochen von innen (z.B. Oberarmknochen eines Erwachsenen) Der hyaline Knorpel schützt den Knochen vor Druck und Reibung. Die Spongiosa enthält rotes blutbildendes Knochenmark; die Markhöhle gelbes Knochenmark.

Knochenmark

Das rote Knochenmark, in dem Blutzellen gebildet werden, finden wir in den Epiphysen der Röhrenknochen, in den platten Knochen und zum Teil in den würfelförmigen Knochen. Beim Embryo und beim kleinen Kind sind auch die Markhöhlen der Diaphysen mit rotem Knochenmark gefüllt. Hier verfettet das Mark allerdings mit zunehmendem Wachstum.

2.1.3 Knochenverbindungen

Synarthrosen (Unechte Gelenke, Fugen und Haften)

- **Bindegewebige Verbindungen** *(Syndesmosen)* finden wir bei den Fontanellen des Neugeborenen und zwischen den beiden Knochen des Vorderarms (Ulna und Radius) und Unterschenkels (Tibia und Fibula) als **Membrana interossea.**
- **Knorpelige Verbindungen** *(Synchondrosen)* finden wir bei der Schambeinfuge (Symphyse), bei der Verbindung zwischen Rippen und Brustbein (Sternum) (☞ 3.1.2), sowie bei der Epiphysenlinie des kindlichen Röhrenknochens und bei den Bandscheiben der Wirbelsäule. Wir sprechen auch von **Knorpelhaft.**
- **Knöcherne Verbindungen** *(Synostosen)* finden wir beim Schädel, beim Kreuzbein (Os sacrum), beim Hüftbein (Os coxae) und bei der Epiphysenlinie des Erwachsenen. Wir sprechen auch von **Knochenhaft.**

Diarthrosen (Echte Gelenke)

Diarthrosen sind Gelenke, die Skelettabschnitte beweglich miteinander verbinden. Sie erfüllen eine Vielfalt mechanischer Aufgaben:

- Gewährleistung bestimmter Bewegungsrichtungen und Hemmung anderer Bewegungsrichtungen, je nach Gelenktyp.
- Hemmung eines Bewegungsausschlags durch Gelenkflächen und Bänder und damit Verhinderung von Überdehnungen.
- Gewährleistung leichter, möglichst reibungsloser Beweglichkeit durch Synovialflüssigkeit und Gelenkspalt.
- Unterstützung ausreichenden Zusammenhalts, d.h. bei Beanspruchung auf Zug durch Muskulatur und Bänder gesichert.
- Auffangen des Druckes beim Stehen und Aufspringen, durch Elastizität des hyalinen Knorpels.

■ Charakteristische Zeichen eines echten Gelenkes

Als charakteristische Zeichen eines echten Gelenkes können wir zusammenfassend aufzählen:

- **Gelenkkapsel:** besteht aus der feinen Gelenkinnenhaut und der äußeren derben Bindegewebsfaserschicht und schließt den Gelenkspalt zwischen den beiden Skelettenden nach außen ab.

- **Gelenkspalt:** mit wenig fadenziehender Schmierflüssigkeit (= Synovialflüssigkeit), wird von der Gelenkinnenhaut gebildet. Der Gelenkspalt, auch Gelenkhöhle, ist normalerweise sehr schmal (= kapillare Spalte).
- **Synovia:** Die von der Gelenkinnenhaut (Membrana synovialis) abgesonderte Flüssigkeit hat einerseits Ernährungsfunktion für den Knorpel, andererseits die Aufgabe der Reibungsverminderung der beiden Gelenkflächen.
- **Gelenkbänder:** halten das Gelenk zusammen und erlauben die optimale Gelenkbeweglichkeit.
- **Hyaliner Knorpelüberzug** (☞ Abb. 2.3).
- **Beweglichkeit** zweier oder mehrerer Knochen gegeneinander.
- **Zwischenscheiben** = Disci und Menisci.

Zwischenscheiben

Bei einigen Gelenken finden wir Zwischenscheiben, sog. **Disci** (Einzahl: Diskus) oder **Menisci** (Einzahl: Meniskus). Disci trennen einen Gelenkraum vollständig in zwei Höhlen, Menisci dagegen nur teilweise. Es handelt sich um kleine in Gelenke eingefügte Faserknorpelscheiben.

Disci: Man kann sie als ins Gelenk verlagerte Bänder verstehen, die der Beweglichkeit und Stabilität des Gelenkes dienen. Wegen ihrer Anwesenheit ist eine Übereinstimmung (Kongruenz) der Gelenkflächen nicht erforderlich.
Vorkommen:

- Kiefergelenk
- Sternoklavikulargelenk
- Ulna-Karpalgelenk.

Die Bandscheiben oder Zwischenwirbelscheiben (Disci intervertebrales) spielen als faserknorpelige Verbindung von Wirbelkörpern und wegen ihrem gallertartigen Kern (Nucleus pulposus) eine Sonderrolle und werden daher auch gesondert besprochen (☞ 3.1.2).

Menisci: Diese füllen im Gegensatz zu den Disci-Unebenheiten (Inkongruenzen) der beiden aneinandergrenzenden Gelenkflächen aus.
Vorkommen:

- Kniegelenk
- Kleine Wirbelgelenke.

Disci und Menisci haben in erster Linie die Aufgabe, die Beweglichkeit in den Gelenken gegenüber einer einfacheren Gelenkart zu erhöhen. Weil sie dabei bei Belastung auch Druck ausgesetzt sind, sind sie dafür mit Einlagerung von Knorpelsubstanz (Faserknorpel) ausgestattet. Vielfach wird von ihnen auch eine Funktion als Stoßdämpfer angenommen.

2.1.4 Gelenktypen

Nach der Gestalt der Gelenkflächen und den daraus resultierenden Bewegungsmöglichkeiten (Freiheitsgrade) unterscheidet man verschiedene Gelenkformen:

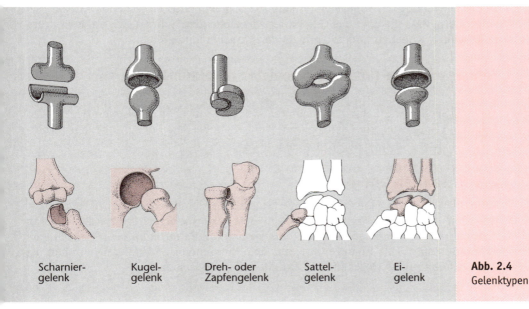

Abb. 2.4 Gelenktypen
(Scharniergelenk, Kugelgelenk, Dreh- oder Zapfengelenk, Sattelgelenk, Eigelenk)

- **Scharniergelenke** erlauben nur Bewegungen in einer Ebene. Wir finden sie bei vielen Röhrenknochenverbindungen, z.B. Ellenbogen = humero-ulnares-Gelenk, Finger- und Zehengelenke, oberes Sprunggelenk etc.
- **Kugelgelenke** sind kugelschalenähnliche Gelenkflächen. Sie erlauben Bewegungen in jede Richtung. Wir finden sie beim Schultergelenk und beim Hüftgelenk.
- **Dreh- oder Zapfengelenke** finden wir bei den Vorderarmknochen Elle (Ulna) gegen Speiche (Radius), bei den ersten beiden Halswirbelknochen Träger (Atlas) und Dreher (Axis) und beim unteren Sprunggelenk (☞ 3.1.4).
- **Sattelgelenk.** Dieses Gelenk finden wir zwischen Handwurzel und Mittelhandknochen des Daumens. Es erlaubt eine ganz bestimmte Beweglichkeit (Bewegungen um zwei Achsen) des Daumens.
- **Eigelenke** finden wir beim Handgelenk und zwischen dem Hinterhauptsbein (Os occipitale) und dem Träger (Atlas). Diese Gelenke erlauben Bewegungen nach vorne und hinten sowie nach beiden Seiten (nur geringe Drehung möglich).

2.1.5 Schleimbeutel und Sehnenscheiden

Schleimbeutel (Bursae synoviales)

Es handelt sich um von Bindegewebe umschlossene Spalträume unterschiedlicher Größe, die mit wenig Synovia gefüllt sind. Sie wirken wie Wasserkissen als Druckverteiler und kommen an Stellen vor, wo Sehnen an Knochen reiben können oder wo Knochenvorsprünge direkt unter der Haut liegen, z.B. vor der Kniescheibe (Patella), seitlich am großen Rollhügel des Oberschenkelknochens (Trochanter major des Femur ☞ Abb. 3.18) und am Ellenbogen (Olecranon).

In der Umgebung des Kniegelenkes sind die Schleimbeutel besonders zahlreich. Sie verhindern, dass die über das Gelenk hinweg ziehenden Sehnen sich an den darunterliegenden Knochen und vorspringenden Knochenteilen reiben.

Sehnenscheiden (Vaginae synoviales tendinum)

Sehnenscheiden sind zweischichtige Bindegewebsröhren, die vor allem im Hand- und Fußbereich die Sehnen bestimmter Muskeln umgeben. Zwischen den beiden Schichten findet sich ein Gleitspalt mit wenig Synovia. Die Sehnenscheiden verhindern eine Reibung zwischen Knochen und Sehnen.

2.1.6 Sehnen und Bänder

Sehnen und Bänder haben die Aufgabe, Muskeln an den Knochen zu befestigen bzw. Knochen untereinander zu verbinden. Um dieser Aufgabe gerecht zu werden, müssen Sehnen und Bänder so gebaut sein, dass sie den hohen mechanischen Belastungen gewachsen sind. Das Bindegewebe, aus dem die Sehnen und Bänder bestehen, ist deshalb straff und derb gebaut und enthält kollagene Fasern.

Sehnen

Sehnen bilden die Fortsetzung der die Muskeln umgebenden Muskelhülle (Fasziensack). Sie befestigen den Muskel am Knochen an einer speziellen rauhen Oberflächenstruktur wie z.B. an Knochenleisten, Knochenvorsprüngen und Dornfortsätzen (Spezielle Knochenlehre ☞ 3.1).

Aufgrund der feinen Rezeptoren in einzelnen Sehnen und Muskelspindeln kann die Ärztin/der Arzt bestimmte Muskel- und Nervenfunktionen über die Auslösung von Reflexen prüfen (Reflexe ☞ 5.4.3).

Sehnen für wichtige Reflexprüfungen:

- Kniescheibensehne (Patellarsehne)
- Sehne an der Hinterkante des Fersenbeins (Achillessehne)
- Bizepssehne (Sehne des M. biceps brachii)
- Trizepssehne (Sehne des M. triceps brachii)

Sehnenansätze können sich zu breiteren Sehnenbändern vereinigen. Eindrückliches Beispiel dafür ist die Verbindung der beiden schrägen Bauchmuskeln (M. obliquus internus und externus) durch ein breites Sehnenband (Aponeurose). Zusammen mit der Sehnenplatte des geraden Bauchmuskels (M. rectus abdominis) vereinigt sich die Aponeurose in der Mitte zwischen dem linken und rechten geraden Bauchmuskel. Hier bilden die drei Sehnenplatten zusammen eine straffe Bindegewebslinie, die Linea alba (weiße Linie), die ihren Namen ihrer weißlichen Erscheinung verdankt (Bauchmuskeln ☞ auch 3.2.5).

Bänder

Bänder haben eine ähnliche Aufgabe wie Sehnen. Sie verbinden meistens bestimmte Knochen untereinander, um eine bessere Stabilität zu gewährleisten. Auch sie müssen hohen mechanischen Belastungen standhalten und sind deshalb aus straffem, derbem Bindegewebe gebaut. Bei den Bändern handelt es sich um Bindegewebszüge, eine Art Verstärkungsstränge.

Am Kniegelenk beispielsweise stabilisieren zwei starke, sich überkreuzende Bänder (hinteres und vorderes Kreuzband) sowie das innere und äußere Seitenband (Innen- und Aussenband) das Kniegelenk so, dass eine Verschiebung der Gelenkanteile nach hinten und vorne verhindert wird. Die Bänder unterstützen die Kniescheibensehne (Patellarsehne), die vorne die Kniescheibe (Patella) umgibt und als Fortsetzung der Muskelfaszie des vierköpfigen Oberschenkelmuskels (M. quadriceps femoris) die Kniescheibe so fixiert.

Testfragen: Allgemeine Knochenlehre

1. Was wissen Sie über die Knochenbildung? (☞ 2.1.1)
2. Welcher Anteil des Knochens ist für das Dickenwachstum eines Knochens verantwortlich, welcher für das Längenwachstum? (☞ 2.1.1)
3. Wie wird der Knochen ernährt? (☞ 2.1.2)
4. Welche Aufgaben haben die Knochen? (☞ 2)
5. Nennen Sie die verschiedenen Knochenformen und wo sie vorkommen. (☞ 2.1.2)
6. Zeichnen Sie schematisch einen Röhrenknochen von außen und beschriften sie ihn. (☞ Abb. 2.2)
7. Was wissen Sie über das Knochenmark? (☞ 2.1.2)
8. Welche unechten Gelenkverbindungen kennen Sie? Erwähnen Sie jeweils ein dazugehöriges Beispiel ihres Vorkommens. (☞ 2.1.3)
9. Nennen Sie die verschiedenen echten Gelenkverbindungen (Gelenkformen) und erwähnen Sie jeweils ein dazugehöriges Beispiel ihres Vorkommens. (☞ 2.1.4)
10. Nennen Sie die charakteristischen Merkmale eines echten Gelenkes. (☞ 2.1.3)

2.2 Allgemeine Muskellehre

■ Makroskopie

Es gibt unterschiedliche Muskelformen:

- Platte Muskeln: Bauch-, Rücken- und Brustmuskulatur
- Spindelförmige Muskeln: Extremitäten
- Ringmuskeln: Mund und Augen
- Schließmuskeln oder Sphincteren: Anus und Harnröhre
- Hohlmuskeln: Herz, Harnblase, Gallenblase und Gebärmutter
- Rundliche Sehnen und flächenhafte Sehnenplatten oder Aponeurosen: Kopf, Bauch, Rücken, Hände, Füße etc.

2.2.1 Muskelgewebe

■ Mikroskopie

Aufbau der quergestreiften willkürlichen Skelettmuskulatur

- Zylindrische Form (Muskelfaser)
- Länge: wenige mm bis 15 cm
- Dicke: 0,01 – 0,1 mm (in Extremfällen bis 0,2 mm)
- Jede Faser hat viele Zellkerne, die direkt unter der Zellmembran (Sarcolemm) liegen.
- Das Zellplasma *(Sarcoplasma)* enthält Wasser, Salze, Glukose, gebundenes Eiweiß in den **Myofibrillen** (Muskelfäserchen) und gelöstes Eiweiß im *Myoglobin*.
  - Die Myofibrillen ermöglichen die Kontraktion.
  - Die Myofibrillen sind so geordnet, dass Querstreifung erscheint.
- Mehrere **Muskelfasern** sind von einer bindegewebigen Haut umgeben und bilden ein sog. Faserbündel oder Primärbündel.
  - Die Muskelfasern können sich rasch und kräftig kontrahieren, ermüden jedoch relativ schnell.
  - Mehrere Primärbündel zusammen bilden wieder größere Bündel, die sog. Sekundärbündel, die ebenfalls von einer bindegewebigen Haut umgeben sind.
  - Mehrere Sekundärbündel sind von einer Muskelhülle (Faszie) umgeben und bilden den Muskel.
- Für die **Innervation** (Reizauslösung) sind das Zentrale und das Periphere Nervensystem verantwortlich.

Aufbau der glatten unwillkürlichen Organmuskulatur

- Längliche Form, spindelförmig
- Länge: 0,1 mm (im schwangeren Uterus bis 0,5 mm)
- Jede Zelle besitzt in ihrem Zentrum nur einen Kern.
- Durch die Anordnung der Myofibrillen erscheint keine Querstreifung, deshalb spricht man von glatter Muskulatur.
- Mehrere Fasern zusammen bilden ebenfalls Bündel, die jedoch eher flächenhaft geformt sind.
- Die Muskelzellen kontrahieren sich langsam und ermüden kaum. Oft ist eine lang andauernde Kontraktion notwendig.
- Für die **Innervation** ist das Vegetative Nervensystem verantwortlich.

Aufbau der quergestreiften unwillkürlichen Herzmuskulatur

- Die Myofibrillen sind in diesen Zellen geordnet, so dass Querstreifung erscheint.
- Die Zellen besitzen einen großen zentralen Kern.
- Die Muskelzellen sind netzartig untereinander zu einem Fasersystem verbunden.
- Die **Innervation** übernimmt das herzeigene Reizleitungssystem.

2.2 Allgemeine Muskellehre 49

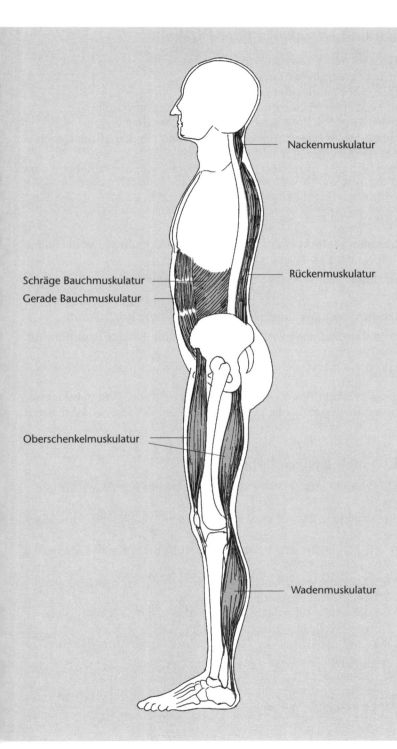

Abb. 2.5
Wichtigste
Haltemuskeln

2.2.2 Aufgaben und Fähigkeiten der Muskeln

- Bewegung des Skeletts durch Zusammenspiel der Muskeln
  - Zusammenziehen (kontrahieren) und verkürzen
  - Erschlaffen (relaxieren) und verlängern
  - Mischformen: Teile eines Muskels kontrahieren, andere erschlaffen.
- Gewährleistung der Aufgaben der inneren Organe (Peristaltik etc.)
- Wärmebildner durch Stoffwechselprozesse (Verbrennung) in den Muskelzellen.
- Wärmespeicher aufgrund guter Muskeldurchblutung.
- Förderung des venösen und lymphatischen Rückstromes von der Peripherie zum Herzen.

■ Kontraktionsarten

Isotonische Kontraktion = Muskel verkürzt sich und wird dadurch dicker, ohne Kraft auszuüben.

Isometrische Kontraktion = Muskel ist kontrahiert, Länge und Dicke bleiben jedoch gleich, Kraft verstärkt sich.

Auxotone Kontraktion = Isotonisch und isometrisch gemischte Kontraktion.

Ruhetonus = Auch in Ruhestellung ist im Muskel immer eine gewisse Spannung da.

■ Haltemuskulatur

Neben den Bewegungsmuskeln finden wir beim Skelett auch die Haltemuskulatur, die – meist neben der Bewegung – die Aufgabe hat, den Körper zu stabilisieren (☞ Abb. 2.5).

Testfragen: Allgemeine Muskellehre

1. Welche Muskelformen kennen Sie? Nennen Sie jeweils ein dazugehöriges Beispiel. (☞ 2.2)
2. Was sind Sehnenscheiden, wo finden wir sie und welche Aufgabe erfüllen sie? (☞ 2.1.5)
3. Wo kommen Schleimbeutel vor, und welche Aufgabe kommt ihnen zu? (☞ 2.1.5)
4. Was wissen Sie über die Fasern der quergestreiften willkürlichen Skelettmuskulatur? (Form, Aufbau, Ermüdung, Innvervation). (☞ 2.2.1)
5. Was wissen Sie über die Zellen der glatten unwillkürlichen Organmuskulatur? (Form, Aufbau, Ermüdung, Innvervation). (☞ 2.2.1)
6. Was wissen Sie über die Zellen der quergestreiften unwillkürlichen Herzmuskulatur (Aufbau, Innveration)? (☞ 2.2.1)
7. Nennen Sie die Aufgaben und Fähigkeiten der Muskeln. (☞ 2.2.2)
8. Nennen und erklären Sie die verschiedenen Kontraktionsarten. (☞ 2.2.2)
9. Wo gibt es Haltemuskulatur? (☞ Abb. 2.5)

3 Spezielle Bewegungslehre

■ **Lagebezeichnungen**

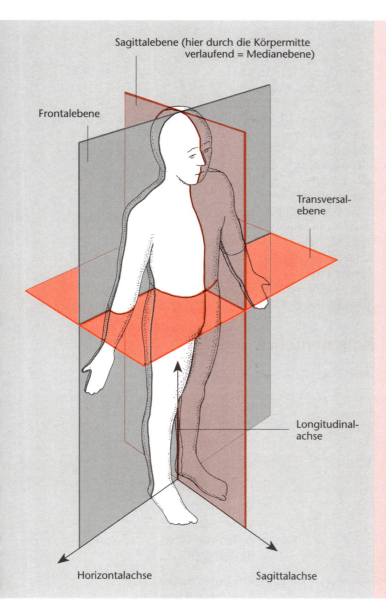

Abb. 3.1
Hauptachsen und -ebenen des menschlichen Körpers

Begriffserläuterungen

Zum Verständnis verschiedener Angaben der Knochen- und Muskellehre sind einige Begriffserläuterungen notwendig:

distal	= vom Rumpf weg
proximal	= zum Rumpf hin
medial	= zur Mitte
lateral	= zur Seite (seitlich nach außen)
dorsal	= zum Rücken hin liegend
ventral	= zum Bauch hin liegend
cranial	= kopfwärts
caudal	= schwanzwärts (beim Menschen gegen Ende der Wirbelsäule)
superior	= der obere
inferior	= der untere
posterior	= der hintere
anterior	= der vordere
cervical	= zum Hals gehörend
thoracal	= zum Brustkorb gehörend
lumbal	= zur Lende gehörend
sacral	= zum Kreuzbein gehörend
coccygeal	= zum Steißbein gehörend
Sagittalebene	= Ebene zwischen vorne und hinten, oben und unten
Transversalebene	= Ebene zwischen vorne und hinten, links und rechts
Frontalebene	= Ebene zwischen oben und unten, links und rechts

3.1 Spezielle Knochenlehre

■ Gliederung des Skeletts

Schädel (Cranium)	• Schädeldach • Schädelbasis • Gesichtsschädel
Körperstamm	• Wirbelsäule • Thorax mit Brustbein und Rippen
Schultergürtel und obere Extremitäten	• Schulterblätter und Schlüsselbein • Oberarmknochen • Vorderarmknochen • Handknochen
Beckengürtel und untere Extremitäten	• Knöchernes Becken • Oberschenkelknochen • Unterschenkelknochen • Fußknochen

3.1 Spezielle Knochenlehre 53

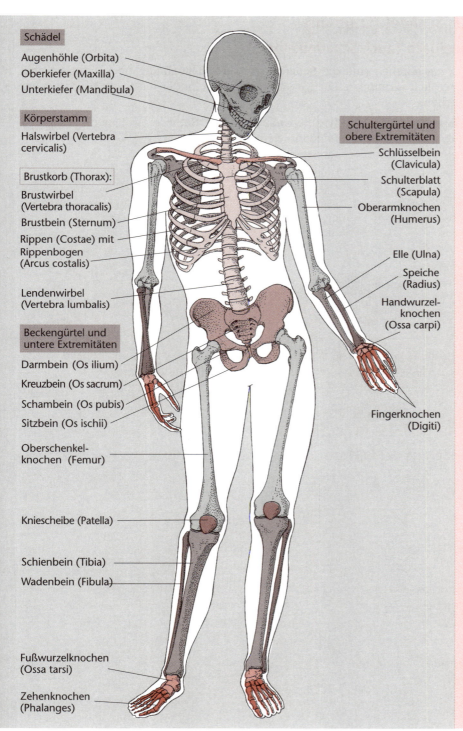

Abb. 3.2
Ansicht Skelett von vorne.

3.1.1 Schädel (Cranium)

Schädeldach (auch Schädelkalotte)

Beim Neugeborenen sind die Schädelknochen untereinander noch bindegewebig und beweglich verbunden. Die Knochenlücken am kindlichen Schädel nennen wir **Fontanellen.**

Beim Erwachsenen finden wir die **Knochennähte** (Suturen), welche die einzelnen Knochen unbeweglich untereinander verbinden.

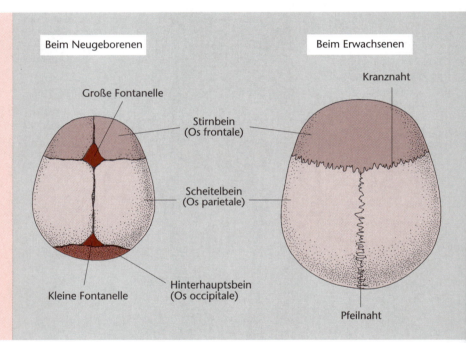

Beim **Erwachsenen** ist das Hinterhauptbein bei der Schädelansicht von oben nicht zu sehen. Auch die **Lambdanaht** (Verbindung zwischen den Scheitelbeinen und dem Hinterhauptbein) und die **Schuppennaht** (Verbindung zwischen den Scheitelbeinen und den Schläfenbeinen) sind hier nicht sichtbar (Schädel von der Seite ☞ Abb. 3.5).

Abb. 3.3: Verbindung der Schädelknochen

Schädelbasis

Wenn wir die Schädelkalotte entfernen und von oben auf die Schädelbasis schauen, sehen wir folgende Knochen:

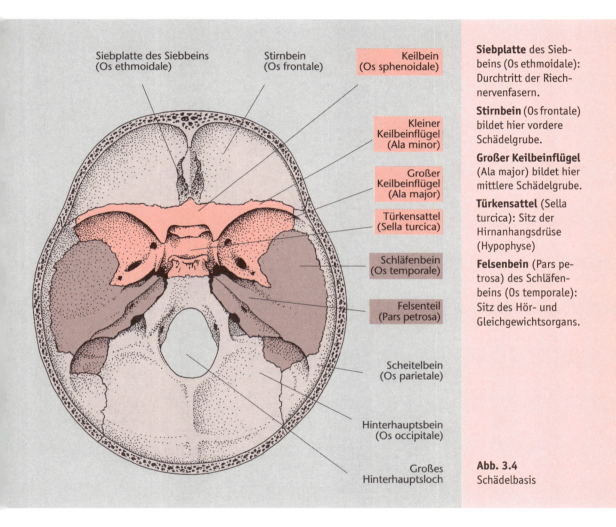

Siebplatte des Siebbeins (Os ethmoidale): Durchtritt der Riechnervenfasern.

Stirnbein (Os frontale) bildet hier vordere Schädelgrube.

Großer Keilbeinflügel (Ala major) bildet hier mittlere Schädelgrube.

Türkensattel (Sella turcica): Sitz der Hirnanhangsdrüse (Hypophyse)

Felsenbein (Pars petrosa) des Schläfenbeins (Os temporale): Sitz des Hör- und Gleichgewichtsorgans.

Abb. 3.4 Schädelbasis

Gesichtsschädel

Stirnbein, Scheitelbein, Hinterhauptsbein, Schläfenbein, Keilbein und Dach der Augenhöhle bilden den **Hirnschädel**.

Jochbein, Nasenbein, Siebbein, Tränenbein, Oberkiefer und Unterkiefer bilden den **Gesichtsschädel**.

Der **Jochbogen** wird vom Jochbein und Schläfenbein gebildet.

Das Dach der **Orbita** wird vom Stirnbein gebildet.

Weitere Knochen, die an der Bildung dieser Höhle beteiligt sind: Maxilla, os lacrimale, os ethmoidale, os palatinum (☞ Abb. 11.1), os frontale, os sphenoidale und os zygomaticum.

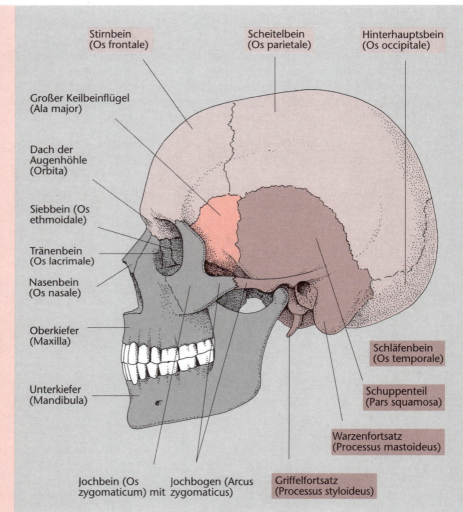

Abb. 3.5
Schädel von der Seite

3.1.2 Körperstamm

Wirbelsäule

Als Achse unseres Skeletts hat die Wirbelsäule (columna vertebralis) die Aufgaben, den **Schädel zu tragen,** unseren **Körper aufrecht zu halten** und aufgrund großer Elastizität, die wegen der Einteilung in zahlreiche einzelne Wirbel mit dazwischen liegenden Bandscheiben und der schwach S-förmigen Krümmung gegeben ist, als **Federung zu dienen.** Die Wirbelsäule kann **optimal bewegt werden,** da die ersten 24 Wirbel untereinander echte Gelenke bilden und somit gegeneinander beweglich sind. Die Wirbelsäule dient außerdem als **Schutz des Rückenmarks.**

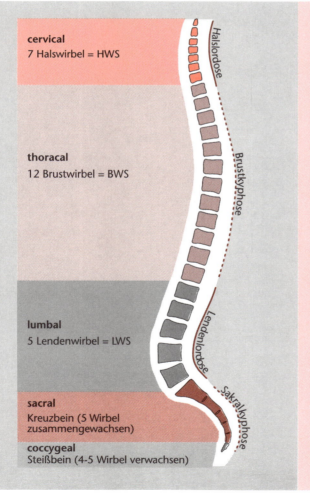

Abb. 3.6
Bau und Gliederung der Wirbelsäule

Spezielle Bewegungslehre

Baumerkmale, die typisch für den **Brustwirbel** sind:
- Obere Gelenkflächen für Rippenköpfchen
- Untere Gelenkflächen für Rippenköpfchen
- Gelenkfläche für Rippenhöckerchen.

Der **Wirbelbogen** liegt rund um das Wirbelloch.

Im **Wirbelkörper** befindet sich rotes, blutbildendes Knochenmark.

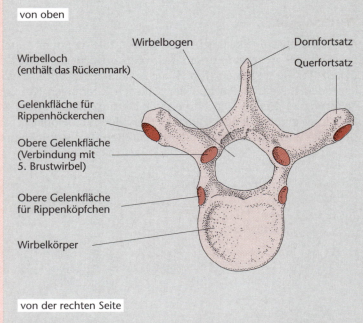

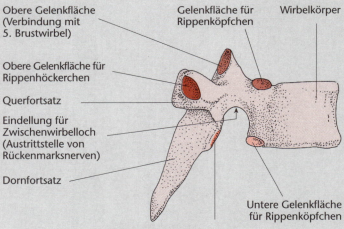

Abb. 3.7
Grundform des Wirbels (dargestellt am 6. Brustwirbel)

3.1 Spezielle Knochenlehre

Die 24 Wirbel der Hals-, Brust- und Lendenwirbelsäule bilden den beweglichen Teil der Wirbelsäule. Die einzelnen Wirbel sind mehr oder weniger alle gleich gebaut mit Ausnahme von Atlas (Träger) und Axis (Dreher). Der **Atlas** hat keinen Wirbelkörper und dreht sich um den „Zahn" des **Axis.** Je weiter unten ein Wirbel liegt, desto größer ist die Last, die er zu tragen hat und desto stärker muss er deshalb gebaut sein. Die Wirbel der Brustwirbelsäule sind mit den Rippen gelenkig verbunden, und zwar durch diarthrotische Gelenke. Das **Kreuzbein** (Os sacrum) ist gelenkig mit dem **Darmbein** (Os ilium) verbunden. Hier haben wir als Gelenkverbindung zwar ein bewegliches Gelenk, das durch die straffen Kreuzbein-Darmbein-Bänder aber praktisch unbeweglich gemacht wird (Amphiarthrose).

Die Kreuzbeinwirbel und die Steißbeinwirbel bilden den in sich unbeweglichen Teil der Wirbelsäule. Sie sind während der Kindheit untereinander verschmolzen. Das Kreuzbein (Os sacrum) des Erwachsenen hat fünf verknöcherte Wirbel, das **Steißbein** (Os coccygis) vier bis fünf.

Die Bandscheiben (Disci intervertebralis) stellen eine faserknorpelige Verbindung zwischen den Wirbelkörpern her. Durch ihren faserringartigen Aufbau und dem gallertartigen Kern (Nucleus pulposus) können sie die Aufgaben der Federung, der Beweglichkeit und des Druckausgleichs erfüllen.

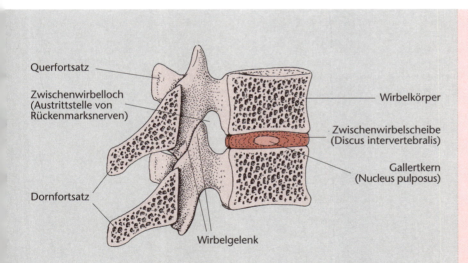

Abb. 3.8
Wirbelsäule-Sagittalschnitt

Brustkorb (Thorax) mit Brustbein (Sternum) und Rippen (Costae)

Zum Brustkorb *(Thorax)* gehören, neben der bereits besprochenen **Brustwirbelsäule**, das **Brustbein** *(Sternum)* und die **Rippen** *(Costae)*.

Von den zwölf Rippenpaaren sind **sieben** direkt mit dem Brustbein verbunden. Wir nennen sie **echte Rippen**.

- Zwischen der ersten Rippe und dem Brustbein besteht eine *knorpelige Verbindung*. Zwischen den 2.–5. Rippen (meist auch 6. und 7. Rippe) und dem Brustbein finden wir *echte Gelenkverbindungen*.

Die übrigen **fünf** Rippenpaare nennen wir **falsche Rippen**, da sie nur indirekt oder gar nicht mit dem Brustbein verbunden sind.

- Die Rippen acht, neun und zehn (die ersten drei der falschen Rippen) sind knorpelig untereinander verbunden und an dem untersten echten Rippenpaar, ebenfalls knorpelig, befestigt. Sie bilden den Rippenbogen und heißen **Bogenrippen**. Die beiden untersten Rippenpaare enden frei in der Muskulatur. Wir sprechen deshalb auch von **freien Rippen**.

Das **Brustbein** ist ein platter Knochen. Hier kann zu diagnostischen Zwecken rotes Knochenmark entnommen werden. Wir sprechen dann von einer **Sternalpunktion**.

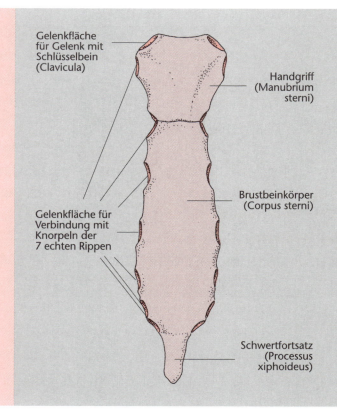

Abb. 3.9
Brustbein (Sternum) von vorne

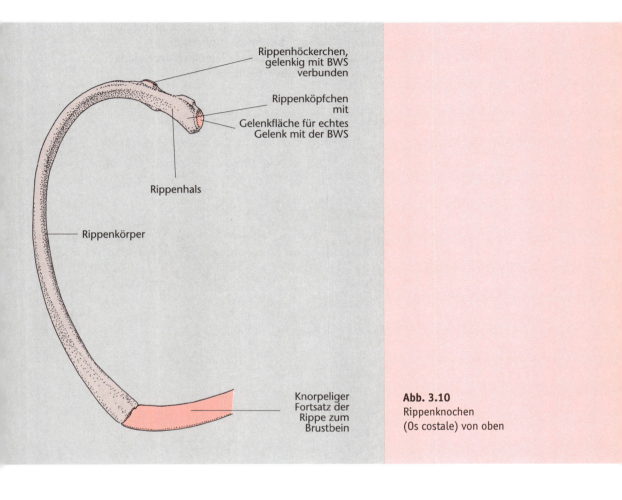

Abb. 3.10
Rippenknochen
(Os costale) von oben

3.1.3 Schultergürtel und obere Extremitäten (Arme und Hände)

Schulterblätter

Der Schultergürtel mit dem **Schulterblatt** *(Scapula)* und dem **Schlüsselbein** *(Clavicula)* verbindet den Rumpf mit der oberen Extremität. Hinten am Schulterblatt finden wir eine vorspringende, durch die Haut gut tastbare rauhe Kante, Schulterblattgräte *(Spina scapulae)* genannt. Sie ist eine wichtige Ansatzstelle für Muskeln und Sehnen.

■ Gelenkverbindungen

- Schulterblatthöhe *(Acromion)* zum Schlüsselbein = echtes Gelenk (Acromio-Claviculargelenk)

- Rabenschnabelfortsatz (Processus coracoideus) des Schulterblattes zum Schlüsselbein = unechtes Gelenk (Bandverbindung = Syndesmose)
- Schulterblatt zum Oberarmknochen = echtes Gelenk (Kugelgelenk)
- Schlüsselbein zum Brustbein = echtes Gelenk.

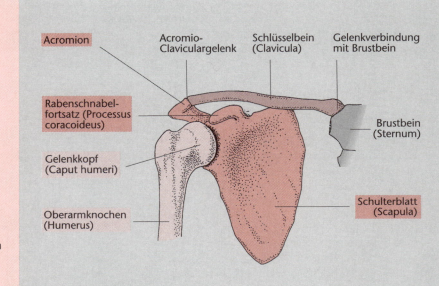

Abb. 3.11
Rechtes Schulterblatt (Scapula) von vorne mit den verschiedenen Gelenkverbindungen

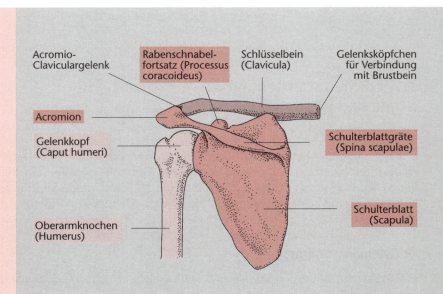

Abb. 3.12
Linkes Schulterblatt (Scapula) von hinten mit den verschiedenen Gelenkverbindungen

Oberarmknochen

■ Gelenkverbindungen

Schultergelenk

Oberarmknochen *(Humerus)* zum **Schulterblatt** *(Scapula)* = *Kugelgelenk*.

Das Schultergelenk ist das frei beweglichste Gelenk unseres Körpers und deshalb auch das Gelenk, an dem am häufigsten Verrenkungen (Luxationen) vorkommen. Es wird durch einen Bandapparat stabilisiert.

Vorderarmknochen

■ Gelenkverbindungen

Ellenbogengelenk

Das Ellenbogengelenk ist dadurch gekennzeichnet, dass in ihm drei Knochen gelenkig verbunden sind, nämlich der **Oberarmknochen** *(Humerus)* und die beiden Unterarmknochen **Elle** *(Ulna)* und **Speiche** *(Radius)*. Für die gelenkige Verbindung zwischen Oberarm und Unterarm ist von den Unterarmknochen die Elle (Ulna) der Hauptknochen, für jene zwischen Unterarm und Hand die Speiche (Radius).

Wir unterscheiden drei Teilgelenke am Arm:

- **Articulatio humero-ulnaris:** Oberarmknochen (Humerus) zu Elle (Ulna). Dieses *Scharniergelenk* ist das Hauptgelenk für Beuge- und Streckbewegungen.
- **Articulatio humero-radialis:** Oberarmknochen (Humerus) zu Speiche (Radius). Nach der Form der Gelenkkörper ist dies ein *Kugelgelenk*. Durch ein Band (Ligamentum anulare radii) wird die Speiche (Radius) aber so an die Elle (Ulna) fixiert, dass nur Bewegungen um zwei Achsen bleiben: Beugung und Streckung wie beim Hauptgelenk sowie Drehbewegungen des Radiusköpfchens auf dem Humeruskopf. Wir sprechen deshalb von einem *Dreh-Winkelgelenk*. Diese Drehbewegungen spielen eine wichtige Rolle für die Drehbewegungen der Hand um ihre Längsachse (Pronation und Supination).
- **Articulatio radio-ulnaris:** Speiche (Radius) zu Elle (Ulna). Wir unterteilen hier in das proximale und das distale Gelenk. Anatomisch sind die beiden Gelenke getrennt, funktionell bilden sie aber eine Einheit. Auf die Bewegung des Unterarms haben diese Gelenke kaum Einfluss, dafür auf die Bewegungen der Hand. Sie ermöglichen die Stellung der Hand nach oben, Hohlhand (= Supination) und die entgegengesetzte Bewegung (= Pronation).
  - Articulatio radio-ulnaris proximalis: Teilgelenk des Ellbogengelenkes, das aber für die Beuge- und Streckbewegung im Ellbogengelenk keine Bedeutung hat. Bei den Pronations- und Supinationsbewegungen dreht sich der Radius auf dem Humerusköpfchen = *Drehgelenk*.
  - Articulatio radio-ulnaris distalis: Dies ist ein selbstständiges Gelenk. Elle (Ulna) und Speiche (Radius) sind distal sowohl untereinander verbunden = *Drehgelenk*, als auch zu den Handwurzelknochen (Carpus) = *Eigelenk*.
- Zwischen Elle (Ulna) und Speiche (Radius) = *bindegewebige Verbindung* (Membrana interossea).

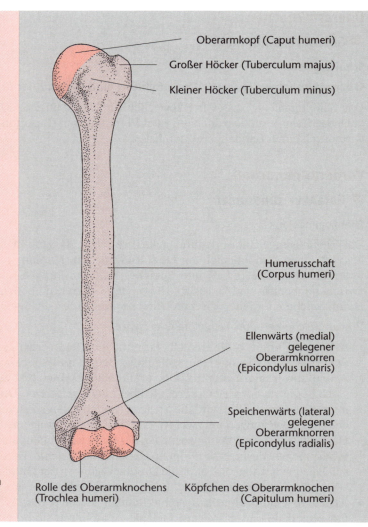

Abb. 3.13
Linker Oberarmknochen (Humerus) von vorne

Labels: Oberarmkopf (Caput humeri); Großer Höcker (Tuberculum majus); Kleiner Höcker (Tuberculum minus); Humerusschaft (Corpus humeri); Ellenwärts (medial) gelegener Oberarmknorren (Epicondylus ulnaris); Speichenwärts (lateral) gelegener Oberarmknorren (Epicondylus radialis); Rolle des Oberarmknochens (Trochlea humeri); Köpfchen des Oberarmknochen (Capitulum humeri)

Handknochen

■ Gelenkverbindungen

Handgelenk

Die Flächen- und Randbewegungen der Hand werden von zwei Gelenken ermöglicht:

- Das **proximale Handgelenk,** das von **Elle** (Ulna), **Speiche** (Radius) und **Handwurzelknochen** *(Carpus)* ein *Eigelenk* bildet, wurde bereits genannt. Nur der Radius steht in direkter gelenkiger Verbindung mit der Hand. Die Ulna ist durch Verstärkungsbänder mit der Hand verbunden. Die Verbindung zwischen Ulna

3.1 Spezielle Knochenlehre

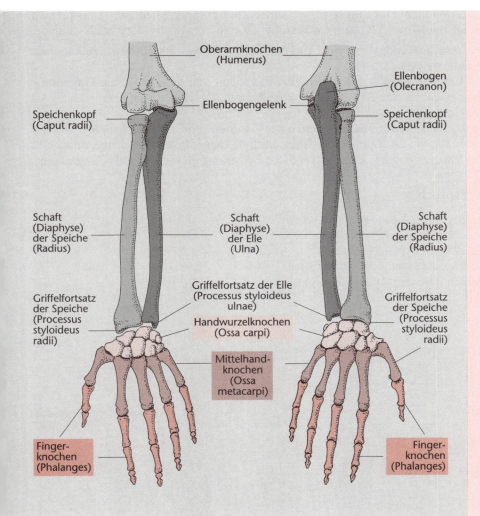

Abb. 3.14
Knochen des rechten Vorderarms (von vorne)

Abb. 3.15
Knochen des rechten Vorderarms (von hinten)

und Radius zu den Handwurzelknochen (Carpus) ermöglicht, dass die Hand gegen den Unterarm im Handgelenk beweglich ist.

Der häufigste Knochenbruch beim Menschen ist die distale **Radiusfraktur.** Bei Kindern kann es passieren, dass ein Knochenschaft zwar vollständig bricht, das Periost jedoch intakt bleibt, vergleichbar einem „jungen Holz", bei dem die Rinde das innen gebrochene Holz noch zusammen hält. In diesem Fall spricht man von einer **Grünholzfraktur.**

Bei der **rheumatischen Arthritis** kommt es zur Degeneration kleiner distaler Gelenke (vor allem Fingergrund- und mittelgelenke sowie Zehengelenke). Von dieser entzündlichen Erkrankung ist auf 2 000 Personen eine betroffen. Frauen erkranken häufiger als Männer. Die Krankheit verläuft chronisch-progredient mit ausgeprägten Schüben. Bei 10 bis 15 Prozent der Betroffenen kommt es relativ rasch zur Invalidität.

- Das **distale Handgelenk** wird von den beiden Reihen der **Handwurzelknochen** gebildet (☞ Abb. 3.16).
- Die Gelenke zwischen den **Mittelhandknochen** und den **proximale Fingerknochen** erlauben eine Bewegung um drei Achsen. Es handelt sich also um eine Art *Kugelgelenke*.
- Zwischen dem **Mittelhandknochen des Daumens** und der **Handwurzel** (Carpus) finden wir ein *Sattelgelenk*, welches das freie Bewegen des Daumens ermöglicht. Der Daumen hat damit eine wesentliche Bedeutung für die Hand als „Greifzange".

> **Merkspruch**
>
> Es fährt ein *Kahn* im *Monden*schein
> *Dreieckig* um das *Erbsenbein*.
> Vieleckig groß, vieleckig klein;
> Der *Kopf* muss bei dem *Haken* sein!
> (Nach mündlicher Überlieferung)

Kleine Sesambeine bestehen aus Knorpel, größere aus Knochen. Sesambeine schützen die Sehnen vor Druck. Das größte Sesambein ist die Kniescheibe (Patella). Auch das Erbsenbein ist ein Sesambein in der Sehne des ulnaren Handgelenkstreckers.

Fingerknochen (Ossa digitorum manus) bestehen aus Gliedern (Phalanges). Am Daumen finden wir zwei, an den übrigen Fingern (Digiti) je drei Glieder.

Abb. 3.16
Handknochen der rechten Hand (Ansicht vom Handrücken her)

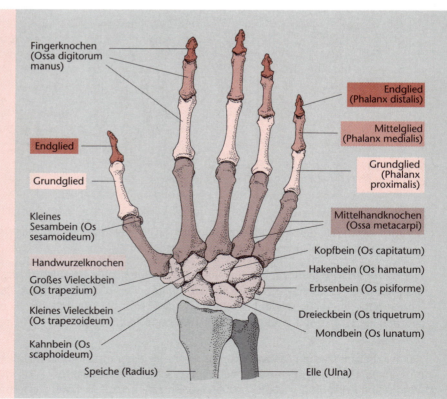

Carpaltunnel

Die Längsrinne, die durch die Anordnung der Handwurzelknochen entsteht, nennen wir **Carpaltunnel.** Durch diese enge Stelle verlaufen Beugesehnen und der wichtigste Handnerv, der **N. medianus.** Bei einer Anhäufung von Bindegewebe im Carpaltunnel kann es wegen Druck auf den N. medianus zu Handlähmungserscheinungen kommen. Gleichzeitig können sich die Sehnenscheiden durch den Druck entzünden. Das so entstehende so genannte **Carpaltunnelsyndrom** kann operativ behandelt werden, wobei die „Dach-Sehne" chirurgisch durchtrennt wird.

Fingergelenke

Die einzelnen kleinen Röhrenknochen der Finger sind untereinander über **Scharniergelenke** verbunden. Außer diesen Grundgelenken finden wir am Daumen ein, an den übrigen Fingern zwei solche Gelenke (Mittel- und Endgelenke ☞ Abb. 3.15). Bei den Gelenken zwischen diesen Röhrenknöchelchen sind lediglich Beugung und Streckung möglich.

3.1.4 Beckengürtel und untere Extremitäten (Beine und Füße)

Knöchernes Becken

Der Beckengürtel, aufgrund seiner Bauart auch Beckenring genannt, verbindet den Rumpf mit den unteren Extremitäten. Seine Aufgabe ist, das Körpergewicht gleichmäßig über die Hüftgelenke auf die Beine zu übertragen. Auch hier sind die rauhen Stellen und Vorsprünge des Beckens Ansatzstellen für Muskeln und Sehnen.

Das Becken wird anatomisch in das **große** und **kleine Becken** eingeteilt:

Im großen Becken liegt ein wesentlicher Anteil der Dünndarmschlingen. Im kleinen Becken sind die Harnblase und der Mastdarm (Rektum) zu finden, bei der Frau zudem die Gebärmutter (Uterus) und die Eierstöcke (Ovarien).

Je ein **Darmbein** *(Os ilium),* **Schambein** *(Os pubis)* und **Sitzbein** *(Os ischii)* zusammen bilden ein **Hüftbein** *(Os coxae).* Die drei Knochen bilden an der dicksten Stelle eine halbkugelige Aushöhlung, die **Hüftgelenkspfanne** *(Acetabulum).* Hier ist das Becken mittels eines Kugelgelenks mit dem Oberschenkelknochen (Femur) verbunden.

Darmbeine und **Schambeine** zusammen bilden das *große Becken.* Kreuzbein, Steißbein und Sitzbeine zusammen bilden das *kleine Becken.* Der **Darmbeinkamm** *(Crista Iliaca)* und der vordere obere Darmbeinstachel *(Spina iliaca anterior superior)* sind wichtige Orientierungspunkte für die ventrogluteale Injektion. Aus dem Darmbein kann auch Knochenmark punktiert werden.

Die beiden Schambeine sind vorne mit einer Knorpelhaft, der **Symphyse** (Schambeinfuge), verbunden.

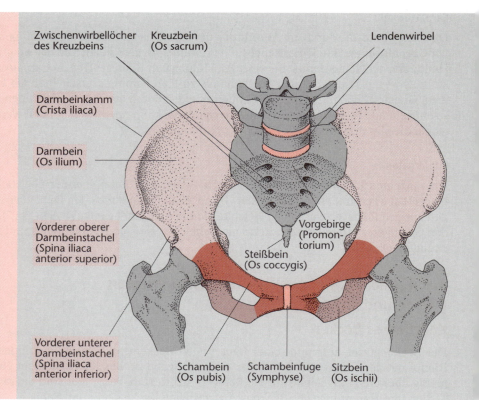

Abb. 3.17 Knöchernes Becken (Pelvis)

Oberschenkelknochen

■ Gelenkverbindungen

Hüftgelenk

Das Hüftgelenk wird aus dem **Oberschenkelknochen** *(Femur* ☞ Abb. 3.18) und dem **Hüftbein** *(Os coxae)* gebildet. Es handelt sich wie beim Schultergelenk um ein *Kugelgelenk*. Wir können das Bein somit in drei Hauptachsen bewegen. Die Bewegungsmöglichkeiten wären hier nur unwesentlich kleiner als im Schultergelenk, doch werden sie nur selten voll ausgenützt, da Geh- und Laufbewegungen nur beschränkte Bewegungen erfordern.

Unterschenkelknochen

■ Gelenkverbindungen

Kniegelenk

Das Kniegelenk wird aus dem **Oberschenkelknochen** *(Femur)* und dem **Schienbein** *(Tibia)* gebildet. Das Kniegelenk, das größte Gelenk unseres Körpers, ist komplex und kombiniert aus *Scharnier- und Drehgelenk.* Es erlaubt Beuge- und Streckbewe-

3.1 Spezielle Knochenlehre

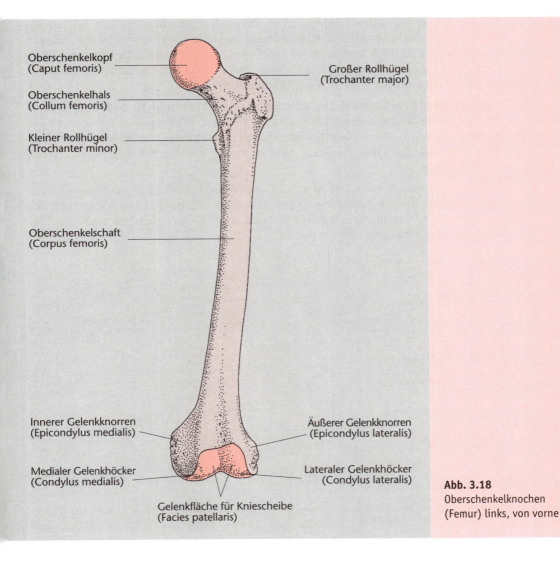

Abb. 3.18
Oberschenkelknochen (Femur) links, von vorne

gungen sowie bei gebeugtem Knie auch Rotationsbewegungen. Femur und Tibia berühren sich nur punkt- oder linienhaft. Im Gegensatz zu den meisten anderen Gelenken passen sie nicht richtig ineinander. Um diese Inkongruenz auszugleichen, liegen zwischen ihnen Gelenkscheiben (Menisci) aus Bindegewebe mit Faserknorpel (☞ Abb. 3.19). Ihre Flächen passen sich den Kondylen des Femurs und den Gelenkflächen der Tibia an. Sie bilden somit eine verformbare Ergänzung der Gelenkpfanne. Werden Menisken operativ entfernt, übernehmen die Muskeln weitgehend den sicheren Schluss der Gelenkkörper.

Schienbein (Tibia) und Wadenbein (Fibula) sind untereinander bindegewebig verbunden (Membrana interossea).

Beim Kniegelenk (☞ Abb. 3.19) finden wir neben den charakteristischen Zeichen eines echten Gelenkes zusätzlich **Kreuzbänder** im Gelenkinnern, welche die Aufgabe haben, das Kniegelenk besonders zu stabilisieren. Sie hemmen die Beugung, Streckung und Innenrotation, geben aber die Außenrotation frei. Durch die inneren und äußeren **Seitenbänder** wird die **Gelenkkapsel** verstärkt.

Die **Menisken** liegen medial und lateral zwischen Femur und Tibia. Sie gleichen in Streckstellung die Inkongruenz zwischen Femur und Tibia aus. Bei Rotationsbewegungen nehmen sie den Druck des Körpers auf und ermöglichen bei gebeugtem Knie eine Drehung des Oberschenkels. Weiter finden wir im Kniegelenk zahlreiche Schleimbeutel.

Die **Kniescheibe** (Patella), bei Abb. 3.19 weggelassen, ist das größte Sesambein am menschlichen Körper (Handknochen ☞ Abb. 3.16). Eine sehnige Verlängerung des vierköpfigen Oberschenkelmuskels *(M. quadriceps femoris)* umgibt als Kniescheibenband oder *Patellarsehne* die Patella.

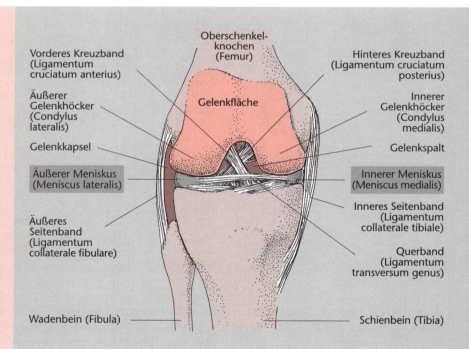

Abb. 3.19
Rechtes Kniegelenk als Beispiel eines charakteristischen echten Gelenkes

3.1 Spezielle Knochenlehre

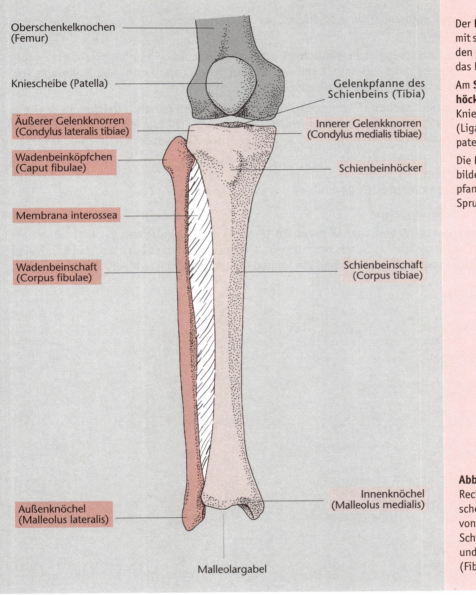

Der **Femur** bildet mit seinen Condylen den Gelenkkopf für das Kniegelenk.

Am **Schienbeinhöcker** ist das Kniescheibenband (Ligamentum patellae) befestigt.

Die **Malleolargabel** bildet die Gelenkpfanne für das obere Sprunggelenk.

Abb. 3.20 Rechter Unterschenkelknochen von vorne, Schienbein (Tibia) und Wadenbein (Fibula)

Fußknochen

Das **Sprungbein** *(Talus)* bildet mit der **Malleolengabel** (☞ Abb. 3.20) das obere Sprunggelenk.

Das eigentlich große **Fersenbein** *(Calcaneus)* ist bei der Vorderansicht nur wenig sichtbar. Es bidet zusammen mit dem **Sprungbein** *(Talus)* und dem **Kahnbein** *(Os naviculare)* das untere Sprunggelenk.

Die **Zehenknochen** *(Phalangen)* werden analog den Fingern *(Digiti)* bei der Hand in Grundglieder *(Phalanx proximalis)*, Mittelglieder *(Phalanx media)* und Endglieder *(Phalanx distalis)* eingeteilt, wobei der große Zeh wie der Daumen kein Mittelglied hat.

■ Gelenkverbindungen

Oberes Sprunggelenk

Schienbein *(Tibia)* und **Wadenbein** *(Fibula)* zum **Sprungbein** *(Talus)* bilden als *Scharniergelenk* das obere Sprunggelenk. Tibia und Fibula bilden als Malleolengabel (= Außen- und Innenknöchel) zusammen die Gelenkpfanne (☞ Abb. 3.20), der Talus

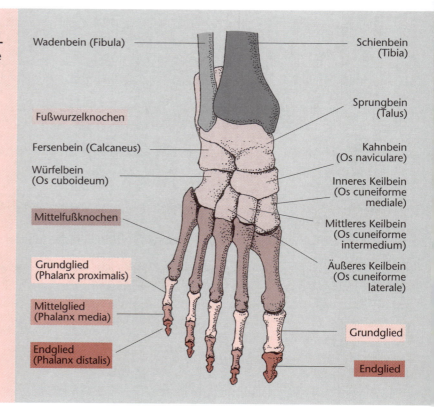

Talus und Malleolargabel bilden das **obere Sprunggelenk.** Der an sich große Calcaneus ist bei Vorderansicht nur wenig sichtbar. Er bildet mit dem Talus und dem Os naviculare zusammen das **untere Sprunggelenk.**

Die **Zehenknochen** (Phalanges) werden analog den Fingern (Digiti) in Grund-, Mittel- und Endglieder eingeteilt.

Der große Zeh hat, wie der Daumen, kein Mittelglied.

Abb. 3.21
Fußknochen
(von vorne)

bildet den Gelenkkopf. Das Gelenk ermöglicht die Plantarflexion (= Senken der Fußspitze) und die Dorsalflexion (= Heben der Fußspitze).

Unteres Sprunggelenk

Das untere Sprunggelenk liegt im Bereich der Fußwurzel zwischen dem **Sprungbein**
(Talus) und den zwei größten Fußwurzelknochen: **Sprungbein** *(Talus)* zum **Fersen-
bein** *(Calcaneus)* und **Kahnbein** *(Os naviculare)* ist ein *Drehgelenk*. Es erlaubt die
Bewegung um eine schräge Achse:

- **Supination** = Hebung des inneren Fußrandes; Fußsohle nach oben drehen, der
  mediale Fußrand wird gehoben, der laterale gesenkt. Gleichzeitige Adduktion
  (= Heranziehen).
- **Pronation** = Hebung des äußeren Fußrandes: Der laterale Fußrand wird gehoben, der mediale gesenkt. Gleichzeitig Abduktion (= Abspreizen).

Mit Pronation und Supination sind also automatisch weitere Bewegungen verknüpft.

Die übrigen Fußwurzelknochen bilden untereinander und mit den Mittelfußknochen
straffe Gelenke, die zwar keine eigentlichen Bewegungen zulassen, aber der Federung und Elastizität des Fußes dienen.

Die häufigsten **Fußverletzungen** sind ein Riss (Ruptur) und die Überdehnung der
Bänder des oberen Sprunggelenkes.

Zehengelenke

- Die Mittelfußknochen mit den proximalen Zehenknochen erlauben, analog zu
  den Fingern, eine Bewegung in drei Achsen und sind somit ebenfalls *Kugelgelenke*.
- Die Zehengelenke werden, wie die Fingergelenke, von kleinen Röhrenknochen
  gebildet. Sie bilden untereinander *Scharniergelenke*.

Die drei Auflagepunkte des Fußes beim Gehen sind der große und kleine Zehenbal-
len und die Ferse.

Die physiologischen **Fußwölbungen** sind:

- **Längsgewölbe** = Wölbung zwischen Fersenbein (Calcaneus) und den Enden des
  1. und 5. Mittelfußknochens.
- **Quergewölbe** = Wölbung quer zwischen dem 1. und 5. Mittelfußknochen.

Sind diese physiologischen Wölbungen pathologisch verändert, sprechen wir je
nachdem von Senk- oder Plattfuß, Hohlfuß oder Spreizfuß.

Ist die Fußstellung durch die Schwäche oder Lähmung bestimmter Muskeln verändert, sprechen wir je nachdem von Knickfuß, Hackenfuß, Spitzfuß bzw. Spitzklump-
fuß. Ein Klumpfuß ist meist angeboren.

Testfragen: Spezielle Knochenlehre

Versuchen Sie die Testfragen am Skelettmodell zu beantworten und die jeweils gefragten Knochen zu zeigen.

1. Zeigen und benennen Sie die Knochen des Schädeldaches. (☞ Abb. 3.2)
2. Wie wird das Skelett (aus lerntechnischen Gründen) gegliedert? (☞ 3.1)
3. Was sind Fontanellen und wo liegen sie? (☞ 3.1.1 und Abb. 3.2)
4. Zeigen und benennen Sie die Knochen der Schädelbasis (☞ Abb. 3.4)
5. Welche Knochen gehören zum Gesichtsschädel? (☞ Abb. 3.5)
6. Nennen Sie die fünf Aufgaben der Wirbelsäule (☞ 3.1.2)
7. Wie wird die Wirbelsäule eingeteilt? (Mit Angabe der Anzahl Wirbel). (☞ 3.1.2)
8. Was verstehen Sie unter den Begriffen Lordose und Kyphose? (☞ Abb. 3.6)
9. Welche Aufgabe haben die Disci und Menisci? (☞ 3.1.4)
10. Welche Knochen gehören zum Brustkorb und wie sind Sie miteinander verbunden? (☞ 3.1.2)
11. Welche Knochen gehören zum Schultergürtel? Nennen Sie die dazugehörigen Gelenkverbindungen. (☞ 3.1.3)
12. Zeigen und benennen Sie die drei großen Röhrenknochen der oberen Extremitäten und die dazugehörigen Gelenkverbindungen. (☞ 3.1.3)
13. Wie werden die Knochen der Hand eingeteilt? (☞ 3.1.3)
14. Welche Knochen gehören zum Beckengürtel? Nennen Sie die dazugehörigen Gelenkverbindungen. (☞ 3.1.4)
15. Zeigen und benennen Sie die drei großen Röhrenknochen der unteren Extremitäten und die dazugehörigen Gelenkverbindungen. (☞ 3.1.4)
16. Nennen Sie zwei Besonderheiten, die wir nur beim Kniegelenk finden (☞ 3.1.4)
17. Welche Knochen bilden das obere Sprunggelenk, welche das untere? (☞ 3.1.4)
18. Wie werden die Fußknochen eingeteilt? (☞ 3.1.4)
19. Wie heißen die beiden physiologischen Fußwölbungen und wie verlaufen sie? (☞ 3.1.4)

3.2 Spezielle Muskellehre

Begriffserläuterungen

Flexoren   = Beuger
Extensoren   = Strecker
Rotatoren   = Dreher oder Roller
Synergisten   = Mitspieler
Antagonisten   = Gegenspieler
Abduktoren   = Abspreizende Muskeln
Adduktoren   = Anziehende Muskeln
Pronatoren   = Einwärtsdreher
Supinatoren   = Auswärtsdreher
Sphincter   = Schließmuskel

3.2 Spezielle Muskellehre

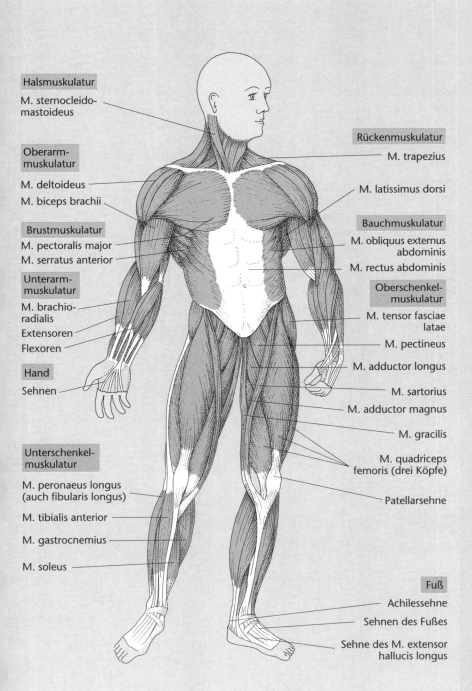

Abb. 3.22 a Oberflächliche Skelettmuskulatur von vorne

76 Spezielle Bewegungslehre

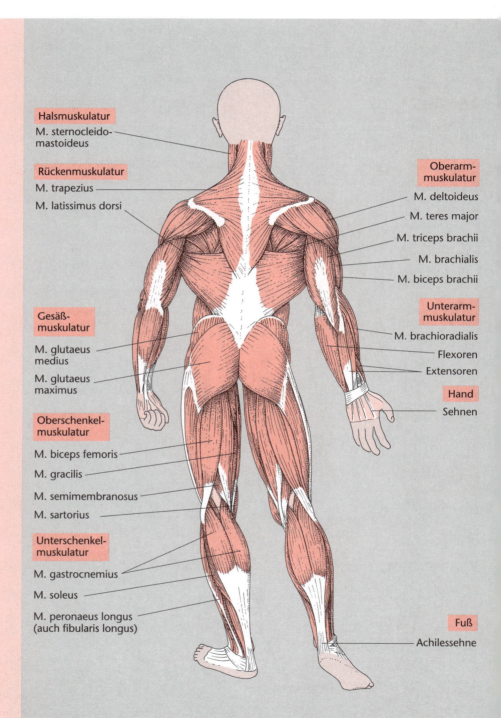

Abb. 3.22 b Oberflächliche Skelettmuskulatur von hinten

3.2.1 Kopfmuskulatur

Muskel	Lage	Aufgabe
M. frontalis (Stirnmuskel)	Stirne	• Stirnrunzeln • Augenlieder heben
M. occipitalis (Hinterhauptmuskel)	Hinterkopf	• Sehnenplatte nach hinten ziehen
Galea aponeurotica (Sehnenplatte)	oben beim Schädeldach	• verbindet die beiden Kopfmuskeln

Tab. 3.1 Kopfmuskulatur

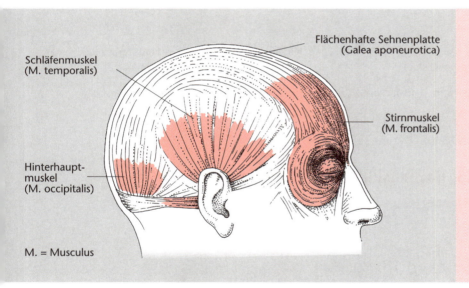

Abb. 3.23 Kopfmuskeln und Kopfsehnenplatte (Galea aponeurotica)

M. = Musculus

3.2.2 Gesichtsmuskulatur

Öffnen der Augen durch den eigentlichen Lidheber (M. levator palpebrae superioris) unterstützt vom Stirnmuskel (M. frontalis), der vor allem bei Müdigkeit hilft (wenn uns die „Augen zufallen" wollen!)

Öffnen des Mundes durch Muskeln zwischen Unterkiefer und Brustbein sowie gleichzeitig durch die Nackenmuskeln.

Muskel	Lage	Aufgabe
Augenringmuskeln	rund um die Augen	• Schließen der Augen • Benetzen der Augenhäute durch Lidschlag • Mimikhilfe
Mundringmuskel	in den Lippen	• Schließen des Mundes • Sprechhilfe • Mimikhilfe
M. temporalis (Schläfenmuskel)	in der Schläfengegend	• Kautätigkeit • Mimikhilfe
M. masseter (Kaumuskel)	zwischen Jochbogen und Kiefer	• Kaumuskel • Mimikhilfe

Tab. 3.3 Gesichtsmuskulatur

3.2.3 Halsmuskulatur

Muskel	Lage	Aufgabe
Platysma (Halshautmuskel)	Hals, direkt unter der Haut	• Mimikhilfe
M. sternocleidomastoideus (Kopfwender)	Schläfenbein zu Brust- und Schlüsselbein	• Kopf wenden • Atemhilfe durch Heben des Brustkorbs am Sternum
Nackenmuskeln	Nacken	• Kopf nach hinten halten
Mm. scaleni (Rippenhalter)	von den Querfortsätzen der Halswirbel zur 1. und 2. Rippe ziehend	• Beugen Halswirbelsäule nach vorne und seitlich • Unterstützen die Einatmung

Tab. 3.4 Halsmuskulatur

3.2.4 Brustmuskulatur

Muskel	Lage	Aufgabe
M. pectoralis major (Großer Brustmuskel)	Brust zu Oberarm	• Armsenkung und -innenrotation • Schulter nach vorne • Atemhilfe
M. pectoralis minor (Kleiner Brustmuskel)	Unter dem großen Brustmuskel	• Hilft dem großen Brustmuskel • Schulterblatt senken • Atemhilfe
M. serratus anterior (Vorderer Sägemuskel)	Rippen vorne zu Schulterblatt hinten	• Schulterblatt nach vorne aufwärts drehen (zur Armhochnahme) • Atemhilfe
Mm. intercostales (Zwischenrippenmuskulatur)	Zwischen den Rippen (zweischichtig)	• Einatmung • Ausatmung
Diaphragma (Zwerchfell)	Zwischen Brust- und Bauchhöhle	• Gehört zusammen mit der Zwischenrippenmuskulatur zur **eigentlichen Atemmuskulatur** (genauer Vorgang ☞ 3.1.2 Atmung)

Tab. 3.5 Brustmuskulatur

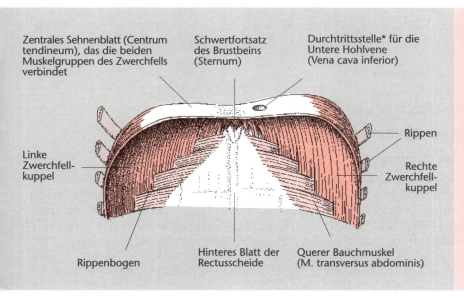

Abb. 3.24 Zwerchfell (Diaphragma). Vordere Hälfte (von hinten betrachtet)

* Weitere Durchtrittstellen gibt es für Speiseröhre (Ösophagus), Hauptschlagader (Aorta) und Hauptlymphgang (Ductus thoracius).

3.2.5 Bauchmuskulatur

Alle Bauchmuskeln zusammen sind, in Zusammenarbeit mit Zwerchfell und Beckenbodenmuskulatur, verantwortlich für die Bauchpresse (= Entleerung des Darmes, der Harnblase sowie der Gebärmutter bei der Austreibung des Kindes während der Geburt).

Die gesamte Bauchmuskulatur ist paarig angeordnet, links und rechts der Mittellinie (Linea alba). Auch die gesamte Rückenmuskulatur ist paarig angeordnet, links und rechts der Wirbelsäule.

Muskel	Lage	Aufgabe
M. obliquus externus abdominis (Äußerer schräger Bauchmuskel)	Fortsetzung des vorderen Sägemuskels bauchwärts	• Thorax nach unten • Ausatmungshilfe • Oberkörper schräg nach vorne (bei einseitiger Kontraktion)
M. obliquus internus abdominis (Innerer schräger Bauchmuskel)	Zwischen dem äußeren schrägen und dem queren Bauchmuskel	• Hilft dem äußeren schrägen Bauchmuskel
M. rectus abdominis (Gerader Bauchmuskel)	Mittlere Rippenknorpel zu Symphyse	• Oberkörper nach vorne • Ausatmungshilfe
M. transversus abdominis (Querer Bauchmuskel)	Innerste Schicht, untere Rippenknorpel quer über den Bauch	• Gürtel um die Taille • Hauptmuskel der Bauchpresse
Rectusscheide oder Bauchsehnenplatte	Mitte des Bauches von oben bis unten	• Verbindungs- und Ansatzstelle der diversen Bauchmuskeln

Tab. 3.6 Bauchmuskulatur

Atemmuskulatur und Atemhilfsmuskulatur

■ Eigentliche Atemmuskulatur

Zwerchfell (Diaphragma)

Zwei in Richtung Brustraum kuppelförmig angelegte muskulöse Vorwölbungen, die als Scheidewand zwischen Brust- und Bauchraum dienen. In der Mitte liegt die kleeblattförmige Zentralsehne mit den Durchtrittsöffnungen für die Aorta, die untere Hohlvene (Vena cava inferior), die Speiseröhre (Ösophagus) sowie Nerven und kleine Gefäße. Das Zwerchfell hat bei der Atmung eine wichtige aktive Aufgabe.

- *Zwerchfell zieht sich zusammen*: Dadurch wird die Lunge nach unten gezogen. Dies erzeugt in der Brusthöhle einen Unterdruck und es kommt zum Einstrom von Luft in die Lunge = **Einatmung.**
- *Zwerchfell erschlafft:* Dadurch wird die Lunge nach oben gezogen und die Luft wird ausgeatmet = **Ausatmung.**

Zwischenrippenmuskulatur (Interkostalmuskulatur)

Liegt in allen Zwischenrippenräumen. Hat bei der Atmung eine aktive, das Zwerchfell unterstützende Aufgabe. Die inneren Zwischenrippenmuskeln verlaufen entgegengesetzt den äußeren Zwischenrippenmuskeln. Dadurch können die beiden ihre antagonistische Aufgabe erfüllen. Die Interkostalmuskulatur ist zweischichtig:

- **Mm. intercostales externi** (äußere Interkostalmuskeln): Verlauf von hinten oben schräg nach vorne unten. Durch Anspannung Heben der Rippen und so Erweiterung des Brustraumes = **Einatmung.**
- **Mm. intercostales interni** (innere Interkostalmuskeln): Verlauf von hinten unten schräg nach vorne oben. Durch Anspannung Senken der Rippen und so Verengung des Brustraumes = **Ausatmung.**

Atemhilfsmuskeln

- **Mm. scaleni** (Rippenhalter oder Treppenmuskeln). Vorderer, mittlerer, kleiner und hinterer Rippenhalter. Die beiden wichtigsten von diesen als **Atemhilfsmuskeln** sind:
  - M. scaleneus anterior (vorderer Rippenhalter): Neben Beugung und Seitenneigung der Halswirbelsäule auch Hebung der ersten Rippe und damit **Einatmung.**
  - M. scaleneus posterior (hinterer Rippenhalter): Neben Beugung, Seitenneigung und Drehung der Halswirbelsäule auch Hebung der zweiten Rippe und damit **Ausatmung.**
- **M. sternocleidomastoideus** (Kopfwender): Heben des Thorax und damit **Einatmung.**
- **M. pectoralis major und minor** (großer und kleiner Brustmuskel): Heben der Rippen und dadurch **Einatmung.**
- **M. serratus anterior** (vorderer Sägemuskel): Heben der Rippen und dadurch **Einatmung.**
- **M. serratus posterior inferior** (hinterer unterer Sägemuskel): Senken der Rippen und dadurch **Ausatmung.**
- **M. serratus posterior superior** (hinterer oberer Sägemuskel): Heben der Rippen und dadurch **Einatmung.**
- (Alle Bauchmuskeln), **M. obliquus externus abdominis** und **internus abdominis, M. transversus** und **M. rectus abdominis:** Senken der Rippen und Kompression des Bauches und somit **Ausatmung.**

Atmungsvorgang

■ Einatmung

Bei der Einatmung (Inspiration) sind folgende Muskeln wirksam:

Hauptmuskeln

- Kontraktion (Abflachung) des **Diaphragma** (Zwerchfell) = Lunge nach unten, Unterdruck im Thorax = Lufteinstrom.
- Kontraktion der **Mm. intercostales externi** (äußere Interkostalmuskeln) = Heben der Rippen und Erweiterung des Thorax.

Hilfsmuskeln

- Kontraktion der **Mm. scaleni** (Rippenhalter) = Heben der ersten und zweiten Rippe und dadurch Vergrößerung des Brustkorbes.
- Kontraktion des **M. sternocleidomastoideus** (Kopfwender) = Heben des Thorax.
- Kontraktion des **M. pectoralis major und minor** (großer und kleiner Brustmuskel) = Heben der Rippen.
- Kontraktion des **M. serratus anterior** (vorderer Sägemuskel) und des **M. serratus posterior superior** (hinterer oberer Sägemuskel) = Heben der Rippen.

■ Ausatmung

Bei der Ausatmung (Exspiration) sind neben der Eigenelastizität der Lungen und des Brustkorbs (Thorax) folgende Muskeln wirksam:

Hauptmuskeln

- Erschlaffung des **Diaphragma** (Zwerchfell) und dadurch Wölbung der Zwerchfellkuppen in Richtung Thoraxraum = Drängen der Lungen nach oben.
- Kontraktion der **Mm. intercostales interni** (innere Interkostalmuskeln) = Senken der Rippen und Verengung des Thoraxraumes.

Hilfsmuskeln

- Kontraktion des **M. serratus posterior inferior** (hinterer unterer Sägemuskel) = Senken der Rippen.
- Kontraktion **M. obliquus externus abdominis und internus abdominis, M. transversus und M. rectus abdominis** (Bauchpresse: alle Muskeln der Bauchdecke), weil sie das Zwerchfell nach oben drängen (Bauchpresse ☞ 3.2.5) und den Thorax nach abwärts ziehen = Senken der Rippen und Kompression des Bauches.

Bei ruhiger Atmung genügen Zwerchfell, Rippenhalter (Mm. scaleni) und Zwischenrippenmuskeln (Mm. intercostales) für die **Einatmung** sowie die Eigenelastizität der Lungen und des Thorax für die **Ausatmung.** Alle übrigen hier erwähnten Muskeln wirken vor allem als Atemhilfsmuskeln, d.h. sie werden nur bei vermehrter körperlicher Anstrengung oder bei Atemnot eingesetzt.

Bauchwand

Seitlich und nach vorne bilden verschiedene Muskelschichten den Abschluss der Bauchhöhle. Es sind die Muskelschichten, welche zwischen dem unteren Rippenbogen und dem Becken verlaufen. Von innen (Tiefe) nach außen (Oberfläche) sind dies:

- M. transversus abdominis (querer Bauchmuskel)
- M. obliquus internus und externus (innerer und äußerer schräger Bauchmuskel)
- M. rectus abdominis (gerader Bauchmuskel).

Diese Muskeln helfen einerseits mit bei der Rumpfbeugung und der Rumpfdrehung, anderseits sind sie zusammen mit dem Diaphragma und der Beckenbodenmuskulatur (Platte aus Muskeln und Bändern, die den Beckenring nach unten verschließen) für die Bauchpresse zuständig. Die Bauchpresse dient der Entleerung des Darmes, der Harnblase und der Gebärmutter bei der Austreibung des Kindes während der Geburt.

Beckenboden

Das kleine Becken wird nach unten durch eine Platte von Muskeln und Bändern abgeschlossen, die wir Beckenboden nennen. Auf dem Beckenboden lastet das Gewicht der inneren Organe, vor allem der Organe des kleinen Beckens (Darmanteile, Harnblase, bei der Frau Gebärmutter und Eierstöcke, beim Mann Samenleiter und Prostata). Anus, Harnröhre (Urethra) und Scheidenöffnung (Introitus vaginae) gewährleisten die Verbindungen vom kleinen Becken durch den Beckenboden nach außen.

Zu den Beckenbodenmuskeln gehören:

- M. levator ani (Afterhebermuskel)
- M. transversus perinei profundus (tiefer querer Dammmuskel)
- M. bulbospongiosus (Harnröhren-Schwellkörpermuskel)
- M. ischiocavernosus (Sitzbein-Schwellkörpermuskel)
- M. transversus perinei superficialis (oberflächlicher querer Dammmuskel)
- M. sphincter ani externus (äußerer Afterschließmuskel).

Der wichtigste Muskel des Beckenbodens ist der **M. levator ani.** Seine Aufgabe ist es, fast den ganzen Beckenring nach außen zu verschließen. In der Nähe der Symphyse treten durch eine Öffnung, den Levatorspalt, Harnröhre, Enddarm und Geschlechtsorgane nach außen.

■ Leistenkanal

Zwischen der Bauchhöhle und der äußeren Schamgegend finden wir eine vier bis fünf Zentimeter lange röhrenförmige Verbindung, den Leistenkanal. Dieser führt von der Bauchhöhle (von innen oben lateral) durch die Muskelschichten der Bauchwand zur Schamgegend (nach außen unten medial).

Beim Mann verläuft durch diesen Leistenkanal der Samenstrang (Ductus deferens), welcher die Verbindung zwischen Hoden und Prostata herstellt. Beim männlichen

Embryo liegen die Hoden noch in der Bauchhöhle, wo die für sie nötige Körpertemperatur gewährleistet ist. Kurz vor der Geburt müssen die Hoden aus der Bauchhöhle durch den Leistenkanal in den Hodensack wandern. Geschieht dies nicht, muss die Kinderärztin/der Kinderarzt bis spätestens zwei Jahre nach der Geburt mit Hormoninjektionen die Wanderung der Hoden veranlassen, weil sonst eine Schädigung der Leydig-Zwischenzellen und damit Sterilität beim Mann die Folge sein kann.

Bei der Frau verläuft durch diesen Leistenkanal lediglich ein Bindegewebsband. Außerdem enthält der Kanal Fettgewebe.

Hernien

Durch eine Bindegewebsschwäche kann es zum sog. Leistenbruch (Hernie) kommen. Bei Männern kommen **Leistenhernien** aufgrund der oben erwähnten anatomischen Gegebenheiten sehr viel häufiger vor als bei Frauen. Hernien müssen in der Regel operiert werden. Bei Durchtritt von Darmschlingen durch die Bruchpforte muss die Operation notfallmäßig durchgeführt werden, um eine Nekrose von Darmteilen zu verhindern.

3.2.6 Rückenmuskulatur

Muskel	Lage	Aufgabe
M. trapezius (Trapezmuskel oder Kapuzenmuskel)	Vom Hinterhauptsbein und von der Hals- und Brustwirbelsäule zum Schulterblatt	• Hebt und senkt die Schultern • Unterstützt die Nackenmuskulatur • Dreht das Schulterblatt zum Armheben
M. levator scapulae (Schulterblattheber)	Unter dem Trapezmuskel von Halswirbeln zum inne ren Schulterblattwinkel	• Zieht medialen Schulterblattwinkel hoch und • Senkt dadurch die Schultergelenkpfanne
M. latissimus dorsi (Breiter Rückenmuskel)	Brust- und Lendenwirbel zu Oberarmknochen	• Arminnenrotation • Armsenkung
M. rhomboideus major und minor (Großer und kleiner Rautenmuskel	Unter dem Trapezmuskel von Wirbelsäule abwärts zum inneren Schulterblat trand	• Unterstützen den Trapezmuskel
Fascia thoracolumbalis (Rückensehnenplatte)	Umhüllt die langen Rückenmuskeln	• Analog der Bauchsehnenplatte. Hintere Ansatzsehne der schrägen Bauchmuskeln

Muskel	Lage	Aufgabe
M. erector spinae (Rückenstrecker)	Vom os sacrum und der Crista iliaca des Beckens entlang der Wirbelsäule zum Hinterhaupt	• Streckt Wirbelsäule und unterstützt Rumpfbewegungen zur Seite
Kurze kleine Rückenmuskeln	Bei den Wirbeln	• Rumpfdrehung • Vorwiegend Aufgabe als Haltemuskulatur

Tab. 3.7 Rückenmuskulatur

Autochthone Rückenmuskulatur

Obwohl die einzelnen Wirbel gegeneinander eine sehr begrenzte Beweglichkeit haben, ist die Wirbelsäule als Ganzes insgesamt recht gut beweglich, und zwar Dank der sog. **Autochthonen Rückenmuskulatur.** Dabei handelt es sich um ein komplexes System, zu dem bestimmte Rückenmuskeln gehören, in ihrer Gesamtheit auch *Rumpfaufrichter* oder *erector spinae* genannt. Diese Muskulatur wird in zwei Trakte gegliedert:

* Zum **medialen Trakt** gehören Muskelfaserzüge, die zu Knochenleisten sowohl am Hinterhauptsbein als auch am Kreuzbein ziehen und so über die ganze Wirbelsäule gespannt sind. Sie liegen nahe bei der Wirbelsäule. Dazu gehören die Muskelgruppen *Mm. interspinales, Mm. spinales, Mm. rotatores*, und der Einzelmuskel *M. semispinalis*.
* Zum **lateralen Trakt** gehören fünf Muskelgruppen, die einerseits zwischen den Rippen und den Rippenfortsätzen verlaufen und anderseits ebenfalls die gesamte Wirbelsäule vom Hinterhauptsbein bis zum Kreuz- und Darmbein überspannen. Sie liegen weiter außen als die zum medialen Trakt gehörenden Muskeln. Dazu zählen *die Mm. intertransversarii posteriores, M. iliocostalis, M. longissimus, M. splenius*.

Über beiden Muskelzügen liegen der obere und untere hintere *Schneidermuskel (M. serratus posterior superior* und *M. serratus posterior inferior;* Atemhilfsmuskeln ☞ 3.2.5).

Die autochthone Rückenmuskulatur wirkt bei allen Bewegungen mit, außer bei der Beugung nach vorne. Hauptaufgabe dieses mächtigsten Muskelsystems ist es, die Wirbelsäule zu strecken und die Drehung um die eigene Achse zu ermöglichen. Der gesamte Bandapparat der Wirbelsäule zusammen mit den autochthonen Rückenmuskeln formt die physiologischen Krümmungen (☞ Abb. 3.6) und stabilisiert die Wirbelsäule.

Für die Beugung der Wirbelsäule sind die *vorderen Bauchwandmuskeln* und der *große Lendenmuskel* (M. psoas major) zuständig.

Schließlich gehören auch die *tiefen Nackenmuskeln*, die zwischen dem Hinterhauptsbein und dem ersten bzw. zweiten Halswirbel verlaufen, zur autochthonen Rückenmuskulatur. Ihre Aufgabe ist die Kopfhaltung und verschiedene Kopfbewegungen.

3.2.7 Oberarmmuskulatur

Muskel	Lage	Aufgabe
M. deltoideus (Deltamuskel)	Schlüsselbein und Schulterblatt zu Oberarm	• Arme heben • Außenrotation • Innenrotation
M. teres major (Großer Rundmuskel)	Schulterblatt unten zum Oberarm axillär	• Gegenspieler des Deltamuskels, jedoch Mithilfe bei Arminnenrotation
M. biceps brachii (Zweiköpfiger Oberarmmuskel)	Schulterblatt zu Speiche an der Vorderseite des Oberarms	• Armadduktion und -abduktion • Beugung und Supination des Unterarms
M. brachialis brachii (Innerer Armbeuger)	Oberarm zu Elle an der Vorderseite des Oberarms	• Unterarm beugen
M. triceps brachii (Dreiköpfiger Oberarmmuskel)	Schulter zu Ellenbogen an der Hinterseite des Oberarms	• Unterarm strecken

Tab. 3.8 Oberarmmuskulatur

3.2.8 Unterarmmuskulatur

Muskel	Lage	Aufgabe
M. brachioradialis (Speichenmuskel)	Oberarm zu Speiche	• Unterarm beugen
Pronatoren	Unterarm medial	• Speiche über Elle ziehen = Pronationsstellung
Supinatoren	Unterarm lateral	• Gegenspiel der Pronatoren = Supinationsstellung

Tab. 3.9 Unterarmmuskulatur

3.2.9 Handmuskulatur

Muskel	Lage	Aufgabe
Flexoren und Extensoren im Handgelenk	Vom untersten Teil des Oberarmknochen zu den Mittelhandknochen	• Bewegung und Fixierung der Hand im Handgelenk
Lange Fingermuskeln	Unterarm zu den Fingern	• Beugen und Strecken der Finger
Kurze Fingermuskeln	Medial und lateral der Mittelhandknochen zu den Fingern	• Finger spreizen • Greifstellung

Tab. 3.10 Handmuskulatur

3.2.10 Lendenmuskulatur

Muskel	Lage	Aufgabe
M. psoas major (Großer Lendenmuskel)	Lendenwirbelkörper zu Innenseite des Femur	• Beugung im Hüftgelenk • Anheben des Beines • Laufschritt
M. iliacus (Darmbeinmuskel)	Darmbeinschaufel innen zu Femur	• Beugung im Hüftgelenk • Hauptverantwortlich für Laufschritt
Der große Lendenmuskel und der Darmbeinmuskel gehören als *M. iliopsoas* (Hüftlendenmuskel) zusammen.		
M. quadratus lumborum (Vierseitiger Lendenmuskel)	Darmbeinkamm zu 12. Rippe und Lendenwirbel (zieht aufwärts)	• Wirbelsäule zur Seite • Zieht Rippen nach unten

Tab. 3.11 Lendenmuskulatur

3.2.11 Gesäßmuskulatur

Muskel	Lage	Aufgabe
M. *glutaeus maximus* (Großer Gesäßmuskel)	Darmbeinschaufel, Kreuzbein und Steißbein hinten zu Femur dorsal	• Wichtig für Streckbewegung des zuvor gebeugten Hüftgelenks, z.B. beim Aufrichten aus der Kniebeuge, beim Treppen steigen, Laufen, Gehen, Springen etc. • Sorgt dafür, dass Rumpf nicht nach vorne überkippt
M. *glutaeus medius* (Mittlerer Gesäßmuskel)	Liegt unter dem großen Gesäßmuskel und oberhalb von diesem unter dem Darmbeinkamm	• Oberschenkel abduzieren • Wichtiger Muskel für ventrogluteale Injektionen (☞ unten)
M. *glutaeus minimus* (Kleiner Gesäßmuskel)	Liegt unter dem mittleren Gesäßmuskel	• Unbedeutender Muskel, der den mittleren Gesäßmuskel unterstützt; beide: Halten des Rumpfes auf einem Bein

Tab. 3.12 Gesäßmuskulatur

■ Muskel für ventrogluteale Injektion

Der M. gluteus medius (mittlerer Gesäßmuskel) ist gut geeignet zur intramuskulären Injektion. Damit die sichere (im Sinne von gefäß- und nervenarm) Injektionsstelle aufgefunden werden kann, dienen als Markierungspunkte der **Trochanter** des Oberschenkelknochens (Trochanter major), der **Darmbeinkamm** (Crista iliaca) und der **vordere obere Darmbeinstachel** (Spina iliaca anterior superior).

Der auf den Trochanter gelegte Handballen (z.B. der linken Hand, wenn mit der rechten Hand injiziert wird), bildet zusammen mit den zwischen Darmbein und Darmbeinstachel gespreizten Zeige- und Mittelfinger ein Dreieck. In der Spitze des so entstandenen Dreiecks liegt die Injektionsstelle, in welche die Kanüle bauchwärts (ventro-) in den mittleren Gesäßmuskel (-gluteal) eingestochen wird.

3.2.12 Oberschenkelmuskulatur

Muskel	Lage	Aufgabe
M. quadriceps femoris (Vierköpfiger Oberschenkelmuskel):		
M. rectus femoris (Gerader Oberschenkelmuskel)	Vom vorderen unteren Darmbeinstachel zur Kniescheibensehne	• Oberschenkel beugen und Unterschenkel strecken
M. vastus lateralis (Äußerer Schenkelmuskel)	Lateral des Femurs zur Kniescheibensehne	• Unterschenkel strecken
M. vastus medialis (Innerer Schenkelmuskel)	Medial des Femurs zur Kniescheibensehne	• Unterschenkel strecken
M. vastus intermedius (In der Mitte liegender Schenkelmuskel)	Liegt unter dem M. rectus femoris vorne	• Unterschenkel strecken
In der Sehne des M. quadriceps ist als Widerlager gegen die Oberschenkelkondylen die Kniescheibe eingelagert.		
M. biceps femoris (Zweiköpfiger Oberschenkelmuskel) M. semitendinosus (Halbsehniger Muskel) M. semimembranosus (Halbhäutiger Muskel)	Vom Sitzbeinhöcker an Hinterfläche des Femurs zu Condylen der Tibia	• Im Hüftgelenk strecken • Im Kniegelenk beugen
M. tensor fasciae latae (Hüftabduktor)	Vom Darmbeinkamm zum lateralen Condylus der Tibia	• Hüftabduktion bei gebeugtem Hüftgelenk
M. sartorius (Schneidermuskel)	Vorderer oberer Darmbeinstachel zur Medialfläche der Tibia	• Ist als einziger Muskel in der Lage, Hüft- und Kniegelenk gleichzeitig zu beugen • Unterschenkelinnenrotation bei gebeugtem Knie • Unterstützt Adduktion
M. adductor magnus, longus et brevis (Großer, langer und kurzer Schenkelanzieher)	Vom Hüftbein zum unteren, mittleren und oberen Teil des Oberschenkelknochens ziehend, medial	• Anziehung des Oberschenkels zur Körpermitte

Muskel	Lage	Aufgabe
M. gracilis (Schlankmuskel)	Länglicher Muskel an der medialen Seite des Oberschenkels vom Hüftbein zum Schienbein	• Anziehung des Oberschenkels im Hüftgelenk • Beugung des Unterschenkels im Kniegelenk
M. pectineus (Kamm-Muskel)	Vom Schambeinkamm zum kleinen Rollhügel hin ziehend	• Anziehung des Oberschenkels • Untertützt Beugung im Hüftgelenk

Tab. 3.13 Oberschenkelmuskulatur

3.2.13 Unterschenkelmuskulatur

Muskel	Lage	Aufgabe
M. triceps surae (Dreiköpfiger Wadenmuskel): 2 Köpfe = M. gastrocnemius (Wadenmuskel) und 1 Kopf = M. soleus (Schollenmuskel)	Von den Condylen des Femur, die Wade bildend, mit Hilfe der Achillessehne am Fersenbein befestigt	• Heben der Ferse = Fuß bodenwärts (Plantarflexion) • Zehenspitzengang
M. fibularis oder M. peronaeus longus et brevis (Wadenbeinmuskeln)	Von Wadenbeinköpfchen entlang dem Wadenbein zum lateralen Fußrand	• Fußbodenwärts • Heben des lateralen Fußrandes (Pronation)
M. tibialis anterior (Vorderer Schienbeinmuskel)	Vorne und lateral des Schienbeins an Kahnbein	• Fuß nach dorsal beugen • Einwärtsdrehung (Supination) der Fußspitze
M. tibialis posterior (Hinterer Schienbeinmuskel)	Hinterseite von Schien- und Wadenbein	• Fuß senken • Einwärtsdrehung (Supination) der Fußspitze

Tab. 3.14 Unterschenkelmuskulatur

3.2.14 Fußmuskulatur

Muskel	Lage	Aufgabe
M. flexor digitorum longus (Langer gemeinsamer Zehenbeuger) *M. flexor hallucis longus* (Großzehenbeuger)	Wadenseite zum Fuß (bodenwärts)	• Zehen beugen • Erhaltung des Fußgewölbes
Muskeln an der Fußsohle	Fußsohlenseite	• Zehen beugen • Wölbungsträger
M. extensor digitorum longus (Langer Zehenstrecker) *M. extensor hallucis longus* (Langer Großzehenstrecker)	Unterschenkel-Vorder- und Außenseite, vom Schienbein zu den Zehen	• Zehen strecken
Muskeln am Fußrücken	Fußrückenseite	• Zehen strecken
Plantaraponeurose (Fußsohlensehnenplatte)	analog der Handsehnenplatte, an der Fußsohle	• bedeckt die Muskeln und Sehnen der Fußsohle und leistet einen wichtigen Beitrag zur Erhaltung des Fußgewölbes

Tab. 3.15 Fußmuskulatur

3.2.15 Übersicht über die häufigsten Bewegungen und die daran beteiligten Muskeln

Bewegung	Muskel
Stirnrunzeln	• M. frontalis (Stirnmuskel)
Augen schließen	• Augenringmuskeln
Augen öffnen	• M. levator palpebrae (Lidheber) • M. frontalis (Stirnmuskel)
Mund schließen	• Mundringmuskel
Mund öffnen	• Muskeln, die zwischen Unterkiefer und Brustbein liegen
Mimik	• Sämtliche Gesichtsmuskeln, unterstützt durch M. Platysma (Halshautmuskel)
Kopf wenden	• M. sternocleidomastoideus (Kopfwender)
Nacken halten	• Nackenmuskeln und • Oberer Teil des M. trapezius (Trapezmuskel)

Bewegung	Muskel
Halswirbelsäule nach vorne und seitlich und Hilfe bei der Einatmung	• M. sternocleidomastoideus (Kopfwender) • Mm. scaleni (Rippenhalter) als Hilfsmuskeln
Rumpf strecken	• Durch die langen Rückenmuskeln M. erector spinae (= Rumpfaufrichter) im Gegenspiel zu den schrägen und dem geraden Bauchmuskel
Rumpf nach hinten	• Durch verstärkte Tätigkeit der M. erector spinae (Rumpfaufrichter)
Rumpf nach vorne beugen	• Durch Schwerkraft, wenn Rumpfaufrichter im Tonus nach lassen • Wenn sich die geraden und schrägen Bauchmuskeln seitengleich kontrahieren, kann der Rumpf extrem gebeugt werden
Rumpf seitwärts neigen und Hilfe bei der Ausatmung	• M. obliquus internus abdominis und externus abdominis (schräge Bauchmuskeln), je nach Seite rechts oder links
Bauchpresse	• Alle Bauchmuskeln als Arbeitsgemeinschaft mit dem Zwerchfell und der Beckenbodenmuskulatur • Beim Husten wirken Zwerchfell und Bauchmuskeln als Antagonisten
Schulterblatt heben	• M. levator scapulae (Schulterblattheber) zusammen mit • M. trapezius (Trapezmuskel), oberer Teil
Schulterblatt senken	• M. trapezius (Trapezmuskel) unterer Teil, zusammen mit • M. pectoralis minor (kleiner Brustmuskel)
Schulterblatt nach lateral-vorne führen (Arme nach vorne)	• M. serratus anterior (Sägemuskel) zusammen mit • M. pectoralis minor (kleiner Brustmuskel)
Schulterblatt nach medial führen (zur Wirbelsäule)	• M. trapezius (Trapezmuskel) mittlerer Teil als Hauptmuskel, übrige Teile als Hilfsmuskeln zusammen mit • M. rhomboideus major und minor (Rautenmuskeln)

Schulterblatt aufwärts drehen (Arme hoch nehmen)	• M. serratus lateralis (Sägemuskel) als Hauptmuskel, wirkt wie unterer Trapeziusteil
	• M. trapezius (Trapezmuskel), alle Teile:
	  – oberer Teil zieht Schultergelenk nach oben,
	  – mittlerer Teil zieht Schulterblatt gerade zur Wirbelsäule,
	  – unterer Teil zieht Innenkante nach unten und zur Wirbelsäule

3.2 Spezielle Muskellehre 93

Bewegung	Muskel
Schulterblatt abwärts drehen (Arme senken, aufstützen)	• M. rhomboideus major und minor (Rautenmuskeln) und • M. levator scapulae (Schulterblattheber) führen Schulterblattkante nach oben • M. pectoralis minor (kleiner Brustmuskel) und • M. pectoralis major (großer Brustmuskel) ziehen Humerus und Clavicula nach vorne unten • M. latissimus dorsi (breiter Rückenmuskel) zieht Arm und mit ihm Schulterblatt hinten abwärts
Arm nach vorne horizontal	• M. deltoideus (Deltamuskel) unterstützt durch • Kleine Schultermuskeln, die unter dem Deltamuskel liegen
Arm von horizontal vorne an Rumpf	• M. pectoralis major (großer Brustmuskel) • M. latissimus dorsi (breiter Rückenmuskel) • M. teres major (großer Rundmuskel)
Erhobener Arm zurück an Rumpf	• M. pectoralis major (großer Brustmuskel) • M. latissimus dorsi (breiter Rückenmuskel)
Beugung Unterarm gegen Oberarm (= Ellenbogenbeugung)	• M. biceps brachii (zweiköpfiger Oberarmmuskel) • M. brachialis brachii (innerer Armbeuger) • M. brachioradialis (Speichenmuskel, als Hilfsmuskel)
Streckung Unterarm (= Ellenbogenstreckung)	• M. triceps brachii (dreiköpfiger Oberarmstreckmuskel) = Gegenspieler der Beuger
Unterarmdrehung: einwärts (Pronation) auswärts (Supination)	• Pronationsmuskeln am Unterarm • Supinationsmuskel am Unterarm, zusammen mit M. biceps brachii (zweiköpfiger Oberarmmuskel) als Hilfsmuskel. Die Supinatoren sind stärker als die Pronatoren, deshalb wird vom Rechtshänder manche Verrichtung in Supinationsdrehung gemacht.

Handbewegung = Bewegung im Handgelenk	• Unterarmmuskeln
	  – handflächenwärts = Flexion (Beugung)
	  – handrückenwärts = Extension (Streckung)
	  – seitwärts = Abduktion (Abwinkeln zur Kleinfinger- oder Daumenseite)

Finger beugen und strecken	• Unterarmmuskeln = oberflächliche und tiefe Fingerbeuger und Fingerstrecker • Kontraktion der Muskeln der Hand und Finger, je nach Aufgabe handflächen- oder handrückenwärts

3 Spezielle Bewegungslehre

Bewegung	Muskel
Oberschenkel in Hüfte beugen *(Hüft-Beuger)*	• M. iliopsoas (Hüftlendenmuskel) • M. sartorius (Schneidermuskel) und • M. rectus femoris (gerader Oberschenkelmuskel = vorderer Kopf des vierköpfigen Oberschenkelmuskels) *unterstützt durch Synergisten (Mitspieler)* * • Bauchmuskeln
Oberschenkel in Hüfte strecken *(Hüft-Strecker)*	• M. glutaeus maximus (großer Gesäßmuskel) *Mitspieler*: • Rückenstrecker
Oberschenkel in Hüfte nach innen *(Hüft-Adduktoren)*	• M. adductor magnus (großer Anzieher) • M. adductor longus (langer Anzieher) • M. adductor brevis (kurzer Anzieher) • M. gracilis (Schlankmuskel) • M. pectineus (Kamm-Muskel)
Oberschenkel in Hüfte nach außen *(Hüft-Abduktoren)*	• M. glutaeus medius (mittlerer Gesäßmuskel) • M. glutaeus minimus (kleiner Gesäßmuskel) • M. tensor fasciae latae (Hüftabduktor)
Unterschenkel in Knie strecken *(Knie-Strecker)*	= vorne gelegene Muskeln • Vierköpfiger Oberschenkelmuskel (M. quadriceps femoris)
Unterschenkel in Knie beugen *(Knie-Beuger)*	• M. biceps femoris (langer und kurzer Kopf des zweiköpfigen Oberschenkelmuskels) • M. semitendinosus (halbsehniger Muskel) • M. semimembranosus (halbhäutiger Muskel) *unterstützt durch* • M. gracilis (Schlankmuskel) • M. sartorius (Schneidermuskel) • M. gastrocnemius (zwei Köpfe des dreiköpfigen Wadenmuskels)
Einwärtsdrehen des Unterschenkels bei gebeugtem Knie *(Innenrotation)*	• M. semimembranosus (halbhäutiger Muskel) • M. semitendinosus (halbsehniger Muskel) • M. gracilis (Schlankmuskel)
Auswärtsdrehen des Unterschenkels bei gebeugtem Knie *(Außenrotation)*	• M. biceps femoris (zweiköpfiger Oberschenkelmuskel)

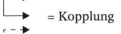
= Kopplung

* Die Synergisten (Mitspieler) haben u.a. die Aufgabe, das Becken zu halten, damit dieses ein Fixpunkt sein kann.

Bewegung	Muskel
Hüft-Innenrotation	• M. glutaeus minimus (kleiner Gesäßmuskel) • M. tensor fasciae latae (Hüftabduktor)
Hüft-Außenrotation	• Gemeinschaft von kleinen Hüftmuskeln
Streckung des Fußes *(vorne = Extensorengruppe)*	= *Heben der Fußspitze* **(Dorsalflexion)** • M. tibialis anterior (vorderer Schienbeinmuskel), und als Hilfsmuskeln: • M. extensor digitorum (Zehenstrecker) • M. extensor hallucis longus (Großzehenstrecker)
Beugung des Fußes *(hinten = Flexorengruppe)*	= *Senken der Fußspitze* **(Plantarflexion)** • M. triceps surae (dreiköpfiger Wadenmuskel) und als Hilfsmuskeln: • M. flexor hallucis longus (Großzehenbeuger) • M. flexor digitorum longus (langer Zehenbeuger) • M. tibialis posterior (hinterer Schienbeinmuskel). (Die Plantarflexion geschieht zu 90 % durch den Wadenmuskel und nur je etwa zu 5 % durch die beiden Zehenbeuger)
Fuß einwärts *(Supination)*	• M. tibialis posterior (hinterer Schienbeinmuskel) • M. triceps surae (dreiköpfiger Wadenmuskel)
Fuß auswärts *(Pronation)*	• M. peronaeus longus et brevis (Wadenbeinmuskeln) • M. extensor digitorum longus als Hilfsmuskel (langer Zehenstrecker)
Zehen beugen	• Mm. flexor hallucis longus et brevis (langer und kurzer Zehenbeuger)
Zehen strecken	• Mm. extensor hallucis longus et brevis (langer und kurzer Zehenstrecker)

Tab. 3.16 Übersicht der häufigsten Bewegungen und den daran beteiligten Muskeln

Testfragen: Spezielle Muskellehre

1. Nennen Sie die 14 Hauptmuskelgruppen (Titel). (☞ 3.2.1 bis 3.2.14)
2. Welche Muskeln gehören zur eigentlichen Atemmuskulatur? (☞ 3.2.5)
3. Nennen Sie die verschiedenen Atemhilfsmuskeln. (☞ 3.2.5)
4. Was wissen Sie über die Gesäßmuskeln? (Lage, Aufgabe, Besonderheit für die Krankenpflege). (☞ 3.2.11)
5. Nennen Sie vier wichtige Sehnen, die sich für die Reflexprüfung eignen. (☞ 3.2.7, 3.2.8, 3.2.12, 3.2.13)
6. Welche Muskeln sind bei der Einatmung wirksam, welche bei der Ausatmung? (☞ 3.2.5)
7. Welche Muskeln gehören zur Autochthonen Rückenmuskulatur und welche Aufgaben kommen ihnen in ihrer Gesamtheit zu? (☞ 3.2.6)
8. Erklären Sie folgende Begriffe und beschreiben Sie ihr Vorkommen (☞ 3.2):
   – Flexor
   – Extensor
   – Abduktor
   – Adduktor
   – Pronator
   – Supinator
   – Sphincter.
9. Erklären Sie die Begriffe:
   – Rotator
   – Synergist
   – Antagonist (☞ 3.2).

Tipp
Versuchen Sie aufgrund der Zusammenfassung der wichtigsten Muskeln alle aufgeführten Bewegungen zu machen und die dabei jeweils aktiven Muskeln bewusst (auch mit Hilfe Ihrer Hände) zu spüren.

4 Sinnesorgane

Wesentliche Aufgabe der Sinnesorgane

• Dienen der Wahrnehmung aller Sinneseindrücke.

4.1 Allgemeine Sinnesphysiologie

4.1.1 Informationsverarbeitung

Aus der Umwelt wird uns eine Fülle von Informationen angeboten. Der größte Teil davon wird gar nicht verwendet. Ein weiterer Teil wird *unbewusst* verarbeitet und nur ein sehr kleiner Teil davon wird uns *bewusst,* d.h. nur ein geringer Teil, nämlich das, was uns als Information wichtig bzw. interessant erscheint, wird „ausgewählt" und gelangt in die Hirnrinde und damit in unser Bewusstsein.

Der Auswahlvorgang kann teilweise willentlich beeinflusst werden, was uns deutlich wird, wenn wir zum Beispiel „Lauschen", „Horchen" oder „Spähen". Die Reize, die an uns herankommen, gelangen in verschiedenen Energieformen in unseren Körper. So sprechen wir von *elektromagnetischer Energie* bei Sehreizen, von *mechanischer Energie* bei Berührungs- und Tastreizen oder von *chemischer Energie* bei Geschmacks- und Geruchsstoffen.

Die **selektive Aufmerksamkeit** bzw. die **selektive Wahrnehmung** verhindert eine Überflutung des Zentralen Nervensystems mit Informationen. Die Psychologie stellt zur Erklärung verschiedene Theorien bereit, auf die hier nicht näher eingegangen wird. Wichtig ist, dass der Organismus die Fähigkeit zur selektiven Wahrnehmung hat und damit die Flut von Informationen so begrenzen kann, dass auf den Reiz von außen die richtige Handlung erfolgen kann.

Die Sinnesorgane arbeiten über Nervenbahnen mit dem Nervensystem zusammen. Durch die Sinnesorgane nehmen wir also Eindrücke wahr, die uns – wenn überhaupt – **erst im Gehirn bewusst** werden. Die Sinnesorgane nehmen die Reize auf und wandeln sie in elektrische Impulse um, die über die Nervenbahnen ins jeweilige Zentrum des Großhirns geleitet werden. (Bsp. Hörzentrum, Sehzentrum, Geschmackszentrum, Riechlappen, Haut- bzw. Körperempfindungen).

• Gelangen die Reize ins Rückenmark oder in den Hirnstammbereich, erfolgt die Antwort als Reflex, also *unbewusst* (Bsp. Kniescheibenreflex, Pupillenreflex etc.)
• Gelangen die Reize in den Thalamus des Zwischenhirns, wird dort in einem „Filterungsprozess" eine Auswahl getroffen. Die Reize werden im Hirnstamm verarbeitet oder gespeichert. Auch dieser Vorgang bleibt *unbewusst.*
• Werden die Reize als wichtig bzw. interessant empfunden, werden sie ans Großhirn weitergeleitet. Hier werden sie als *bewusste Empfindungen* wahrgenommen. Antworten auf diese Wahrnehmungen erfolgen in der Regel ebenfalls *bewusst und willentlich.*

4.1.2 Rezeptoren

Die Sinnesorgane haben die Aufgabe, die Reize der Außenwelt aufzunehmen, zu verarbeiten und über die Nervenbahnen zum Rückenmark oder zum Gehirn zu leiten. Dazu müssen sie die Fähigkeit haben, die Reize in elektrische Impulse umzuwandeln.

Um diese Reizumwandlung vollziehen zu können, sind die Sinnesorgane mit einer Art „Fühler", den **Rezeptoren,** ausgestattet.

Wir unterscheiden verschiedene Arten von Rezeptoren:

Rezeptor	Wahrnehmung
Mechanorezeptoren	Berührungs-, Druck- und Tastempfindung (Haut) und Vibration (Erschütterung)
Thermorezeptoren	Wärme- und Kälteempfindung (Haut)
Photorezeptoren	Sehempfindung (Sehorgan)
Chemorezeptoren	Riechempfindung (Riechorgan), Geschmacksempfindung (Geschmacksknospen auf der Zunge)
Nozizeptoren	(als Sonderform) zur Wahrnehmung von Schmerz

Tab. 4.1 Rezeptoren

Nozizeptoren (☞ 4.2.1) gelten als Sonderform, da sie reizunspezifisch sind und prinzipiell durch alle oben genannten Reizarten erregt werden können. Nozizeptoren sind Nervenendigungen, die auf schädliche Einwirkungen (Noxen) reagieren. Sie werden in Kapitel 4.2 näher besprochen.

4.2 Schmerz

Schmerz ist eine unangenehme Empfindung, die durch Reizung feiner Nervenfasern der Haut oder eines Organs, über sensible Nervenfasern oder Nervenbahnen ins Hirn geführt und dort wahrgenommen wird. Es handelt sich um eine *subjektive Wahrnehmung,* deren Qualität und Ausmaß objektiv nicht messbar sind. Der Übergang von undifferenziertem Unwohlsein zur eigentlichen Schmerzempfindung ist oft fließend.

Bereits aus dieser Definition wird deutlich, dass Schmerz objektiv schwierig zu beurteilen ist, vor allem, was die Schmerzintensität anbelangt.

4.2.1 Schmerzrezeptoren

Schmerzrezeptoren *(Nozirezeptoren)* finden wir als freie Nervenendigungen in fast allen Körpergeweben. Ihre Aufgabe ist es, als Warnzeichen oder Alarmsignal auf einen Missstand des Körpers (oder der Seele) hinzuweisen. Schmerzen haben also eine **Schutzfunktion.** So entfernen wir uns beispielsweise aus Gefahrenzonen, bevor wir uns verletzen (Finger auf heißer Kochplatte). Aufgrund von Schmerzempfindungen können bestimmte Krankheiten erkannt und behandelt werden.

4.2.2 Schmerzarten, Schmerzwahrnehmung

Ein Schmerz kann akut auftreten oder chronisch sein. Die Einteilung erfolgt aufgrund der *Schmerzqualität:*

Schmerzcharakter

Ein Schmerz kann stechend, bohrend, ziehend, klopfend, brennend, dumpf, ausstrahlend, kolikartig oder krampfartig sein.

Schmerzintensität

Ein Schmerz kann anschwellen, eine gewisse Zeit andauern und dann wieder abklingen wie dies bei Koliken, Krämpfen, Geburtswehen der Fall ist.

Schmerzdauer

Ein Schmerz kann andauernd sein, bei bestimmten Bewegungen, in bestimmten Situationen oder auch in Intervallen auftreten.

Eine Einteilung kann auch aufgrund des *Entstehungsortes* erfolgen. Wir unterscheiden:

Somatischer Schmerz

Von der Haut, den Bewegungsorganen oder dem Bindegewebe ausgehend, insgesamt alle von **sensiblen Fasern des somatischen Nervensystems** vorsorgten Gebiete betreffend. Der somatische Schmerz wird weiter unterteilt in den *hellen Oberflächenschmerz* (z.B. leichte Verbrennung, leichte Stichverletzung der Haut) und den *dumpfen Tiefenschmerz* (z.B. Schmerz bei einer Knochenfraktur, Muskelspasmus, Kopfschmerz etc.)

*   Oberflächenschmerzen sind leichter lokalisierbar und meist mit einer Flucht- oder Abwehrbewegung verbunden.
*   Tiefenschmerzen sind oft schwieriger zu lokalisieren und haben meist eine Schonhaltung zur Folge.

Eine besondere Art des somatischen Schmerzes ist der *Juckreiz*, der als Abwehrreaktion das Kratzen zur Folge hat und mitunter sehr affektbetont und quälend sein kann.

Viszeraler Schmerz

Von der glatten Muskulatur der Eingeweide ausgehend, insgesamt alle von **sensiblen Fasern der viszeralen Nervenfasern** versorgten Gebiete betreffend. Der viszerale Schmerz ist meist dumpf und quälend und besonders unlustbetont. Er ist häufig schwer lokalisierbar.

Mancher Hautbezirk bezieht seine sensiblen Fasern vom selben Rückenmarkseg-ment wie ein bestimmtes Organ (Head-Zone). Bei Erkrankung dieses Organs kann der dazugehörige Hautbezirk schmerzen (z.B. bei Magenerkrankungen können Schmerzen bis in den Rückenbereich ausstrahlen). Die Lokalisation der Schmerz-empfindung im betreffenden Hautareal kann deshalb wichtige diagnostische Hinwei-se geben.

Neurogener Schmerz

Durch **Schädigung einer Nervenbahn,** zum Beispiel bei einer unvollständigen Quer-schnittslähmung, einer Diskushernie etc., werden Nervenfasern oder Nervenbahnen so gereizt, dass sie als Schmerz wahrgenommen werden. Ursprung und Schmerzemp-findung sind dann meist nicht am selben Ort (Schmerzausstrahlung oder übertrage-ner Schmerz). Als spezieller neurogener Schmerz gilt der *Phantomschmerz*, der nach der Amputation von Gliedmaßen oder auch nach einer vollständigen Verletzung eines Nervengeflechts (Plexus) in einer fühllosen Extremität auftreten kann.

Psychogener Schmerz

Von psychogenem Schmerz sprechen wir, wenn eine **psychoreaktive Störung mit Krankheitswert** vorliegt, deren Ursache nicht organischer Natur ist, und die sich als Schmerz äußert. Bevor der Arzt/die Ärztin eine entsprechende Diagnose stellt, müs-sen differentialdiagnostisch körperliche Ursachen sowie endogene Psychosen ausge-schlossen sein. Ursache eines psychogenen Schmerzes kann ein unverarbeiteter Konflikt sein, der zu diesem Zeitpunkt einzig als Körperschmerz ausgedrückt werden kann.

In den weiteren Kapiteln erfolgt die Besprechung der einzelnen Sinnesorgane:

- Haut (Temperatur-, Berührungs-, Tast-, Druck- und Schmerzempfindung)
- Tiefensensibilität (Körperlageempfindung), Information über das Ausmaß und die Geschwindigkeit von Muskeldehnungen, Vibrationen, über Rezeptoren, die auf mechanische Reize ansprechen (Mechanorezeptoren) in Muskeln, Sehnen und Gelenken
- Sehorgan (Sehempfindung)
- Gehörorgan (Gehörempfindung)
- Gleichgewichtsorgan (Lage- und Bewegungsempfindung des Kopfes)
- Geruchsinn (Geruchsempfindung)
- Geschmacksinn (Geschmacksempfindung).

4.3 Haut

■ Topografie

Die Haut (Derma = griech., Cutis = lat.) bedeckt die gesamte Körperoberfläche.

■ Makroskopie

Die gesunde Haut weist bei den Angehörigen der weißen Rasse eine mehr oder weniger starke Rosafärbung auf, die von der Dicke der obersten Hautschicht und von der Durchblutung der mittleren Hautschicht abhängt.

Leistenhaut nennen wir die unbehaarte Haut der Handfläche und der Fußsohle, die bei jedem Menschen ein eigenes individuelles Muster zeigt. Die Epidermis ist hier mindestens 1 mm dick (ca. 5 % der Gesamthautfläche).

Felderhaut nennen wir die Haut am übrigen Körper, die behaart sein kann. Die Epidermis ist hier nur 0,1 mm dick (ca. 95 % der Gesamthautfläche).

■ Mikroskopie

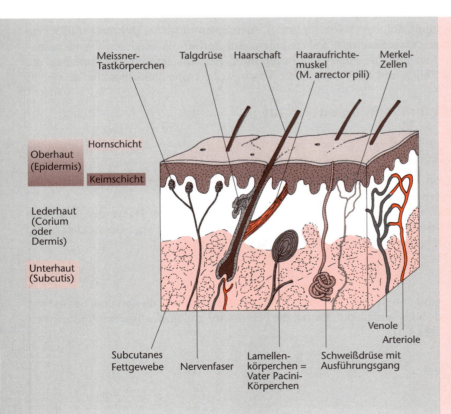

Die **Oberhaut** (Epidermis) und die **Lederhaut** (Corium) bilden zusammen die **Cutis**. Die Dicke der Lederhaut beträgt etwa 1 mm. Die Dicke der Unterhaut kann je nach Fetteinlagerung wenige Millimeter bis viele Zentimeter betragen.

Die **Merkel-Zellen** reagieren auf Tastreize.

Die **Vater-Pacini-Lamellenkörperchen** reagieren auf Druck- und Vibrationsreize.

Die **Meissner-Tastkörperchen** sind besonders zahlreich an den Fingerspitzen, Handflächen und Fußsohlen, Augenlidern, Lippen und äußeren Genitalien vorhanden.

Abb. 4.1
Schnitt durch die Felderhaut

■ Physiologie

Die Haut hat folgende Aufgaben:

- **Schutz** vor mechanischen, chemischen und thermischen Schädigungen, Schutz vor Strahlen (z.B. ultraviolette Strahlen, durch Melanin aus den Pigmentzellen der Keimschicht) und Schutz vor Bakterieninvasionen.
- **Speicherung** von Fett (vorwiegend Depotfett) im Unterhautgewebe.
- **Ausscheidung** von Talg, um Haut und Haare geschmeidig zu halten, und Ausscheidung von Schweiß (Wasser und Salze zur Wärmeabgabe durch Verdunstung, Essigsäure und Buttersäure zur Bildung eines bakterienhemmenden Säuremantels, stickstoffhaltige Abbauprodukte zur Unterstützung der Nierenfunktion). Als Sonderform der Schweißdrüsen sind die *Duftdrüsen* zu erwähnen: Sie liegen in bestimmten Körperbezirken (z.B. Achselhöhle, Leistenbeuge, Schamgegend) und geben ihr Sekret erst mit Beginn der Pubertät ab.
- **Temperaturregulation** (Thermoregulation), das heißt Konstanthaltung der durch die Stoffwechselprozesse (Verbrennung) entstandenen Wärme im Körperinneren. Dies geschieht durch das Blutgefäßnetz in der Lederhaut und durch die mehr oder weniger starke Schweißabsonderung.
- **Sinnesfunktion:** Mit den verschiedenen Empfindungskörperchen in der Haut können wir Wärme und Kälte (Thermorezeptoren), Berührung (Tast- und Druckempfindung), Schmerz (Nozizeptoren), auch Spannung bzw. Dehnung und Vibration (Mechanorezeptoren) wahrnehmen. Auf Berührung reagieren die Meissner-Körperchen und die Haarwurzelrezeptoren. Auf Tastempfindung sprechen die Merkel-Zellen und auf Vibration die Vater-Pacini-Lamellenkörperchen an.

4.3.1 Anhangsorgane der Haut

Haare

Man unterscheidet:

- Flaum- oder Lanugobehaarung. Beim Neugeborenen am ganzen Körper, beim Erwachsenen an den großen Hautpartien zu finden.
- Terminalbehaarung: Barthaare, Schamhaare, Achselhaare, Haare der Nasenöffnung und des äußeren Gehörganges, Kopfhaare und als sog. Borstenhaare die Augenwimpern und Augenbrauen (☞ Abb. 4.2).

Nägel

Die Nägel sind von der Epidermis gebildete Hornplatten und dienen dem Schutz der Finger- und Zehenendglieder. Durch die Nägel wird zudem die Tastempfindung verstärkt (☞ Abb. 4.3).

4.3 Haut

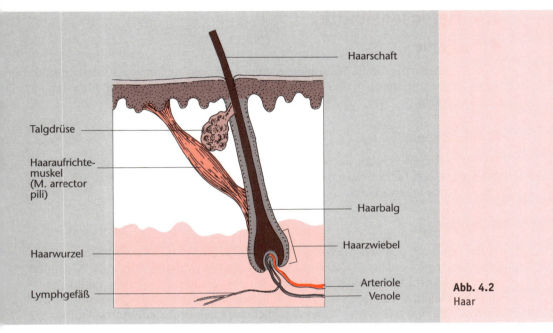

Abb. 4.2
Haar

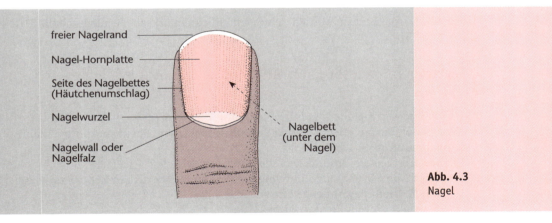

Abb. 4.3
Nagel

Hautdrüsen

- Talgdrüsen (☞ Abb. 4.1 und 4.2)
- Schweißdrüsen (Physiologie der Haut ☞ 4.3)
- Duftdrüsen (Physiologie der Haut ☞ 4.3)
- Brust- oder Milchdrüsen (☞ 15.1.9).

4.4 Tiefensensibilität

Topografie

Die Rezeptoren, die für die Wahrnehmung der Tiefensensibilität verantwortlich sind, liegen in der Unterhaut, in den Muskeln, Sehnen, deren Bindegewebshüllen und an Gelenkkapseln.

Mikroskopie

Zu diesen Rezeptoren, die auch *Propriozeptoren* genannt werden, gehören Muskelspindeln, Golgi-Sehnenorgane und Vater-Pacini-Lamellenkörperchen. Sie unterscheiden sich in ihrer Größe.

Physiologie

Durch Dehnung (z.B. des Muskels) verändert sich die Form der Rezeptoren, welche dadurch erregt werden. Der so entstandene Impuls wird ins Gehirn (u.a. Kleinhirn und Großhirnrinde) gemeldet. So kennen wir genau unsere Körperlage und die Stellung der Gelenke *(Stellungssinn)*, die Körperbewegungen *(Bewegungssinn)* sowie die Kraft, die wir z.B. gegen Widerstand bei einer Bewegung einsetzen *(Kraftsinn)*. So wissen wir auch im Dunkeln, in welcher Stellung sich unsere Extremitäten befinden, wie wir uns bewegen etc.

Unbewusste Meldungen werden schon auf Rückenmarksebene umgeschaltet (Reflexe ☞ 5.4.3).

Testfragen Sinnesorgane: Allgemeine Sinnesphysiologie und Haut

1. Was wissen Sie über die Informationsverarbeitung? (☞ 4.1.1)
2. Nennen Sie die verschiedenen Rezeptorenarten und die dazugehörige Wahrnehmung. (☞ 4.1.2)
3. Erklären Sie die Besonderheit der Nozizeptoren. (☞ 4.1.2)
4. Referieren Sie über die Einteilung des Schmerzes bezüglich Schmerzqualität und Entstehungsort des Schmerzes. (☞ 4.2.2)
5. Wie sieht die Haut makroskopisch aus? (☞ 4.1)
6. In welche Schichten wird die Haut mikroskopisch eingeteilt? (☞ Abb. 4.1)
7. In welcher Hautschicht sind die verschiedenen Einschlüsse? (☞ Abb. 4.1)
8. Nennen und erklären Sie die Aufgaben der Haut. (☞ 4.1)
9. Erklären Sie den Unterschied zwischen Lanugo- und Terminalbehaarung. (☞ 4.3.1)
10. Was sind Nägel und welche beiden Aufgaben erfüllen Sie? (☞ 4.3.1)
11. Nennen Sie die verschiedenen Hautdrüsen und ihre Aufgaben. (☞ 4.3.1)

4.5 Sehorgan

■ Topografie

Die Augen liegen in den knöchernen Augenhöhlen, eingebettet in ein Fettpolster (Baufett).

■ Makroskopie

Das Sehorgan wird unterteilt in den Augapfel *(Bulbus oculi)* und die Hilfs- und Schutzeinrichtungen des Auges. Der **Augapfel** besteht aus drei Schichten (☞ Abb. 4.4): Hornhaut, Bindehaut und Lederhaut bilden die *äußere Augenhaut*. Regenbogenhaut, Strahlenkörper und Aderhaut bilden die *mittlere Augenhaut*. Die **Netzhaut** bildet mit dem umkleidenden Pigmentepithel die *innere Augenhaut*. Die **Lederhaut** ist undurchsichtig und weiß. Bei einem zu hohen Bilirubinspiegel im Blut erscheint sie gelblich bis stark gelb (Ikterus). Die **Aderhaut** enthält die Aderhautgefäße, die vor allem die angrenzenden Schichten ernähren. Die **Augenkammern** sind mit Kammerwasser gefüllt. Zu den **Hilfs- und Schutzeinrichtungen** (☞ Abb. 4.5) zählen die Augenbrauen, Augenlider, Tränendrüsen und ableitende Kanälchen, Tränensack und Augenmuskeln.

Linse

Die Linse (Lens) ist ein elastischer Körper, der durch Aufhängefasern am Ziliarkörper befestigt ist und seine Brechkraft durch stärkere Krümmung erhöhen kann (☞ Physiologie).

Ziliarkörper

Im Ziliarkörper, welcher im vorderen Abschnitt der Aderhaut *(Choroidea)* von dieser gebildet wird und sich nach vorne der Regenbogenhaut *(Iris)* anschließt, liegt der Ziliarmuskel *(M. ciliaris)*, welcher aus glatten Muskelfasern besteht und den Krümmungsgrad der Linse reguliert (Anpassung = Akkommodation ☞ Physiologie).

Regenbogenhaut

Die Regenbogenhaut *(Iris)* teilt den Raum zwischen Hornhaut und Linse in eine vordere größere und eine hintere kleinere Augenkammer ein. Das „Loch" in ihrer Mitte wird als Pupille bezeichnet. Die Regenbogenhaut bestimmt die individuelle Augenfarbe.

Netzhaut

Die wichtigste Augenhaut ist die Netzhaut *(Retina)*. In ihr liegen die Sinneszellen, nämlich etwa 75–125 Millionen Stäbchenzellen und etwa 3–6 Millionen Zapfenzellen. Die **Stäbchenzellen** dienen der Hell-Dunkel-Wahrnehmung (schwarz-grau-weiß). Sie benötigen nur sehr wenig Licht und sind daher für das Dämmerungssehen zuständig. Die **Zapfenzellen** nehmen Farbunterschiede wahr, wobei dafür ziemlich viel Licht vorhanden sein muss. Diese Zellen sind für das Sehen bei Tageslicht verantwortlich.

Die Netzhaut ist von der Pigmentschicht umgeben, die reichlich Melanin enthält und einerseits das Augeninnere vor störendem Lichteinfall schützt und andererseits der Ernährung der Sinneszellen dient. Die Zellen der Pigmentschicht ragen mit schmalen Fortsätzen zwischen die Stäbchen- und Zapfenzellen hinein. Löst sich die Netzhaut von der Pigmentschicht, kommt es zur Netzhautablösung *(Ablatio retinae)*. Um eine partielle oder auch vollständige Erblindung zu verhindern, muss eine rasche Behandlung durch Verklebung der beiden Schichten mittels Laserstrahlen erfolgen.

■ Mikroskopie

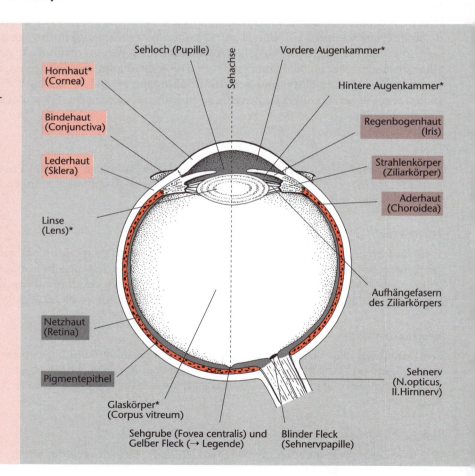

Der **Glaskörper** besteht aus einer gallertigen Füllmasse.

Die mit einem * versehenen Anteile, also Hornhaut, Linse, Glaskörper und die Augenkammern, sind die **lichtbrechenden Anteile**, wobei die Linse diesbezüglich die wichtigste Rolle spielt, da sie ihre Form verändern kann.

Der **gelbe Fleck** besteht aus einer Anhäufung von Zapfenzellen. Dort liegt auch die Fovea centralis als Ort des schärfsten Sehens.

Beim **blinden Fleck** finden wir keine Sinneszellen, da hier die Sehnerv austritt.

Abb. 4.4
Horizontalschnitt durch das linke Auge

Physiologie

Linse

Die Linse *(Lens)* ist der wichtigste Anteil des lichtbrechenden Apparates und stellt, analog zu der Linse beim Fotoapparat, die Sehschärfe der Bilder ein. Ist ein Gegenstand nahe, so verstärkt sich die Wölbung der Linse mit Hilfe des kleinen Ziliarmuskels. Ist ein Gegenstand weit entfernt, wird die Wölbung flacher. Die Einstellung der Linse auf das Sehen in der Nähe bzw. Ferne wird als *Akkommodation* bezeichnet. Der Linsenkern kann trüb werden. Wir sprechen dann vom Grauen Star *(Katarakt)*. Bei einer Operation kann die getrübte Linse entfernt und durch die Implantation einer Kunststofflinse ersetzt werden. Früher musste die entfernte Linse durch entsprechende (dicke) Brillengläser ersetzt werden.

Regenbogenhaut – Pupille

Die Regenbogenhaut *(Iris)*, gleich der Blende beim Fotoapparat, schützt vor zu starkem Lichteinfall und ermöglicht bei Dunkelheit optimalen Lichteinfall. Ist viel Licht vorhanden, verbreitert sich die Regenbogenhaut, dadurch wird die Pupille (Sehloch) eng. Ist wenig Licht vorhanden, verschmälert sich die Regenbogenhaut, und die Pupille wird weit. Diese reflexartige Anpassung von Regenbogenhaut und Pupille kann als **Pupillenreflex** mit einer Taschenlampe geprüft werden.

Zur Erfüllung ihrer Aufgabe enthält die Iris zwei glatte Muskeln, einen Pupillenschließmuskel und einen Pupillenerweiterer. Für die Pupillenschließung (= Verbreiterung der Regenbogenhaut) ist der Parasympathikus zuständig, für die Pupillenerweiterung (= Verengung der Regenbogenhaut) der Sympathikus.

Augenkammern und Kammerwasser

In Bindegewebsfortsätzen des **Ziliarkörpers** *(Processus ciliares)* wird das Kammerwasser gebildet, eine Flüssigkeit, die in ihrer Zusammensetzung dem Liquor verwandt ist und Hornhaut und Linse ernährt. Das Kammerwasser gelangt zunächst in die hintere Kammer und dann, da es in ständiger Bewegung ist, durch die Pupille in die vordere Kammer.

Der Abfluss des Kammerwassers erfolgt durch kleine Spalträume, die im Kammerwinkel zwischen der Regenbogenhaut *(Iris)* und der Hornhaut *(Cornea)* liegen und über den **Schlemm-Kanal** ins venöse Blut führen.

Kammerwasserbildung und -abfluss sind normalerweise im Gleichgewicht. Ist dieses Gleichgewicht gestört, kommt es zur gefährlichen Erhöhung des Augeninnendruckes *(intraokularer Druck)*. Ursachen für eine solche Störung können Augenkrankheiten sein, die den Abfluss des Kammerwassers behindern oder Medikamente, die den Augendruck erhöhen. Wir sprechen vom **Glaukom** oder **Grünen Star.** Wichtig ist eine rasche Behandlung: Senken des Augeninnendrucks mit parasympathisch wirksamen Augentropfen oder eine Operation, da eine Schädigung der Netzhaut und des Sehnervs bis zur Erblindung führen kann.

Sinnesorgane

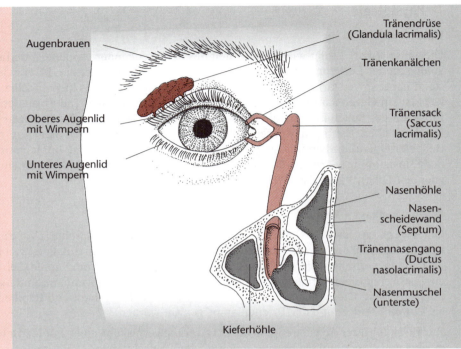

Die sechs Augenmuskeln sind auf dieser Zeichnung nicht zu sehen. Sie gehören ebenfalls zu den Hilfseinrichtungen des Auges und ermöglichen ein feines sorgfältiges Bewegen der Augen in alle Richtungen.

Abb. 4.5
Hilfs- und Schutzeinrichtungen des Auges

Hilfs- und Schutzeinrichtungen des Auges

Zu den Hilfs- und Schutzvorrichtungen des Auges gehören die **Lider** (= Lidreflex), welche das Eindringen von Fremdkörpern verhindern, die **Wimpern** und die **Brauen**, welche vor Stirnschweiß schützen und die **Tränenflüssigkeit,** die mit dem Lidschlag die äußeren Augenhäute (Hornhaut, die Bindehaut und den vordersten Teil der Lederhaut) feucht hält und die Hornhautoberfläche durch den Flüssigkeitsspiegel völlig glättet. Damit wird verhindert, dass die wegen Epithelzellbedeckung mikroskopisch nicht ganz ebene Hornhautoberfläche unscharfes Sehen bewirkt.

4.5.1 Sehvorgang

Damit die Lichtstrahlen richtig auf die Netzhaut fallen, müssen sie Hornhaut, vordere Augenkammer, Linse und Glaskörper durchdringen. Die Lichtstrahlen werden dabei an der Hornhaut und vor allem in der Linse gebrochen (d.h. etwas nach innen abgelenkt).

Um den eigentlichen Sehvorgang zu verstehen, muss man Folgendes wissen:

- Lichtstrahlen nehmen immer den kürzesten, d.h. geradesten, Weg (Luftlinie).
- Lichtstrahlen müssen immer den Weg durch die lichtbrechenden Anteile nehmen.
- Lichtstrahlen müssen auf die Sinneszellen der Netzhaut fallen.
- Nervenfasern, die von der lateralen Netzhautseite kommen, leiten ihren Reiz auf der gleichen Seite weiter ins Großhirn, d.h. die Nerven kreuzen nicht.

4.5 Sehorgan   109

- Nervenfasern, die von der medialen Netzhautseite (nasenwärts gelegene Netzhaut) kommen, leiten ihren Reiz auf der entgegengesetzten Seite weiter ins Großhirn, d.h. diese Nerven kreuzen in der sog. Sehnervenkreuzung *(Chiasma opticum)*.
- Die eigentliche visuelle Wahrnehmung erfolgt in der Sehrinde des Hinterhauptlappens Sehzentrum).

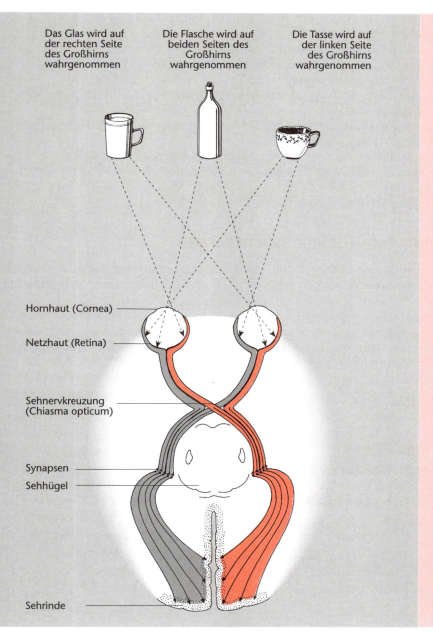

Abb. 4.6
Sehvorgang (schematische Ansicht von oben)

Testfragen Sinnesorgane: Sehorgan

1. Wo liegt das Sehorgan? (☞ 4.5)
2. Nennen Sie die makroskopische Einteilung des Sehorgans. (☞ 4.5)
3. Nennen Sie die Anteile des Augapfels und zeigen Sie sie am Modell oder an der Tabelle. (☞ Abb. 4.4)
4. Nennen Sie die Hilfs- und Schutzeinrichtungen des Auges und ihre Aufgaben. (☞ Abb. 4.5)
5. Erläutern Sie die Schutzvorrichtungen des Auges. (☞ 4.5)
6. Welche Aufgabe kommt der Linse zu? (Physiologie ☞ 4.5)
7. Erklären Sie den mikroskopischen Bau der Netzhaut. (☞ 4.5)
8. Erklären Sie die Aufgabe der Regenbogenhaut bzw. den Pupillenreflex. (Physiologie ☞ 4.5)
9. Wo wird das Kammerwasser gebildet, wo zirkuliert es und welche Aufgabe erfüllt es? (Physiologie ☞ 4.5)
10. Nennen Sie die lichtbrechenden Anteile des Auges. (☞ Abb. 4.4)
11. Nennen Sie den Weg, den das Licht von außen bis zur Netzhaut nimmt. (☞ 4.5.1)
12. Erklären Sie den Sehvorgang. (☞ 4.5.1)

4.6 Hör- und Gleichgewichtsorgan

Diese beiden Organe müssen, da sie örtlich sehr eng beieinander liegen, anatomisch zusammen besprochen werden. Physiologisch gesehen haben sie jedoch getrennte Aufgaben.

■ Topografie

Beide Organe sind im Felsenbein und im Innenohr eingebettet (☞ Abb. 4.8).

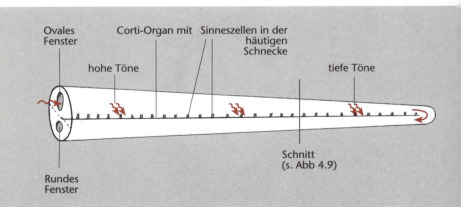

Die als Druckschwingung fortgepflanzten Schallwellen sind mit rötlichen Pfeilen angegeben.

Abb. 4.7 Vereinfachte schematische Darstellung der aufgerollten Schnecke

4.6 Hör- und Gleichgewichtsorgan

Makroskopie

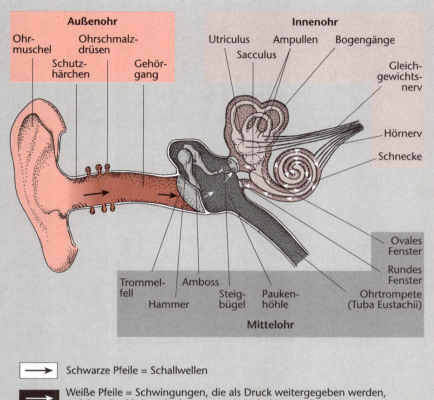

 Schwarze Pfeile = Schallwellen

 Weiße Pfeile = Schwingungen, die als Druck weitergegeben werden, welcher die Ohrlymphe bewegt und dank dem runden Fenster ausgeglichen wird. (Siehe Hörvorgang)

Hammer, Amboss und **Steigbügel** sind die drei Gehörknöchelchen.

Hör- und Gleichgewichtsnerv vereinigen sich zum VIII. Hirnnerv (N. vestibulocochlearis).

Der **knöcherne Vorhof** mit **Utriculus** und **Sacculus** gehört zusammen mit den Bogengängen und den Ampullen zum Gleichgewichtsorgan.

Die **Bogengänge** stehen etwa rechtwinklig zueinander, wobei jeder Bogengang eine andere Raumrichtung einnimmt.

Abb. 4.8
Hör- und Gleichgewichtsorgan

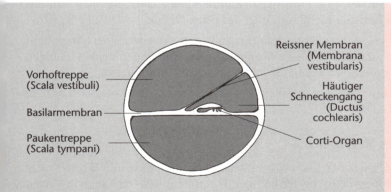

Die **Vorhoftreppe** bildet die obere Etage des Schneckenganges und enthält Perilymphe.
Die **Paukentreppe** bildet die untere Etage des Schneckenganges und enthält ebenfalls Perilymphe.
Im **häutigen Schneckengang** ist Endolymphe enthalten. Hier befindet sich auch das Corti-Organ mit den Sinneszellen.

Abb. 4.9
Schnecke (Querschnitt)

■ Mikroskopie

☞ Abb. 4.10 und 4.11

Abb. 4.10
Sinneszellen des Hörorgans
= Schnitt durch das Corti-Organ

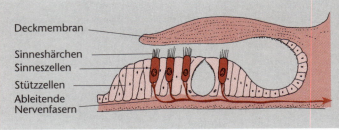

Die **Deckmembran** ist eine gelatinöse, bewegliche Masse. Auf ihr befinden sich die Kalkkristalle (Statolithen).

Abb. 4.11
Sinneszellen des Gleichgewichtsorgans
= Schnitt durch Utriculus und Sacculus

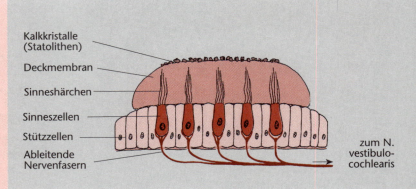

Die Sinneszellen des Hörorgans liegen im **Corti-Organ.** Das Corti-Organ liegt im häutigen *Schneckengang* (Ductus cochlearis), einem schlauchartigen Hohlraum, der von der *Knöchernen Schnecke* (Cochlea) umgeben ist. Dieser spiralig gewundene Knochenraum ist mit Flüssigkeit (Perilymphe bzw. Ohrlymphe) gefüllt. Die häutige Schnecke enthält ebenfalls eine Flüssigkeit *(Endolymphe)*. Die Basalmembran der häutigen Schnecke (Reissner Membran) trägt das Corti-Organ.

Die Sinneszellen des Gleichgewichtsorgans liegen in den Erweiterungen (Ampullen) der drei Bogengänge, die dreidimensional angelegt sind, und in den beiden häutigen Säckchen *(Utriculus und Sacculus)*, die im knöchernen Vorhof liegen.

Prinzipiell sind die Sinneszellen an allen hier erwähnten Orten fast gleich gebaut (☞ Abb. 4.10 und 4.11).

■ Physiologie des Hörorgans

Die physikalische Einheit der Lautstärke (Schallintensität) wird mit Dezibel oder Phon gemessen, die physikalische Einheit der Tonhöhe mit Hertz (Schwingungen pro Sekunde).

Hörvorgang

- Schallwellen gelangen durch den Gehörgang aufs Trommelfell.
- Trommelfell wird dadurch in Schwingungen versetzt.
- Trommelfell überträgt Schwingungen auf den Hammer, dieser auf den Amboss und schließlich gelangen sie auf den Steigbügel.
- Steigbügel gibt Druckschwingungen weiter, indem er die Membran des ovalen Fensters in der Schnecke bewegt, welche mit Flüssigkeit (Ohrlymphe) gefüllt ist.
- Bewegung der Ohrlymphe (Perilymphe) versetzt Härchen der Hörzellen in Schwingungen.
- In den Hörzellen werden elektrische Impulse ausgelöst.
- Impulse werden durch Nervenfasern ins Hörzentrum des Großhirns geleitet. Wahrnehmung des Gehörten erst jetzt.

Hohe Töne reizen die Sinneszellen am Anfang der Schnecke.

Merksatz: Kurze Orgelpfeifen erzeugen hohe Töne.

Tiefe Töne reizen die Sinneszellen am Ende der Schnecke.

Merksatz: Lange Orgelpfeifen erzeugen tiefe Töne.

Zum Druckausgleich der Lymphbewegungen im Innenohr dient das **runde Fenster.** Zum Druckausgleich im Mittelohr finden wir die Verbindung zum Nasenrachenraum durch die Ohrtrompete **(Tuba Eustachii).**

■ Physiologie des Gleichgewichtsorgans

Das Gleichgewichtsorgan orientiert uns über Lage- und Drehbewegungen des Kopfes.

Lage bzw. Bewegungsrichtung des Kopfes

Die beiden häutigen Säckchen *(Utriculus und Sacculus)* im knöchernen Vorhof besitzen auf den Sinneszellen eine gelatinöse bewegliche Membran, auf der Kalkkristalle *(Statolithen)* aufgelagert sind (☞ Abb. 4.11). Je nach Stellung des Kopfes ändert sich der Druck, den diese Kalkkristalle über die Statolithen auf die Sinneszellen ausüben, welche diesen Reiz wieder in elektrische Impulse umwandeln. Über Nervenfasern und über den Gleichgewichtsnerv gelangt die Meldung ins Gleichgewichtszentrum des Großhirns und orientiert uns über die Lage bzw. Bewegungsrichtung des Kopfes. Ebenfalls über diesen Teil des Gleichgewichtsorgans können wir Geschwindigkeitsänderungen wahrnehmen, sofern diese stark genug sind und die gelatinöse Masse mit den Kalkkristallen (= Statolithen oder Otolithen, neuerdings Statoconien) in Bewegung bringen.

Drehbewegungen des Kopfes

Die Ampullen der Bogengänge enthalten ebenfalls eine Flüssigkeit *(Endolymphe)* und Sinneszellen, denen eine gallertige, kuppelförmige Masse *(Cupula)* aufgelagert ist. Drehen wir den Kopf, bewegt sich die Endolymphe und überträgt über die Gallertmasse einen Reiz auf die Sinneshärchen und dann auf die Sinneszellen, welche den Reiz in elektrische Impulse umwandeln und über den VIII Hirnnerv ins Hirn leiten. Hier wird die Drehbewegung (Beschleunigung bzw. Verlangsamung beim Nicken, Drehen, Seitswärtsneigen) bewusst wahrgenommen, was zu einer reflektorischen Anpassung der Körperhaltung führt.

Testfragen Sinnesorgane: Hör- und Gleichgewichtsorgan

1. Wo liegt das Hör- und Gleichgewichtsorgan? (☞ 4.6)
2. Wie wird das Hörorgan makroskopisch eingeteilt? (☞ Abb. 4.8)
3. Wo liegen die Sinneszellen des Hörorgans? (☞ Abb. 4.10)
4. Erklären Sie den Hörvorgang. (☞ 4.6)
5. Welche Aufgabe hat das runde Fenster des Mittelohrs, welche Aufgabe die Ohrtrompete? (☞ 4.6)
6. Wo liegen die Sinneszellen des Gleichgewichtsorgans? (☞ Abb. 4.11)
7. Erklären Sie die Physiologie des Gleichgewichtsorgans. (☞ 4.6)

4.7 Riechorgan

■ Topografie

Die Sinneszellen des Riechorgans liegen in einem etwa 0,2 cm² großen Schleimhautfeld oberhalb der obersten Nasenmuschel und dem gegenüber liegenden ebenso großen Feld der Nasenscheidewand.

■ Makroskopie

Der **Riechkolben** gehört zum Großhirn.

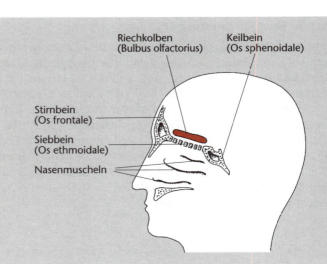

Abb. 4.12
Schematischer Schnitt durch das Riechorgan

■ Mikroskopie

☞ Abb. 4.13

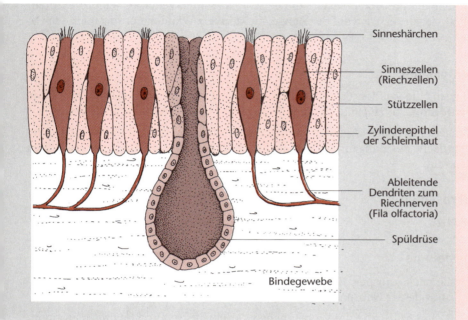

Abb. 4.13
Schnitt durch die Riechschleimhaut

■ Physiologie

- Duftstoff gelangt durch Einatmung auf die Schleimhaut der obersten Nasenmuschel.
- Sinneshärchen werden dadurch erregt und geben den Reiz an die Sinneszellen (Chemorezeptoren) weiter.
- Sinneszellen wandeln den Reiz in elektrische Impulse um.
- Impulse werden über die ableitenden Nervenfasern, die sich im Riechnerv (N. olfactorius = I Hirnnerv) vereinigen, durch die Siebbeinplatte in den Riechkolben (Bulbus olfactorius) des Hirns geleitet.
- Meldung des Duftreizes im Riechzentrum des Großhirns (Schläfenlappen). Wahrnehmung des Duftes erst jetzt.
- Sekret der Spüldrüsen führt die gelösten Duftstoffe ab, damit neue Duftstoffe aufgenommen werden können.

4.8 Geschmacksorgan

■ Topografie

Die Geschmacksknospen, welche die Geschmackssinneszellen (Chemorezeptoren) enthalten, liegen verstreut auf der Zunge, meist in den Wänden der so genannten Papillen.

■ Makroskopie

Sichtbar sind die Papillen als warzenförmige Erhebungen. Sie werden nach ihrer Form in **fadenförmige**, **pilzförmige, warzenförmige** und **blattförmige** Papillen unterteilt.

Die Zungenunterfläche ist glatt, was mit der Zungenspitze nachgespürt werden kann. Die Oberfläche des Zungenrückens und der Zungenränder sind durch die erwähnten Papillen rauh.

■ Mikroskopie

☞ Abb. 4.15

■ Physiologie

Die Geschmacksknospen dienen der Geschmackswahrnehmung und der chemischen Kontrolle der Nahrung.

Während man früher die unterschiedlichen Geschmackswahrnehmungen bestimmten Regionen auf der Zunge zuschrieb, weiß man heute, dass die Sinneszellen in den

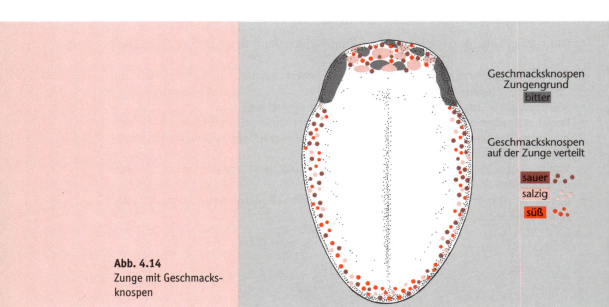

Abb. 4.14
Zunge mit Geschmacksknospen

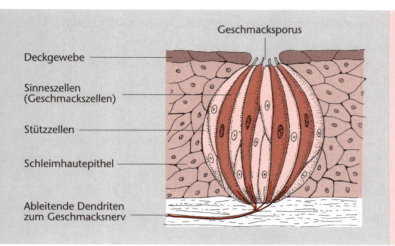

Abb. 4.15
Schematischer Schnitt durch eine Geschmacksknospe

fadenförmigen Papillen vor allem dem **Tastsinn** dienen, während die Geschmacksknospen in den **übrigen Papillen** alle Geschmacksqualitäten wie **süß, sauer, salzig** und **bitter** wahrnehmen können.

Man vermutet, dass für die jeweilige Geschmackswahrnehmung ein bestimmter Rezeptorentyp zuständig ist, dass aber diese Rezeptorentypen auf der Zunge verteilt sind. Einzig die Wahrnehmung „bitter" kann hauptsächlich am Zungengrund lokalisiert werden.

Die Reize für die Geschmacksqualitäten **süß, sauer** und **bitter** werden durch die Geschmacksknospen, die für die Qualitäten **salzig** und **scharf** direkt von freien Nervenenden in der Schleimhaut aufgenommen.

Damit ein Stoff die Chemorezeptoren des Geschmacksorgans reizen kann, muss er wasserlöslich sein.

- Wasserlöslicher Stoff gibt einen Reiz durch die Geschmackspore auf die Sinneszellen, welche diesen Reiz in elektrische Impulse umwandeln.
- Impulse werden über ableitende Nervenfasern, die sich im IX. Hirnnerv, dem Zungen- und Rachennerv (Nervus glossopharyngeus) vereinigen, ins Großhirn geleitet, wo der Geschmack wahrgenommen wird.
- Aufgrund längst gespeicherter Geschmackserinnerungen in den sensorischen Rindenfeldern des Großhirns, kann ein Geschmack erkannt und einer Geschmacksqualität zugeordnet werden. Diesen Speichermechanismus finden wir auch bei den anderen Sinnesorganen in den verschiedenen Rindenfeldern des Großhirns (Nervensystem ☞ Kap. 5).

Testfragen Sinnesorgane: Riechorgane und Geschmacksorgan

1. Wo liegen die Sinneszellen des Riechorgans? (☞ 4.7)
2. Skizzieren Sie schematisch einen Schnitt durch die Riechschleimhaut. (☞ Abb. 4.13)
3. Erklären Sie die Physiologie des Riechorgans anhand der gemachten Skizze. (☞ 4.7)
4. Wo liegen die Sinneszellen des Geschmacksorgans? (☞ 4.8)
5. Wo auf der Zunge liegen die Rezeptoren für den Tastsinn und wo die Rezeptoren für die Geschmackswahrnehmung?
6. Welche unterschiedlichen Geschmacksqualitäten gibt es?
7. Skizzieren Sie schematisch einen Schnitt durch eine Geschmacksknospe. (☞ Abb. 4.14)
8. Erklären Sie die Physiologie des Geschmacksorgans anhand der gemachten Skizze. (☞ 4.8)

5 Nervensystem

Wesentliche Aufgaben des Nervensystems

Übergeordnete Stelle, die:

- in Zusammenarbeit mit dem Hormonsystem alle Funktionsabläufe und Tätigkeiten der Organe steuert (Vegetatives Nervensystem)
- Reize der Sinnesorgane vermittelt und als Empfindungen wahrnimmt (**sensibel,** Peripheres Nervensystem und Zentrales Nervensystem)
- Befehle (willkürlich oder unwillkürlich) zur Bewegung der Muskulatur erteilt (**motorisch,** Zentrales Nervensystem und Peripheres Nervensystem)
- als Reizverarbeitungssystem aufgrund organisierender Prozesse das Denken und Lernen sowie das Speichern und Erinnern von Informationen, Wahrnehmungen und Emotionen ermöglicht (Gehirn).

■ Einleitung

Das Nervensystem ist eine untrennbare Einheit. Aus anatomischen Gründen wird folgende Einteilung gemacht:

- Zentrales Nervensystem (ZNS): Gehirn- und Rückenmark.
- Peripheres Nervensystem (PNS): Hirnnerven, Rückenmarksnerven (Spinalnerven) und periphere Nerven.
- Vegetatives oder autonomes Nervensystem (VNS): Sympathikus und Parasympathikus.

■ Topografie

Das Nervensystem verzweigt sich wie ein stark verästelter Baum im gesamten Organismus. Als Zentren des Nervensystems liegen im Schädel das Gehirn und im Wirbelkanal das Rückenmark.

5.1 Nervengewebe

Das Nervengewebe besteht aus Milliarden von Nervenzellen, den *Neuronen*, welche elektrische Impulse weiterleiten, und aus *Stützzellen*, die in ihrer Gesamtheit das Hüll- und Stützgewebe, die sog. *Neuroglia*, bilden.

5.1.1 Neuron als Funktionseinheit des Nervensystems

Ein **Neuron** ist eine Einheit, bestehend aus dem **Nervenzellleib,** mehreren zuführenden Fortsätzen, **Dendriten** genannt, und einem wegführenden Fortsatz, **Axon** oder **Neurit** genannt. Als selbstständige funktionelle Einheit hat das Neuron die Aufgabe, elektrische Impulse weiterzuleiten. Die Neurone stehen untereinander durch **Synapsen** (Schaltstellen) in Verbindung (☞ Abb. 5.4)

Nervenfasern, die elektrische Impulse von der Peripherie zum Zentralen Nervensystem (Gehirn und Rückenmark) führen, nennen wir **afferente Bahnen,** jene die elektrische Impulse von den Zentren in die Peripherie (Muskeln und Drüsen) leiten, nennen wir **efferente Bahnen.** Afferent heißt „zuführend", efferent „wegführend". Aus diesem Grund benützen wir diese Begriffe auch für die Dendriten (afferent) und das Axon (efferent). Rund um das Axon finden wir als Isolationsschicht die sog. **Schwann-Scheide** (= Myelinscheide), die aus eigenen Zellen (Schwann-Zellen) besteht. Die Einschnürungen zwischen den Zellen (Schnürringe) dienen der Ernährung der Nervenfasern durch benachbarte Blutkapillaren und der raschen Reizleitung.

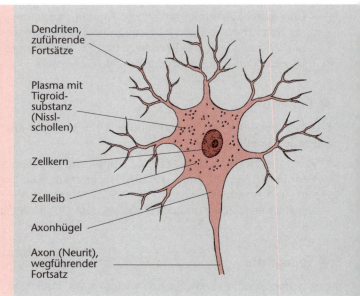

Nissl-Schollen
(Ribosomen ☞ Abb. 1.1)

Abb. 5.1
Mikroskopischer Bau eines motorischen und vegetativen Neurons

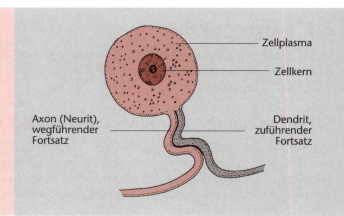

Rückenmarksnervenzelle
(Spinalganglienzelle
☞ Ribosomen, Abb. 5.26)

Abb. 5.2
Mikroskopischer Bau einer Spinalganglienzelle als Beispiel eines sensiblen Neurons

Synapsen

Die Nervenzellen sind untereinander durch Schaltstellen (Synapsen) verbunden. Man könnte solche Synapsen bildlich mit Zwischensteckern bei Verlängerungskabeln vergleichen. (☞ Abb. 5.4) Die häufigste Verbindung ist: Axon auf Dendrit (= axodendritische Synapse). Bei der Abb. 5.3 wird der Zellleib direkt erregt (= axosomatische Synapse).

Synapsen sind also Verbindungsstellen zwischen benachbarten Nervenzellen (Axon auf Dendrit oder Zellleib der nächsten Nervenzelle), aber auch zwischen Nervenzellen und Muskelzellen (Axon auf Muskel = Motorische Endplatte (= neuromuskuläre Synapse)) und zwischen Nervenzellen und Drüsenzellen (Axon auf Drüsenzelle).

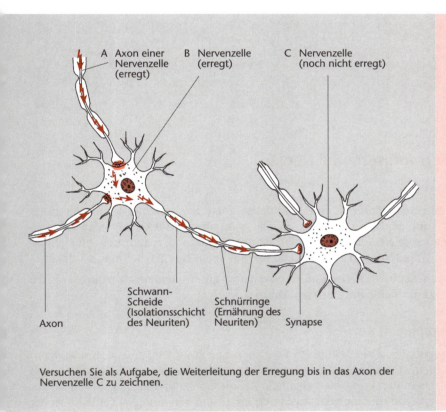

A Axon einer Nervenzelle (hat bereits Nervenzelle B erregt)

B Nervenzelle (der elektrische Strom fließt gerade zum Ende des Axons)

C Nervenzelle (noch unerregt)

Abb. 5.3
Schematische Darstellung eines Neurons mit Schwann-Scheide und Synapsen

⚡ Fließrichtung des elektrischen Stroms

— Chemischer Überträgerstoff (Adrenalin, Noradrenalin oder Acetylcholin)

● Aus dem Ende des Axons ausgetretener Überträgerstoff (wenn elektrische Impulse am Ende des Axons ankommen)

Versuchen Sie als Aufgabe, die Weiterleitung der Erregung bis in das Axon der Nervenzelle C zu zeichnen.

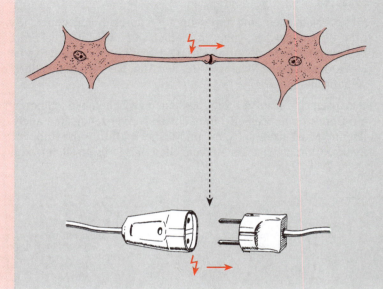

Abb. 5.4
Synapsen im Vergleich
mit Zwischensteckern

Fließrichtung des elektrischen Stroms

5.1.2 Nervenfasern und Nerven

■ Makroskopie

Eine einzelne Nervenfaser ist eine Funktionseinheit. Sie besteht aus dem Axon der Nervenzelle und der Nervenscheide, die das Axon umgibt. Viele Nervenfasern vereinigen sich zu sog. Nervenfaserbündeln. Erst diese sind makroskopisch gut sichtbar und werden Nerv (Nervus) genannt. Die Nerven leiten elektrische Impulse weiter.

In den beiden Zentralen (Hirn und Rückenmark) unterscheiden wir makroskopisch die graue und die weiße Substanz (☞ Mikroskopie)

■ Mikroskopie

Das *Nervengewebe* ist aus Milliarden von Neuronen zusammengesetzt. Ein *Neuron*, auch *Ganglienzelle* oder *Neurozyt* genannt, besteht aus dem Zellleib und seinen Fortsätzen. Da in den Fortsätzen ebenfalls Zellplasma zu finden ist, gehören sie zur Zelle. Die Fortsätze sind eine Art Ausläufer, die zusammen mit dem Zellleib von der Zellmembran umgeben sind.

Eine Vielzahl von Zellleibern beieinander erscheint für unsere Augen grau und wird deshalb *graue Substanz* genannt. Eine Vielzahl von Fortsätzen beieinander erscheint für unsere Augen weiß, wir sprechen deshalb von *weißer Substanz*.

Mikroskopisch unterscheiden wir im ZNS zwei Arten von Zellen, die eigentlichen Nervenzellen (Neuronen), welche die Aufgabe der Erregungsleitung haben, und die Gliazellen, die eine Hüll- und Stützfunktion haben (☞ unten).

■ Physiologie (allgemein)

Wie erwähnt kennen wir zwei Arten von Nervenbahnen:

- **Sensorische** (auch sensible bzw. afferente) **Nervenbahnen** leiten Meldungen der Sinnesorgane von der Peripherie zu den Nervenzellen des Rückenmarks oder über das Rückenmark ins Gehirn. Das Nervensystem arbeitet also mit den Sinnesorganen zusammen, indem es die von den Sinneszellen aufgenommenen Reize sensorisch weiterleitet.
- **Motorische** (auch efferente) **Nervenbahnen** leiten die in den Zentralorganen (Gehirn und Rückenmark) entstandenen Befehle zu den Erfolgsorganen, auf Muskeln oder Drüsen.

5.1.3 Gliazellen

Als Besonderheit finden wir beim Nervengewebe ein Stütz- und Hüllgewebe, das aus eigenen Zellen besteht, den sog. *Gliazellen* (Stützzellen), auch Nervenkitt genannt, die in ihrer Gesamtheit das Gliagewebe ausmachen (das griechische Wort Glia bedeutet Leim). Zum *Gliagewebe* zählen auch die Zellen der *Schwann-Scheide* (☞ 5.1.1). Das Gliagewebe hat neben der Stützfunktion auch eine Ernährungsaufgabe und eine immunologische Schutzfunktion sowie die Aufgabe, die Nervenzellen vor schädlichen Einflüssen zu schützen (☞ 5.1.4).

Die beiden wichtigsten Arten von Gliazellen sind die **Astrozyten** und die **Oligodendrozyten.** Die **Astrozyten** kommen im Gehirn und im Rückenmark vor und wirken durch ihre zahlreichen Fortsätze sternförmig (☞ Abb. 5.5). In ihrer Gesamtheit bilden die Astrozyten ein stützendes Netzwerk. Außerdem umgeben sie zum Teil die Blutkapillaren des Zentralen Nervensystems und bilden die Blut-Hirn-Schranke und die Blut-Liquor-Schranke (☞ 5.1.4). Die **Oligodendrozyten** bilden die Markscheiden im ZNS. Ihre Aufgabe ist es, ähnlich der Hülle eines elektrischen Kabels, die Drähte – hier Nervenfasern – zu isolieren. Die Oligodendrozyten erfüllen in den Zentren die gleiche Aufgabe wie die Zellen der Schwann-Scheide in der Peripherie.

5.1.4 Blut-Hirn-Schranke und Blut-Liquor-Schranke

Im Gehirn bilden die Astrozyten mit ihren Ausläuferfüßchen einen Mantel um die Blutgefäße. So entsteht die *Blut-Hirn-Schranke* (☞ Abb. 5.5), die zum Schutz der Nervenzellen nicht alle Stoffe, z.B. bestimmte Medikamente oder Giftstoffe, passieren lässt.

Auch der Liquorraum ist durch die *Blut-Liquor-Schranke* in ähnlicher Weise gegen den Eintritt vieler Stoffe aus dem Blut geschützt (☞ Abb. 5.6).

Die Blut-Hirn-Schranke wird erst im Laufe des ersten Lebensjahres voll ausgebildet. Deshalb kann bei einer schweren Gelbsucht des Neugeborenen (Erythroblastose) der gelbe Gallenfarbstoff in das Hirngewebe eintreten und zu schwerer Schädigung des Hirngewebes (Kernikterus) führen. Bei einer später auftretenden Gelbsucht tritt keine Hirnschädigung ein, weil der gelbe Gallenfarbstoff die Blut-Hirn-Schranke nicht mehr passieren kann.

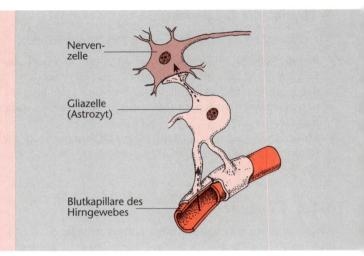

Pfeile:
↑ Stoffe aus dem Blut müssen durch die Gliazelle hindurchwandern, um die Nervenzelle zu erreichen.

Abb. 5.5
Blut-Hirn-Schranke

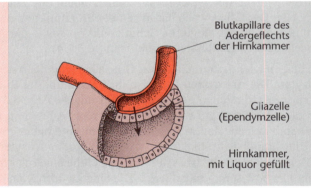

Pfeile:
↓ Stoffe aus dem Blut müssen durch die Gliazelle hindurchwandern, um in den Liquor zu gelangen

Abb. 5.6
Blut-Liquor-Schranke

5.2 Physiologie der Erregungsweiterleitung

5.2.1 Neurotransmitter

Zur Übertragung eines Reizes auf eine Synapse oder ein Erfolgsorgan ist ein chemischer Überträgerstoff, ein **Neurotransmitter,** notwendig. Als häufigste Überträgerstoffe dienen *Adrenalin* und *Noradrenalin* an den Enden der Axone der *sympathischen Nervenzellen,* und das *Acetylcholin* an den Enden der Axone der *parasympathischen Nervenzellen* und der *willkürlichen motorischen Nervenzellen.*

Neurotransmitter wirken also an den Synapsen, und zwar:
- an der Schaltstelle Axon auf Dendrit der nächsten Nervenzelle,
- an der Schaltstelle Axon über motorische Endplatte auf Muskel und
- an der Schaltstelle Axon auf Drüsenzelle.

5.2 Physiologie der Erregungsweiterleitung

Je nach Lage der Synapse treten folgende Reaktionen auf:

- Endet das Axon eines sensiblen Neurons im Rückenmark, wird in der Regel ein Reflex ausgelöst (Reflexe ☞ 5.4.3).
- Endet das Axon eines sensiblen Neurons im Gehirn, wird bewusst oder unbewusst eine Meldung aus der Peripherie registriert.
- Endet das Axon eines motorischen Neurons (Motoneuron) an einem Muskel (wir sprechen dort von der motorischen Endplatte), kann dort eine willkürliche oder unwillkürliche Kontraktion auslöst werden.
- Endet das Axon eines motorischen Neurons an einer Drüse, kann eine Sekretion oder Sekretionshemmung ausgelöst werden.

Adrenalin und *Noradrenalin* werden sowohl vom Nebennierenmark, als auch vom sympathischen Nervensystem gebildet. *Acetylcholin* ist ein Wirkstoff, dessen Synthese im Zytoplasma der Nervenendigungen erfolgt.

Neurotransmitter verändern die Membranleitfähigkeit und sorgen so für die Weiterleitung des Aktionspotenzials. Erregende Synapsen sind in den nächsten beiden Abbildungen dargestellt (☞ Abb. 5.7 und Abb 5.8).

Präsynaptisch, also vor der Synapse, besitzt das Axon einen Endknopf, der Bläschen (Vesikel) enthält. In diesen sind Neurotransmitter gespeichert. Eine wichtige Rolle bei der Weiterleitung der elektrischen Impulse spielen die Zellmembranen. Gelangt ein Reiz von einer Nervenzelle über deren Axon in den Endknopf, werden Neurotransmitter freigesetzt. Diese diffundieren in den synaptischen Spalt und verändern die elektrische Spannung an der postsynaptischen Membran, was zur **Depolarisation** führt und damit ein neues **Aktionspotenzial** (☞ 5.2.2) auslöst. Der Reiz kann nun weitergeleitet werden.

Gleich der Übertragung des elektrischen Impulses von einem Neuron auf das nächste erfolgt die Reizübertragung vom Axon einer Nervenzelle auf den Muskel. Auch hier haben wir einen synaptischen Spalt bei der motorischen Endplatte, die zwischen dem Axon und dem Muskel liegt. Hier liegen die Vesikel, welche den Neurotransmitter Acetylcholin speichern, der bei einem elektrischen Reiz freigesetzt wird. Das freigesetzte Acetylcholin **depolarisiert** die postsynaptische Membran, was zur Übertragung des elektrischen Impulses in die Muskelzellen und damit zur Kontraktion des Muskels führt (☞ 5.2.2). Acetylcholin wird im synaptischen Spalt durch Cholinesterasen schnell wieder gespalten, was eine **Repolarisierung** zur Folge hat.

Neurotransmitter sind (wie auch Hormone) spezielle Botenstoffe, welche die Aufgabe haben, elektrische Impulse chemisch weiterzuleiten. Sie können dabei sowohl eine erregende als auch eine hemmende Wirkung haben.

Hemmende Synapsen	Neurotransmitter bewirken hier eine **Hyperpolarisation,** d.h. das Ruhepotenzial wird weiter in den negativen Bereich abgesenkt, was die Erregbarkeit an der postsynaptischen Membran herabsetzt.
Erregende Synapsen	Neurotransmitter lösen an der postsynaptischen Membran eine **Depolarisation** aus, d.h. es kommt zu einem neuen Aktionspotenzial.

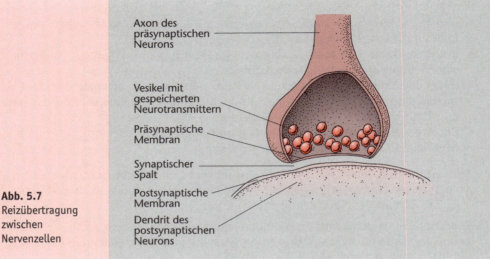

Abb. 5.7
Reizübertragung zwischen Nervenzellen

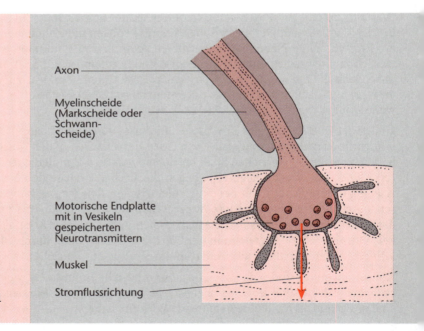

Abb. 5.8
Reizübertragung von einer Nervenzelle (Motoneuron) auf einen Muskel

Die wichtigsten Neurotransmitter

Acetylcholin   Erregend an der motorischen Endplatte und beim Parasympathikus des Vegetativen Nervensystems sowie an den Schweißdrüsennerven des Sympathikus. Acetylcholin ändert den Membranwiderstand vor allem für Natrium-Ionen, was die Depolarisation begünstigt (☞ 5.2.2).

Noradrenalin   Aus dem Nebennierenmark und dem sympathischen Nervensystem stammend. Hat einerseits Aufgaben als Hormon (Endokrinsystem ☞ 6.5) als auch Aufgaben als Neurotransmitter. Als solcher kann es sowohl eine erregende als auch hemmende Wirkung haben. Wichtig als Sympathikusüberträgersubstanz. Wirkt an den postganglionären sympathischen Nervenendigungen.

Serotonin   In den enterochromaffinen Zellen der Darmschleimhaut, im Hypothalamus des Zentralen Nervensystems, in den Granula der basophilen Granulozyten sowie in den Thrombozyten vorkommend. Seine Wirkung ist nicht eindeutig geklärt. Medikamentös kann Serotonin zur Verengung der Lungen- und Nierenarteriolen bzw. zur Erweiterung der Arteriolen in den Muskeln und im Magendarmkanal eingesetzt werden. Eine entscheidende Rolle spielt Serotonin bei der Entstehung einer Migräne.

Dopamin   Biochemische Vorstufe von *Adrenalin* und *Noradrenalin*. Reduktion oder Ausfall des dopaminergen Systems, d.h. Minderproduktion in der Substantia nigra (Hirnkern), bewirkt das **Parkinson-Syndrom** (Schüttellähmung).

Neuropeptide   Verschieden lange Aminosäureketten, die erst in jüngerer Zeit erforscht wurden. Sie sind mitbeteiligt an der Steuerung von Hunger, Schlaf, Sexualtrieb und Empfindung von Schmerz bzw. an der Blockierung der Schmerzempfindung. Bekanntester Vertreter der Neuropeptide ist das vor rund 20 Jahren erstmals entdeckte *Endorphin*, das als körpereigenes Opiat bezeichnet wird.

Neurotransmitter leiten elektrische Impulse weiter. Mit dieser Funktion nehmen sie Einfluss auf unser Befinden und Handeln. Sie steuern emotionale und geistige Reaktionen sowie bestimmte Bewegungsentwürfe. Schwere psychische Erkrankungen wie Depressionen und Schizophrenien werden mit einem Ungleichgewicht bzw. Mangel an Neurotransmittern in Zusammenhang gebracht. Entsprechend haben manche Psychopharmaka einen Einfluss auf die Neurotransmitter.

5.2.2 Aktionspotenzial

Um die Informationsübertragung im Nervensystem verstehen zu können, ist die Darstellung folgender physiologischer Abläufe notwendig:

Ruhepotenzial
Auch Ruhemembranpotenzial. Im „Ruhezustand" ist das Innere einer Nervenzelle gegenüber seiner Umgebung **negativ geladen,** d.h., innerhalb der Zelle (intrazellulär) sind sehr viel mehr Kaliumionen (K^+) vorhanden als außerhalb der Zelle (extrazellulär). Im Zellinnern sind die Anionen größtenteils negativ geladene Proteine. Es handelt sich in diesem Zustand um ein Diffusionspotenzial an einer Membran, die nur für bestimmte Ionen durchlässig ist (= selektive Permeabilität). Außerhalb der Nervenzelle überwiegen die Natriumionen (Na^+).

Depolarisation
Sobald die Membran durch einen überschwelligen Reiz erregt wird, kommt es zur Depolarisation. Damit kommt es zu einem lawinenartigen Anstieg der Leitfähigkeit für Natrium-Ionen (Na^+-Ionen): Na^+-Kanäle öffnen sich und der Na^+-Einstrom nimmt plötzlich und vehement zu. Dadurch kommt es auf der Innenseite der Membran, wo vorher die K^+-Ionen überwogen, zu einer **Positiv-Ladung.** Sobald eine kritische Schwelle (kritisches Potenzial) erreicht ist, wird ein **Aktionspotenzial** ausgelöst, das zur Weiterleitung des elektrischen Reizes im Nerv bzw. zur Kontraktion der Muskelfaser führt.

Aktionspotenzial
Wenn auf eine erregbare Zelle ein Reiz gelangt, ändert sich, wie bei der Depolarisation beschrieben, die Membranleitfähigkeit und damit die Durchlässigkeit für die diversen Ionen (insbesondere Na^+- und K^+-Ionen). Wenn der Reiz stark genug ist, entsteht im Zellinnern aufgrund des explosionsartigen Na^+-Einstroms eine **positive Ladung.** Das **Aktionspotenzial** ist entstanden und kann jetzt über das Axon weitergeleitet werden. Das Aktionspotenzial ist immer mit **Ionenstrom** verknüpft.

Repolarisation
Das bei der Depolarisation aktive *Acetylcholin* wird durch das Enzym *Cholinesterase* gespalten und unwirksam gemacht. Die Leitfähigkeit für K^+-Ionen steigt für kurze Zeit sehr stark an. Dadurch wird der Na^+-Einstrom in die Zelle gestoppt und der K^+-Ausstrom ermöglicht. Auf der Innenseite der Membran kommt es erneut zu einer **Negativ-Ladung.** Das Ruhepotenzial ist wieder hergestellt. Nun wird an der Endplattenregion, d.h. dort, wo der Nerv den Muskel erreicht bzw. an der Synapse zwischen Axon und Dendrit der nächsten Zelle, die Bereitschaft für einen neuen Reiz wiedererlangt.

Hyperpolarisation
Erhöhung des Ruhemembranpotenzials, geht mit einer erhöhten Reizschwelle und somit einer Erregbarkeitserniedrigung einher.

5.2 Physiologie der Erregungsweiterleitung

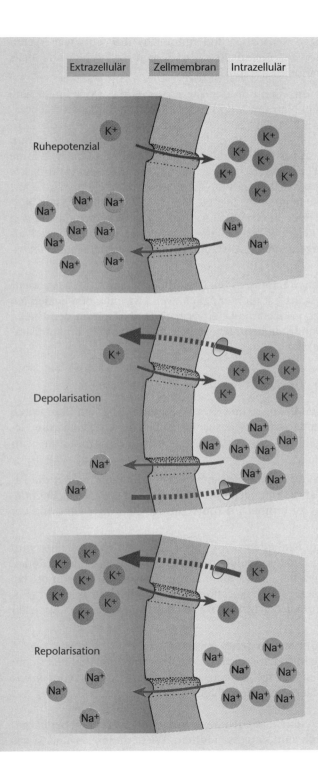

Wie auf dieser Abbildung deutlich wird, können durch die Veränderung der Spannung in der Membran neben den bestehenden Na^+- und K^+-Kanälen zusätzliche Schleusen (sog. Na^+- und K^+-Pumpen) geöffnet werden.

- **Ruhepotenzial**
  (auch Ruhemembranpotenzial)
  - Ungleiche Ionenverteilung in der intra- und extrazellulären Flüssigkeit.
  - Intrazelluläre K^+-Konzentration erheblich höher als Na^+-Konzentration.
  - Nicht erregte Membran ist kaum durchlässig für Na^+-Ionen.
  - Na^+-K^+-Pumpen wenig aktiv, beeinflussen das Ruhepotenzial praktisch nicht.

- **Depolarisation**
  - Reiz verändert Durchlässigkeit der Membran für Ionen.
  - Dadurch ändert sich das intrazelluläre negative Potenzial, so dass ein kritischer Schwellenwert erreicht wird.
  - Beim Überschreiten des Schwellenwertes, kommt es zu einem explosionsartigen Anstieg der Na^+-Leitfähigkeit, was einem Na^+-Einstrom von extrazellulär nach intrazellulär bewirkt.
  - K^+-Leitfähigkeit steigt
    Alle Kanäle und Schleusen sind offen.

- **Repolarisation**
  - Durch den Anstieg der K^+-Ionen extrazellulär kommt es zur Hyperpolarisation und das Ruhepotenzial wird wieder hergestellt.
  - Zusätzlicher K^+-Kanal offen, zusätzlicher Na^+-Kanal zu.
  - An der motorischen Endplatte des Muskels wird das Acetylcholin durch die Cholinesterase inaktiviert. Dadurch kommt es zur Repolarisation an der motorischen Endplatte und somit zur Wiedererlangung der Bereitschaft für einen neuen Reiz.

Abb. 5.9
Ionenleitfähigkeit und Aktionspotenziale (vereinfacht)

130   Nervensystem

Damit Reize in beide Richtungen (sensorisch und motorisch) überhaupt weitergeleitet werden können, müssen Ionenströme fließen. Zusammenfassend hier nochmals das Geschehen der Depolarisation und Repolarisation:

Zwischen den einzelnen Nervenzellen und der Zwischenzellflüssigkeit findet eine Elektrolytwanderung (vor allem Natrium- und Kaliumaustausch u.a.) statt (Depolarisation und Repolarisation ☞ 5.2.2). Durch diese Elekrolytwanderung wird die Zellmembran wie eine Batterie aufgeladen. Wird der Dendrit einer Nervenzelle nun durch einen chemischen Überträgerstoff aus einem Axon oder durch Druck, Wärme oder Kälte (Dendriten in der Haut) gereizt, so entsteht im Dendriten ein elektrischer Impuls, welcher bis zum Ende des Axons dieser Nervenzelle weitergeleitet wird. Dort werden erneut Überträgerstoffe freigesetzt, die nun den Dendriten der nächsten Nervenzelle erregen. So wird der Reiz im Nervensystem mit einer Geschwindigkeit von 1 m bis 120 m/sec. (je nach Dicke der Nervenfaser) fortgeleitet. Je stärker eine Nervenzelle erregt wird, desto kürzer sind die Abstände zwischen den einzelnen elektrischen Impulsen.

Ein Überspringen des elektrischen Impulses vom Dendriten auf das Axon des vorhergehenden Neurons (also rückwärts) ist nicht möglich, weil zwischen den beiden ein Spalt (synaptischer Spalt) liegt. Da sich die Überträgerstoffe aber nur an den Enden des Axons und nicht in den Dendriten befinden, stellen Nervenbahnen Einbahnstraßen (sensible oder motorische) dar.

5.2.3 Denken, Lernen, Gedächtnis

Dem Denken und Lernen liegen Prozesse im Gehirn zugrunde. Über die Rezeptoren der Sinnesorgane aufgenommene und über das sensorische Nervensystem zum Gehirn geleitete Reize müssen gefiltert, geordnet und im Gedächtnis strukturiert werden.

Gedächtnis ist also ein abstrakter Begriff. Zusammenfassend kann darunter die Fähigkeit verstanden werden, Wahrnehmungen und Emotionen zu speichern (Engramme) und sich an Erfahrungen zu erinnern. Erinnern ermöglicht die Kontrolle der Engramme.

Zur Speicherung von Gedächtnisinhalten gibt es verschiedene Theorien. Hier wird als einleuchtendstes Beispiel das **Mehr-Speicher-Modell** erwähnt. Für dieses Modell sprechen die neurophysiologischen bzw. die neuropathologischen Befunde bei Krankheiten sowie das unterschiedliche Abruftempo von Gedächtnisinhalten (Engrammen). Gemäß dem Mehr-Speicher-Modell stehen dem Menschen drei Speicher zur Verfügung:

1. **Ultrakurzzeitgedächtnis oder Sensorisches Register**
   Dieses speichert kurzfristige Informationen aus den Sinnesorganen und hält sie für sehr kurze Zeit fest, höchstens 0,5 sec. Bei diesem Speicher wird auch vom *ikonischen Gedächtnis* (Bildgedächtnis) gesprochen.
2. **Kurzzeitspeicher**
   Im *Kurzzeitspeicher* können fünf bis sieben Items **festgehalten** werden, bereits geringe Ablenkung kann jedoch zum Vergessen führen. Wiederholen verhindert das

„Herausfallen" von Items. Als Beispiel des Kurzzeitspeichers: Sie hören vielleicht, wie die Kirchenglocke die Stunde schlägt, fragen sich, wie spät es wohl sei und können mit Hilfe des Kurzzeitgedächtnisses auch die bereits geschlagenen Stundenschläge noch mitzählen. Wenn Inhalte aus dem Kurzzeitgedächtnis länger halten sollen, müssen sie ins Langzeitgedächtnis überführt werden. Die Kapazität des Kurzzeitgedächtnisses ist also sehr gering, die Geschwindigkeit des Abrufens von Gedächtnisinhalten dafür enorm hoch. Beim Kurzzeitgedächtnis sprechen wir auch vom *Arbeitsgedächtnis*, da es den Verarbeitungsprozess repräsentiert.

3. **Langzeitspeicher**
Das Langzeitgedächtnis hat die Aufgabe, viele Informationen über lange Zeit zu speichern. Die Kapazität des Langzeitspeichers ist nahezu unbegrenzt, die Geschwindigkeit des Abrufens der Gedächtnisinhalte aber oft sehr langsam. Eindrücklich ist bei alten Menschen, wie Inhalte, die früh in der Biografie liegen und im Langzeitgedächtnis gespeichert wurden, oft bis ins hohe Alter klar abrufbar und präsent sind. Je älter der Mensch wird, desto schwieriger ist es für ihn, neue Inhalte im Langzeitspeicher festzuhalten. Dass Kapazitäten auch bis ins hohe Alter vorhanden sind, haben verschiedene Untersuchungen belegt, in denen durch Übungen das Gedächtnis bei alten Menschen „trainiert" wurde und somit auch neue Inhalte gelernt werden konnten.

In unseren Breitengraden wird „ein gutes Gedächtnis" oft mit Intelligenz gleichgestellt, und diese wiederum kann mit bestimmten standardisierten Tests „gemessen" und im Intelligenzquotienten (IQ) ausgedrückt werden. Das Gedächtnis ist jedoch eng verknüpft mit emotionalen Faktoren. Die neuere Entwicklung geht dahin, dass die ForscherInnen zusätzlich von einem emotionalen Intelligenzquotienten (EQ) sprechen. Menschen mit einem hohen EQ haben oft gute soziale Kompetenzen.

Gedächtnis und Verhalten basieren auf Denken und Emotionen. Welche neurobiologischen Prozesse dem Denken zugrunde liegen, kann nicht mit Sicherheit gesagt werden, doch geht die Annahme dahin, dass die Leitfähigkeit der einzelnen untereinander verknüpften Neurone (Netzwerk) sowie die unterschiedlich rasche Abgabe von Neurotransmittern dabei eine wichtige Rolle spielen. Gedächtnissuche kann als Prozess der Erregungsausbreitung im Netzwerk verstanden werden, Erinnern als Funktion der Aktionsstärke und der Stärke der Knotenpunkte der untereinander verknüpften Neuronen.

Denken kann von seelischen Vorgängen, den Gefühlen (Emotionen), nicht getrennt werden und bestimmt unser Verhalten weitgehend. Im Vordergrund für Verhaltenserklärungen steht die **Lernpsychologie,** d.h. Theorien, die zu erklären versuchen, auf welche Art sich Menschen Fähigkeiten (Kompetenzen) und Fertigkeiten (Performanzen) aneignen und wie sie Erfahrungen nutzen, kurz, wie sie **Verhalten lernen.**

Lernen

Das Verhalten des Menschen dient der bestmöglichen Anpassung an die Umweltbedingungen. Verhalten hat die Aufgabe, sowohl das Überleben als auch den Weiterbestand der eigenen Art zu sichern. Zum Lernen von Verhalten hat die Psychologie verschiedene **Lerntheorien** zur Verfügung:

- *Reflexive Instinkthandlung* (Beispiel: Saugreflex des Neugeborenen).
- *Konditioniertes Lernen.* Beispiel: der Forscher *Pawlow* verabreichte Hunden ihr Futter (= unkonditionierter Reiz) gekoppelt mit einem Ton (= neutraler Reiz). Nach einiger Zeit setzte der Speichelfluss bei den Hunden bereits beim Hören des Tons (= nun konditionierter Reiz) ein.
- Belohnungslernen bzw. *Operantes Lernen* (Beispiel nach Thorndike und Skinner: Positive Verstärkung des Verhaltens durch Belohnung, Vermeidung von Verhalten bei Bestrafung)
- *Modell-Lernen* (Imitation von Vorbildern)
- Bewusst gesteuerte geistige Prozesse = *kognitive Lernprozesse* (Beispiel: Aneignen von Schulwissen).

Die letzten Geheimnisse, was sich bei Denk- und Lernprozessen sowie beim Erleben von Emotionen (Freude, Traurigkeit, Angst, Furcht, Ekel, Zorn, Wut, Aggression etc.) letztlich im Gehirn wirklich abspielt, bleiben dem Menschen wohl verborgen. Die zur Verfügung stehenden Theorien helfen uns aber, bestimmte Verhaltensweisen bzw. seelische Erkrankungen besser zu verstehen.

5.2.4 Wachsein und Schlafen

Innerhalb von 24 Stunden halten sich die Zustände Wachsein und Schlafen das Gleichgewicht. Schläfrigkeit nach dem Essen, an heißen Tagen, nach großen Aktivitäten oder anderen schlaffördernden Situationen (behagliche Wärme, bequeme Lage, Langeweile) gehört zum Wachsein ebenso wie der Leichtschlaf und gelegentliches Aufwachen zum Schlaf. Die biologische Notwendigkeit des sich täglich wiederholenden *Schlaf-Wach-Rhythmus* ist uns bewusst. Dieser wiederkehrende Rhythmus gehört zusammen mit einer Vielzahl unbewusst ablaufender endogener biologischer Rhythmen (Temperaturregulation, Aktivzyklen, Nahrungsaufnahme, Trinkrhythmen) zu den **Biorhythmen** (Zirkadiane Rhythmen) des Menschen.

Im Wachzustand ist das sympathische Nervensystem aktiver als das parasympathische; im Schlafzustand ist es umgekehrt. Im **Wachzustand** sind die Augen geöffnet, die Pupillen je nach Lichteinfall mehr oder weniger weit, Muskeltonus, Herzschlag und Stoffwechsel erhöht. Der Körper ist auf Freisetzung von Energie eingestellt. Doch auch im Wachzustand zeigen Körperfunktionen wie Körpertemperatur, Enzymaktivität und Hormonhaushalt periodische Schwankungen. Geistige Fähigkeiten entfalten sich am besten am Morgen und am frühen Nachmittag (Temperaturmaximum).

Im **Schlafzustand** sind die Augen geschlossen, die Pupillen verengt, der Muskeltonus herabgesetzt, Herzschlag und Stoffwechsel verlangsamt. Der Körper ist auf Ruhe, Erholung und Speicherung eingestellt. Der für den Stoffwechsel (Verbrauch) verantwortliche Sympathikus verhält sich nachts etwas passiver, der für das Speichern (Auftanken) verantwortliche Parasympathikus dagegen ist entsprechend aktiv. Eine physiologische Müdigkeit überfällt uns nach größeren Mahlzeiten, da der Parasympathikus während des Verdauungsprozesses aktiver wird (Speicherung).

Das **Schlafbedürfnis** ist an Stunden gemessen sehr individuell. Kinder und Kleinkinder benötigen mehr Schlaf, je jünger sie sind. Ältere Leute brauchen weniger Schlaf als jüngere. Auch der **Schlafrhythmus** ist individuell verschieden. Manche Menschen gehen gerne früh ins Bett und stehen morgens früh auf (Morgenmenschen), andere ziehen das späte Einschlafen und morgendliche „Ausschlafen" vor (Nachtmenschen). Einige Menschen sind morgens nach dem Erwachen sofort hellwach, andere brauchen mehr Anlaufzeit („Morgenmuffel").

Schlafstadien

Mit modernen elektronischen Messgeräten (Elektroencephalograf, Elektromyograf, Elektrookulograf) konnten Schlafforscher feststellen, dass der Schlaf in verschiedenen Phasen abläuft, in denen der Schlafende unterschiedlich tief schläft und daher auf Weckreize (Licht, Lärm, Berührung) unterschiedlich reagiert. Eine Einteilung der Schlafstadien in fünf Phasen erfolgt aufgrund der unterschiedlichen Schlaftiefe:

Stadium A   Hier handelt es sich um eine Stufe *entspannter Wachheit,* die noch nicht zu den eigentlichen Schlafstadien gezählt werden kann. Das *Elektroencephalogramm* (EEG) weist noch ein Überwiegen der Grundaktivität des jeweiligen Individuums auf (Alpha-Aktivität). Da dieses Stadium aber den Schlaf einleitet, wird es hier zu den Schlafstadien gezählt.

Stadium B   Stadium der *Schläfrigkeit* oder des *Einschlafens.* Die Weckschwelle ist niedrig. In diesem Stadium treten oft Muskelzuckungen und Pseudohalluzinationen auf. „Schlafwandler" befinden sich während ihres Schlafwandelns häufig in dieser Phase.

Stadium C   Stadium des *leichten Schlafes.* Im EEG werden nun so genannte Schlafspindeln sichtbar.

Stadium D   Erstes Stadium des *Tiefschlafs.* Die Schlafspindeln im EEG werden weniger, dafür werden sogenannte Delta-Wellen sichtbar.

Stadium E   Auch dieses Stadium gehört zum *Tiefschlaf* und wie im Stadium D ist die Weckschwelle relativ hoch. Im EEG werden noch weniger Schlafspindeln und noch mehr Delta-Wellen sichtbar. Paradoxerweise werden im EEG aber in dieser Phase auch ähnliche Wellen sichtbar wie im Einschlafstadium B. Wir sprechen deshalb auch vom *paradoxen Schlaf* im Gegensatz zum *orthodoxen Schlaf* in den übrigen Phasen. Im Stadium des paradoxen Schlafes kommt es zu raschen Augenbewegungen (**r**apid **e**ye **m**ovements). Diese Phase wird deshalb auch **REM-Phase** genannt. Man vermutet, dass in dieser Phase am lebhaftesten geträumt wird.

Pro Nacht werden diese Schlafstadien vier- bis sechsmal durchlaufen. *Schlafentzug* über längere Zeit oder Entzug der REM-Phase bewirkt erhöhte emotionale Labilität, Erregbarkeit, Aggressivität und Schreckhaftigkeit. Die Aufmerksamkeit ist herabgesetzt. Mitunter kann die Wahrnehmung so gestört sein, dass es zu Halluzinationen kommt.

Schlafentzug für jeweils eine ganze Nacht wird therapeutisch bei PatientInnen mit bestimmten Formen von Depressionen eingesetzt. Durch das „Stören" des gewohnten Bio-Rhythmus scheint sich biochemisch im Zwischenhirn etwas abzuspielen, was schwer depressiven Menschen wenigstens vorübergehend helfen kann. Am Tag nach der Schlafentzugs-Nacht kann es sogar zu einer leichten submanischen Phase kommen. Die Ergebnisse der Forschung bei Schlafentzug für Depressive sind jedoch bislang nicht befriedigend genug, um eindeutige Aussagen über die Wirkung und vor allem über eine dauerhafte Wirkung machen zu können.

Einen Einfluss auf den normalen Ablauf der verschiedenen Schlafzyklen haben *Psychopharmaka* und *Schlafmittel*. Weckamine (Amphetamine) und barbiturathaltige Schlafmittel vermindern die für einen erholsamen Schlaf so wichtige REM-Phase. Ein Absetzen der Medikamente bewirkt in den folgenden Nächten vermehrte REM-Phasen. Bei einem Entzug nach schwerem Medikamentenmissbrauch kann es zu einer Kette von Alpträumen, zu häufigem schreckhaftem Erwachen und zu gesteigerter Ängstlichkeit kommen.

Schlafstörungen

Die Ursachen für Schlafstörungen sind vielfältig. Sie können sowohl körperlicher Art (Schmerzen) als auch seelischer Art (Belastungen) sein. Dabei kann sich die Störung als Einschlaf- oder Durchschlafstörung oder auch als gesteigertes Schlafbedürfnis zeigen. Bei älteren PatientInnen mit zerebraler Arteriosklerose beobachten wir als besondere Form der Schlafstörung oft eine Tag-Nacht-Umkehr, d.h. die Kranken sind nachts häufig wach und schlafen dafür tagsüber vermehrt. Beim Gesunden erfolgt auf eine schlechte Nacht in der Regel eine besonders gute Nacht mit erholsamem tiefem Schlaf.

5.2.5 Bewusstsein

Auch im Wachzustand ist die Bewusstseinslage unterschiedlich und zum einen von unseren willkürlichen Aktivitäten, zum andern von biorhythmischen Tagesunterschieden abhängig. Gespannte Aufmerksamkeit bringen wir dann auf, wenn wir uns sehr wach und interessiert auf etwas konzentrieren. Träge und in Gedanken versunken sind wir oft nach dem Essen oder in Phasen von „bewusstem Faulenzen". Einen Einfluss auf den Bewusstseinszustand haben aber auch Medikamente und Alkohol. Manche Menschen beeinflussen ihren Bewusstseinszustand durch Meditation oder Selbsthypnose. Bei Schädigungen im Gehirn durch Krankheiten oder äußere Einflüsse kann es zu unterschiedlichen Bewusstseinsstörungen kommen.

Bewusstseinsstörungen

Eine Störung des Bewusstseins kann sich in einer Verzögerung oder im Fehlen von Reaktionen auf äußere Reize zeigen. Das Ausmaß der Verzögerung gibt uns den Grad der Bewusstseinsstörung an. Wir unterscheiden **quantitative Bewusstseinsstörungen** und **qualitative Bewusstseinsstörungen.**

Quantitative Bewusstseinsstörungen

Benommenheit Denken und Sprechen sind verlangsamt. Das Orientierungsvermögen ist leicht herabgesetzt. Der Patient ist, falls er schläft, jeder-

	zeit weckbar, spürt, wenn man ihn kneift oder sticht, kann aber zeitlich und örtlich desorientiert sein. Die *Pupillenreaktion* ist *normal,* die *Reflexe* sind *vorhanden.*
Somnolenz	Der Patient wirkt schläfrig, reagiert aber auf äußere Einflüsse. Er ist schwer weckbar, desorientiert und apathisch, spürt Kneifen und Stechen und hat eine gezielte Schmerzabwehrreaktion. Wie bei der Benommenheit ist die *Pupillenreaktion normal* und die *Reflexe* sind *vorhanden.*
Sopor	Der Patient scheint tief zu schlafen. Verbaler Kontakt ist nur möglich, wenn der Patient dafür geweckt wird. Nur starke Reize wie Schmerzen vermögen den Kranken kurzfristig zu wecken. Der Patient ist also schwer weckbar. Seine Schmerzabwehrreaktion ist ungezielt. Während die *Pupillenreaktion* noch *normal* ist und die meisten Reflexe vorhanden sind, sind die *Schutzreflexe herabgesetzt.*
Koma	Äußere Reize vermögen den Patienten nicht zu wecken. Er ist vollkommen bewusstlos. Je nach Tiefe des Komas sind Reaktionen auf Schmerzreize noch vorhanden. Im tiefen Koma reagiert der Kranke gar nicht mehr. Der Patient ist also nicht weckbar und spürt – objektiv beurteilt – nichts mehr. *Pupillenreaktion* und *Pupillenweite* sind im tiefen Koma *verändert.* Die *Reflexe* sind je nach Komatiefe *vermindert* oder gar *nicht mehr vorhanden.*

Qualitative Bewusstseinsstörungen

Dazu gehören verschiedene Bewusstseinstrübungen, die von der Ursache und Auswirkung her in keine der oben erwähnten Gruppen passen.

Delirium	Bewusstseinstrübung, die sich u.a. in erheblicher Verwirrtheit und Wahnvorstellungen äußert. Das Bewusstsein ist teilweise getrübt. Der Patient ist desorientiert und findet sich häufig mit der eigenen Person, mit Ort und Zeit nicht zurecht. Patienten mit einer leichten Verwirrtheit realisieren oft teilweise ihr Unvermögen, was sie beängstigt und unruhig macht. Ursachen von Verwirrungen können Intoxikationen, Stoffwechselstörungen, Arteriosklerose im Gehirn, Alkoholentzug und sehr hohes Fieber sein. Alte Menschen reagieren nach einer Narkose oft verwirrt.
Dämmerzustand	Dies ist eine zeitlich begrenzte, über Minuten, Stunden oder Tage dauernde Bewusstseinstrübung. Für die Zeit des Dämmerzustandes fehlt später das Erinnerungsvermögen (Amnesie). Häufig ist ein epileptischer Anfall die Ursache, aber auch andere Hirnschädigungen können einen Dämmerzustand auslösen.
Amnesie	Eine Lücke im Erinnerungsvermögen tritt am häufigsten als sog. retrograde (rückwirkende) Amnesie bei einer Gehirnerschütterung auf. Der Patient hat eine Erinnerungslücke über den Unfall selbst und über eine bestimmte Zeit unmittelbar vor dem Unfall.

Apathie	Eine gewisse Teilnahmslosigkeit gegenüber äußeren Einflüssen lässt eine verminderte Aufmerksamkeit vermuten. Eine Apathie kann ein Vorstadium einer stärkeren Bewusstseinsstörung sein. Auch depressiv Kranke können apathisch reagieren, ebenso PatientInnen, die unter dem Einfluss von Medikamenten und Drogen stehen.

Testfragen Nervensystem: Allgemeines

1. Nennen Sie die drei „Teilsysteme", in die das Nervensystem eingeteilt wird. (☞ 5)
2. Erklären Sie die Begriffe: graue und weiße Substanz. (☞ 5.1.2)
3. Was sind Gliazellen? (☞ 5.1.3)
4. Erklären Sie die Blut-Hirn-Schranke und die Blut-Liquor-Schranke. (☞ 5.1.4)
5. Skizzieren Sie eine einfache Nervenzelle. (☞ Abb. 5.1)
6. Welche Aufgaben erfüllt die Schwann-Scheide? (☞ 5.1.1)
7. Wie werden Aktionspotenziale gebildet und weitergeleitet? (☞ 5.2.2)
8. Was ist eine Synapse? (☞ 5.1.1)
9. Erklären Sie die Begriffe Depolarisation und Repolarisation. (☞ 5.2.2)
10. Nennen Sie die wichtigsten Neurotransmitter und erklären Sie deren Aufgabe. (☞ 4.2.1)
11. Wie verhält sich das Nervensystem im Wachzustand, wie im Schlafzustand? (☞ 5.2.4)
12. Was wissen Sie über das Bewusstsein beim gesunden Menschen? (☞ 5.2.5)

5.3 Zentrales Nervensystem

■ Topografie

Das *Gehirn* liegt im knöchernen Schädel, zwischen der Schädelbasis und dem Schädeldach. Das verlängerte Mark tritt durch das Hinterhauptsloch und geht über ins *Rückenmark*, das im Wirbelkanal liegt. Gehirn und Rückenmark werden einzeln besprochen.

5.3.1 Einteilung des Zentralen Nervensystems

Als Übersicht hier die Einteilung des Gehirns mit Zuordnung der wichtigsten Aufgaben zu den verschiedenen Anteilen des Gehirns.

Großhirn	Aufnehmen von Sinnesempfindungen, Denkvorgänge und Erteilen von Befehlen an die Skelettmuskulatur.
Zwischenhirn	Sitz vieler vegetativer Zentren. Hauptverantwortlich für Antrieb und Gefühl (Motivation und Emotion). Steuersystem für viele hormonelle Funktionen und für das vegetative Nervensystem.
Mittelhirn	Wichtige Schaltstelle für das optische und akustische System sowie für das extrapyramidale System (Motorische Bahnen ☞ 5.3.2).

Kleinhirn	Koordination von Körperbewegungen (Feinmotorik) in Zusammenarbeit mit der Extrapyramidalbahn. Stabilisierung des Gleichgewichts.
Brücke	Verbindung zwischen Groß- und Kleinhirn. Diese Verbindung ist möglich, weil die Fasern der Brücke quer verlaufen.
Verlängertes Mark	Sitz wichtiger Zentren wie z.B. Atemzentrum, Kreislaufzentrum, Schluckzentrum, Hustenzentrum etc.

■ Makroskopie

Makroskopie des Gehirns ☞ Abb. 5.10

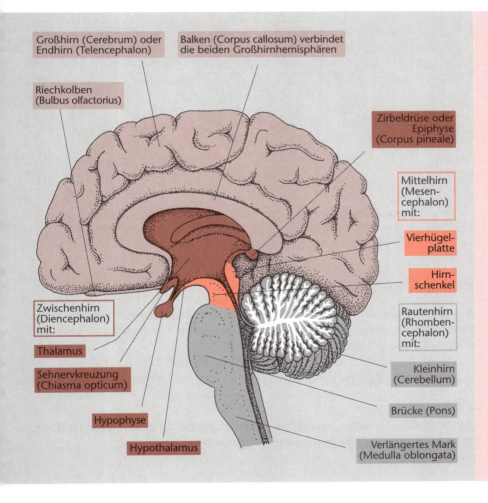

Abb. 5.10 Mediansschnitt des Gehirns, rechte Hälfte von innen

- Die Hypophyse gehört sowohl zum Nervensystem als auch zum Hormonsystem.
- Von den zwei Hirnschenkeln ist hier nur einer sichtbar, ebenso wie von der Vierhügelplatte nur die beiden rechten Hügel zu sehen sind.
- Zwischenhirn, Mittelhirn und Rautenhirn werden gemeinsam auch als *Hirnstamm* bezeichnet.

5.3.2 Großhirn

■ Makroskopie des Großhirns

Die Hirnrinde des Großhirns ist zur Oberflächenvergrößerung in *Windungen* (Gyri) angelegt. Dadurch entstehen zwischen den Windungen *Furchen* (Sulci).

Wir teilen das Großhirn in verschiedene Lappen ein (☞ Abb. 5.11).

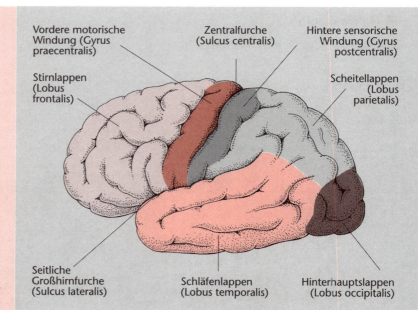

Abb. 5.11
Anatomie des Großhirns (Ansicht von links)

Vordere motorische und hintere sensorische Windung ☞ Rindenfelder

■ Mikroskopie des Großhirns

Außen finden wir die *Hirnrinde,* die hauptsächlich von Zellleibern gebildet wird, also graue Substanz. Innen finden wir die hauptsächlich von Fortsätzen gebildete weiße Substanz, das *Hirnmark.* (☞ 5.1.2)

■ Physiologie des Großhirns

Rindenfelder

Das Großhirn nimmt Wahrnehmungen der Sinnesorgane auf und verarbeitet diese. Die Verarbeitung geschieht in bestimmten Rindenfeldern.

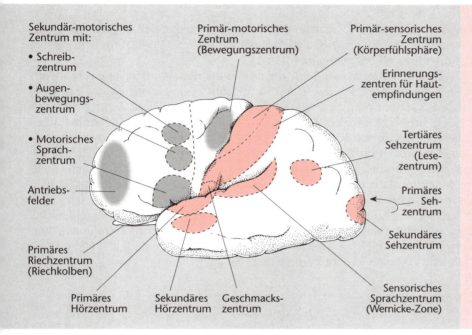

Abb. 5.12 Vereinfachte Darstellung der wichtigsten Rindenfelder des Großhirns (linke Großhirnhemisphäre)

Sensorische Rindenfelder

- Im *primär-sensorischen* Zentrum werden Hautempfindungen wahrgenommen, die im *sekundär-sensorischen Zentrum* gespeichert und erinnert werden können.
- Das sekundäre *Riechzentrum* liegt auf der Innenseite des *Schläfenlappens* und ist auf dieser Abbildung nicht zu sehen.
- Im *primären Hörzentrum* werden Töne und Geräusche wahrgenommen, die im sekundären Hörzentrum gespeichert und erinnert werden können. Im *sekundären Hörzentrum* werden die Töne und Geräusche (z.B. Musik, Verkehrsgeräusche, bekannte Sprache) verstanden.
- Das *primäre Sehzentrum* liegt auf der Innenseite des Hinterhauptlappens, ebenso ein Teil des sekundären Sehzentrums, weshalb hier nur ein Teil des sekundären Sehzentrums zu sehen ist. Auch hier geht es im primären Zentrum um das Bewusstwerden von etwas Gesehenem, während im *sekundären Sehzentrum* gespeichert und erinnert werden kann. Entsprechend kann das Gesehene erkannt und verstanden werden.
- Das *tertiäre Sehzentrum* dient zum Erkennen von Schrift. Wir nennen es deshalb auch Lesezentrum.
- Das *sensorische Sprachzentrum*, nach dessen Entdecker auch *Wernicke-Zone* genannt, verbindet gehörte und gelesene Sprache und dient so dem Sprachverständnis. Eine Verletzung dieses Zentrums führt zu einer *sensorischen Aphasie*.
- Das *primäre Riechzentrum*, der sog. Riechkolben, ist der vorderste Teil des Riechhirns und stellt eine Verbindung zum limbischen System dar.

Motorische Rindenfelder

- Im *primär-motorischen Zentrum* werden mit Ausnahme der Augenmuskeln die Bewegungen der gesamten Skelettmuskulatur dirigiert. Verletzungen in diesem Zentrum führen zu Lähmungen.
- Zum *sekundär-motorischen Zentrum*, das für die Bewegungsabläufe verantwortlich ist, gehören das Schreibzentrum, das Augenbewegungszentrum sowie das motorische Sprachzentrum, auch *Broca-Zentrum* genannt. Diese Zentren sind nur auf einer Hirnhälfte angelegt, und zwar in der Regel bei Rechtshändern im linken und bei Linkshändern im rechten Großhirn. Das nach seinem Entdecker benannte *Broca-Zentrum* ist für die Koordination der für die Sprache notwendigen Bewegungsabläufe zuständig, also für die gleichzeitige Innervation von Lippen, Kehlkopf, Mimikmuskulatur, Zunge etc. Eine Verletzung des Broca-Zentrums führt zu einer *motorischen Aphasie*.
- Die Aufgabe der Antriebszentren ist es, das Verhalten bestimmten Absichten und Plänen unterzuordnen und angeborene Verhaltensweisen zu kontrollieren. Verletzungen in diesem Bereich haben schwere Veränderungen der Persönlichkeit im emotionalen Bereich und im Verhalten zur Folge.

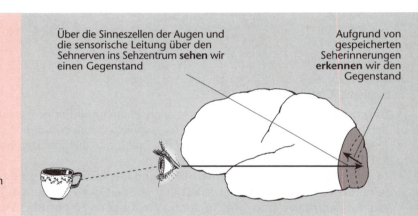

Abb. 5.13
Wir sehen und erkennen einen Gegenstand

Über die Sinneszellen der Augen und die sensorische Leitung über den Sehnerven ins Sehzentrum **sehen** wir einen Gegenstand

Aufgrund von gespeicherten Seherinnerungen **erkennen** wir den Gegenstand

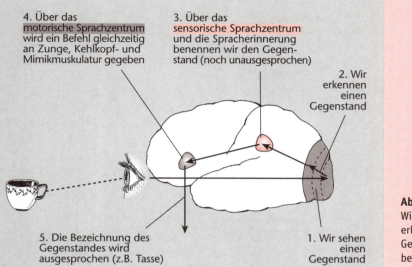

Abb. 5.14 Wir sehen und erkennen einen Gegenstand und benennen ihn

Anstatt den Gegenstand nur zu benennen, kann vom Sehzentrum aus auch eine Umschaltung auf die vordere motorische Windung erfolgen und von da aus ein Befehl (zum Beispiel an die Arm- und Handmuskulatur) gegeben werden, den Gegenstand anzufassen.

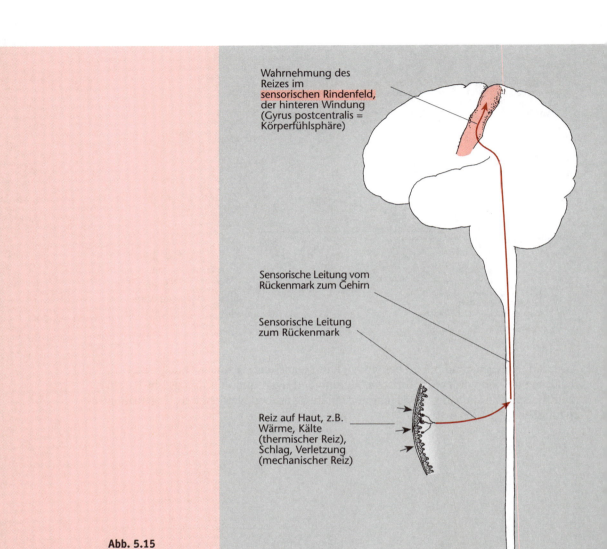

Abb. 5.15
Wir registrieren Hautempfindungen

5.3 Zentrales Nervensystem

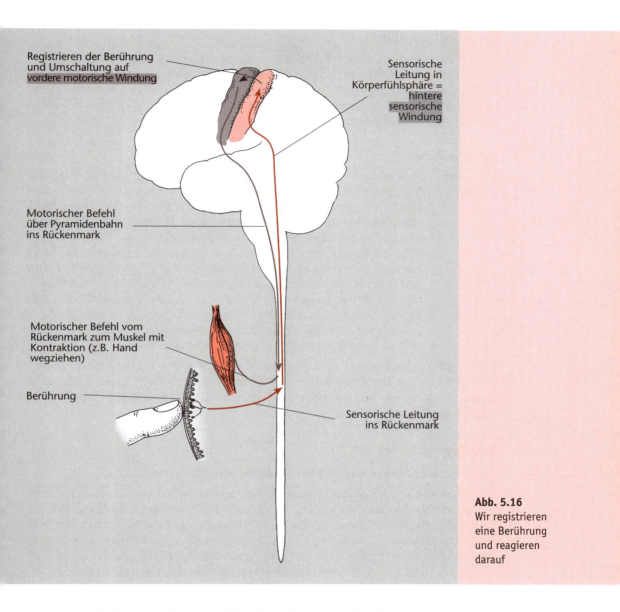

Abb. 5.16
Wir registrieren eine Berührung und reagieren darauf

Motorische Meldungen, die eine willkürliche Bewegung der Skelettmuskulatur zur Folge haben, laufen alle über die wichtigste motorische Hirnbahn, die Pyramidenbahn.

Motorische Bahnen

Vom Hirn (Großhirn, Kleinhirn, Hirnstamm) aus gehen motorische Bahnen zur Peripherie, die in ihrer Gesamtheit und Koordination zusammen für die Bewegungen der Muskulatur zuständig sind. Die beiden wichtigsten motorischen Bahnen, die **Pyramidenbahn** und die **Extrapyramidalbahn** werden, da sie zum Zentralen Nervensystem gehören, hier besprochen.

Pyramidenbahn

Ursprung	*Pyramidenzellen* in der Hirnrinde der vorderen motorischen Windung.
Verlauf	Von den Pyramidenzellen verläuft die Pyramidenbahn zwischen den Hirnkernen (Innere Kapsel = Capsula interna) zum verlängerten Mark (Medulla oblongata). Im verlängerten Mark kreuzen 90 % aller Fasern, und ziehen zur entgegengesetzten Körperhälfte.
	10 % der Fasern kreuzen erst in dem Rückenmarksegment, wo die zu erreichenden Vorderhornzellen liegen. In den Nervenzellen der Vorderhörner findet eine Umschaltung von der Pyramidenbahn auf die motorische Nervenwurzel statt. So wird der Reiz der Pyramidenbahn über die *Spinalnerven* (durch die Zwischenwirbellöcher) in die Peripherie geleitet, um die willkürliche *Skelettmuskulatur* zu innervieren.
Aufgabe	*Willkürliche Bewegung* von einzelnen Muskeln.

Ein apoplektischer Insult (Hirnschlag) erfolgt sehr oft im Bereich der inneren Kapsel. Weil sich hier eine besonders schmale Stelle befindet, wird die Pyramidenbahn dann einseitig geschädigt, was zu einer Halbseitenlähmung (Hemiplegie) führen kann (☞ Abb. 5.17).

Extrapyramidales System

Subkortikale Endhirnkerne (auch Basalganglien oder Stammganglien)

Die Hirnkerne können sowohl bezüglich ihrer anatomischen Lage als auch hinsichtlich ihrer Aufgabe eingeteilt werden. In Abb. 5.18 wird versucht, die verschiedenen Hirnkerne, die ihrerseits aus Neuronen (Nervenzellen = graue Substanz) bestehen, von ihrer räumlichen (= anatomischen) Zusammengehörigkeit her darzustellen. Es handelt sich um tief gelegene Hirnkerne (graue Substanz) im Großhirn und Zwischenhirn. Diese wichtigen motorischen Umschaltstellen gehören als Koordinationszentren zum Extrapyramidalen System.

Die Basalganglien sind wichtige Zwischenstationen für Reize, die von den „unspezifischen assoziativen Arealen" kommen und zu den motosensorischen Feldern der Hirnrinde weitergeleitet werden sollen. So haben die Basalganglien wahrscheinlich die Aufgabe, Programme für langsame und gleichmäßige Bewegungen zu liefern. Physiologisch gesehen gehören die Basalganglien, zusammen mit allen motorischen Kerngebieten, den kortikalen und subkortikalen Bereichen des Zentralen Nervensystems mit den dazugehörigen Bahnen, zum *Extrapyramidalmotorischen System* (EPMS). Die Bahnen dieser Kerne steigen im Vorderseitenstrang des Rückenmarks ab und enden an den motorischen Vorderhornzellen des Rückenmarks.

Es handelt sich bei den Basalganglien um Hirnkerngebiete, die relativ „tief im Gehirn" liegen. Daher der Name Basalganglien:

- **Streifenkörper** (Striatum) mit *Schweifkern* (Nucleus caudatus) und *Linsenkern* (Nucleus lentiformis) mit einem äußeren und einem inneren Teil, die eigentlich nur aufgrund einer alten anatomischen Einteilung zusammen zum Linsenkern gezählt werden:
    - äußerer Teil = *Schalenkern* (Putamen), der zum Großhirn gerechnet wird.
    - innerer Teil = *Blasser Kern* (Pallidum), der zum Zwischenhirn gerechnet wird.
- Vormauer (Claustrum)
  Schmale Zone grauer Substanz.
- Mandelkern (Corpus amygdaloideum)
  Gehört zum limbischen System (☞ Abb. 5.19).
- **Nucleus subthalamicus**
- **Nucleus ruber**
- **Substantia nigra.**

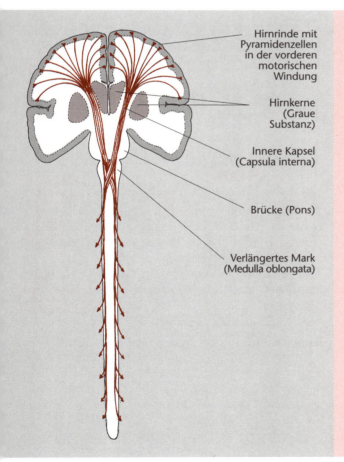

Im Rückenmark wird ein Reiz von der Pyramidenbahn auf die vordere motorische Nervenwurzel umgeschaltet. Dann Weiterleitung des Reizes über den motorischen Anteil der Spinalnerven. Die 10 % der Fasern, die beim verlängerten Mark auf der eigenen Seite bleiben, kreuzen in der Höhe der austretenden Spinalnerven.

Abb. 5.17
Pyramidenbahn Ansicht der beiden aufgeschnittenen Hemisphären von hinten.

Nervensystem

Extrapyramidalbahnen

Da es sich hier um mehrere Bahnen handelt, die jedoch alle das gleiche Ziel haben, spricht man auch vom Extrapyramidalen System bzw. vom *Extrapyramidalmotorischen System* (EPMS). Der Streifenkörper (Corpus striatum) ist als größte Kernanhäufung der Basalganglien den übrigen Stammganglien übergeordnet. Er ist als Koordinationszentrum der unwillkürlichen Motorik zu verstehen und so wichtiger Bestandteil des Extrapyramidalmotorischen Systems.

Ursprung Kerngebiete (graue Substanz) im Hirnstamm. Diese Kerngebiete erhalten Impulse von der Großhirnrinde (vor allem vom sekundär-motorischen Zentrum ☞ Abb. 5.12) und vom Kleinhirn. Es bestehen auch Verbindungen von den Kerngebieten (subkortikalen Zentren) zu den optischen Zentren und zum Gleichgewichtssinn.

Verlauf Nach verschiedenen Wegen im Bereiche des Gehirns erreichen alle Fasern dieser Bahnen, genau wie die Pyramidenbahn, die motorischen Vorderhörner im Rückenmark, wo dann die Umschaltung auf die Spinalnerven erfolgt.

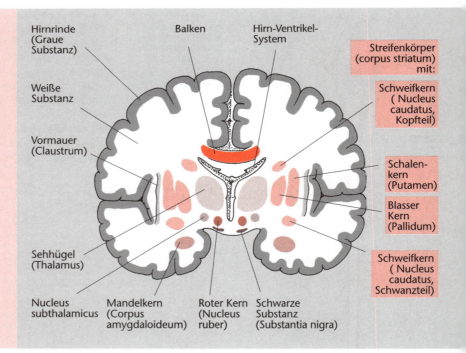

Abb. 5.18 Frontalschnitt durch Großhirn und Zwischenhirn mit wichtigen Basalganglien

(In der Abbildung sind alle wichtigen Basalganglien erwähnt, auch wenn sie nicht exakt mit der Schnittebene korrespondieren)

Aufgabe Die Aufgaben des EPMS sind unbewusst ablaufende motorische Funktionen wie:

- Regulation des Muskeltonus
- Regulation der unwillkürlichen Koordinationsbewegungen, d.h. Koordination von angeborenen und erlernten Bewegungsabläufen
- Regulation der Körperhaltung
- Regulation der Ausdrucks- und Abwehrbewegungen
- Regulation des Gleichgewichts, d.h. Koordination von Erregungen aus dem Gleichgewichtsorgan mit Augen- und Kopfbewegungen.

5.3.3 Das Limbische System

Man vermutet, dass im Limbischen System, das rund um den Balken des Großhirns liegt, zahlreiche seelische Vorgänge ablaufen. Gewisse Medikamente, z.B. Diazepam, wirken im Limbischen System. Es verbindet das Riechsystem mit dem Hypothalamus und bildet einen Übergang zum Vegetativen Nervensystem.

Urfunktion des Limbischen Systems: Nahrungssuche, Nahrungsaufnahme, Partnersuche, Fortpflanzung, Instinkt.

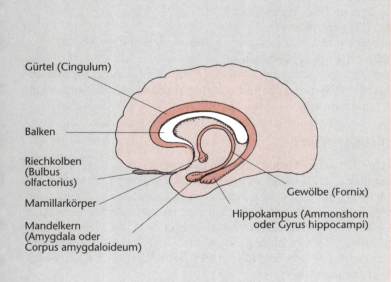

- Der Hippocampus ist mit dem Riechzentrum eng verbunden.
- Die Amygdala empfängt olfaktorische, optische und akustische Reize.
- Der Mamillarkörper stellt die Verbindung zum Zwischenhirn (Thalamus und Hypothalmus) her.
- Der Riechkolben empfängt als primäres Riechzentrum die Reize vom Geruchsinn.
- Alle hier rosa gefärbten Anteile bilden zusammen das Limbische System. Einzeln aufgezählt werden sie hier nur, um den Zusammenhang „Riechen, Vegetatives Nervensystem, seelische Vorgänge" besser verstehen zu können.

Abb. 5.19
Das Limbische System (mediale Fläche der rechten Großhirnhälfte)

5.3.4 Zwischenhirn und Hirnstamm

Zwischenhirn (Diencephalon)

Dazu gehören folgende Anteile:

- **Sehnervenkreuzung (Chiasma opticum)**
  Hier kreuzen die Nervenfasern der nasalen Netzhauthälften (Sehorgan ☞ Abb. 4.6).
- **Sehhügel (Thalamus)**
  Der deutsche Name Sehhügel wird den Aufgaben des Thalamus nur teilweise gerecht. Der Thalamus ist eine wichtige Umschaltstelle fast aller afferenten Bahnen von Haut, Auge und Ohr sowie der Signale aus dem Körperinnern. Alle Signale, die fürs Großhirn bestimmt sind, müssen den Thalamus passieren. Wahrscheinlich wird hier aus der Fülle von Informationen „gefiltert", damit das Großhirn nicht mit Informationen überflutet wird. Der Thalamus wird auch „Tor zum Bewusstsein" genannt.
- **Hypothalamus**
  Der Hypothalamus ist Sitz vegetativer Zentren. Hier werden auch Hormone gebildet, welche entlang der Nervenbahnen in die Hypophyse wandern und dort ins Hypophysen-Pfortadersystem gelangen (Hormonsystem ☞ 6). Im Übrigen hat der Hypothalamus wichtige Aufgaben bei der Regulation der Körpertemperatur (Thermorezeptoren), der Osmolarität und dadurch Aufrechterhaltung des Inneren Milieus (Osmorezeptoren) sowie der Steuerung des Hormonhaushaltes (Rezeptoren, die den Hormonspiegel im Blut „registrieren").
- **Hirnanhangsdrüse (Hypophyse)**
  Die Hypophyse hat eine dominante Aufgabe im Endokrinen System (☞ 6.2).
- **Zirbeldrüse oder Epiphyse (Corpus pineale)**
  Die Zirbeldrüse reagiert auf Licht und Dunkelheit mit der Bildung von Melatonin, welches wahrscheinlich einen Einfluss auf den Wach-Schlaf-Rhythmus hat, jedoch noch wenig erforscht ist.

Hirnstamm (Truncus cerebri)

Die Definition, was zum Hirnstamm gehört, wird in den verschiedenen Lehrbüchern unterschiedlich gehandhabt. Dies hängt mit der Entwicklungsgeschichte und mit anatomischen und physiologischen Gesichtspunkten zusammen. Wir halten uns hier an die heute meist übliche Einteilung, nach welcher zum **Hirnstamm** das *Mittelhirn* (Mesencephalon) mit den Hirnschenkeln und der Vierhügelplatte, die *Brücke* (Pons) und das *Verlängerte Mark* (Medulla oblongata) gehören. Brücke und Verlängertes Mark werden oft auch zusammen mit dem *Kleinhirn* (Cerebellum) zum **Rautenhirn** (Rhombencephalon) zusammengefasst.

Der Hirnstamm ist grundsätzlich nicht zu verwechseln mit dem **Stammhirn,** welches stammesgeschichtlich alle Hirnanteile meint außer dem Großhirn, dem sog. Hirnmantel. Prinzipiell ist das Stammhirn gleich aufgebaut wie das Rückenmark.

Im Folgenden werden die einzelnen Anteile des Hirnstammes näher beschrieben.

■ Mittelhirn (Mesencephalon)

- **Hirnschenkel (Crus cerebri):** Die paarig angeordneten Hirnschenkel werden durch die Pyramiden- und Brückenbahnen gebildet. Zusammen mit der
- **Vierhügelplatte (Lamina tecti)** sind sie eine wichtige Schaltstelle für das akustische und optische System.

Rautenhirn (Rhombencephalon)

■ Brücke (Pons)

Verbindung zwischen Großhirn und Kleinhirn durch quer verlaufende Fasern sowie Verbindung zwischen Großhirn und Rückenmark durch längs verlaufende Fasern. In der Brücke entspringen einige Hirnnerven (V, VI, VII ☞ 5.3.5).

■ Verlängertes Mark (Medulla oblongata)

Auf- und absteigende Bahnen (weiße Substanz) stellen die Verbindung zwischen Großhirn und Rückenmark her. 90 % der Fasern der Pyramidenbahn kreuzen hier (☞ Abb. 5.17). Im verlängerten Mark liegen wichtige Zentren für Atmung und Kreislauf. Auch das Schluck-, Husten-, Nies- und Brechzentrum sowie Kerngebiete einiger Hirnnerven (VIII, IX, X, XI und XII) sind hier lokalisiert. Netzartige Anordnungen, die von der Medulla oblongata bis ins Zwischenhirn reichen, bilden mit längs (longitudinal) und quer (transversal) verlaufenden markhaltigen Fasern und diffus verteilten Ganglienzellen die sogenannte *Formatio reticularis*. Die Aufgaben dieses Netzgebildes sind:

- Direkte Reizübertragung von den sensorischen auf die somatomotorischen und viszeromotorischen Kerne der Hirnnerven.
- Indirekte Reizübertragung durch mehrgliedrige Neuronenketten aufwärts bis ins Mittel- und Zwischenhirn und abwärts bis zu den motorischen Vorderhornzellen des Rückenmarks.
- Steuerung des Bewusstseins durch Informationsvermittlung an die Großhirnrinde.
- Regulierung des Schlaf-Wach-Rhythmus.
- Regulationszentrum für die Aktivität des gesamten Nervensystems.

■ Kleinhirn (Cerebellum)

Das Kleinhirn liegt unterhalb vom Hinterhauptslappen des Großhirns in der hinteren Schädelgrube. Die beiden Hemisphären sind durch den so genannten Kleinhirnwurm (Vermis) miteinander verbunden. Zahlreiche Furchen teilen die Oberfläche in schmale blattförmige Windungen auf.

Drei paarig angeordnete Kleinhirnstiele verbinden das Kleinhirn mit afferenten und efferenten Bahnen des Großhirns, des Hirnstammes, dem Vestibularissystem und dem Rückenmark.

Zwei wichtige Bahnen *(Tractus spinocerebellares)* führen Nervenreize zum Klein-hirn und sind für die **Koordination der Körperbewegungen** wichtig:

1. Die **vordere Kleinhirnseitenstrangbahn** *(Tractus spinocerebellaris anterior)*, die auch den Namen **Gowers-Bündel** trägt. Diese Bahn entspringt in den großen Hin-terhornzellen des Rückenmarks und führt über das Mittelhirn zum Kleinhirn.
2. Die **hintere Kleinhirnseitenstrangbahn** *(Tractus spinocerebellaris posterior)*, die auch den Namen **Flechsig-Bündel** trägt. Diese Bahn entspringt an der Basis der Rückenmarks-Hinterhörner, also im Hinterstrang des Rückenmarks, und führt über untere Kleinhirnstiele zur Rinde des Kleinhirns.

Friedreich-Ataxie

Bei einer familiär auftretenden fortschreitenden Krankheit, der Friedreich-Ataxie (FA), beginnen diese beiden Nervenbahnen zu degenerieren, das heißt, sie bilden sich langsam zurück. Dies hat eine zunehmende Behinderung zur Folge. Da diese Krankheit nicht ganz selten auftritt, und weil ihre Beschreibung dem Verständnis der Physiologie dienlich ist, soll sie hier erwähnt werden.

Auffallend ist oft zuerst eine allgemeine Unbeholfenheit, die aber noch nicht einge-ordnet werden kann. Manche Eltern berichten, dass bei ihrem Kind schon das „Ge-henlernen" erschwert war.

Die ersten deutlichen Symptome treten in der Regel im ersten oder zweiten Lebens-jahrzehnt, also noch während der Kindheit auf. Es wird ein breitspuriger, tappiger Gang beobachtet, und die Kinder fallen häufiger um. Das „Nicht-kooridinieren-kön-nen" der Bewegungen, die eigentliche **Ataxie,** nimmt zu, was eine „Ungeschicklichkeit der Hände" zur Folge hat. Zunehmend kommen auch Artikulationsschwierigkeiten beim Sprechen dazu.

Ein Frühzeichen ist der typische **„Friedreich-Fuß",** ein Hohlfuß mit Hammerzehe.

In einem späteren Stadium ist der Sinn für die Lage und die Bewegung von Gliedma-ßen und Muskeln verändert, manchmal sogar aufgehoben. Das bedeutet, dass Betrof-fene mit geschlossenen Augen nicht mehr genau wahrnehmen können, wie ihr Bein oder ihre Hand liegt.

Aufgaben des Kleinhirns

Aus dem oben beschriebenen pathologischen Geschehen sind die wichtigen Aufga-ben des Kleinhirns nun deutlich:

- Besonders wichtig für die Motorik des Körpers.
- Ist zusammen mit dem Labyrinth des Gleichgewichtsorgans zuständig für das Gleichgewicht des Körpers und die Stellung im Raum.
- Optimiert und korrigiert Stützmotorik und ist so mitverantwortlich für die Tonus-regulation der Skelettmuskulatur.
- Kontrolle der unwillkürlichen Muskeltätigkeit und somit zeitliche Koordination der Bewegungen.

5.3.5 Hirnnerven

Die motorischen und vegetativen Hirnnerven haben ihren Ursprung in den Hirnkernen (graue Substanz) des Hirnstammes, die sensorischen sind Neuriten der unipolaren (= einpoligen) Ganglienzellen in den sensiblen Ganglien und enden in den Hirnkernen. Ihr peripheres Versorgungsgebiet liegt im Kopfbereich, mit Ausnahme des X. und XI. Hirnnervs. Die folgende Numerierung ist in der Neurologie gebräuchlich.

Nummer	Name	Faserart	Aufgabe
I	Riechnerv (N. olfactorius)	sensorisch	Übermittlung von Geruchswahrnehmungen.
II	Sehnerv (N. opticus)	sensorisch	Übermittlung von Sehempfindungen.
III	Augenmuskelnerv (N. oculomotorius)	motorisch	Innerviert alle Augenmuskeln bis auf zwei, die vom IV. und VI. Hirnnerv versorgt werden.
IV	Augenmuskelnerv (N. trochlearis)	motorisch	Versorgt den oberen schrägen Augenmuskel.
V	Drillingsnerv (N. trigeminus)	sensorisch, der drittte Ast auch motorisch	Vermittelt Gesichtsempfindungen der Stirn, Nase, Wangen und Mundhöhle (z.B. Zahnweh). 3. Ast innerviert Kaumuskeln.
VI	Augenmuskelnerv (N. abducens)	motorisch	Versorgt den äußeren geraden Augenmuskel.
VII	Gesichtsnerv (N. facialis)	sensorisch, motorisch und vegetativ	Übermittlung von Geschmacksempfindungen im Zungenbereich. Ist hauptverantwortlich für die Mimikmuskulatur. Parasympathische Anteile innervieren Mundspeichel- und Tränendrüse.
VIII	Hör- und Gleichgewichtsnerv (N. vestibulocochlearis)	sensorisch	Übermittlung von Hör- und Gleichgewichtsempfindungen.
IX	Zungen- und Rachennerv (N. glossopharyngeus)	hauptsächlich sensorisch	Übermittlung von Geschmacksempfindungen und Schmerzen im Rachenbereich.

Nummer	Name	Faserart	Aufgabe
X	Eingeweidenerv (N. vagus)	vegetativ = viszeromotorische und sensorische Fasern	Innerviert die meisten inneren Organe wie Herz (Beeinflussung), Lunge, Magen, Leber, Niere und verschiedene Drüsen sowie Gaumen-, Rachen- und Kehlkopfmuskulatur. Als Vertreter des parasympathischen Systems ist der N. vagus eher nachts aktiv. („Die Nacht ist der Tag des Vagus!") Sensibilitätswahrnehmung der inneren Organe (z.B. Bauchschmerzen).
XI	Halsnerv (N. accessorius)	motorisch	Verlässt wie der N. vagus den Kopfbereich und versorgt die Muskeln des Halses, so den Kopfwender (M. sternocleidomastoideus) und den Kapuzenmuskel (M. trapezius), die den Kopf wenden und beugen.
XII	Zungennerv (N. hypoglossus)	motorisch	Bewegung der Zunge

Tab. 5.2: Hirnnerven *(N. = Nervus)*

5.3.6 Rückenmark

■ Makroskopie

Beim Erwachsenen ist das Rückenmark etwa 45 cm lang. Mit dem zugespitzten Ende (Conus medullaris) reicht es bis in Höhe des 1.–2. Lendenwirbels, dann setzt es sich in das fadenförmige Filum terminale fort und bildet zusammen mit den kaudalen Spinalnerven den sog. Pferdeschwanz *(Cauda equina).*

Das Rückenmark wird in 31–32 Segmente eingeteilt. Aus jedem Segment entspringt beidseits eine Nervenwurzelgruppe, die sich zu Rückenmarksnervenpaaren (Nn. spinales) vereinigen (Peripheres Nervensystem ☞ 5.4).

Da die Wirbelsäule schneller wächst als das Rückenmark, ist nach Abschluss des Wachstums die Wirbelsäule länger als das Rückenmark. Hieraus resultiert, dass die Rückenmarksegmente nicht auf einer Höhe mit den entsprechenden Wirbelkörpern liegen. Weil das Rückenmark beim 1.–2. Lendenwirbel endet, werden Lumbalpunktionen zwischen dem 3. und 4., ggf. auch dem 4. und 5. Lendenwirbel, durchgeführt.

Die Rückenmarksnerven, die schließlich unterhalb des Rückenmarks als sog. Pferdeschwanz (Cauda equina ☞ Abb. 5.21) verlaufen, weichen bei einer Lumbalpunktion aus und werden deshalb nicht verletzt.

Schneiden wir horizontal durch das Rückenmark und sehen uns ein Segment von oben an, erkennen wir eine schmetterlingsförmige Figur aus grauer Substanz. Darum

5.3 Zentrales Nervensystem

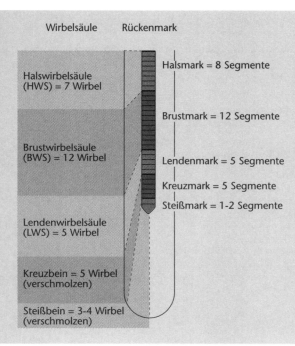

Abb. 5.20
Lageverhältnisse von Rückenmark und Wirbelsäule

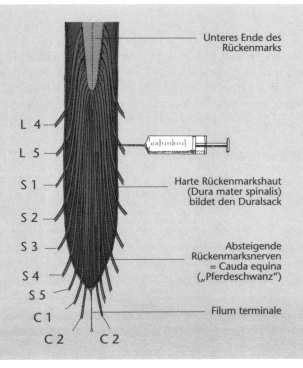

Die absteigenden Rückenmarksnerven weichen bei einer Lymbalpunktion aus.

Abb. 5.21
Duralsack mit Pferdeschwanz (Cauda equina)

herum finden wir weiße Substanz, die durch auf- und absteigende Nervenbahnen gebildet wird.

Der Durchmesser des Rückenmarks beträgt etwa 1 cm (☞ Abb. 5.22).

■ Mikroskopie

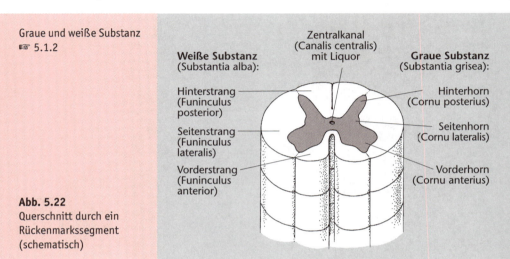

Abb. 5.22 Querschnitt durch ein Rückenmarkssegment (schematisch)

Graue und weiße Substanz ☞ 5.1.2

Weiße Substanz (Substantia alba):
Hinterstrang (Funiculus posterior)
Seitenstrang (Funiculus lateralis)
Vorderstrang (Funiculus anterior)

Zentralkanal (Canalis centralis) mit Liquor

Graue Substanz (Substantia grisea):
Hinterhorn (Cornu posterius)
Seitenhorn (Cornu lateralis)
Vorderhorn (Cornu anterius)

■ Physiologie

Das Rückenmark verbindet das Gehirn mit dem peripheren Nervensystem in beide Richtungen, d.h. sensorisch und motorisch. Es dient außerdem dem Zustandekommen von Reflexen (☞ 5.4.3). Es ist eine wichtige Umschaltstelle, da sämtliche Reize, die ins Rückenmark eintreten, umgeschaltet werden müssen, bevor sie an ihren Bestimmungsort (Gehirn oder Peripherie) weitergeleitet werden.

5.3.7 Hirn- und Rückenmarkshäute

Um die beiden Zentralorgane liegen die sog. Hirn- und Rückenmarkshäute (Meningen), welche die Aufgaben haben, Hirn- und Rückenmark zu schützen, z.B. gegen Erschütterungen.

Im Wirbelkanal sind Periost der Wirbelknochen und Dura mater durch einen mit Fettgewebe und Venengeflechten ausgefüllten, wenige Millimeter breiten Spaltraum getrennt, der als Cavum epidurale (Epi- bzw. Periduralraum ☞ Abb. 5.23) bezeichnet wird. Er ist von Bedeutung im Zusammenhang mit traumatischen Blutungen bzw. mit Leitungsanästhesien.

In der Schädelhöhle fehlt ein die Dura mater umgebener Epiduralraum. Bei einer Schädelblutung zwischen der äußersten Hülle und dem Schädelknochen spricht man dennoch von einer epiduralen Blutung.

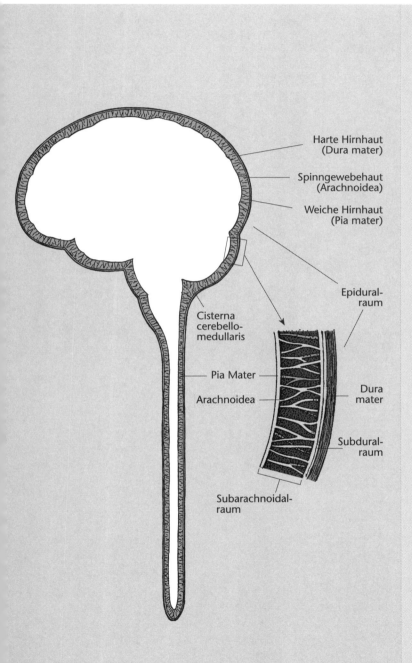

- **Zarte innere Hirn- bzw. Rückenmarkshaut** (Pia mater cerebralis bzw. spinalis): liegt als innerste Schicht direkt um die Nervensubstanz. Beim Hirn verläuft sie mit in alle Furchen, überzieht also die Hirnrinde. Beim Rückenmark liegt sie unmittelbar um die weiße Substanz. Diese Haut enthält zahlreiche Blutgefäße.
- **Spinngewebehaut** (Arachnoidea): liegt der Dura direkt an, reicht mit feinen Fäserchen bis zur inneren Hirnhaut und bildet mit ihrer Bauart den **Subarachnoidalraum**, welcher Liquor enthält. Kleine zottenartige Ausstülpungen der Arachnoidea im Hirnbereich nennen wir Arachnoidalzotten. Diese Haut ist fast gefäßlos. Die zarte innere Hirnhaut (Pia mater) und die Spinngewebehaut (Arachnoidea) bilden zusammen die **weichen Hirnhäute**.
- **Subarachnoidalraum**: mit Liquor gefüllt, von Fäden der Spinngewebehaut durchzogen.
- **Harte Hirn- bzw. Rückenmarkshaut** (Dura mater cerebralis bzw. spinalis): ist als äußerste härteste Schicht mit dem Periost des Schädelknochens verbunden. Im Wirbelkanal ist sie frei und von Venen umgeben.
- **Epiduralraum** bzw. Periduralraum nennen wir den Raum zwischen der äußersten Hülle im Rückenmark und dem Wirbelkanal.
- **Cisterna cerebellomedullaris:** Liquorraum, kann zur Liquorentnahme punktiert werden (Subokzipitalpunktion).

Abb. 5.23
Hirn- und Rückenmarkshäute (Meningen)

- Die beiden Seitenventrikel werden von den Großhirnhemisphären, die hier entfernt sind, überdeckt.
- Der IV. Ventrikel liegt im Bereich des Rautenhirns unter dem Kleinhirn. Hier tritt der Liquor aus den Öffnungen des IV. Ventrikels in den Subarachnoidalraum und umspült so das Gehirn und das Rückenmark.
- Der Zentralkanal (auch Rückenmarkskanal) ist ein sehr enger Kanal. Er ist ein Rest der Lichtung des embryonalen Neuralrohrs und beim Erwachsenen verödet.

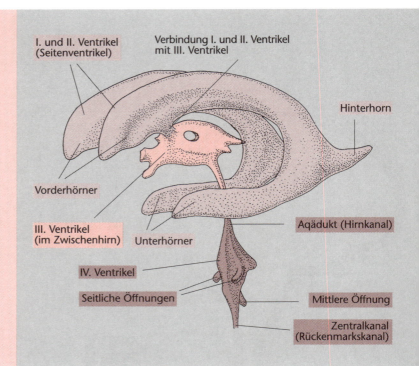

Abb. 5.24
Hirnkammern (von links gesehen)

5.3.8 Liquor-Ventrikel-System

Liquor	Flüssigkeit im Hohlraumsystem (Ventrikel) des Gehirns und im Subarachnoidalraum des Gehirns und des Rückenmarks.
Bildungsort	Wird in den Adergeflechten (Plexus chorioideus) der vier Hirnkammern (Ventrikel) aus Blutplasma gebildet.
Resorptionsort	Vorwiegend in den Ausstülpungen der Aderhaut (Arachnoidalzotten) zu den sensiblen Rückenmarksganglien. Der Liquor wird in den sog. Arachnoidalzotten (☞ Spinngewebehaut) größtenteils wieder ins Blut resorbiert.
Aufgabe	Trägt und erleichtert Hirnmasse und schützt Hirn- und Rückenmarkshäute vor Reibung und Druck. Der Stoffaustausch zwischen Blut und Liquor ist, außer für Sauerstoff, Kohlendioxid und Wasser, mehr oder weniger stark behindert (Blut-Hirn-Schranke und Blut-Liquor-Schranke ☞ 5.1.4).
Farbe	Klar und farblos.
Menge	Die mehrmals täglich erneuerte und zirkulierende Liquormenge beträgt 120 bis 200 ml. Der tägliche Umsatz beträgt etwa 500 bis 650 ml.
Zirkulationsort	Hirnventrikel, Hirnkanal (Aquaeductus cerebri), Rückenmarkskanal (meist ab der Jugend verödet, dann nur noch stellenweise offen, also wenig Liquor ☞ Abb. 5.24, Zentralkanal) und Subarachnoidalraum von Hirn- und Rückenmark.
Zusammensetzung	Wasser und Salze (eiweißarmes Blutplasma), Eiweiß 15 – 30 mg%, Zucker 40 – 70 mg% und wenige (0 – 5 mm^3) Zellen.
Liquorentnahme	Liquor wird zu diagnostischen und therapeutischen Zwecken entnommen, meist mittels Lumbalpunktion zwischen dem 3./4. oder 4./5. Lendenwirbel. Weitere Möglichkeiten Liquor zu punktieren, sind die Subokzipitalpunktion unter dem Hinterhauptsbein und die Ventrikelpunktion, die aber eher zu therapeutischen Zwecken (Ventrikeldrainage etc.) durchgeführt wird.

Tab. 5.2 Liquor-Ventrikel-System

Der Subarachnoidalraum wird von der Spinngewebehaut (Arachnoidea) gebildet. Hier zirkuliert der Liquor und umspült so Gehirn und Rückenmark, wodurch Druck auf die beiden Organe verhindert wird.

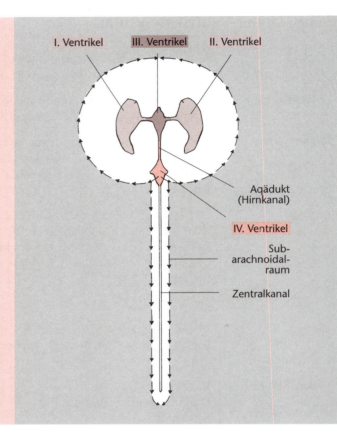

Abb. 5.25
Schema Liquor-Ventrikel-System (von hinten gesehen)

Lumbalpunktion beim Säugling

Am Anfang des dritten Fetalmonats durchzieht das Rückenmark den gesamten Spinalkanal. Bereits im dritten Fetalmonat beginnt aber das Längenwachstum des Rückenmarks hinter dem der Wirbelsäule zurückzubleiben. Das Ende des Rückenmarks reicht bald nicht mehr in den Sakralkanal hinunter, d.h. nicht mehr in das Kreuzbein hinein. Bei Neugeborenen liegt das Ende des Rückenmarks in Höhe des dritten Lumbalwirbels. Die Lumbalpunktion bei Neugeborenen und Säuglingen wird wie beim Erwachsenen unterhalb des dritten oder vierten Lumbalwirbels durchgeführt. Hier kann man das Rückenmark auch bei Neugeborenen und Säuglingen nicht verletzen.

Die harte Rückenmarkshaut (Dura mater spinalis) und die Spinngewebehaut (Arachnoidea) bilden unten einen Sack, den sog. Duralsack. Die weiche Rückenmarkshaut (Pia mater spinalis) dagegen endet mit dem Rückenmark, da sie das Rückenmark direkt umgibt. Der Liquor wird aus dem Subarachnoidalraum punktiert (☞ Abb. 5.20 und Abb. 5.21).

Testfragen Nervensysten: Zentrales Nervensystem

1. Wo liegt das zentrale Nervensystem? (☞ 5.1)
2. Welche Anteile gehören zum Gehirn? (☞ 5.3.1)
3. Erklären Sie den makroskopischen Bau des Großhirns. (☞ 5.3.2)
4. Nennen Sie die wichtigsten Rindenfelder des Großhirns und erwähnen Sie, in welchen Lappen sie liegen. (☞ Abb. 5.12)
5. Erklären Sie den Vorgang im Nervensystem, wenn Sie einen Gegenstand sehen, erkennen und benennen. (☞ Abb. 5.14)
6. Was geschieht in Ihrem Nervensystem, wenn Sie von jemandem berührt werden? (☞ Abb. 5.16)
7. Was wissen Sie über Ursprung, Verlauf und Aufgaben der Pyramidenbahnen? (Motorische Bahnen ☞ 5.3.2)
8. Was wissen Sie über Ursprung, Verlauf und Aufgaben die Extrapyramidalbahnen? (Extrapyramidales System 5.3.2)
9. Wo liegt das limbische System und welche Bedeutung hat es? (☞ 5.3.3)
10. Nennen Sie die wichtigsten Aufgaben folgender Hirnanteile:

   - Großhirn
   - Zwischenhirn
   - Mittelhirn   (☞ 5.3.1 bis 5.3.4)
   - Kleinhirn
   - Brücke
   - Verlängertes Mark

11. Nennen Sie Ursprung und Versorgungsgebiete der Hirnnerven? (☞ 5.3.5)
12. Wie heißen die verschiedenen Hirnnerven und welche Aufgaben haben sie? (☞ 5.3.5)
13. Wie wird das Rückenmark makroskopisch eingeteilt? (☞ 5.3.6)
14. Was verstehen Sie unter den Begriffen Pferdeschwanz und Duralsack? (☞ 5.3.6)
15. Versuchen Sie einen Querschnitt durch das Rückenmark zu zeichnen und diesen zu beschriften. (☞ Abb. 5.22)
16. Nennen Sie die drei Aufgaben des Rückenmarks. (☞ 5.3.6)
17. Wo wird Liquor gebildet und wo zirkuliert er? (☞ 5.3.8)
18. Wo und zu welchem Zweck wird Liquor entnommen? (☞ 5.3.8)
19. Nennen Sie Menge, Farbe, Zusammensetzung und Aufgabe des Liquors. (☞ 5.3.8)
20. Wie sind die Hirn- und Rückenmarkshäute angeordnet und welche Aufgabe haben sie? (☞ 5.3.7)

5.4 Peripheres Nervensystem

5.4.1 Spinalnerven (Rückenmarksnerven)

Insgesamt entspringen aus dem Rückenmark 31–32 Rückenmarksnervenpaare, und zwar 8 Zervikal-, 12 Thorakal-, 5 Lumbal-, 5 Sakralnerven und ein Kockzygealnerv. Je eine hintere und eine vordere Nervenwurzel verlassen links und rechts das jeweilige Rückenmarkssegment, um sich nach wenigen Millimetern zu einem *Spinalnerven* zu vereinen. Die Spinalnerven treten durch die Öffnungen zwischen zwei benachbarten Wirbeln, den Zwischenwirbellöchern, aus, um sich danach in verschiedene Äste aufzuteilen, die sich weiter in die Peripherie verästeln. Die Nervenstränge der hinteren Spinalwurzeln leiten Reize von der Peripherie zum Rückenmark bzw. zum Gehirn und dienen somit der Wahrnehmung. Man spricht von sensorischen Bahnen. Aus den vorderen Anteilen der Spinalwurzeln treten motorische Nervenstränge aus. Sie leiten Reize vom Gehirn bzw. Rückenmark in die Peripherie, um damit Muskeln und Drüsen zu versorgen. Jeweils ein kleiner Seitenast tritt in Verbindung mit dem Vegetativen Nervensystem (☞ 5.5).

Die für den Hals und die Extremitäten bestimmten Äste vereinigen sich zu *Nervengeflechten* (Plexus). Aus diesen Geflechten gehen die eigentlichen peripheren Nerven hervor.

- Der sensorische Anteil eines Spinalnervs leitet Reize aus der Peripherie (z.B. Haut) ins Rückenmark.
- In der grauen Substanz werden die Reize zur Weiterleitung ins Gehirn oder direkt auf das motorische Vorderhorn umgeschaltet.
- Der motorische Anteil des Spinalnervs leitet Reize, die vom Gehirn oder direkt vom sensorischen Hinterhorn kommen, vom Rückenmark in die Peripherie (z.B. Muskeln oder Drüsen).
- Der eigentliche Rückenmarksnerv (= Spinalnerv) enthält sowohl sensorische als auch motorische Fasern.
- Das sensible Spinalganglion ist eine Anhäufung von Nervenzellen (☞ Abb. 5.2).

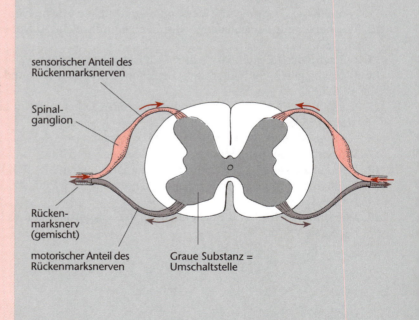

Abb. 5.26
Spinalnerven (Rückenmarksnerven)

5.4.2 Nervengeflechte

Halsnervengeflecht (Plexus cervicalis)	*Aus den Halsmarksegmenten 1 – 4* • Versorgt Haut und Muskulatur des Halses • Versorgt das Zwerchfell mit N. phrenicus
Armnervengeflecht (Plexus brachialis)	*Aus den Halsmarksegmenten 5 – 8 und dem Brustmarksegment 1* • Versorgt Haut und Muskulatur des Schultergürtels und der oberen Extremitäten
Lendengeflecht (Plexus lumbalis)	*Aus den Lendenmarksegmenten 1 – 3 und teilweise auch 4* • Versorgt Beinmuskeln und Haut auf der Streckerseite der Oberschenkel
Kreuzbeingeflecht (Plexus sacralis)	*Aus den Lendenmarksegmenten 4 – 5 und den Kreuzbeinsegmenten 1 – 3* • Versorgt Gesäßmuskeln und mit dem großen Hüftnerv (N. ischiadicus) Muskeln und Haut an Oberschenkelrückseite, Unterschenkel und Fuß
Schamgeflecht (Plexus pudendus)	*Aus den Kreuzbeinsegmenten 3 – 4* • Versorgt Scham- und Dammgegend

Tab. 5.3 Nervengeflechte

Zwischen Gehirn und Peripherie verlaufen verschiedene sensorische und motorische Nervenbahnen. Alle diese Bahnen nehmen ihren Weg über das Rückenmark.

Von den Arm- und Beinnervengeflechten werden hier die wichtigsten Nerven erwähnt, die die Extremitäten versorgen.

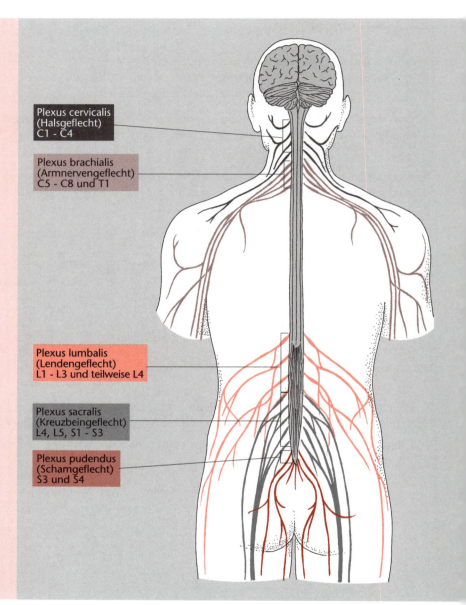

Abb. 5.27
Nervengeflechte

5.4 Peripheres Nervensystem **163**

Name	Lage	Funktion
N. radialis aus dem Armnervengeflecht	Zieht hinten um Oberarm zur Rückseite des Unterarms	Innerviert Hand- und Fingerstrecker
N. ulnaris aus dem Armnervengeflecht	Liegt an Innenseite (Kleinfingerseite) des Unterarms	Innerviert die dort liegenden Beuger
N. medianus aus dem Armnervengeflecht	Liegt an Beugeseite im Mittelbereich des Unterarms	Innerviert Beugemuskeln der Daumenseite
N. femoralis aus dem Lendengeflecht	Liegt an Vorderseite des Oberschenkels	Innerviert Oberschenkelstrecker
N. ischiadicus aus dem Kreuzbeingeflecht	Liegt an Rückseite des Oberschenkels	Innerviert die dort liegen den Muskeln, **spaltet sich oberhalb der Kniekehle auf in:**
• **N. tibialis**	Liegt an Rückseite des Unterschenkels	Innerviert Beugemuskeln
• **N. peroneus** oder **N. fibularis**	Liegt vorne und seitlich am Unterschenkel	Innerviert Streckmuskeln und Mm. fibulares*

Tab. 5.4 Wichtigste Arm- und Beinnervengeflechte

* *Fibula lat., Perone gr., die Nadel*

5.4.3 Reflexe

Unter einem Reflex verstehen wir eine unwillkürliche Übertragung eines Reizes von einer sensiblen Nervenbahn auf eine motorische Nervenbahn. Wir unterscheiden zwei Arten von Reflexen, die *Eigenreflexe* und die *Fremdreflexe*.

Funktion des Haltereflexes

Der Reflex wirkt plötzlicher Überdehnung der Muskeln entgegen und dient dadurch der Aufrechterhaltung der Körperhaltung (Bsp. ☞ Abb. 5.28).

Eigenreflexe

Reiz und Antwort liegen hier im selben Organ und zwar stets in einem Muskel. Der *Reflexbogen* (= nervöse Bahn zwischen Reizorgan und Erfolgsorgan) läuft beim Eigenreflex über eine einzige Schaltstelle (Synapse). Eigenreflexe treten grundsätzlich an allen Muskeln auf, die über Muskelspindeln (sensible Rezeptoren) verfügen. Die Aufgabe der Eigenreflexe ist es, die Muskelspannung und damit die gesamte Körperhaltung zu regulieren. Wir sprechen deshalb auch vom **Haltereflex.** Ungewollte Längenveränderungen des Muskels werden ständig über Eigenreflexe korrigiert.

Der Arzt/die Ärztin kann solche Eigenreflexe prüfen. Ein häufig geprüfter Eigenreflex ist der Patellarsehenreflex. Dabei wird durch einen Schlag auf die Patellarsehne die Reflexbewegung ausgelöst (☞ Abb. 5.28). Abnorm lebhafte Eigenreflexe deuten auf eine Störung der Kontrolle von übergeordneten Hirnstrukturen hin. Fehlende Eigenreflexe deuten auf eine Störung im Rückenmark (sensible Bahn, Rückenmarkssegment, motorische Bahn) hin. Weitere wichtige Eigenreflexprüfungen sind der **Achillessehnenreflex** und der **Bizepssehnenreflex.**

Fremdreflexe

Reiz und Antwort liegen in unterschiedlichen Organen. Der Reflexbogen läuft über mehrere Schaltstellen (Synapsen). Die wichtigsten Fremdreflexe sind:

- Fluchtreflexe, z.B. bei Schmerzeinwirkung
- Schutzreflexe, z.B.:
  - Tränensekretionsreflex
  - Kornealreflex (Lidschutz bei Reizung)
  - Pupillenreflex
  - Hustenreflex
  - Niesreflex
  - Periostreflexe (z.B. Vorderarmperiostreflex)
  - Bauchdeckenreflex
- Ernährungsreflexe, z.B.:
  - Saugreflex
  - Schluckreflex
  - Sekretionsreflexe im Verdauungskanal.

Ein weiterer wichtiger Fremdreflex ist der Brustwarzenreflex. Bei Berührung der Brustwarze durch den Säuglingsmund kommt es zur Erektion der Brustwarze (durch die glatte Hautmuskulatur), so dass die Warze vom Säuglingsmund besser umfasst werden kann.

Zu den oben erwähnten Fremdreflexen, die der Arzt/die Ärztin prüfen kann, gehören als wichtigste Fremdreflexprüfungen der **Bauchdeckenreflex** und der **Kremasterreflex** (Hautreflexprüfungen beim Mann).

Fremdreflexuntersuchungen werden allgemein zur Lokalisation von krankhaften Prozessen im Zentralen Nervensystem durchgeführt.

Funktion des Fluchtreflexes

Schnelle Entfernung von Körperteilen aus Gefahrenbereich (Bsp. ☞ Abb. 5.29).

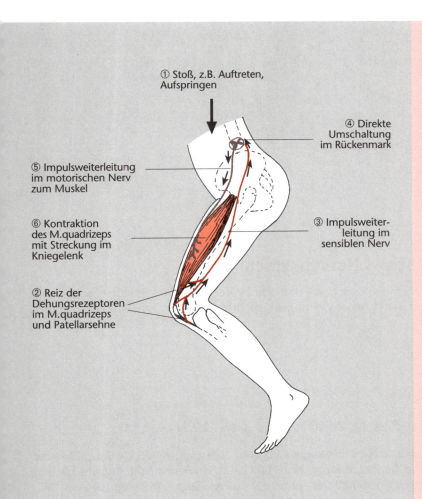

1 Der Stoß von oben, z.B. durch Aufspringen oder Auftreten führt zur Beugung im Knie, wodurch
2 die Dehnungsrezeptoren im M. quadrizeps femoris und in der Patellarsehne gereizt werden. Es entstehen elektrische Impulse.
3 Die Impulse werden in sensorischen Bahnen zum Rückenmark geleitet (☞ kleine Pfeile).
4 Direkte Umschaltung im Rückenmark vom Hinterhorn aufs Vorderhorn und auf den motorischen Anteil des Spinalnervs.
5 Impulsweiterleitung im motorischen Nerv zum M. quadrizeps femoris (☞ kleine Pfeile).
6 Kontraktion des M. quadrizeps femoris mit Streckung im Kniegelenk bzw. Verhinderung des „Einknickens".

Abb. 5.28
Schematische Darstellung eines Eigenreflexes am Beispiel des Patellarsehnenreflexes (Haltereflex)

1 Durch eine starke Hautreizung werden
2 Rezeptoren in der Haut erregt, die den Reiz in elektrische Impulse umwandeln.
3 Die Impulse werden im sensiblen Nerv zum Rückenmark geleitet (☞ kleine Pfeile).
4 Die Umschaltung im Rückenmark vom Hinterhorn aufs Vorderhorn und auf den motorischen Anteil des Spinalnervs erfolgt über ein oder mehrere Segmente.
5 Impulsweiterleitung im motorischen Nerv zum M. psoas major (☞ kleine Pfeile).
6 Kontraktion des M. psoas major und dadurch Anheben des Beines.

Abb. 5.29
Schematische Darstellung eines Fremdreflexes am Beispiel des Fußsohlenreflexes (Fluchtreflex)

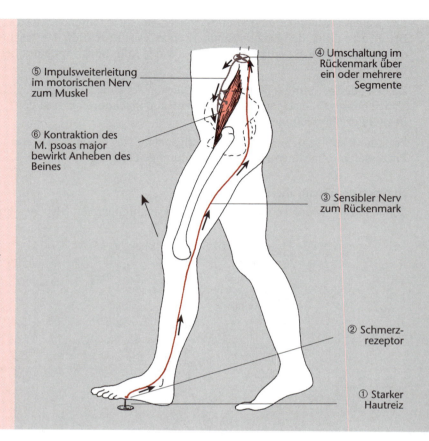

5.5 Vegetatives Nervensystem

Das vegetative Nervensystem (auch autonomes Nervensystem genannt) hat die Aufgabe, die „vegetativen" (lebenswichtigen), nicht dem Willen unterstellten Funktionen, zu steuern:

Beispiele:
- Kreislauf
- Atmung
- Verdauungssystem
- Stoffwechsel
- Herz (nur Beeinflussung, Reizleitungssystem des Herzens ☞ 8.4.1).

Hauptvertreter dieses Nervensystems sind zwei sich ergänzende Gegenspieler, der *Sympathikus* und der *Parasympathikus*. Das heißt, wo der eine die Aufgabe hat, ein Organ zur Tätigkeit zu stimulieren, muss der andere dessen Tätigkeit hemmen. Wo der eine tagsüber aktiv ist, ist es der andere eher nachts oder in Ruhe.

5.5 Vegetatives Nervensystem

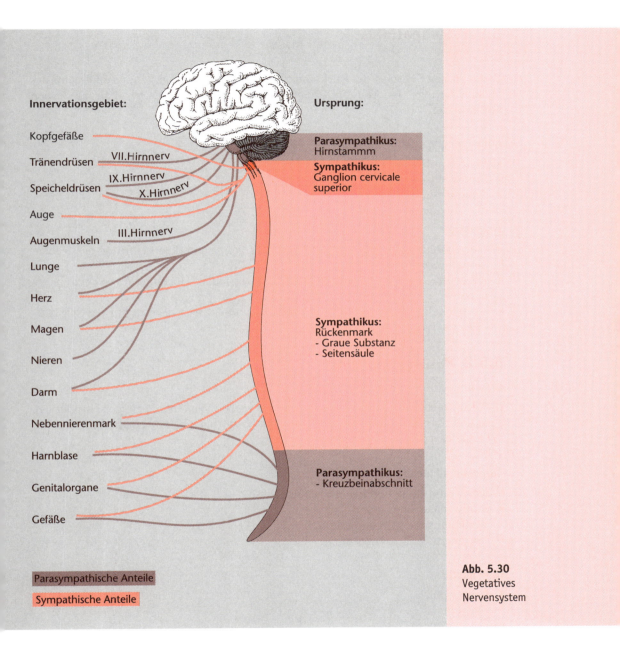

Abb. 5.30 Vegetatives Nervensystem

Efferente vegetative Bahnen, die außerhalb des Zentralen Nervensystems in peripheren Schaltstellen (Ganglien) liegen, nennen wir **präganglionär,** wenn sie vor dem Ganglion sind bzw. **postganglionär,** wenn sie hinter dem Ganglion liegen. Präganglionäre Nervenfasern kommen vom ZNS und werden in den Ganglien synaptisch umgeschaltet. Postganglionäre Nervenfasern ziehen zu den Organen.

5.5.1 Sympathikus

Ursprung

In der grauen Substanz des Rückenmarks, in den Seitenhörnern, links und rechts des „Schmetterlings" (☞ Abb. 5.22). Die Seitenhörner bilden als vertikale Säule den Grenzstrang.

Aufgaben allgemein

- Körper auf Arbeit einstellen.
- Stoffwechsel anregen.
- Energie freisetzen.

Transmitter

- Noradrenalin, aus dem sympathischen Nervensystem (auch Hormon des Nebennierenmarks).
- Adrenalin, nur aus Sympathikus-Ganglien (auch Hormon des Nebennierenmarks).
- Acetylcholin (Enzym ☞ auch Gewebshormon, 5.2.1), wirksam nur bei Schweißdrüsennerven.

5.5.2 Parasympathikus

Ursprung

In Kerngebieten des Hirnstamms, wo er die vegetativen Anteile einiger Hirnnerven, besonders des X. Hirnnerven (N. vagus) bildet, sowie im Kreuzbeinabschnitt des Rückenmarks.

Aufgaben allgemein

- Körper auf Ruhe und Erholung einstellen.
- Stoffwechsel bremsen.
- Verdauung anregen und dadurch:
- Speicherung von Nährstoffen.

Transmitter

- Acetylcholin.

5.5 Vegetatives Nervensystem

Wirkungsort, Organ	Sympathikusreiz	Parasympathikusreiz
Herz	Frequenzsteigerung	Frequenzsenkung
Gefäße	Konstriktion	Dilatation
Herzkranzgefäße	Dilatation	Konstriktion
Pupillen	Erweiterung	Verengung
Bronchien	Dilatation	Konstriktion
Ösophagus	Erschlaffung	Kontraktion
Magen (Drüsentätigkeit und Peristaltik)	Hemmung	Erregung
Dünndarm (Peristaltik)	Hemmung	Anregung
Dickdarm (Peristaltik)	Hemmung	Anregung
Leber	Glykogenabbau	–
Pankreas	Insulin Hemmung	Insulin Steigerung
Schilddrüse	Hormone Hemmung	Hormone Steigerung
Nebennierenmark	Adrenalin Steigerung	Adrenalin Hemmung
Blasenmuskel (Detrusor)	Erschlaffung	Kontraktion
Blasenschließmuskel (Sphincter)	Kontraktion	Erschlaffung
Genitalien	Vasokonstriktion	Vasodilatation und Erektion
Stoffwechsel	Dissimilation*	Assimilation**

Tab. 5.5 Wirkung Vegetatives Nervensystem

* **Dissimilation:** Die durch die Assimilation im Gewebe eingebauten Stoffe werden abgebaut und setzen so die in ihnen enthaltene Energie frei. Dabei entstehen Stoffwechselendprodukte.

** **Assimilation:** Aufnahme der Nahrungsstoffe, Zerlegung im Darm, Resorption und Einbau der körpereigenen umgebauten Stoffe im Gewebe.

Diese beiden Vertreter des Vegetativen Nervensystems sind immer beide gleichzeitig als ergänzende Gegenspieler tätig. *Tagsüber* ist der *Sympathikus* bedeutend aktiver als der Parasympathikus, *nachts und nach dem Essen* überwiegt die *Aktivität des Parasympathikus* (Müdigkeit nach dem Essen). (Die vom „Sandmännchen gestreuten Sandkörnchen" sind sozusagen ein Produkt des Parasympathikus).

Bei einem plötzlichen freudigen oder erschreckenden seelischen Erlebnis, wird der eine oder der andere aktiv. Dies äußert sich zum Beispiel durch einen beschleunigten oder verlangsamten Puls (Tachykardie bzw. Bradykardie), durch Schweißausbruch oder trockene Haut, durch erhöhten oder erniedrigten Blutdruck (Hypertonie bzw. Hypotonie), durch eine beschleunigte oder verlangsamte Atmung (Tachypnoe bzw. Bradypnoe), gegebenenfalls auch durch Durchfall in Prüfungsnöten etc. Diese Äußerungen sind individuell verschieden.

Testfragen Nervensystem: Peripheres Nervensystem

1. Wie viele Rückenmarksnervenpaare gibt es? (☞ 5.4)
2. Wie verlaufen die sensorischen Anteile der Rückenmarksnerven, wie die motorischen Anteile? (☞ 5.4)
3. Nennen Sie die fünf Nervengeflechte. (☞ 5.4.2)
4. Nennen Sie die wichtigsten Nerven an Arm und Bein mit ihrer Lage und Funktion. (☞ 5.4.2)
5. Was ist ein Reflex? (☞ 5.4.3)
6. Erklären Sie den Unterschied zwischen Eigenreflexen und Fremdreflexen. (☞ 5.4.3)
7. Nennen Sie die wichtigsten Reflexe. (☞ 5.4.3)

Testfragen Nervensystem: Vegetatives Nervensystem

1. Wie heißen die beiden Hauptvertreter des vegetativen Nervensystems? (☞ 5.5)
2. Nennen Sie den jeweiligen Ausgangsort und allgemeine Aufgaben dieser Hauptvertreter (☞ 5.5)

6 Hormonsystem

Wesentliche Aufgabe des Hormonsystems

Steuerung und Regulation von wichtigen Organfunktionen und Stoffwechselvorgängen durch Hormone (= chemische Überträgerstoffe), die in den endokrinen Drüsen gebildet werden.

■ Einleitung

Das Hormonsystem (auch Endokrinsystem) besteht aus verschiedenen Drüsen, welche ihren Wirkstoff (Hormon) direkt ins Blut abgeben. Man könnte dieses System, im Gegensatz zum Nervensystem, als „drahtloses Übermittlungssystem" verstehen.

Hormone sind Wirkstoffe, die von endokrinen Drüsen produziert werden. Sie können als sog. Botenstoffe verstanden werden. Chemisch bestehen sie aus Eiweißen (Aminosäuren) oder Fetten (Steroide = Lipoide).

■ Topografie

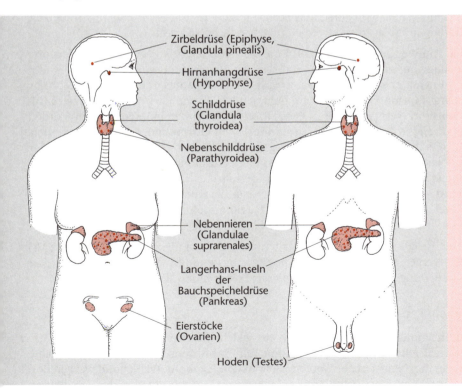

Abb. 6.1
Topografie der endokrinen Drüsen

■ Makroskopie

☞ einzelne Drüsen in Abb. 6.1 und Texte in den jeweiligen Kapiteln.

■ Mikroskopie

Drüsengewebe ist eine Spezialform des Epithelgewebes (Histologie ☞ 1.2.2), besteht also aus Epithelzellen, die für die Absonderung von Wirkstoffen (hier Hormone) an die zwischen ihnen reichlich vorhandenen Kapillaren spezialisiert sind.

■ Physiologie.

☞ einzelne Drüsen in Abb. 6.1.

6.1 Regelkreis des Hormonsystems

Damit der Organismus seine vielen hochdifferenzierten Einzelfunktionen erfüllen kann, ist eine übergeordnete Steuerung nötig. Informationen werden von übergeordneten Instanzen zu den Organen übermittelt, von welchen wiederum eine Rückmeldung (Rückkoppelung) zur Steuerungszentrale erfolgt. Ein solches Steuerungssystem nennen wir **Regelkreis.**

Das Hormonsystem wird über Regelkreise gesteuert. Im Hypothalamus findet die Verknüpfung mit dem Vegetativen Nervensystem (VNS) statt.

Über den Blutweg gelangen die Hormone der peripheren Drüsen zu den übergeordneten Instanzen, welche über Rezeptoren den Bedarf bestimmter Hormone wahrnehmen. Entsprechend dem Bedarf wird im Hypothalamus ein förderndes Hormon **= Releasing-Hormon (RH)** oder ein hemmendes Hormon **= Inhibitory- bzw. Inhibiting-Hormon (IH)** produziert. Diese Hormone bewirken im Hypophysen-Vorderlappen (HVL) die Ausschüttung von **glandotropen Hormonen**, d.h. von Hormonen, die ihrerseits die peripheren Hormondrüsen stimulieren, eigene Hormone zu bilden und freizugeben. Gelangen genügend periphere Hormone ins Blut, wird dies im Hypothalamus registriert und entsprechend kommt das hemmende Hormon, das **IH,** zum Einsatz. Diesen Vorgang nennen wir **Negative Rückkoppelung**. Sinkt der Hormonspiegel, kommt es zu einer **Positiven Rückkoppelung,** d.h. es wird das **RH** ausgeschüttet, das wiederum die Bildung glandotroper Hormone bewirkt.

Um diesen Regelkreis aufrecht zu erhalten, ist zwischen dem Hypothalamus des Vegetativen Nervensystems und der Hypophyse des endokrinen Systems eine direkte Verbindung nötig. Diese Aufgabe erfüllt das Hypophysen-Pfortadersystem.

■ Hypophysen-Pfortadersystem

Im Hypothalamus liegen Nervenzellgebiete, welche die oben erwähnten für die HVL-Zellen spezifischen **Releasing-Hormone** und **Inhibiting-Hormone** bilden. Diese wandern in den Neuriten der Nervenzellen in den Hypophysenstiel und werden dort an ein dicht verzweigtes Kapillarnetz abgegeben. Über die Venolen des Kapillarnetzes werden die RH und IH in den HVL transportiert (☞ Abb. 6.2). Aus den Kapillarnetzen des HVL entspringen wiederum Venen, die ihr Blut samt den HVL-Hormonen über die V. jugularis, die V. cava superior in das Herz und damit in den Kreislauf führen. Weil hier wie in der Leber ein Venensystem zwischen zwei Kapillarnetze eingeschaltet ist (die Pfortader liegt zwischen den Magen-Darm-Kapillaren und den Leberkapillaren), wird es als **Hypophysen-Pfortadersystem** bezeichnet.

Zum Verständnis der Physiologie der endokrinen Drüsen ist es unumgänglich, auch die pathologischen Veränderungen (Pathophysiologie) zu erwähnen, die sich durch eine Hormonunterproduktion oder -überproduktion ergeben. Beispiele hierfür werden in den entsprechenden Kapiteln kurz beschrieben (z.B. Morbus Cushing ☞ 6.5).

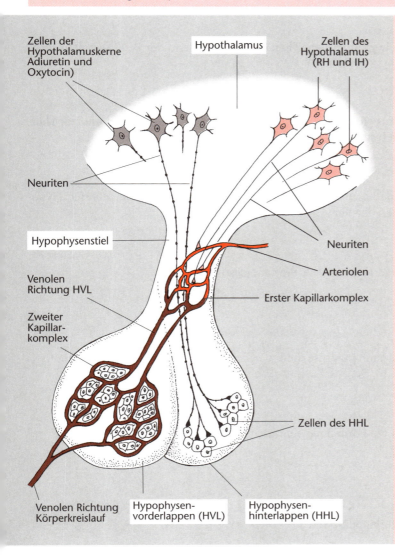

- Einige **Zellen im Hypothalamus** (☞ Abb. oben rechts) produzieren Releasing- und Inhibiting-Hormone.
- Die Hormone wandern als Neurosekret entlang den Neuriten zum Hypophysenstiel, wo sie im ersten Kapillarkomplex ins Blut aufgenommen werden.
- Aus diesem ersten Kapillarkomplex führen Venolen in den HVL (portaler Kreislauf) zum zweiten Kapillarkomplex. Die Kapillaren umgeben die Zellen des HVL, so dass ein Hormonaustausch zwischen den HVL-Zellen und dem Blut möglich ist.
- Über die Venolen gelangen die vom Blut aufgenommenen Hormone in das Venennetz des Körperkreislaufs. (☞ Abb. unten links)
- **Zellen der Hypothalamuskerne** (Abb. oben links) produzieren die Hormone Adiuretin (Vasopressin) und Oxytocin, die als Neurosekrete entlang den Neuriten zu den Zellen des HHL wandern.
- Die HHL-Hormone werden vorübergehend in den Zellen des HHL gespeichert (Abb. unten rechts) und bei Bedarf ans Blut abgegeben.

Abb. 6.2
Hypophysen-Pfortadersystem

Durch den Blutkreislauf sind also alle endokrinen Drüsen und der Hypothalamus untereinander verbunden. So kann der jeweilige Hormongehalt im Blut (Bluthormonspiegel) von den übergeordneten Instanzen (VNS und HVL) ständig registriert werden.

Die übergeordneten Instanzen (☞ auch Hypothalamus, 5.3.4) richten sich nach dem Bluthormonspiegel. Dieser wird durch die positiven und negativen Rückkopplungsmechanismen konstant gehalten.

6.2 Hypothalamus und Hypophyse

Hypothalamus

■ Topografie

Der Hypothalamus liegt unter dem Thalamus und somit an der Basis des Zwischenhirns (Nervensystem ☞ Abb. 5.10).

■ Makroskopie

Da der Hypothalamus gleich dem Thalamus zu den Hirnkernen gehört und zur Hälfte aus Nervenzellen besteht, ist makroskopisch graue Substanz erkennbar.

■ Mikroskopie

Der endokrine Hypothalamusanteil besteht aus Drüsengewebe, der neurale Hypophysenanteil aus Nervenzellen.

■ Physiologie

☞ 6.1, Regelkreis und Hypophysen-Pfortadersystem.

Hypophyse

■ Topografie

Die Hypophyse (Hirnanhangdrüse) befindet sich im Türkensattel des Keilbeines (Sella turcica ☞ Abb. 5.10, Schädelbasis ☞ Abb. 3.4).

■ Makroskopie

Die Hypophyse hat die Form einer sehr kleinen Bohne.

Sie wird eingeteilt in:

Neurohypophyse

• Hypophysenstiel
• Hypophysenhinterlappen (HHL)

Adenohypophyse

- Hypophysenmittellappen
- Hypophysenvorderlappen (HVL).

■ Mikroskopie

Der *Hypophysenstiel* ist aus dem gleichen Gewebe wie der HHL und verbindet die Hypophyse mit dem Hypothalamus.

Der *HHL* besteht aus Gliagewebe, neurosekretorischen Zellfortsätzen (☞ Abb. 6.2) und Bindegewebe. Er hat sich mit dem Nervensystem entwickelt.

Der *Hypophysenmittellappen* ist unvollständig (rudimentär) entwickelt. Er hat keine besondere Funktion und ist deshalb hier unbedeutend.

Der *HVL* besteht aus Drüsengewebe. Er hat sich mit dem Hormonsystem entwickelt.

■ Physiologie

Hypophyse in Chefposition

Durch die stimulierende Wirkung, welche die Hypophyse mit den Hormonen des HVL hat, kommt ihr eine Art „Chefposition" zu (☞ Regelkreis und Hypophysen-Pfortaderkreislauf sowie Neurohypophyse und Adenohypophyse).

6.2.1 Neurohypophyse (HHL)

Im HHL werden die in den Hypothalamuskernen gebildeten Hormone *Adiuretin* und *Oxytocin* gespeichert und bei Bedarf ins Blut abgegeben. Gebildet werden diese Hormone im Hypothalamus. In den Neuriten von Nervenzellen wandern sie in den HHL. Weil sie dort gespeichert werden, spricht man von HHL-Hormonen. Freigesetzt werden diese Hormone durch nervale Signale.

- **ADH** (Adiuretin oder Vasopressin genannt)

Wirkungsort:	Harnkanälchen der Nieren.
Wirkung:	Rückresorption von etwa 28 l Wasser in 24 Stunden von den Harnkanälchen ins Blut (Harnsystem ☞ 14.1.3)

- **Oxytocin**

Wirkungsort:	Gebärmutter (Uterus) und Brustdrüse.
Wirkung:	Bewirkt die Kontraktion der Gebärmuttermuskulatur (Wehentätigkeit) am Ende der Schwangerschaft, fördert die Milchentleerung durch Kontraktion der glatten Muskelzellen in den Ausführungsgängen der Milchdrüsen.
Als Medikament:	Synthetisch herstellbar, wird z.B. zur Geburtseinleitung oder bei Laktationsschwierigkeiten eingesetzt.

6.2.2 Adenohypophyse (HVL)

Im HVL werden einerseits direkt wirkende Hormone produziert, andererseits Hormone, die auf untergeordnete Drüsen eine stimulierende Wirkung haben.

■ Direkt wirkende Hormone (= wirken direkt auf Zielzellen)

- **Prolaktin** (auch LTH = Luteotropes Hormon genannt)

Wirkungsort:	Eierstock und Brustdrüse der Frau unmittelbar nach der Geburt eines Kindes und während der Stillzeit.
Wirkung:	Milchproduktion zur Ernährung des Säuglings und Hemmung des Eisprungs während der Stillzeit (jedoch kein sicheres Verhütungsmittel!)

- **Somatotropes Hormon (STH)**

Wirkungsort:	In allen Zellen des kindlichen bzw. jugendlichen Organismus.
Wirkung:	Fördert das Zellwachstum und die Zellvermehrung und damit das Wachstum generell. Außerdem fördert es die Ausschüttung von Glukagon, was den Blutzuckerspiegel erhöht.
Hormonausfall:	Kleinwuchs mit normalen Körperproportionen bei normaler geistiger Entwicklung.

■ Indirekt wirkende Hormone = Glandotrope Hormone

- **Schilddrüsenstimulierendes Hormon** (thyreotropes Hormon, TSH)

Wirkungsort:	Schilddrüse
Wirkung:	Die Schilddrüse wird stimuliert, eigene Hormone zu bilden.

- **Nebennierenrindenstimulierendes Hormon**
  (Adrenocorticotropes Hormon = ACTH)

Wirkungsort:	Nebennierenrinde.
Wirkung:	Die Nebennierenrinde wird stimuliert, eigene Hormone zu bilden.

- **Geschlechtsdrüsenstimulierende Hormone** (gonadotrope Hormone)

  Frau

  Follikelstimulierendes Hormon (FSH)
  Luteinisierendes Hormon (LH)

Wirkungsort:	Eierstöcke (Ovarien).
Wirkung:	Die Eierstöcke werden zur Hormonproduktion angeregt. Eireifung während der Proliferationsphase (☞ 15.1.1 und Abb. 15.3) und Eisprung.

Mann

Follikelstimulierendes Hormon (FSH) und Luteinisierendes Hormon (LH oder Interstitial cell stimulating hormone ICSH).

Wirkungsort: Leydig-Zwischenzellen der Hoden (Testes) sowie Hodenkanälchen.

Wirkung: Reifung der Samenzellen und Stimulierung der Leydig-Zwischenzellen der Hoden zur Hormonproduktion.

6.2.3 Zirbeldrüse (Epiphyse oder Corpus pineale)

■ Topografie

Die Zirbeldrüse befindet sich am Hirnstamm, am Dach des Zwischenhirns (☞ Abb. 6.1).

■ Makroskopie

Die Zirbeldrüse hat die Form eines Pinienzapfens und ist nur 0,5 cm lang.

■ Physiologie

● **Melatonin**

Das Zirbeldrüsenhormon Melatonin wird nur in Dunkelheit ausgeschüttet. Licht unterdrückt die Produktion.

Wirkung: Die genaue Wirkung von *Melatonin* ist noch nicht völlig geklärt. Möglicherweise hat es einen Einfluss auf das Wachstum. Man vermutet auch, dass es die Produktion von Sexualhormonen beeinflusst. Diese Vermutung nimmt man aus der Erfahrung, dass ein Tumor der Zirbeldrüse beim Jugendlichen sexuelle Frühreife (Pubertas praecox) oder Hemmung der Geschlechtsentwicklung (Pubertas tarda) zur Folge haben kann. Ein Tumor beim Erwachsenen kann eine Veränderung der sexuellen Triebe und/oder eine Veränderung der sekundären Geschlechtsmerkmale bewirken.

Erwiesen sind diese Vermutungen nicht, vor allem auch deshalb nicht, weil die Zirbeldrüse in der Nähe des Hypothalamus (☞ 5.3.4) liegt und ein Tumor der Zirbeldrüse die Sexualentwicklung auch deshalb stören könnte, weil sich im Hypothalamus das Sexualzentrum befindet.

6.3 Schilddrüse (Glandula thyroidea)

■ Topografie

Die Schilddrüse sitzt vor dem Kehlkopf und vor dem oberen Teil der Luftröhre (Trachea).

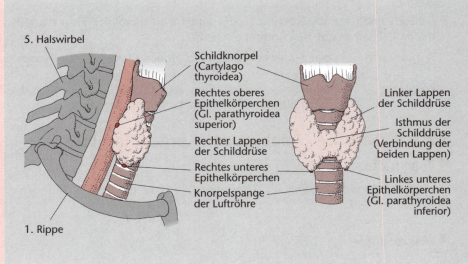

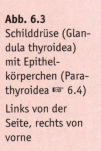

Abb. 6.3
Schilddrüse (Glandula thyroidea) mit Epithelkörperchen (Parathyroidea ☞ 6.4)

Links von der Seite, rechts von vorne

■ Makroskopie

Die Schilddrüse (☞ Abb. 6.3) ist ein ca. 25 g schweres Organ, das aus zwei Seitenlappen und einem Verbindungsstück (Isthmus) besteht.

■ Mikroskopie

Die Schilddrüse besteht aus unzähligen kleinen epithelausgekleideten Bläschen (Follikel). Das Epithel bildet die Hormone *Trijodthyronin* und *Thyroxin* in die Bläschen und resorbiert sie daraus bei Bedarf. Zwischen den Bläschen liegen Zellgruppen (= parafollikuläre Zellen), die das Hormon *Kalzitonin* bilden.

■ Physiologie

Auf Anreiz des thyreotropen Hormons (TSH) des HVL bildet die Schilddrüse folgende *jodhaltige Hormone*, wobei sie das dafür notwenige Jod aus dem Blut nimmt:

- **Trijodthyronin** (T_3) und **Tetrajodthyronin** (T_4, auch Thyroxin)

  Wirkungsort: Zellen des gesamten Organismus.
  Wirkung: Verbrennung und Stoffwechselprozesse: Steigerung des Grundumsatzes, der Herztätigkeit und der Körpertemperatur, Abbau von Glykogen und Fetten, Aktivierung des Nervensystems, Wachstum des Kindes fördern. Wichtig für die Reifung des Gehirns und somit für die intellektuelle Entwicklung.
  Minderproduktion beim Kind: Kretinismus.

Minderproduktion Erwachsene: Myxödem.
Überproduktion: Morbus Basedow.

Des Weiteren bildet die Schilddrüse:

- **Kalzitonin** (auch Thyreocalcitonin)

  Wirkungsort: Knochen.
  Wirkung: Hemmt zu starken Kalkabbau aus den Knochen und sorgt so dafür, dass der Blutkalziumspiegel nicht zu hoch steigt. Gegenspieler des *Parathormons.*
  Minderproduktion: Zu starker Kalkabbau aus den Knochen macht die Knochen weich und biegsam. Erhöhung des Blutkalziumspiegels.
  Überproduktion: Zu starke Kalkeinlagerungen in die Knochen macht diese spröde und brüchig. Senkung des Blutkalziumspiegels.

6.4 Nebenschilddrüsen (Parathyroides)

■ Topografie

Vier Epithelkörperchen auf der Rückseite der Schilddrüse.

■ Makroskopie

Der Durchmesser dieser Epithelkörperchen beträgt wenige Millimeter. Es handelt sich um kleine ovale Organe. Alle zusammen wiegen etwa 0,15 g.

■ Mikroskopie

Die Epithelkörperchen bestehen aus einer von Blutgefäßen durchzogenen Anhäufung von sekretbildenden Epithelzellen (= Name der Drüsen!) und Ersatzzellen.

■ Physiologie

- **Parathormon**

  Wirkungsort: Knochen, Darm, Niere.
  Wirkung: Erhöhung des Blutkalziumspiegels durch
    – erhöhte Kalzium-Freisetzung aus Knochen
    – Förderung der Kalzium-Resorption aus dem Darm und
    – indirekt durch Erhöhung der Phosphatausscheidung durch die Niere (☞ 14.1.3).
    – Stimulation der Vitamin-D-Synthese (Förderung der Umwandlung einer Vitamin-D-Vorstufe zum wirksamen Vitamin D) und damit indirekte Steigerung der Kalziumresorption im Darm.

  Gegenspieler des Kalzitonins der Schilddrüse.

Minderproduktion:	Blutkalziumspiegel zu niedrig. Gesteigerte Erregbarkeit des Nervensystems = Muskelkrämpfe (Tetanie-Pfötchenstellung).
Überproduktion:	Aus den Knochen wird zuviel Kalk abgebaut. Kalkarme Knochen sind weich und biegsam. Blutkalziumspiegel zu hoch. Vermehrte Kalziumausscheidung begünstigt Kalksalzsteinbildung in den Nieren (= Nierensteine).
Fehlende Hormonproduktion:	Schwerste Krämpfe der gesamten Muskulatur. Mitbeteiligung der Herzmuskulatur kann zum Tode führen!

Die Hormonsynthese und -abgabe wird durch die Kalziumkonzentration im Plasma geregelt.

6.5 Nebennieren (Glandulae suprarenales)

■ Topografie

Die beiden Nebennieren sitzen auf den beiden oberen Polen der Nieren.

■ Makroskopie

Die Nebennieren sind dreieckige oder halbmondförmige etwa 10 bis 18 g schwere Organe. Die Rinde macht etwa 3/4 der gesamten Nebenniere aus.

■ Mikroskopie

Mikroskopisch und physiologisch unterscheiden wir die Nebennierenrinde (NNR) und das Nebennierenmark (NNM). Die Rinde ist aus dem *Mesoderm* entstanden (☞ 16.3.1 und Abb. 16.10). Sie besteht aus drei ineinander übergehenden Schichten:

- Zona glomerulosa = äußere Schicht
- Zona fasciculata = mittlere Schicht
- Zona reticularis = innere Schicht.

In diesen drei Schichten werden die Nebennierenrindenhormone (Steroidhormone) gebildet (☞ Physiologie).

Das Mark ist aus dem *Ektoderm* hervorgegangen (☞ 16.3.1). Entwicklungsgeschichtlich ist es deshalb aus dem Vegetativen Nervensystem (VNS) entstanden und somit eine Anlage des Sympathikus. Feine granulierte sog. chromaffine Zellen bilden das chromaffine Gewebe. Infolge von Stimulation durch das VNS werden hier die Hormone *Adrenalin* und *Noradrenalin* gebildet (☞ Physiologie).

■ Physiologie der NNR

Auf Anreiz des Nebennierenrinden-stimulierenden Hormons (ACTH) des HVL produziert die NNR über 40 Hormone, die in drei Hormongruppen eingeteilt werden.

- **Mineralokortikoide**
  (z.B. Aldosteron, Desoxycorticosteron etc.)

Bildungsort:	Zona glomerulosa.
Wirkungsort:	Nieren.
Wirkung:	Reguliert die Kalium- und Natriumausscheidung durch die Nieren und hat hierdurch auch einen Einfluss auf den Wasserhaushalt (Aldosteron ☞ 14.1.3).
Überproduktion:	**Morbus Conn (auch Conn-Syndrom);** aufgrund einer Überproduktion von Aldosteron bei Nebennierenrindenerkrankungen kommt es zu Symptomen wie z.B. erhöhter Blutdruck, Muskelschwäche, Muskelschmerzen, paroxysmale Lähmungen, Tetanie, Parästhesien, Kopfschmerzen und Sehstörungen. Außerdem treten EKG-Veränderungen im Sinne von Rhythmusstörungen auf und es sind eine Natrium-Vermehrung und Kalium-Verminderung im Blut nachweisbar. Im 24-Stundenurin und im Blutplasma kann (nach dreitägiger Kochsalzbelastung) eine erhöhte Aldosteronkonzentration festgestellt werden.

- **Glukokortikoide**
  (z.B. Cortison, Hydrocortison etc.)

Bildungsort:	Zona fasciculata.
Wirkungsort:	Leber und Zellen des gesamten Organismus.
Wirkung:	*In der Leber:* Eiweiß kann durch Cortison in Blutzucker (Glukose) umgewandelt werden (Glukoneogenese). Dies ist wichtig, weil der Glykogenvorrat in der Leber für höchstens 24 Stunden ausreicht. *Blutzuckersteigernde Wirkung. In den Zellen: Entzündungshemmende Wirkung.*
Überproduktion:	**Morbus Cushing (auch Cushing-Syndrom I);** dabei handelt es sich um eine Erkrankung, die auf einer Überproduktion von Cortisol beruht und neben vielen Symptomen wie Muskelschwäche, Osteoporose, Hypertonie, Infektanfälligkeit und schlechte Wundheilung als auffälligstes Symptom das Vollmondgesicht sowie eine Stammfettsucht bei gleichzeitigem Muskelschwund aufweist. Als **Cushing-Syndrom II** wird ein Krankheitsbild bezeichnet, welches Ursache einer Kleinhirnbrückenwinkel-Erkrankung (z.B. Tumor) ist und somit keine Folge von Fehlregulationen der Glukokortikoide.

Glukokortikoide können synthetisch hergestellt werden. Sie wirken entzündungshemmend und werden zur Immunsuppression (Unterdrückung bzw. Abschwächung

6

182   Hormonsystem

unerwünschter Abwehrreaktionen) eingesetzt. Andererseits wird bei höherer Dosierung von Cortison die Ausbreitung von Infektionen begünstigt und das Körpereiweiß aller Organe, insbesondere der Knochen (Osteoporose) abgebaut. Dadurch besteht eine erhöhte Neigung zu Spontanfrakturen.

- **Androkortikoide** (= Sexualhormone)

Bildungsort:	Zona reticularis.
Wirkungsort:	Sekundäre Geschlechtsmerkmale.
Wirkung:	Zur Gruppe der *androgenen Hormone* (männlich prägende Hormone) gehörend, wirken sie ähnlich wie das männliche Sexualhormon *Testosteron,* nur bedeutend schwächer.
	Mädchen: Wachstumsschub in der Pubertät, Sexualbehaarung.
	Knaben: Sexualbehaarung, Bartwuchs und tiefe Stimme.
Minderproduktion aller NNR-Hormone:	**Morbus Addison** oder **Addison-Krankheit.** Klinische Zeichen dieser Erkrankung sind allgemeine Erschöpfung, niedriger Blutdruck, Übelkeit, Erbrechen, Gewichtsverlust, Braunpigmentierung von Haut und Schleimhäuten, Muskelschwäche, Herzrhythmusstörungen und im schwersten Fall Herzkreislaufversagen.
Überproduktion der Androkortikoide:	**Adrenogenitales Syndrom** oder **Androgenisierung.** Die Folgen einer erhöhten Produktion von männlichen Sexualhormonen können verschieden sein. Bei Frauen kann es zur Ausbildung männlicher sekundärer Geschlechtsmerkmale kommen (Bartwuchs, tiefere Stimmlage etc.). Man spricht auch von Virilisierung oder Vermännlichung. Bei Jungen kann es zu verfrühter Pubertät führen (Pubertas praecox).

■ Physiologie des NNM

Das NNM erhält die Reize zur Hormonbildung durch das Vegetative Nervensystem.

- **Adrenalin**

Bildungsort:	Chromaffines Gewebe (NNM und Paraganglien des Sympathikus).
Wirkungsort:	Herz, Kreislauf, Leber, Lungen, Darm, Muskeln etc.
Wirkung:	Dient als *Transmitter des sympathischen Systems.* Steigert die Herztätigkeit (Frequenz, Minutenvolumen, Blutdruck). Vermindert die Darmperistaltik. Erschlafft die Bronchialmuskulatur und erweitert somit die Bronchien. Erweitert die Pupillen. Erektion der Haarmuskeln. Erhöht durch den vermehrten O_2-Bedarf den Grundumsatz. Setzt in der Leber und in den Muskeln gespeichertes Glykogen als Glukose frei und *hebt* damit den *Blutzuckerspiegel.*

6.6 Langerhans-Inseln der Bauchspeicheldrüse (Pankreas)   **183**

Gegenspieler des Insulins (bremst die Insulinausschüttung) und Mitspieler des Glukagons (*steigert* den *Blutzuckerspiegel* ☞ Pankreas).

Bei stark erhöhter Adrenalinausschüttung kann es zentralnervös zu Unruhe und Angst kommen.

- **Noradrenalin**

  Bildungsort: Chromaffines Gewebe (NNM und Paraganglien des Sympathikus).
  Wirkungsort: Kreislauf.
  Wirkung: *Verengt* die Gefäße und *steigert* dadurch den *Blutdruck*.

Das Verhältnis der beiden Hormone beträgt etwa 2 : 3 (NNM: 30–50 % Adrenalin und 50–70 % Noradrenalin; Sympathikus: 80–90 % Noradrenalin und 10–20 % Adrenalin). Beide unterstützen in ihrer Funktion die Tätigkeit des *Sympathikus*. In *Stresssituationen* kommt es zur *physiologischen Adrenalinausschüttung*.

Adrenalin und Noradrenalin wirken über Rezeptoren der Erfolgsorgane. Diese α- und β-Rezeptoren lassen sich durch bestimmte Pharmaka blockieren. So benutzt man z.B. bei Bluthochdruck β-Blocker.

6.6 Langerhans-Inseln der Bauchspeicheldrüse (Pankreas)

■ Topografie und Makroskopie

Über das ganze Pankreas, das eine exokrine (☞ 12.9 und 13.1) und eine endokrine Aufgabe hat, liegen etwa 0,5 bis 2 Millionen sog. Langerhans-Inseln mit einem Gesamtgewicht von 2–5 g verstreut.

■ Mikroskopie

In den Langerhans-Inseln finden wir verschiedene Zellen, die mit Hilfe spezieller Färbungen unterschieden werden können. Die beiden wichtigsten sind:

A-Zellen

(enthalten α-Granula), sie machen etwa 20 % aller Zellen aus.

B-Zellen

(enthalten β-Granula), sie machen etwa 80 % aller Zellen aus.

■ Physiologie

Diese A- und B-Zellen sind für die endokrine Funktion des Pankreas verantwortlich. Sie bilden zwei Hormone.

- **Insulin** (aus den β-Granula der B-Zellen)

  Wirkungsort: alle Zellen.
  Wirkung: – An der Zelle: Erhöhung der Glukoseaufnahme in die Zelle (Effekt auf die Zellmembran).

– In der Leber, im Muskel und im Fettgewebe: *Glykogensynthese* (fördert den Aufbau von Glykogen in Muskel und Leber), *Eiweißsynthese* und *Lipogenese* (hemmt Mobilisation von Fetten aus dem Fettgewebe und fördert die Aufnahme freier Fettsäuren, die als Depotfett in Form von Triglyceriden gespeichert werden).
– *Blutzuckersenkende Wirkung!*

Hauptreiz für Insulinausschüttung ist ein erhöhter Blutzuckerspiegel (Hyperglykämie). Adrenalin aus dem NNM bremst die Insulinausschüttung.

Ein erniedrigter Blutzuckerspiegel (Hypoglykämie) wird im ZNS (Chemorezeptoren für Glukose) registriert, es kommt zur Ausschüttung von Adrenalin.

Teilweise oder gänzliches Fehlen des Insulins oder verminderte Ansprechbarkeit in Leber und Muskel führen zu **Diabetes mellitus.**

- **Glukagon** (aus den α-Granula der A-Zellen)

  Wirkungsort: Leber.
  Wirkung: Das gespeicherte Glykogen wird bei Bedarf wieder in Glukose zurückverwandelt und ins Blut abgegeben. *Blutzuckersteigernde Wirkung*!

Hauptreiz für Glukagonausschüttung ist eine Hypoglykämie oder ein Überangebot an Aminosäuren. Jedoch auch Fasten sowie eine allgemeine Erregung des Sympathikus fördern die Glukagonausschüttung. Eine Hyperglykämie bremst die Glukagonausschüttung.

6.7 Geschlechtsdrüsen (Gonaden)

6.7.1 Hoden (Testes)

■ Topografie und Makroskopie

Die Hoden sind eiförmige Organe von der Größe kleiner Pflaumen, die im Hodensack liegen (☞ 15.2.1).

■ Mikroskopie

Für die endokrine Aufgabe sind die *Leydig-Zwischenzellen* verantwortlich. Sie liegen zwischen den samenbildenden Hodenkanälchen.

■ Physiologie

Auf Anreiz der gonadotropen Hormone des HVL werden das männliche Sexualhormon *Testosteron* und reife Samenzellen gebildet. Außerdem kommt es auch beim Mann zu einer geringen Bildung von *Östrogen* (in den Hoden und in der Nebennierenrinde) sowie zu einer sehr geringen Bildung von *Progesteron* (in den Nebennieren).

6.7 Geschlechtsdrüsen (Gonaden)   185

- **Testosteron**

  Wirkungsort: Hodenkanälchen, Prostata, Bläschendrüsen, Penis und sekundäre Geschlechtsmerkmale.

  Wirkung: Samenzellentwicklung, Funktion von Prostata und Bläschendrüsen, Peniswachstum sowie Ausbildung der sekundären Geschlechtsmerkmale (Entwicklung des Jungen zum Mann), Eiweißaufbau, Muskulatur.

6.7.2 Eierstöcke (Ovarien)

■ Topografie und Makroskopie

Die Eierstöcke sind mandelförmige paarig angeordnete Drüsen, die seitlich an der Beckenwand liegen (☞ 15.1.1)

■ Mikroskopie

Zentral gelegene Marksubstanz aus Bindegewebe und außen gelegene Rindensubstanz aus Drüsengewebe mit gesammten Vorrat an Eizellen (☞ 15.1.1)

■ Physiologie

Ebenfalls auf Anreiz der gonadotropen Hormone des HVL werden die weiblichen Sexualhormone gebildet. Auch bei der Frau kommt es zu einer geringen Bildung von *Androgenen* (Testosteron) in den Eierstöcken und in der Nebennierenrinde.

- **Östrogen** und **Progesteron**

  Wirkungsort: Gebärmutter (Uterus), Eileiter (Tuben), Scheide (Vagina) und sekundäre Geschlechtsmerkmale.

  Wirkung: – Wachstum der Gebärmutter und Verdickung der Gebärmutterschleimhaut sowie Ausbildung der sekundären Geschlechtsmerkmale (Entwicklung des Mädchens zur Frau).
  – Menstruationszyklus (☞ 15.1.1 und Abb. 15.3).
  – Schwangerschaftserhaltung (☞ 16.5.1).

Testfragen Hormonsystem: Einleitung und Allgemeines

1. Was sind Hormone? (☞ 6)
2. Wie sind die Drüsen mikroskopisch aufgebaut? (☞ Abb. 6.1)
3. Wie wird der Bluthormonspiegel reguliert? (Regelkreis ☞ 6.1)

Testfrage Hormonsystem: Hypophyse (Hirnanhangdrüse)

1. Wo liegt die Hypophyse (Hirnanhangdrüse)? (☞ 6.2)
2. Wie wird die Hypophyse eingeteilt (Makroskopie)? (☞ 6.2)
3. Aus welchen Geweben sind die beiden Hauptlappen der Hypophyse gebaut? (☞ 6.2)
4. Wie heißen die beiden Hormone des Hypophysenhinterlappens, wo und wie wirken sie? (☞ 6.2.1)
5. Wie heißen die beiden direkt wirkenden Hormone des Vorderlappens, wo und wie wirken sie? (☞ 6.2.2)
6. Wie heißen die drei indirekt wirkenden Hormone des Vorderlappens, wo und wie wirken sie? (☞ 6.2.2)
7. Inwiefern hat die Hypophyse eine Chefposition? (☞ 6.2)

Testfrage Hormonsystem: Zirbeldrüse

1. Was wissen Sie über die Zirbeldrüse? (Sitz, Wirkung ihrer Hormone ☞ 6.2.3)

Testfrage Hormonsystem: Schilddrüse

1. Wo liegt die Schilddrüse? (☞ 6.3)
2. Wie heißen die beiden wichtigsten Hormone der Schilddrüse?
3. Wo wirken sie? (☞ 6.3)
4. Erklären Sie die Wirkung der Schilddrüsenhormone. (☞ 6.3)

Testfrage Hormonsystem: Nebenschilddrüsen

1. Wo liegen die Nebenschilddrüsen? (☞ 6.4)
2. Wie heißt ihr Hormon, wo und wie wirkt es? (☞ 6.4)

Testfrage Hormonsystem: Nebennieren

1. Wo liegen die Nebennieren? (☞ 6.5)
2. Wie werden die Nebennieren unterteilt? (Mikroskopie ☞ 6.5)
3. Wie heißen die drei Hormongruppen der Nebennierenrinde, wo und wie wirken sie? (☞ 6.5)
4. Wie heißen die beiden Hormone des Nebennierenmarkes, wo und wie wirken sie? (☞ 6.5)

Testfragen Hormonsystem: Pankreas

1. Nennen Sie den Sitz und Bau des endokrinen Teiles (Makroskopie und Mikroskopie) des Pankreas. (☞ 6.6)
2. Wie heißen die beiden Hormone des Pankreas, wo und wie wirken sie? (☞ 6.6)

Testfragen Hormonsystem: Blutzucker allgemein

1. Welche vier Hormone bzw. Hormongruppen haben einen Einfluss auf den Blutzuckerspiegel, woher stammen sie und wie verändern sie den Blutzuckerspiegel? (☞ 6.5 und 6.6)

Testfragen Hormonsystem: Gonaden

1. Wo liegen die Hoden? (☞ 6.7.1)
2. Wie heißt das Hormon der Hoden, wo und wie wirkt es? (☞ 6.7.1)
3. Wo liegen die Eierstöcke? (☞ 6.7.2)
4. Wie heißen die beiden Hormone der Eierstöcke, wo und wie wirken sie? (☞ 6.7.2)

Testfragen: Hormone

Wo werden die folgend genannten Hormone gebildet und wie wirken sie?
1. ACTH (☞ 6.2.2)
2. Adrenalin (☞ 6.5)
3. Noradrenalin (☞ 6.5)
4. LH bzw. ICSH (☞ 6.2.2)
5. TSH (☞ 6.3)
6. Glukagon (☞ 6.6)
7. Insulin (☞ 6.6)
8. Adiuretin (☞ 6.2.1)
9. Oxytocin (☞ 6.2.1)
10. Prolaktin (☞ 6.2.2)
11. Trijodthyronin und Thyroxin (☞ 6.3)
12. Kalzitonin (☞ 6.3)
13. Parathormon (☞ 6.4)
14. Kortikoide (☞ 6.5)
15. Testosteron (☞ 6.7.1)
16. Östrogen und Progesteron (☞ 6.7.2)

7 Blut und Abwehr

Wesentliche Aufgaben des Blutes

- Das Blut transportiert Stoffe im Körper zu ihrem Bestimmungsort. Es transportiert Sauerstoff (O_2) und Nährstoffe zu den Zellen; gleichzeitig werden Kohlendioxid (CO_2) und Stoffwechselendprodukte abtransportiert.
- Abwehrfunktion.
- Wärmetransport.

■ Topografie

Das Blut zirkuliert innerhalb des Gefäßsystems (Kreislauf ☞ Kap. 9).

■ Makroskopie

Mit bloßem Auge unterscheiden wir sauerstoffreiches Blut, das hellrot erscheint und sauerstoffarmes Blut, das dunkelrot erscheint. Da sauerstoffreiches Blut mit Ausnahme der Lungen- und Nabelvenen in den Arterien fließt, sprechen wir auch von arteriellem Blut, und weil sauerstoffarmes Blut mit Ausnahme der Lungen- und Nabelarterien in den Venen fließt, sprechen wir auch von venösem Blut.

■ Mikroskopie und Physiologie

Mikroskopisch und physiologisch müssen die Blutzellen einzeln besprochen werden. In Stichworten soll jeweils das Wichtigste gesagt werden.

Blutmenge

Sie beträgt etwa 7,6 % des Körpergewichts, also 4,6 bis 5,4 Liter.

Reaktion

Das Blut reagiert schwach alkalisch, mit einem pH-Wert von 7,4 (☞ 1.1.3). Der pH-Wert des Blutes schwankt physiologisch zwischen 7,35 und 7,45.

Blutbildung (Hämatopoese)

Die Blutkörperchen, *Erythrozyten* (rote Blutkörperchen), *Thrombozyten* (Blutplättchen) und die Gruppe der *Leukozyten* (weiße Blutkörperchen), werden im **roten Knochenmark** gebildet. Sie enstehen aus Abschnürungen der dort gebildeten pluripotenten („alleskönnenden") Knochenmarksriesenzellen *(Megakaryozyten)*. Die Lymphozyten werden außer im roten Knochenmark auch im **Lymphsystem** (Lymphknoten, Thymus und Milz) gebildet. Die Monozyten stammen ebenfalls aus dem roten Knochenmark. Gelangen sie in das Bindegewebe, werden sie dort zu den Histiozyten.

Zum Verständnis des Kapitels Blut sind einige Begriffserläuterungen nötig:

Begriffserläuterungen

Agglutination	= Verklumpung (Zusammenkleben) der Erythrozyten.
Anämie	= Blutarmut, auf die Erythrozyten, bzw. auf das Hämoglobin bezogen.
Blutmauserung	= Ständiges Wechselspiel zwischen Aufbau neuer und Abbau alter Erythrozyten.
Differentialblutbild	= Die Leukozyten werden quantitativ und qualitativ ausgezählt. Weiter können bei der Differenzierung die Erythrozyten und die Thrombozyten von der Morphologie her einzeln beurteilt werden.
Erythropoese	= Bildung der roten Blutkörperchen, der Erythrozyten.
Hämatokrit	= Verhältnis des Erythrozytenvolumens zum Gesamtblutvolumen, im Mittel 44 %.
Hämoglobin	= An Erythrozyten gebundener eisenhaltiger roter Blutfarbstoff, wichtig für Sauerstofftransport. Normwerte: Mann: 14–18 g/100 ml, Frau: 12–16 g/100 ml.
Hämolyse	= Zerfall (Auflösung) der Erythrozyten.
Hämopoese	= Bildung aller Blutbestandteile.
Leukämie	= Extreme Vermehrung unreifer Leukozyten, im Volksmund Blutkrebs.
Leukopenie	= Verminderung der Leukozyten unter 4000 je mm^3 Blut, z.B. nach Verabreichung bestimmter Medikamente (wie Zytostatika), nach zu intensiver Röntgenbestrahlung oder auch bei bestimmten Krankheiten.
Leukozytose	= Vermehrung der Leukozyten bei entzündlichen Prozessen, über 9000 je mm^3 Blut.
Phagozytose	= Fähigkeit von gewissen Zellen (z.B. Leukozyten), Fremdkörper und Bakterien zur Vernichtung „aufzufressen".
Thrombopenie	= Verminderung der Thrombozyten mit Blutungsgefahr.
Thrombozytose	= Vermehrung der Thrombozyten mit Gefahr der Thrombosebildung.

7.1 Zusammensetzung des Blutes

Das Blut ist als Gewebe zu verstehen, dessen Zellen in Flüssigkeit schwimmen. Das Plasma entspricht somit der Interzellularsubstanz. Wir teilen das Blut in feste und flüssige Bestandteile ein:

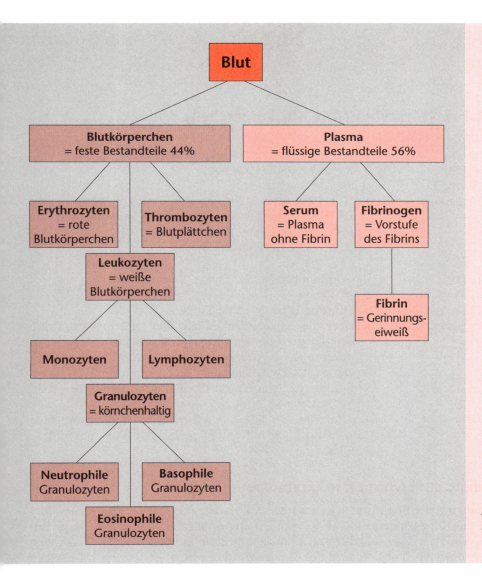

Abb. 7.1 Zusammensetzung des Blutes

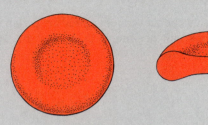

Abb. 7.2
Erythrozyt (von oben und im Querschnitt)

7.1.1 Erythrozyten (rote Blutkörperchen)

- *Bildungsort:* rotes Knochenmark
- *Form:* runde, in der Mitte eingedellte Scheiben
- *Größe:* 7–8 μm (1 μm = 1/1 000 mm)
- *Dicke:* 2 μm
- *Zusammensetzung:* – 30 % Hämoglobin (Hb), das aus Eiweiß (95 %) und rotem Farbstoff (5 %) besteht, welcher das sauerstoffbindende Eisen (Fe) enthält
  – 10 % übrige Eiweißbestandteile
  – 60 % Wasser
- *Anzahl:* 4,5–5 Millionen je mm^3 Blut
- *Lebensdauer:* 3–4 Monate
- *Abbau:* in Milz und Leber (☞ Abbau unten)
- *Aufgaben:*
  – Über das eisenhaltige Hämoglobin wird Sauerstoff von den Lungen zu den Zellen des gesamten Organismus transportiert
  – Der Farbstoffanteil gibt dem Blut die rote Farbe.
  – Erythrozyten sind Träger von Blutgruppe und Rhesusfaktor (☞ unten)
- *Besonderes:* Erythrozyten besitzen nur während der Bildung im roten Knochenmark einen Kern, im peripheren Blutstrom sind sie kernlos.

Bildung der Erythrozyten (Erythropoese)

Bildungsort der Erythrozyten ist das rote Knochenmark. Bei der Erythropoese bildet sich die Knochenmarksriesenzelle zum **Proerythroblasten**. Dieser nimmt zur Bildung von dem roten Blutfarbstoff Hämoglobin Eisen auf und entwickelt sich zum **Erythroblasten.** Vor Verlassen des Knochenmarkes verliert der Erythroblast seinen Zellkern und gelangt als **Erythrozyt** ins Blut. Der noch junge Erythrozyt wird *Retikulozyt*, der nach einigen Tagen gereifte *Erythrozyt* genannt.

Damit die im roten Knochenmark gebildeten Erythrozyten reifen können, muss zuvor Folgendes geschehen:

7.1 Zusammensetzung des Blutes

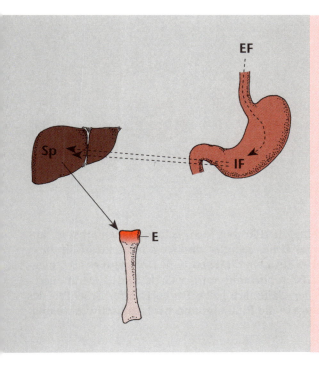

EF Extrinsic factor (Vit. B$_{12}$): wird mit Nahrung aufgenommen.

IF Intrinsic factor (Castel-Ferment): Bildung in Magenschleimhaut. Erforderlich zur Resorption des Vit. B$_{12}$.

Sp Vit. B$_{12}$ wird in Leber gespeichert und bei Bedarf ans rote Knochenmark abgegeben.

E   Erythrozyten können im Knochenmark heranreifen.

Abb. 7.3
Schema zur notwendigen Aufnahme und Resorption von Vitamin B$_{12}$ zur Erythropoese.

Mit der Nahrung nehmen wir Vitamin B$_{12}$ auf. Wir nennen dies, da es von „außen" kommt, den **Extrinsic factor.** In der Magenschleimhaut wird ein Ferment (Castel-Ferment) gebildet, das wir, da es von „innen" kommt, den **Intrinsic factor** nennen. Der Extrinsic factor kann sich mit dem Intrinsic factor verbinden. Aufgrund dieser Verbindung kann das Vitamin B$_{12}$ entscheidend besser resorbiert werden. Über die Blutbahn gelangt es zur Leber, wird dort gespeichert und bei Bedarf zur Reifung der Erythrozyten ans rote Knochenmark abgegeben (☞ Abb. 7.3). Neben Vitamin B$_{12}$ ist für die Erythropoese ebenso Folsäure notwendig.

Anämie (Blutarmut) und Hypoxie (Sauerstoffmangel) bewirken, dass in den Epithelzellen der Nierenglomeruli das Gewebshormon Erythropoetin gebildet wird. Dieses steigert die Erythropoese und die Hämoglobin-Synthese im roten Knochenmark (☞ 14.1.3).

Abbau der Erythrozyten

Die Erythrozyten können in nahezu allen Zellen des Retikulo-endothelialen Systems (RES) abgebaut werden. Zum RES gehören die lymphatischen Organe, das rote Knochenmark sowie bestimmte Zellen in der Leber und im Darm (☞ 10.4.2). Zum größten Teil erfolgt dieser Abbau aber in Milz und Leber. In der Milz und in der Leber wird der Eisenanteil der abgebauten Erythrozyten zum großen Teil gespeichert und bei Bedarf zur Neubildung von Erythrozyten ans rote Knochenmark abgegeben (☞ Abb. 7.4).

- Hämoglobin (Hb) wird in der
- Leber (L) zu Bilirubin abgebaut.
- Eisen (Fe) wird in Leber (L) und Milz (M) gespeichert.
- Der restliche Erythrozyt (Ez) wird als Stoffwechselendprodukt ausgeschieden (A).

Abb. 7.4
Schema Abbau der Erythrozyten

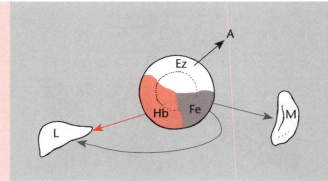

Das Hämoglobin wird in der Leber zu Bilirubin, dem gelben Gallenfarbstoff, abgebaut. Bilirubin, das außerhalb der Leber gebildet wird (sog. indirektes Bilirubin), bindet sich an Albumin und wird so zur Leber transportiert. Dort wird es an Glucuronsäure gebunden (sog. direktes Bilirubin) und mit der Galle in den Darm ausgeschieden. Das Bilirubin verleiht der Galle ihre gelbe Farbe. Der restliche Teil des Erythrozyten geht zugrunde, gelangt in die Blutbahn und wird als Stoffwechselendprodukt ausgeschieden.

Blutgruppen

1901 entdeckte **K. Landsteiner** die Blutgruppen. Er stellte fest, dass gewisse Menschen auf ihren Erythrozyten eine Eigenschaft haben, die er **A** nannte. Bei anderen Leuten fand er eine andere Eigenschaft, die er **B** nannte. Bei einem Teil der Leute fand er auf den Erythrozyten beide Eigenschaften, nämlich **A und B** und bei den restlichen **gar keine**. Er bezeichnete die Blutgruppen mit **A, B, AB** und **0** (Null).

Im Blutserum von Menschen, die die Blutgruppe A, B oder 0 haben, gibt es Eigenschaften, die sich mit anderen Blutgruppen nicht vertragen. Beim Mischen dieser unterschiedlichen Seren kommt es zur Agglutination (Verklumpung). Aufgrund dieser Agglutinierbarkeit kann die Blutgruppe eines Menschen überhaupt bestimmt werden.

Menschen mit der **Blutgruppe A** besitzen in ihrem Blutserum den *Faktor Anti-B*, welcher sich gegen die Gruppen B und AB richtet. Dies bedeutet, dass Menschen mit der Gruppe A von solchen mit der Gruppe B und AB kein Blut transfundiert bekommen dürfen.

Menschen mit der **Blutgruppe B** besitzen in ihrem Blutserum den *Faktor Anti-A*, welcher sich gegen die Gruppen A und AB richtet. Dies bedeutet, dass Menschen mit der Gruppe B von solchen mit der Gruppe A und AB kein Blut transfundiert bekommen dürfen.

Menschen mit der **Blutgruppe 0** besitzen in ihrem Blutserum die *Faktoren Anti-A und Anti-B*, welche sich gegen die Blutgruppen A, B und AB richten. Dies bedeutet, dass Menschen mit der Gruppe 0 nur von der eigenen Gruppe Blut transfundiert bekommen dürfen.

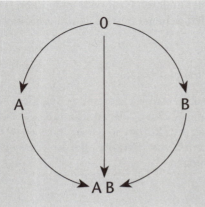

Abb. 7.5
Einfaches Spenderschema zum Merken

Menschen mit der **Blutgruppe AB** besitzen in ihrem Blutserum keine Anti-Faktoren, da sich die Antifaktoren gegen die eigene Blutgruppe richten würden. Dies bedeutet, dass Menschen mit der Gruppe AB im Notfall von allen anderen Gruppen Blut transfundiert bekommen dürfen.

Bei *Bluttransfusionen* muss darauf geachtet werden, dass der Spender dieselbe Blutgruppe und Rhesusfaktor (☞ unten) besitzt wie der Empfänger.

Um eine Agglutination im Körper zu verhindern, wird vor der Transfusion, außerhalb des Körpers, Blut des Spenders mit Blut des Empfängers zusammengebracht.

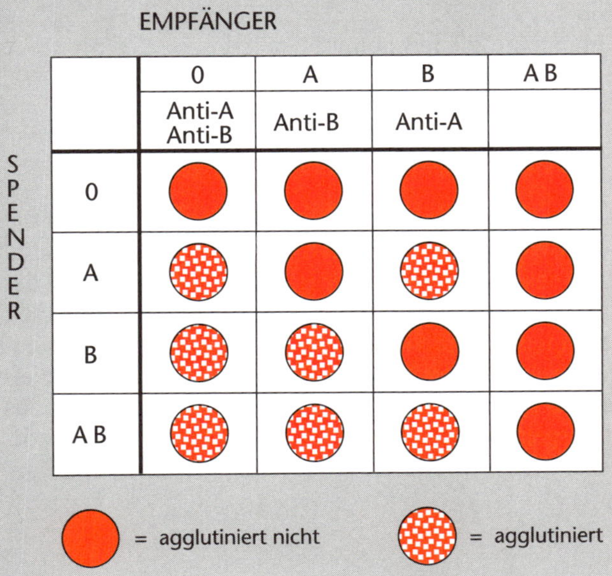

	EMPFÄNGER			
SPENDER	0 (Anti-A, Anti-B)	A (Anti-B)	B (Anti-A)	AB
0	agglutiniert nicht	agglutiniert nicht	agglutiniert nicht	agglutiniert nicht
A	agglutiniert	agglutiniert nicht	agglutiniert	agglutiniert nicht
B	agglutiniert	agglutiniert	agglutiniert nicht	agglutiniert nicht
AB	agglutiniert	agglutiniert	agglutiniert	agglutiniert nicht

Abb. 7.6
Ausführliches Spender- bzw. Agglutinationsschema

Nur in äußersten Notfällen wird Blut einer anderen Gruppe transfundiert. Dies muss dann nach dem Spenderschema (zugleich Schema betr. Agglutinierbarkeit) geschehen (☞ Abb. 7.6):

Zum Merken

Es kommt bei einer Transfusion nie auf die Anti-Faktoren des Spenders an, sondern auf die Anti-Faktoren des Empfängers. Durch die Verdünnung des transfundierten Blutes ist die Konzentration der Antikörper so gering, dass es weder zur Agglutination noch zur Hämolyse kommt, vorausgesetzt, der Empfänger besitzt keine Anti-Faktoren gegen das Spenderblut.

▪ Rhesusfaktor

Etwa 85 % aller weißhäutigen Menschen haben eine weitere Eigenschaft auf ihren Erythrozyten. Diese Eigenschaft wird Rhesusfaktor genannt, ihre Träger werden als *Rhesus-positiv (Rh)* bezeichnet. Die Übrigen 15 % besitzen diese Eigenschaft nicht und werden als *Rhesus-negativ (rh)* bezeichnet.

Wird einem Rhesus-negativem Menschen Rhesus-positives Blut transfundiert, entwickelt dieser – im Moment, wo er das fremde Blut erhält – *Rhesus-Antikörper*, welche eine schwere allergische Reaktion auslösen können. Bei Transfusionen muss demnach neben der Blutgruppe auch der Rhesusfaktor und die Rhesusuntergruppen (z.B. cde unter anderen) berücksichtigt werden, um eine mögliche Antikörperbildung zu verhindern.

Spenderschema Rhesusfaktor

Rh spendet Rh: Keine Reaktion
Rh spendet rh: Antikörperbildung; im Wiederholungsfall allergische Reaktion
rh spendet rh: Keine Reaktion
rh spendet Rh: Keine Reaktion

Rhesuskinder

Ist ein Kind einer *rhesus-negativen Mutter* vom Vater her Rhesus-positiv, bildet die Mutter in der Regel kurz nach der Geburt dieses Kindes Rhesus-Antikörper, da durch Risse in der Plazenta Erythrozyten des Kindes ins mütterliche Blut übertreten. Bei der Mutter regt dies die Bildung von Rhesus-Antikörpern an. Dem ersten Kind schaden diese Rhesus-Antikörper deshalb meistens noch nicht. Beim zweiten Rhesus-positiven Kind können sich diese Rhesus-Antikörper schon während der Schwangerschaft gegen das Kind richten. In einem solchen Fall muss unmittelbar nach der Geburt das ganze Blut des Neugeborenen ausgetauscht werden. Um die Bildung von Antikörpern zu verhindern, werden Rhesus-negative Mütter mit Immunglobulin Anti D „geimpft".

7.1.2 Thrombozyten (Blutplättchen)

- *Bildungsort:* rotes Knochenmark
- *Form:* kernlose scheibenförmige unregelmäßig geformte Zellen
- *Größe:* Durchmesser 2–3,5 µm, Dicke 0,5–0,75 µm
- *Aussehen:* nach Färbung im Labor rötliches Plasma mit dunkelroten Körnchen (Granula)
- *Anzahl:* 200 000–500 000 je mm³ Blut
- *Lebensdauer:* 4–10 Tage
- *Abbau:* in Leber und Milz
- *Aufgabe:* Thrombozyten enthalten ein für die Blutgerinnung wichtiges Enzym, die *Thrombokinase*. Da Thrombozyten bei geringster Verletzung sehr leicht zerfallen, kann dieses Enzym frei werden und die Blutgerinnung einleiten (☞ Blutgerinnung).
- *Besonderes:* Die Zellmembran der Thrombozyten stammt vom endoplasmatischen Retikulum der Megakaryozyten (Knochenmarksriesenzellen).

Sinkt die Thrombozytenzahl unter 30 000 je mm³ Blut, besteht Blutungsgefahr!

Abb. 7.7 Thrombozyten

7.1.3 Leukozyten (weiße Blutkörperchen)

- *Einteilung:* **Myeloische Leukozyten** (Myelon, griechisch: das Mark, hier das Knochenmark)
  - Monozyten, Granulozyten (neutrophile, eosinophile und basophile Granulozyten, sie lassen sich durch Färbung der Körnchen erkennen)
  - **Lymphatische Leukozyten**
    Lymphozyten
- *Bildungsort:* Monozyten und Granulozyten im roten Knochenmark; Lymphozyten im roten Knochenmark und im Lymphsystem
- *Form:* Kugelform, veränderlich durch amöboide Bewegung
- *Größe:* im allgemeinen etwas größer als Erythrozyten
- *Aussehen:* im natürlichen Zustand sind die Zellen (wie auch die Thrombozyten ☞ 7.1.2) farblos, daher „weiße" Blutkörperchen. Bei der Besprechung der einzelnen Gruppen wird ihre Farbe angegeben, die sie nach der üblichen Färbung (nach *Pappenheim*) im Präparat annehmen.
- *Anzahl:* 4 000–8 000 je mm³ Blut

- *Lebensdauer:* je nach Art, Stunden bis Monate, im Blut nur wenige Stunden bis Tage
- *Abbau:* Leber, Milz und Infektionsherd
- *Aufgabe:* Hauptsächlich Abwehrfunktion (☞ Besprechung der einzelnen Gruppen).

Die einzelnen Leukozyten
Monozyten

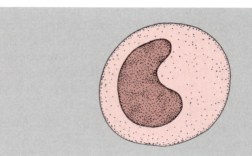

Abb. 7.8
Monozyt

Merkmale

- Die Monozyten machen 3–8 % aller Leukozyten aus.
- Monozyten sind die größten Blutzellen. Ihre Größe beträgt 12–20 µm.
- Sie besitzen einen nierenförmigen Kern.
- Ihr Plasma ist bläulich, ihr Kern dunkelblau bis violett.
- Sie können sich amöboid fortbewegen und bei Bedarf die Blutbahn verlassen und ins Gewebe austreten.
- Sie haben die Fähigkeit der Phagozytose.
- Ihre Lebensdauer beträgt etwa zwei bis drei Tage.
- Monozyten sind die Vorläufer der Makrophagen (☞ Abwehrsystem).

Aufgabe

Abwehrfunktion durch Phagozytose.

Neutrophile Granulozyten

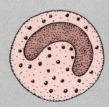

Abb. 7.9
Junger stabkerniger
neutrophiler Granulozyt

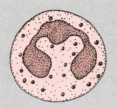

Abb. 7.10
Ausgereifter segmentkerniger neutrophiler Granulozyt

Merkmale

- Die neutrophilen Granulozyten machen 60–70 % aller Leukozyten aus.
- Größe 11–14 µm.
- Junge Zellen besitzen einen stabförmigen Kern, ausgereifte Zellen einen segmentierten.
- Ihr Plasma ist hellrot, die Granula und der Kern lassen sich violett färben.
- Fähigkeit der amöboiden Beweglichkeit.
- Fähigkeit der Phagozytose.
- Ihre Lebensdauer beträgt wenige Tage.

Aufgabe

- Abwehrfunktion durch Phagozytose, wenn nötig ebenfalls außerhalb der Blutbahn. Sie werden vor allem bei *bakteriellen Entzündungen* aktiv.
- Sie tragen zur *Eiterbildung* bei. (Eiter = zugrunde gegangene neutrophile Granulozyten, eingeschmolzenes Gewebe und tote Bakterien).

■ Eosinophile Granulozyten

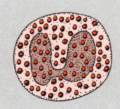

Abb. 7.11
Eosinophiler Granulozyt

Merkmale

- Die eosinophilen Granulozyten machen 2–4 % aller Leukozyten aus.
- Größe 12–14 µm.
- Ihr Kern ist segmentiert, hat aber stets nur zwei Segmente.
- Ihr Plasma ist rötlich. Die Granula, die größer sind als bei den anderen Granulozyten, färben sich durch den Farbstoff *Eosin* leuchtend rot.
- Ihre Lebensdauer beträgt ein bis zwei Wochen.

- Bei Allergien sind sie stark vermehrt (Eosinophilie). Bei bestimmten Krankheiten verschwinden diese Zellen ganz und sind im Blutbild erst bei der Genesung wieder sichtbar. Zuweilen spricht man dann von der „Morgenröte der Genesung".

Aufgabe

Bei allergischen Erkrankungen sowie bei parasitären Erkrankungen mit starkem Gewebszerfall (z.B. bei bestimmten Wurminfektionen) kommt es zu einer *Eosinophilie* (vermehrte Bildung der eosinophilen Granulozyten). Eosinophile Granulozyten können Antigen-Antikörper-Verbindungen aufnehmen und abbauen. Man vermutet, dass sie außerdem Histamin binden und inaktivieren können.

Basophile Granulozyten

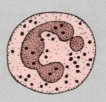

Abb. 7.12
Basophiler Granulozyt

Merkmale

- Die basophilen Granulozyten machen 0,5–1 % aller Leukozyten aus.
- Größe 8–11 µm.
- Ihr Kern ist segmentiert, oft kleeblattförmig.
- Ihr Plasma ist bläulich, die Granula färben sich mit Hilfe des Farbstoffes *Hämatoxylin* tiefblau bis violett.
- Ihre Lebensdauer ist unbekannt.

Aufgabe

Die Granula enthalten *Heparin* und *Histamin*. Das Heparin wirkt der Blutgerinnung entgegen und verhindert so das Einsetzen der Blutgerinnung innerhalb der Blutgefäße. Durch das Histamin sind die basophilen Granulozyten an der allergischen Sofortreaktion (Arznei- oder Lebensmittelvergiftung) und an der immunologischen Reaktion beteiligt. Das Histamin wird sofort nach der Antigenbindung freigesetzt.

■ Lymphozyten

 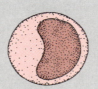

Abb. 7.13
Lymphozyt

Merkmale

- Die Lymphozyten machen 20–40 % aller Leukozyten aus. *Menge*
- Sie sind kleiner als die Granulozyten, etwa 7–9 µm.
- Sie besitzen einen großen rundlichen Kern.
- Ihr Plasma ist bläulich, besitzt keine Granula, ihr Kern ist blau bis violett. *Aussehen*
- Die meisten Lymphozyten befinden sich im Lymphsystem. Nur ein kleiner Teil zirkuliert im Blut.
- Geringe Fähigkeit der amöboiden Beweglichkeit.
- Keine Phagozytose.
- Ihre Lebensdauer beträgt bis zwei Monate. *Lebensdauer*
- Man kann mit Hilfe des Elektronenmikroskopes zwei Typen von Lymphozyten mit verschiedenen Funktionen unterscheiden: Die T-Lymphozyten, deren Oberfläche glatter ist als die der B-Lymphozyten, die mit vielen fingerartigen Zotten besetzt sind.

T-Lymphozyten

Primär aus dem Knochenmark stammende Lymphozyten, die während einer bestimmten (frühen) Lebensphase den Thymus (☞ 10.4) passieren. Hier werden sie zu spezifischen T-Lymphozyten umgebildet und erhalten ihre T-lymphatischen Informationen, um sich dann in den peripheren lymphatischen Organen (Lymphknoten, Milz) anzusiedeln. Wir sprechen bei diesen Lymphozyten, ihren Aufgaben entsprechend, auch von:

- **T-Helferzellen:** Kooperation mit B-Lymphozyten bei Antikörperbildung.
- **Zytotoxischen T-Zellen** (früher Killerzellen genannt): zerstören Antigene, nachdem sie mit ihnen in Kontakt gekommen sind.
- **T-Suppressorzellen**: können Antikörperbildung unterdrücken. Diese Form der T-Lymphozyten verhindert überschießende Reaktionen des Immunsystems. Nehmen sie unkontrolliert überhand, kommt es zu einer krankhaften Immunschwäche.

70–80 % der im Blut zirkulierenden Lymphozyten sind T-Lymphozyten.

B-Lymphozyten

Auch die B-Lymphozyten stammen aus dem Knochenmark, gelangen aber (ohne Thymuspassage) direkt ins Blut. B-Lymphozyten sind Vorläufer antikörperbildender Zellen. Ihre Hauptaufgabe ist die Synthese spezifischer Immunglobuline (Abwehrsystem ☞ 7.3.3).

Aufgabe

- Träger der immunologischen Funktionen, *Immunreaktion* zum Beispiel bei Gewebstransplantaten.
- Antikörperbildung gegen artfremde Eiweiße.
- Abwehr durch Antikörperbildung, hauptsächlich bei chronischen Entzündungen (Krankheiten mit schleichendem Verlauf; Abwehrsystem ☞ auch 7.3).

7.1.4 Blutgerinnung (vereinfacht)

In der Leber werden die meisten Gerinnungseiweiße aufgebaut, darunter die beiden wichtigsten:

- **Prothrombin:** Vorstufe des Thrombin. Es wird mit Hilfe von Vitamin K (aus den Koli-Bakterien des Dickdarmes) aufgebaut.
- **Fibrinogen:** Vorstufe des Fibrin.

Diese inaktiven Proteine gelangen ins Blutplasma. Bei einer Verletzung (von außen oder innen) werden zwei Enzyme frei, einerseits die erwähnte Blutthrombokinase aus den Thrombozyten und andererseits die Gewebsthrombokinase. Diese beiden Enzyme sowie Kalziumionen (Ca^{++}) vermögen ein System in Gang zu bringen, das schließlich *Prothrombin* zu Thrombin umwandelt.

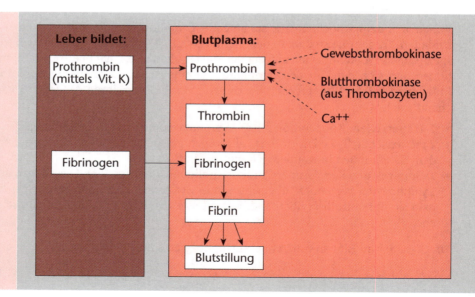

Abb. 7.14 Schema der Blutgerinnung

Das *Thrombin* seinerseits hat einen Einfluss auf das Fibrinogen und wandelt dieses in Fibrin um. Das Fibrin bildet bei der Verletzung ein Fasergerüst, in dem sich die Blutzellen verfangen. Es kommt zur „Verklebung" des verletzten Gefäßes und damit zur Blutstillung.

Die Gerinnungsfaktoren (hier sind nur die Wichtigsten erwähnt) sind also „auf Abruf" im Plasma bereit, der ganze Gerinnungsablauf beginnt jedoch erst bei einer Verletzung, nämlich mit der Freisetzung der Thrombokinase.

7.1.5 Plasma

■ Zusammensetzung

Der flüssige Bestandteil des Blutes macht etwa 56 % der Gesamtblutmenge aus und ist folgendermaßen zusammengesetzt:

- 90 % Wasser
- Salze (organische und anorganische)
- Wirkstoffe (Hormone und Enzyme)
- Nährstoffe (Glukose, Aminosäuren, Glycerin und Fettsäuren)
- Farbstoffe (z.B. der Bilirubinanteil im Blut lässt das Plasma gelblich erscheinen)
- Körpereigene Eiweiße (Albumine und Globuline u.a.)
- Gerinnungsfaktoren: bekannt sind 13 Gerinnungsfaktoren (Blutgerinnung ☞ 7.1.4)
- Stoffwechselendprodukte.

Wird aus dem Plasma das Gerinnungseiweiß Fibrinogen entfernt, erhält man eine fast wasserklare ungerinnbare Flüssigkeit, das *Serum*.

Fibrinogen ist *wasserlöslich*. An der Luft (z.B. im Reagenzglas) setzt sofort die Blutgerinnung ein, bei der Fibrinogen in Fibrin umgewandelt wird. *Fibrin* ist *wasserunlöslich*, es bildet sich ein weißes fadenförmiges Gerinnsel.

7.2 Aufgaben des Blutes

Die Aufgaben der **festen Bestandteile** des Blutes werden bei den einzelnen Blutzellen und im Kapitel 7.3 Abwehrsysteme besprochen.

Das **Blutplasma** erfüllt zwei große Aufgaben: Die Transportfunktion und die Regulationsfunktion.

7.2.1 Transportfunktion

Im Plasma werden alle im Blut befindlichen Stoffe zu ihrem Bestimmungsort transportiert:

- Nährstoffe: von den Aufnahme- und Speicherorganen zu den Zellen.
- Stoffwechselendprodukte: von den Zellen zu den Ausscheidungsorganen (Nieren, Schweißdrüsen, Darm und Lungen).
- Blutzellen: Sauerstofftransport durch Erythrozyten, Blutgerinnung durch Thrombozyten und Abwehrfunktion durch Leukozyten.

- Eiweiße: Albumine, Globuline und Antikörper zur Abwehrfunktion, andere körpereigene Eiweiße und Aminosäuren zum Aufbau von Zellen.
- Hormone (☞ auch Endokrinsystem, Kap. 8).
- Kohlendioxid. Es wird auf verschiedene Arten zu den Lungen transportiert:
  - 10 % des CO_2 bleiben im Plasma physikalisch gelöst.
  - 10 % werden direkt an Hämoglobin-Moleküle gebunden und so von den Erythrozyten zu den Lungen gebracht.
- *Pufferfunktion:* Die restlichen 80 % des CO_2 aus dem Zellstoffwechsel werden in den Erythrozyten in Bikarbonat umgewandelt. Etwas weniger als die Hälfte davon bleibt in den Erythrozyten und gelangt durch sie zu den Lungen. Etwas mehr als die Hälfte davon diffundiert wieder ins Plasma zurück und wird so -an Natrium und Plasmaeiweiße gebunden- zur Ausatmung zu den Lungen gebracht (☞ auch 1.3.1).
  In den Lungen laufen alle beschriebenen Reaktionen in umgekehrter Richtung ab. Das Bikarbonat wird zurück in CO_2 verwandelt. Ein großer Teil des CO_2 wird abgeatmet. Ein Teil bleibt jedoch, zur Aufrechterhaltung des physiologischen pH-Wertes sowie für die Steuerung der Atmung, im Blut.
  Gleichung: $CO_2 + H_2O = HCO_3^- + H^+ <\text{-->} HCO_3^- + H^+ = CO_2 + H_2O$
- Wärmetransport (☞ auch Regulationsfunktion, 7.2.2).

7.2.2 Regulationsfunktion

■ Temperaturregulation

Für die Stoffwechselvorgänge im Organismus muss eine *konstante Körperkerntemperatur* (ca. 37,5 °C) gewährleistet sein. Dafür sorgt neben den Schweißdrüsen, die Schweiß bilden und absondern und dadurch den Körper kühlen, auch das Blut als Wärmeträger. Erzielt wird dies durch eine Regulation der Hautdurchblutung (Haut ☞ 4.3). Bei hoher Außentemperatur ist die periphere Durchblutung stärker, weil der Körper versucht, Wärme nach außen abzugeben. Bei niedriger Außentemperatur ist die periphere Durchblutung geringer, weil der Körper versucht, das Blut und damit die Wärme im Körperinnern zu behalten.

■ Wasser- und Elektrolythaushalt

Über das Plasma werden *Wasser und Elektrolyte* sinnvoll im gesamten Körper verteilt. Dadurch können bestimmte Organe ihren Aufgaben nachkommen, zum Beispiel die Nieren (Funktion der Nieren ☞ 14.1.3). Gleichzeitig wird durch diese ständige Umverteilung von Wasser und Elektrolyten der Flüssigkeitshaushalt des gesamten Organismus ständig kontrolliert und konstant gehalten.

Das gesamte Wasser unseres Körpers, etwa 60 % des Körpergewichtes, ist folgendermaßen verteilt:

- 5 % im Blutplasma = **intravasal**
- 40–50 % innerhalb des Plasmas der Körperzellen = **intrazellulär**
- Etwa 15 % in der Zwischenzellsubstanz = **interzellulär** oder **interstitiell**
- Der Rest befindet sich im Magendarmkanal.

7.3 Abwehrsysteme

Der Organismus hat die Fähigkeit, auf Fremdstoffe und Krankheitserreger (Bakterien, Viren, Pilze, Tumorzellen), die in den Körper eindringen, mit Abwehrmechanismen zu reagieren.

Äußere Schutzmechanismen

- In der Tränenflüssigkeit, im Speichel und im Bronchialschleim gibt es ein bakterientötendes Enzym, das **Lysozym.**
- In den oberen Luftwegen sorgen die **Flimmerhärchen** des Epithels und der vorhandene **Schleim** für eine ständige Reinigung der oberen Luftwege.
- Auf der Haut wehrt ein **Säureschutzmantel** Bakterien und Viren ab.
- Im Magen vernichtet die **Salzsäure** Bakterien und Viren aus der Nahrung.
- In der Scheide verhindert das **saure Milieu** die Vermehrung von Keimen.

Innere Abwehrsysteme

Für die Abwehr im Innern des Körpers stehen uns zwei Abwehrsysteme zur Verfügung, die ihrerseits mit je zwei Varianten reagieren. So ergeben sich im Prinzip vier Abwehrsysteme, die miteinander vernetzt sind und als Einheit reagieren, obwohl jedes System seine eigene Aufgabe erfüllt. Wir teilen die Abwehrsysteme folgendermaßen ein:

- **Unspezifisches Abwehrsystem** (= Äußeres Abwehrsystem)
  - Humorale Immunabwehr
  - Zelluläre Immunabwehr
- **Spezifisches Abwehrsystem** (= Eigentliches Immunsystem)
  - Humorale Immunabwehr
  - Zelluläre Immunabwehr.

7.3.1 Unspezifisches Abwehrsystem

Dieses Abwehrsystem steht von Geburt an zur Verfügung. Allerdings wirkt das unspezifische Abwehrsystem eher allgemein und ist deshalb bei bestimmten Erregern nicht sehr effektiv. So kann es zum Beispiel gefährliche Viren nicht genügend abwehren, da es keine spezifischen Antigen-Antikörper-Komplexe bilden kann.

Unspezifische humorale Abwehr

Das unspezifische humorale Abwehrsystem nennen wir auch **Komplementsystem**. Unter Komplement verstehen wir die Gesamtheit aller Proteine (Komplementfaktoren), die im Serum vorhanden sind und beim Eindringen eines Fremdstoffes (Antigen) in einer bestimmten Reihenfolge reagieren. Vereinfacht kann dies so beschrieben werden:

1. Bestimmte Komplementfaktoren erkennen ein fremdes Eiweiß, ein sog. Antigen.
2. Weitere Komplementfaktoren locken die neutrophilen Granulozyten und die Makrophagen (deren Vorläuferzellen Monozyten sind) an, beides Fresszellen (Phagozyten).

3. Die Membrane der Bakterien lösen sich auf, damit kommt es auch zur Auflösung der Bakterien, zur sog. **Zytolyse.**

Dieser Abwehrvorgang ruft eine Entzündungsreaktion hervor.

Unspezifische zelluläre Abwehr

Zur unspezifischen zellulären Abwehr gehören die über das unspezifische humorale Abwehrsystem zum Antigen angelockten Phagozyten, die sich amöboid fortbewegen können und deshalb auch *Wanderzellen* genannt werden und die Fremdstoffe einverleiben (phagozytieren) können. Im Blut stehen uns dafür die **neutrophilen Granulozyten** (☞ 7.1.3) zur Verfügung, aus dem Gewebe die **Makrophagen** (= histogene Wanderzellen). Bei entzündlichen Reaktionen wandern die Makrophagen ins Blut, um sich am Abwehrkampf zu beteiligen.

7.3.2 Spezifisches Abwehrsystem

Dieses Abwehrsystem entwickelt sich nach der Geburt und muss vom Organismus gewissermaßen „gelernt" werden: Der körperfremde Stoff (Antigen) muss zuerst „erkannt" werden. Damit wird der immunologische Prozess in Gang gesetzt. Der Organismus „lernt" den Erreger kennen und prägt ihn sich ins **„immunologische Gedächtnis"** ein. Bei einer erstmaligen Infektion braucht der Organismus dafür ein bis drei Wochen. Die Folge ist eine **Immunität** gegen dieses spezifische Antigen, d.h. der Organismus ist gegen weitere Erreger der gleichen Art unempfindlich (immun) geworden. Eine Immunität kann monate-, jahre- oder lebenslang bestehen.

Spezifische humorale Abwehr

Hier kommen die im Knochenmark geprägten **B-Lymphozyten,** auch B-Zellen genannt, (☞ 7.1.3) zum Einsatz. Über Blut- und Lymphwege gelangen sie in die Lymphfollikel. B-Lymphozyten können sich, wenn sie mit einem Antigen in Kontakt gekommen sind, rasch vermehren und sich außerdem in **Plasmazellen** umwandeln. Diese sind in der Lage, große Mengen von Abwehrstoffen zu bilden, die eine spezifische Wirkung haben, welche sich nur gegen das auslösende Antigen richtet. Wir sprechen bei diesen Abwehrstoffen von **Antikörpern.** Die **Antigen-Antikörper-Reaktion** ist damit ausgelöst. Die meisten B-Lymphozyten gehen bei dieser Reaktion zugrunde. Ein Teil bleibt als **B-Gedächtniszellen** im Organismus. Diese sind fähig, das nun bekannte Antigen bei erneutem Kontakt wiederzuerkennen und die Abwehr dadurch rasch und gezielt in Gang zu bringen. Dabei sind drei Reaktionsarten auf das erneut kontaktierte Antigen möglich:

1. Durch die Bildung von spezifischen Antikörpern hat der Organismus eine **Immunität** entwickelt, die verhindert, dass das Antigen eine krankheitserzeugende Wirkung hat.
2. Im Organismus kann es zu einer **Überreaktion** des Immunsystems auf ein an sich ungefährliches Antigen kommen, was uns als allergische Reaktion bekannt ist (= Allergie).

7.3 Abwehrsysteme **207**

3. Eine Entgleisung des Abwehrsystems liegt bei den **Autoimmunkrankheiten** vor. Hier fehlt die **Immuntoleranz,** d.h. das Immunsystem reagiert auf bestimmte Antigene nicht und es kommt nicht mehr zur Antikörperbildung. Die immunologische Toleranz entsteht meistens durch Kontakt mit Fremdstoffen beim noch nicht ausgereiften Immunsystem, also beim Fetus oder beim Säugling kurz nach der Geburt (= natürliche Toleranz). Wird diese Immunität später erworben, ist dies die Folge von günstigen Bedingungen, z.B. nach langsamer Zufuhr von sehr geringen Mengen eines Antigens (= erworbene Toleranz). Normalerweise verfügt der Organismus über eine natürliche Toleranz gegenüber körpereigenen Substanzen. Fällt diese natürliche Toleranz weg, kommt es zu einer Autoimmunkrankheit.

Bei der *Antigen-Antikörper-Reaktion* werden die Antigene neutralisiert, entweder indem sie aufgelöst werden (Lyse), oder indem sie chemisch umgebaut und so „körpereigen" gemacht werden.

Die von den B-Lymphozyten bzw. von den Plasmazellen gebildeten Antikörper (Immunglobuline) werden in fünf Klassen eingeteilt. Sie sind im Labor mittels Elektrophorese mess- und einteilbar: **Immunglobulin G, A, M, D, E = IgG, IgA, IgM, IgD und IgE.**

Spezifische zelluläre Abwehr

Hier kommen vor allem die vom Thymus geprägten **T-Lymphozyten** zum Zuge, welche im Blut- und Lymphsystem zirkulieren. Auch dieser Vorgang läuft in einer bestimmten Reihenfolge ab:

1. **T-Helferzellen** erkennen Antigene und aktivieren über Zytokine (als Botenstoffe) Plasmazellen und zytotoxische T-Zellen (früher Killerzellen genannt).
2. **T-Suppressorzellen** hemmen in einem zweiten Schritt die Ausschüttung von Zytokin, welche einerseits die Abwehrzellen aktivieren und anderseits die Ausbreitung von Viren hemmen.
3. Die T-Helferzellen wandeln sich zu sogenannten **T-Gedächtniszellen** um. Diese sind fähig, beim wiederholten Eindringen desselben Antigens die Produktion von hochaktiven T-Zellen anzuregen, so dass die Infektion häufig gar nicht zum Ausbruch kommt. Ausserdem können sie Körperzellen erkennen, die von bestimmten Viren befallen sind und diese vernichten (Lyse). Da Viren „Schmarotzer" und zur Vermehrung auf Körperzellen angewiesen sind, werden sie durch diese Lyse der betroffenen Körperzellen (meistens) mitzerstört.

7.3.3 Immunregulation

Die Immunregulation erfolgt als ein Zusammenwirken komplexer Faktoren. So wirken die erwähnten Abwehrsysteme zusammen mit dem gesamten retikuloendothelialen System (RES ☞ 10.4.2) und unter der „Regie" der übergeordneten Instanzen Nervensystem und Hormonsystem. Ziel aller Abwehrmechanismen ist es, Fremdkörper (Bakterien, Viren, Pilze, Tumorzellen und Antigene jeder Art) vom Organismus fernzuhalten bzw. für den Organismus unschädlich zu machen.

7.3.4 Impfungen

Dem Ausbruch einer Erkrankung kann vorgebeugt werden, indem mit einer harmloseren „Abart" des Erregers (z.B. Pockenvirus) oder mit abgetöteten Erregern (z.B. Tetanusbazillus) geimpft wird. So wird die Bildung von wirksamen Antikörpern durch den Organismus selbst provoziert (= aktive Immunisierung). Ein wirksamer Schutz besteht nicht sofort, sondern erst nach Bildung der Antikörper.

Ist der Organismus schon einmal mit dem Erreger in Kontakt gekommen, sei dies durch eine Erkrankung oder durch eine bereits einmal durchgeführte aktive Immunisierung (z.B. Tetanusimpfung, die nach einer Verletzung verabreicht wird = Injection de rapell), kann mit einem *Hyper-immun-Serum* geimpft werden, das bereits Antikörper gegen diesen spezifischen Erreger enthält (= passive Immunisierung).

7.3.5 Blutentnahme

Um zu verhindern, dass Krankheiten wie AIDS, Viren-Hepatitiden etc. vom Patienten auf medizinisches Personal (Pflege, Labor, ÄrztInnen) und auf andere Patienten übertragen werden, müssen die Hygiene- und Entsorgungsvorschriften genau eingehalten werden. Dazu gehören insbesondere auch das Tragen von Gummihandschuhen sowie die Entsorgung der Injektionsnadeln in dafür vorgesehene Boxen.

Testfragen: Blut

1. Nennen Sie die Bestandteile des Blutes. (☞ 7.1)
2. Was wissen Sie über die Erythrozyten? (Bildungsort, Anzahl, Zusammensetzung, Lebensdauer, Abbauort). (☞ 7.1.1)
3. Erklären Sie die Erythropoese. (☞ 7.1.1)
4. Was geschieht mit den Erythrozyten bei ihrem Abbau? (☞ 7.1.1)
5. Welche Blutgruppe haben Sie? Welche Anti-Faktoren sind demnach in Ihrem Plasma vorhanden? Mit welchen anderen Blutgruppen würde Ihre Blutgruppe agglutinieren, mit welchen würde sie sich vertragen? (☞ 7.1.1) Versuchen Sie die beiden Fragen nun auch für die anderen drei Blutgruppen zu beantworten. (☞ 7.1.1)
6. Erklären Sie das Spenderschema hinsichtlich des Rhesusfaktors. (☞ 7.1.1)
7. Was wissen Sie über die Thrombozyten? (Bildungsort, Anzahl, Lebensdauer, Abbauort, Aufgaben). (☞ 7.1.2 und 7.1.4)
8. Was wissen Sie über die Leukozyten allgemein? (Einteilung, Bildungsort, Anzahl, Lebensdauer, Abbauort). (☞ 7.1.3)
9. Was wissen Sie über die Monozyten und die Lymphozyten? (Prozentualer Anteil, Fähigkeiten, Aufgaben). (☞ 7.1.3)
10. Was wissen Sie über die neutrophilen, eosinophilen und basophilen Granulozyten? (Prozentualer Anteil, Fähigkeiten, Aufgaben). (☞ 7.1.3)
11. Unterscheiden Sie die T-Lymphozyten und die B-Lymphozyten. (☞ 7.1.3)
12. Woraus setzt sich das Blutplasma zusammen? (☞ 7.1.5)
13. Was ist Serum? (☞ 7.1.5)
14. Welche Aufgaben erfüllt das Blutplasma? (☞ 7.1.5 und 7.2)
15. Erklären Sie das Zusammenwirken der Abwehrsysteme. (☞ 7.3)
16. Erklären Sie die Begriffe aktive und passive Immunisierung. (☞ 7.3.4)

8 Herz

Wesentliche Aufgabe des Herzens

Treibende Kraft, die das aus Körper- und Lungenkreislauf in das Herz zurückgeflossene Blut in den großen und kleinen Kreislauf pumpt.

8.1 Lage und Beschreibung

Das Herz ist ein Teil des Herz-Kreislauf-Systems und dient gewissermaßen als „Motor", während die Arterien (Gefäße, die vom Herzen weg führen) und die Venen (Gefäße, die zum Herzen hin führen) das „Verteilersystem" bilden.

- *Größe:* etwa Größe der Faust des Trägers
- *Gewicht:* etwa 5 g je Kilo Körpergewicht (250–350 g).

▪ Topografie

- Im Mittelfellraum (Mediastinum = Organ- und Bindegewebskomplex zwischen den Lungenflügeln).
- Vor der Luftröhre (Trachea) und der Speiseröhre (Ösophagus).
- 2/3 auf der linken, 1/3 auf der rechten Seite.
- Hinter dem Brustbein (Sternum).
- Vor der Brustwirbelsäule.
- Untere Grenze ist das Zwerchfell (Diaphragma).
- Die Herzspitze zeigt nach links vorne.

▪ Makroskopie

Das Herz ist ein muskuläres Hohlorgan (☞ Abb. 8.2).

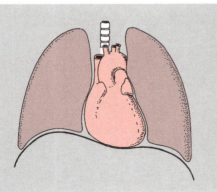

Das Brustbein (Sternum) und die Rippen sind hier entfernt

Abb. 8.1
Topografie des Herzens

Einteilung

Der Hohlraum ist durch eine längs verlaufende Scheidewand (Septum) in eine linke und eine rechte Hälfte geteilt. Jede Hälfte ist nochmals unterteilt in einen Vorhof (Atrium) und eine Kammer (Ventrikel). In jeden Vorhof münden zwei bzw. vier große Gefäße (Venen); aus jeder Kammer führt ein großes Gefäß (Arterie) in den Lungen- bzw. Körperkreislauf.

- Eintretende Gefäße
  - In den linken Vorhof: je zwei linke und rechte Lungenvenen (Venae pulmonales sinistrae und dextrae) mit sauerstoffreichem (arteriellem) Blut.
  - In den rechten Vorhof: untere und obere Hohlvene (Vena cava inferior und superior), außerdem die herzeigene Vene (Sinus cavernosus) mit sauerstoffarmem (venösem) Blut.
- Austretende Gefäße
  - Aus der linken Kammer: Hauptschlagader (Aorta) mit sauerstoffreichem (arteriellem) Blut.
  - Aus der rechten Kammer: Lungenarterienstamm mit zwei Ästen (Arteriae pulmonales) mit sauerstoffarmem (venösem) Blut.

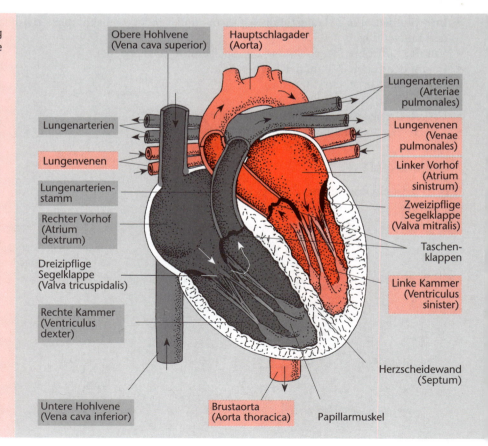

Abb. 8.2 Schematisierter Längsschnitt durch das Herz (Cor)

Bei dieser Zeichnung ist die Lungenarterie zum besseren Verständnis stark schematisiert dargestellt.

Die Pfeile zeigen die Fließrichtung des Blutes an.

■ Mikroskopie

Mikroskopisch finden wir eine Endothelschicht, die den gesamten Innenraum auskleidet. In der mittleren Schicht finden wir die in der Allgemeinen Muskellehre (☞ 2.2.1) besprochenen quergestreiften, unwillkürlichen Muskelzellen. Die äußerste Schicht des Herzens besteht aus Bindegewebszellen (Herzwandschichten ☞ 8.3).

8.2 Herzklappen

Zwischen den Vorhöfen und den Kammern sowie zwischen den Kammern und den großen austretenden Arterien finden wir verschiedene Klappen, die das Zurückfließen des Blutes verhindern. Bestimmt wird das Öffnen und Schließen der Klappen vom Druck, der beidseits der Klappen herrscht. Wir unterscheiden zwei Arten von Herzklappen, die **Segelklappen** und die **Taschenklappen**.

8.2.1 Segelklappen

Die beiden Segelklappen nennt man auch Vorhof-Kammer-Klappen (atrioventrikuläre Klappen). Durch feine Sehnenfäden sind diese Klappen an den Papillarmuskeln (kleine kräftige Muskeln) und durch diese an der Kammerwand befestigt (☞ Abb. 8.3).

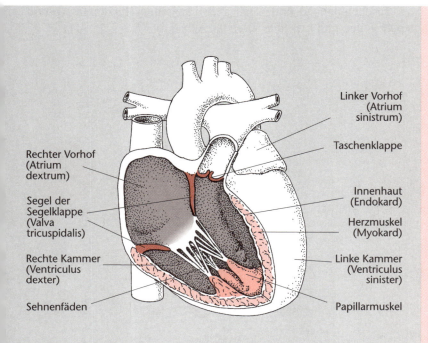

Auf dieser Abbildung ist die rechte Seite des Herzens längs aufgeschnitten. Der linke Vorhof und die linke Kammer sind von außen sichtbar.

Die hier sichtbare Taschenklappe verhindert den Rückfluss des Blutes von der Lungenarterie in die rechte Herzkammer.

Die Segel, die Sehnenfäden und die Papillarmuskeln sind Teile der Trikuspidalklappe. Bei diesem Beispiel sind die Segelklappen offen und die Taschenklappen zu (Diastole), damit sich die Herzkammern neu mit Blut füllen können.

Abb. 8.3
Segelklappen – Beispiel: Rechte Herzseite

- **Dreizipflige Segelklappe** oder Trikuspidalklappe (Valva tricuspidalis), sie liegt zwischen dem rechten Vorhof und der rechten Kammer. Sie ist dreizipflig gebaut, daher ihr Name. Sie verhindert, dass das Blut aus der rechten Kammer in den rechten Vorhof und den großen Kreislauf zurückfließt.
- **Zweizipflige Segelklappe** oder Mitralklappe (Valva mitralis), sie liegt zwischen dem linken Vorhof und der linken Kammer. Sie ist zweizipflig gebaut und verhindert, dass das Blut aus der linken Kammer in den linken Vorhof und in die Lunge zurückfließt.

Funktion

1. Der Druck des einströmenden Blutes aus den Vorhöfen öffnet die Klappen.
2. Der Druck des Blutes in den Kammern schließt die Klappen.
3. Die Papillarmuskeln werden bei der Kammerkontraktion aktiv, sie verkürzen sich kräftig und ziehen mit den straffen Sehnenfäden die geschlossenen Klappen herzspitzenwärts.

8.2.2 Taschenklappen

Sowohl zwischen der rechten Kammer und der Lungenarterie als auch zwischen der linken Kammer und der Aorta finden wir Taschenklappen. Sie verhindern das Zurückfließen des Blutes aus den großen Gefäßen in die Herzkammern. Auch die Taschenklappen öffnen und schließen sich abhängig vom Druck, der beidseits der Klappen herrscht. Taschenklappen finden wir außer zwischen Herzkammern und Arterien auch in den Venen und Lymphgefäßen (☞ Abb. 8.4)

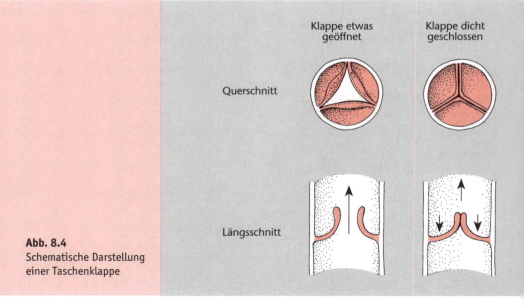

Abb. 8.4
Schematische Darstellung einer Taschenklappe

Als Beispiel die Taschenklappe der Aorta (= Aortenklappe):
Ist der Druck in der linken Kammer höher als in der Aorta, ist die Aortenklappe offen. Wird der Druck in der linken Kammer niedriger als in der Aorta, schließt sich die Aortenklappe.

Funktion

1. Druck des strömenden Blutes öffnet die Klappen, bis sie schließlich dicht der Gefäßinnenwand anliegen.
2. Wenn das Blut in der Lungenarterie bzw. in der Aorta angelangt ist, entsteht ein Druck auf die Klappen.
3. Die Klappen schließen sich wegen diesem Druck des Blutes passiv.

Angeborene **Herzfehler** (z.B. Ventrikelseptumdefekt) oder **Herzklappenfehler** (Mitral-, Trikuspidal- oder Aortenklappenanomalien) kommen bei etwa 6 bis 10 von 1000 Neugeborenen vor. Als Ursache können genetische Faktoren, aber auch die Einwirkung von Noxen eine Rolle spielen.

8.3 Herzwandschichten

8.3.1 Innenhaut (Endokard)

Das *Endokard* besteht aus einer dünnen, feinfaserigen Bindegewebsschicht, die zum Herzinnenraum hin von einem *Endothel* bedeckt ist. Dieses einschichtige flache Epithelgewebe finden wir in allen Blut- und Lymphgefäßen wieder. Das Endokard bildet auch die Taschenklappen und die Segelklappen und überzieht die dazugehörigen Papillarmuskeln.

8.3.2 Muskelschicht (Myokard)

Das *Myokard,* der eigentliche Herzmuskel (Zellen der quergestreiften unwillkürlichen Herzmuskulatur ☞ 2.2.1) ist die dickste Schicht der Herzwände. Die Dicke bzw. Stärke des Herzmuskels variiert je nach geforderter Leistung. So ist das Myokard der Vorhöfe dünner als das der Kammern. Das Myokard der linken Herzkammer ist sogar über dreimal dicker (ca. 1 cm) als rechts, da die Muskulatur der linken Herzkammer das Blut in den Körperkreislauf pumpen muss.

Im Myokard liegt das Reizleitungssystem des Herzens (☞ unten). Ernährt wird der Herzmuskel durch das Blut der Koronararterien (☞ 8.3.4).

8.3.3 Außenhaut (Epikard und Perikard)

Das Herz wächst während der embryonalen Entwicklung in einen Beutel hinein, in den sog. Herzbeutel = *Perikard.* Das innere Blatt des Herzbeutels bildet die äußere Schicht der drei eigentlichen Herzwandschichten, das *Epikard.* Im Herzbeutel finden wir wenig seröse Flüssigkeit, die eine Reibung verhindert. Aufgrund dieses „Gleitlagers", welches der Herzbeutel bildet, kann sich das Herz bewegen und verformen.

Das *Epikard* (viszerales Blatt, auch Epicardium) und das *Perikard* (parietales Blatt, auch Pericardium) sind seröse Häute, welche den **Herzbeutel** bilden. Das Epikard geht bei den großen Gefäßen des Herzens in das äußere Blatt des Herzbeutels über.

Zum serösen Spaltraum (Cavum pericardii) hin, finden wir beim Epikard und Perikard eine dünne Lage platter Epithelzellen. Darunter finden wir Bindegewebe, beim Epikard lockeres Bindegewebe mit gespeichertem Fett (Abrundung der Herzgestalt), beim Perikard eine derbe Kollagenfaserschicht, die bindegewebig mit der Umgebung verbunden ist und deren Fasern eine der Herzaktion angepasste Verformung, aber keine rasche Dehnung des Herzbeutels erlauben.

Beim Sportlerherz oder beim pathologisch vergrößerten Herz wird der Herzbeutel weiter, ist aber trotzdem nicht dehnbar (z.B. bei einer Herztamponade).

8.3.4 Ernährung des Herzmuskels

Im Bereich der Aortenklappe entspringen der Aorta zwei Herzkranzgefäße (Koronararterien). Ihre im Myokard verteilten Äste sind für die Ernährung und Sauerstoffversorgung des Herzmuskels verantwortlich. Das venöse Blut des Herzens sammelt sich in größeren Gefäßen und schließlich im Sinus coronarius, einer Sammelvene, an der Rückseite des Herzens. Von dort strömt es direkt in den rechten Vorhof. Die Herzarterien sind Endarterien, d.h. es gibt keine Querverbindungen zwischen den Arterien. Aus diesem Grund kann der Verschluss eines solchen Gefäßes zum Herzinfarkt führen (☞ 8.4).

8.4 Herztätigkeit

Die eigentliche Triebkraft für die Zirkulation des Blutes ist der Druck, welcher durch die Herzmuskelkontraktion entsteht.

- *Kontraktion* = Zusammenziehen der Kammermuskeln *(Systole)*.
- *Entspannung* = Erschlaffen der Kammermuskeln *(Diastole)*.

Kontraktion und Entspannung wechseln in gleichmäßigem Rhythmus ab (☞ Abb. 8.5).

Aktionsphasen des Herzens (Herzzyklus)

Der Herzzyklus verläuft in vier Phasen. Die *Anspannungsphase* (I) und die *Auswurfphase* (II) gehören zur **Systole,** die *Entspannungsphase* (III) und die *Füllungsphase* (IV) zur **Diastole.** Die Bezeichnung dieser Phasen bezieht sich auf die Tätigkeit der Herzkammern.

Die Herzkammern arbeiten als Druck-Saug-Pumpe:

Durch Kontraktion der Kammermuskulatur (= Systole) wird Blut aus den Kammern in den kleinen und großen Kreislauf gepresst (Druck). Gleichzeitig werden die Vorhöfe gedehnt, so dass eine Sogwirkung entsteht, wodurch das Blut in die Vorhöfe gesaugt wird. Die Wiederauffüllung der Herzkammern erfolgt anschließend zu 85 % passiv durch Erschlaffung der Kammermuskulatur (= Diastole). Durch die Vorhof-

8.4 Herztätigkeit

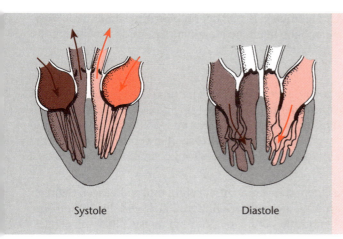

→ rote Pfeile = Strömung des sauerstoffreichen Blutes
→ schwarze Pfeile = Strömung des sauerstoffarmen Blutes

Abb. 8.5 Herztätigkeit

muskelkontraktion werden am Ende der Diastole die schon fast vollen Kammern nur noch etwas mehr gefüllt (ca. 15 %).

Systole = Anspannungs- und Auswurfphase
- Kammermuskulatur kontrahiert, hierdurch hoher Druck in den Kammern.
- Weil Druck in Kammern jetzt größer ist als in den Vorhöfen und in den großen Arterien, schließen sich die Segelklappen und öffnen sich die Taschenklappen.
- Blut wird nun in den großen und kleinen Kreislauf gepresst.

Diastole = Entspannungs- und Füllungsphase
- Kammermuskulatur (hier grau getönt) erschlafft, hierdurch niedriger Druck in den Kammern.
- Weil Druck in Vorhöfen und großen Arterien jetzt größer ist als in den Kammern, schließen sich die Taschenklappen und öffnen sich die Segelklappen.
- Nun strömt das Blut aus den Vorhöfen in die erschlafften Kammern.

Kontraktion der Kammermuskulatur wirkt als Druck-Saug-Pumpe (☞ Aktionsphasen des Herzens).

■ Herztöne

Mit einem Stethoskop können die durch die Herztätigkeit entstandenen und auf den Brustkorb übertragenen Schwingungen abhört werden (Auskultation). Während Beginn der Systole hört man den **ersten Herzton** (Anspannungston). Am Ende der Systole kann als **zweiter Herzton** das „Zuschlagen" der Aorten- und Pulmonalklappe gehört werden.

Beim gesunden Menschen sind diese Herztöne also abhörbar.

Beim Kind ist es oft möglich, einen **dritten Herzton** zu hören, der sich durch das Füllen der Ventrikel ergibt.

Als häufigste Erkrankungen des Herzmuskels sind der **Myokardinfarkt** und die **Myokarditis,** und damit im Zusammenhang auch die **Herzinsuffizienz** zu erwähnen.

Herzinfarkt

Bei einem **Herzinfarkt** *(Myokardinfarkt)* wird der Herzmuskel wegen anhaltender Mangeldurchblutung (bei einer koronar bedingten Herzinsuffizienz oder als Folge eines akuten thrombotischen Verschlusses von einem Koronargefäß) nicht mehr genügend mit Sauerstoff versorgt; es kommt zur **Nekrose** (Gewebsuntergang) eines Herzmuskelbezirks. Ein Herzinfarkt ist ein lebensbedrohlicher Zustand und bedarf sofortigen Handelns.

Als Leitsymptom kommt es zu einem schweren Druckgefühl und zu heftigen Schmerzen hinter dem Brustbein (Sternum), die in den Schulterbereich und den linken Arm ausstrahlen. Weitere Infarktsymptome sind ein „Vernichtungsgefühl" mit Todesangst, Unruhe, Blässe, Übelkeit und kaltem Schweiß. Im Vordergrund stehen Schmerzbekämpfung (mit koronargefäßerweiternden Medikamenten wie Nitroglycerin), Sauerstoffgabe und eine intensive Überwachung. Wenn nötig, muss ein chirurgischer Eingriff vorgenommen werden (Bypass-Operation). Bei unproblematischem Verlauf werden heute eine frühe Mobilisation und ggf. eine Rehabilitation in einer Spezialklinik als weitere Therapie durchgeführt.

Myokarditis

Eine Entzündung des Herzmuskels kann Folge eines rheumatischen Fiebers, einer viralen oder bakteriellen Infektion oder einer allergischen Reaktion (z.B. bei bestimmten Antidepressiva!) sein. Neben Fieber treten als Folge einer Insuffizienz des Herzmuskels rasche Ermüdbarkeit, Unruhe und Kurzatmigkeit auf. Therapeutisch ist neben der spezifischen Ursachenbehandlung (z.B. Antibiotika, Antitoxine) allgemeine Schonung angesagt.

Herzinsuffizienz

Kommt es zur Schwächung des Herzmuskels und somit zu einer unzureichenden Funktion (Insuffizienz), was bedeutet, dass die Förderleistung nicht mehr erbracht und die periphere Blutversorgung nicht mehr gewährleistet werden kann, kommt es zu so genannten Stauzeichen. Im kleinen Kreislauf kann dies zu einem Lungenödem führen (Linksinsuffizienz). Im großen Kreislauf kommt es zu einem venösen Rückstau und damit zu Ödemen in der Peripherie, die zuerst in den Beinen (Fußknöcheln, Unterschenkel) auffallen (Rechtsinsuffizienz). Ursache kann ein angeborener oder erworbener Herzfehler sein, ein durchgemachter Herzinfarkt, Herzrhythmusstörungen und pulmonale Erkrankungen. Neben der Ursachenbehandlung wird eine Herzinsuffizienz längerfristig medikamentös behandelt.

8.4.1 Reizbildungs- und Reizleitungssystem

Einige Muskelzellstränge im Myokard haben sich beim werdenden Menschen (im fetalen Stadium) so umgewandelt, dass sie rascher als die anderen elektrische Reize bilden und weiterleiten können. Den Reizbildungsort nennen wir *Sinusknoten* (Schrittmacher). Die hier gebildeten Reize werden über das Reizleitungssystem bis zum Herzmuskel geleitet und lösen dort die eigentliche Herztätigkeit aus (☞ Abb. 8.6).

Das Herz arbeitet also unabhängig vom Nervensystem, nämlich *autonom* (selbstständig). Lediglich die Schlagfolge und die Kraft werden vom vegetativen Nervensystem beeinflusst.

■ Herzrhythmusstörungen

Kommt es zu einer unregelmäßigen Abfolge der Erregungen als Folge einer Veränderung der elektrischen Herztätigkeit (Arrhythmie), sprechen wir von **Herzrhythmusstörungen.** Diese können ihre Ursache im gesamten Reizleitungssystem haben. So wird unterschieden zwischen *Erregungsbildungsstörungen* (Sinusstörungen) und *Erregungsleitungsstörungen* (Sinus-Atrium-Block, Atrium-Ventrikular-Block, Schenkelblock etc.). Hat eine Herzrhythmusstörung ein gewisses Ausmaß erreicht, wird therapeutisch ein Herzschrittmacher implantiert.

Ob die Ursache einer Herzrhythmusstörung eine eher harmlose, eventuell auch seelisch beeinflusste Störung ist, oder ob eine Herzerkrankung zugrunde liegt, muss ärztlich unbedingt abgeklärt werden.

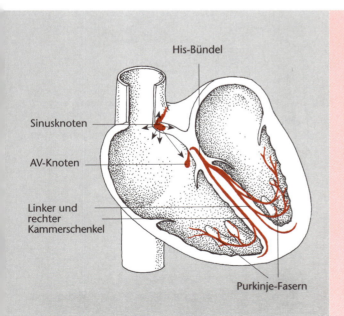

Sinusknoten (Schrittmacher) liegt in der Myokardwandung des rechten Vorhofes. Hier werden pro Minute 60 bis 80 Impulse erzeugt und während der Vorhofkontraktion weitergeleitet an den **Vorhof-Kammer-Knoten** (Atrio-ventrikulärer-Knoten oder Aschoff-Tawara-Knoten). Er liegt in der Wand zwischen Vorhöfen und Kammern. Weiter gehen die Reize über das **His-Bündel,** welches beim Vorhof-Kammer-Knoten beginnt und sich beim Kammerseptum in den **linken und rechten Schenkel** teilt. Nun werden die Reize durch die **Purkinje-Fasern** weitergeleitet, welche im Myokard enden und somit die Kontraktion der gesamten Kammern auslösen.

Abb. 8.6 Reizleitungssystem

Zwei mögliche Störungen des Reizleitungssystems sind:

- **Vorhofflimmern** = unkoordinierte elektrische Aktivität in Vorhof, der in fast diastolischer Stellung verharrt. Ist bei normaler Frequenz hämodynamisch ohne Konsequenzen. Vorhofflimmern kann also auch bei Gesunden vorkommen (paroxysmale Anfälle). Pathologisch sind als auslösende Krankheiten der akute Herzinfarkt, Mitralklappenfehler, rheumatische Karditis und die Koronarinsuffizienz zu erwähnen. Die Folge von Vorhofflimmern ist eine unregelmäßige Schlagabfolge in den Kammern (absolute Arrhythmie). Vorhofflimmern, das sich wiederholt, muss medikamentös behandelt werden. Eine nicht zu unterschätzende Gefahr häufigen Vorhofflimmerns ist die Bildung von Blutgerinnseln, was zu Embolien (Hirn, Herz) führen kann.
- **Kammerflimmern** = unkoordinierte elektrische Aktivität der Kammern mit ungeordneter Zusammenziehung der einzelnen Muskelfasern, wodurch kein Blut mehr ausgeworfen werden kann. Ursache kann ein akuter Herzinfarkt sein. Bleibt eine sofortige Therapie aus, ist Kammerflimmern innerhalb weniger Minuten tödlich (Herz-Kreislauf-Stillstand).

8.4.2 Elektrokardiogramm (EKG)

Der Stromfluss des Herzens, der im Sinusknoten seinen Anfang nimmt und über das Reizleitungssystem den Herzmuskel versorgt, breitet sich in geringem Maße auf der

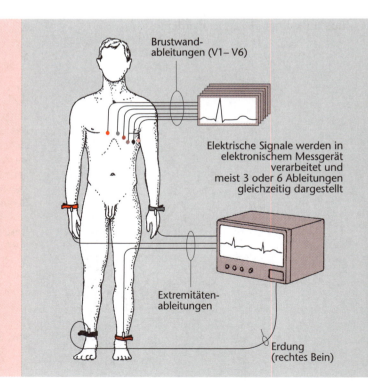

Abb. 8.7
Elektrokardiogramm:
Anlegen der Extremitäten-
und Brustwandableitungen

Körperoberfläche aus. Die so verteilte Stromflusskurve nennen wir **Elektrokardiogramm (EKG)**. Sie wird mit der **Elektrokardiografie** gemessen. Die auf diese Weise aufgezeichneten Aktionsströme bzw. Aktionsspannungen sind Ausdruck der elektrischen Erregungsvorgänge am Herzen und geben dem Arzt/der Ärztin und den Pflegenden diagnostische Hinweise bezüglich Herzlage, Herzfrequenz, Erregungsursprung, Impulsausbreitung, Erregungsrhythmus und Erregungsrückbildung bzw. deren Störungen. Keine Aussage macht das EKG hingegen über die Arbeitsleistung (Kontraktion und Pumpleistung) des Herzens. Dafür sind Messungen der Parameter Blutdruck, Herzzeitvolumen, Herztöne etc. notwendig, oder es wird ein *Herzultraschall* (Echokardiografie) vorgenommen, womit die Herzaktion bildhaft dargestellt werden kann. Für die **EKG-Untersuchung** werden Elektroden auf der Brust und an den Extremitäten (Hand- und Fußgelenke) befestigt (☞ Abb. 8.7). In einem elektronischen Messgerät werden die elektrischen Signale verarbeitet und dargestellt. Die EKG-Kurve wird in der Regel über einen Drucker ausgedruckt (☞ Abb. 8.8).

8.4.3 Herzfrequenz, Schlagvolumen, Minutenvolumen

Herzfrequenz: Unter Herzfrequenz verstehen wir die Anzahl der Herzschläge pro Minute. Beim Gesunden schlägt das Herz jede Minute 60- bis 100-mal, im Durchschnitt etwa 70-mal.

Schlagvolumen: Unter Schlagvolumen verstehen wir die Menge des Blutes, die aus der rechten Kammer in die Lungenarterie bzw. aus der linken Kammer in die Aorta gepumpt wird. Pro Kontraktion sind das 60 bis 70 ml. Etwa dieselbe Blutmenge bleibt als **Restvolumen** in den Herzkammern.

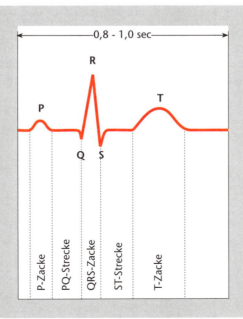

Abb. 8.8
EKG-Kurve

Minutenvolumen: Unter Minutenvolumen verstehen wir die Blutmenge, die pro Minute ausgeworfen wird. Errechnet wird sie, indem die Herzfrequenz mit dem Schlagvolumen multipliziert wird:

Frequenz × Schlagvolumen: 70/Min. × 70 ml = 4,9 Liter

Die angegebenen Zahlen gelten für den in Ruhe befindlichen Körper. Je nach körperlicher Arbeitsleistung werden Herzfrequenz, Schlagvolumen und Druck gesteigert. Das Minutenvolumen bzw. die Blutstrommenge kann u.U. bis 20 Liter/Minute erreichen, der systolische Druck kann auch beim Gesunden bis auf 200 mmHg steigen, die Frequenz bis 180/Min betragen.

- Pro Herzschlag werden etwa je 70 ml Blut in die Aorta und in die Lungenarterie gepumpt.
- Der Druck in der linken Kammer beträgt in der Systole etwa 135 mmHg. Heute wird der Druck auch in Pascal (Pa) gemessen. 1 mmHg = 133 Pa.
- Der Druck in der rechten Kammer beträgt in der Systole etwa 30 mmHg.
- Die Tagesleistung der durch das Herz gepumpten Blutmenge beträgt etwa 8000 bis 10 000 Liter.

8.4.4 Messung des Zentralen Venendrucks (ZVD)

Die Messung des **Zentralen Venendrucks** (ZVD) dient der Feststellung des Blutdruckes innerhalb der thorakalen Hohlvenen. Der ZVD gibt Auskunft über die Funktion des rechten Herzens sowie über den Füllungszustand des venösen Systems. Hauptindikation für die ZVD-Messung ist die Überwachung des Flüssigkeitshaushaltes. Diagnostisch wird der ZVD gemessen, wenn mechanische Störungen des Blutstromes (zum Beispiel bei Verengung von Herzklappen) vermutet werden.

Zur Messung des ZVD wird ein Venenkatheter in die obere Hohlvene (Vena subclavia superior) gelegt, der bis vor den rechten Vorhof geführt wird. Die ZVD-Messung selbst ist Aufgabe der Pflegenden und geschieht auf ärztliche Anordnung.

Testfragen: Herz

1. Beschreiben Sie die Lage des Herzens. (☞ 8.1)
2. Nennen Sie die Grobeinteilung des Herzens. (☞ 8.1, Abb. 8.2)
3. Welche großen Gefäße führen ins Herz hinein, welche führen hinaus? (☞ 8.1, Abb. 8.2)
4. Nennen Sie die verschiedenen Herzklappen und beschreiben Sie ihre genaue Lage. (☞ 8.2)
5. Welche Aufgabe erfüllen die Herzklappen? (☞ 8.2)
6. Wie heißen die verschiedenen Schichten der Herzwand und aus was für Gewebe sind sie aufgebaut? (☞ 8.3)
7. Was wissen Sie vom Herzbeutel? (☞ 8.3.3)
8. Welche Strukturen sind ist für die Ernährung des Herzens zuständig? (☞ 8.3.4)
9. Was geschieht bei der Systole, was bei der Diastole? (☞ 8.4)
10. Was wissen Sie über das Reizbildungs- und Reizleitungssystem des Herzens? (☞ 8.4.1)
11. Erklären Sie, was bei der Elektrokardiografie gemessen wird. (☞ 8.4.1)
12. Erklären Sie die Begriffe Herzfrequenz, Schlagvolumen und Minutenvolumen. (☞ 8.4.2)
13. Was wird mit dem Zentralen Venendruck (ZVD) gemessen? (☞ 8.4.3)

9 Blutgefäße und Blutkreislauf

Wesentliche Aufgaben der Blutgefäße

- „Röhren", in denen das Blut transportiert wird.
- Je nach Bauart erfüllen sie verschiedene Aufgaben:
  - *Arterien* als „Verteilersystem".
  - *Kapillaren* (semipermeabel) dienen dem Stoff- und Gasaustausch zwischen Blut und Zellen.
  - *Venen* sammeln Blut aus Körper und Lunge und bringen es zum Herzen zurück.
  - Ermöglicht als geschlossenes Röhrensystem durch die fein verästelten Aufzweigungen die Verteilung des Blutes im ganzen Körper.

9.1 Arterien

9.1.1 Lage und Beschreibung

Die Arterien nennen wir auf Deutsch *Schlagadern*, weil durch den Herzschlag, d.h. während der Systole, Blut in diese vom Herzen wegführenden Blutgefäße gepumpt wird. Die durch das ausgeworfene Blut entstandene Druckwelle pflanzt sich als tastbarer Puls bis in die kleinsten Arterien (z.B. auch tastbar am Finger) fort.

■ Topografie

Die Arterien des großen Kreislaufs (Körperkreislauf) liegen zwischen dem Herzen (linke Kammer) und den Kapillaren der Peripherie. Sie führen sauerstoffreiches (arterielles) Blut. Die Arterien des kleinen Kreislaufs (Lungenkreislauf) liegen zwischen dem Herzen (rechte Kammer) und den Kapillaren der Lungen. Sie führen sauerstoffarmes (venöses) Blut.

■ Makroskopie

Herznah finden wir große und kräftig gebaute Arterien, die sich in immer mehr und immer kleinere Arterien verzweigen.

Da die großen Arterien einem starken Druck standhalten müssen, sind sie stabil gebaut und zeigen eine relativ *dicke Gefäßwand*.

Die kleinsten, makroskopisch kaum mehr erkennbaren Arterien, nennen wir *Arteriolen*. Ihre Bauart ist ähnlich wie die der großen Arterien, jedoch finden wir weniger elastische Fasern und nur eine dünne *Ringmuskelschicht* (☞ Physiologie)

■ Mikroskopie

☞ Abb. 9.1

Intima: innerste Schicht aus flachem Epithelgewebe, deshalb auch Endothel genannt, mit dünner Bindegewebsschicht.

Media: mittlere Schicht, ist aus drei Schichten aufgebaut:
- elastische Faserschicht
- Muskelschicht
- elastische Faserschicht

Adventitia: äußerste Schicht aus Bindegewebe

Lumen (auch Lichtung): Hohlraum innerhalb des Gefäßes

Abb. 9.1
Querschnitt durch eine Arterie

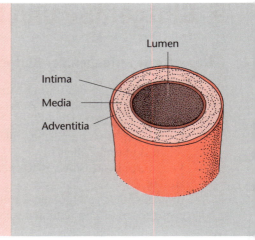

9.1.2 Blutfluss in den Arterien

■ Physiologie

- Die Arterien transportieren das Blut vom Herzen in die Peripherie. Die Arterien des *Körperkreislaufs* führen *sauerstoffreiches* und somit *hellrot* erscheinendes Blut. Die Arterien des *Lungenkreislaufs* führen *sauerstoffarmes* und somit *dunkelrot* erscheinendes Blut. Die Gefäßwände sind für Stoffe undurchlässig.
- Um den Druck, der in der Systole entsteht, speichern und verteilen zu können (Windkesselfunktion der Aorta ☞ 9.1.3), brauchen die Arterien in ihren Wandschichten *elastische Fasern*.
- Je kleiner der Durchmesser des Arterienlumens wird, desto größer ist der Widerstand für den Blutfluss. Deshalb steigt der Blutdruck in den kleinen Arterien der Peripherie an. Wir nennen dies den *peripheren Widerstand*.
- Die Muskelschicht der Arterien und Arteriolen kann sich auf einen Reiz des vegetativen Nervensystems hin zusammenziehen und somit das Gefäß *verengen* bzw. *erweitern* (Vasokonstriktion und Vasodilatation ☞ unter 9.4). So kann die Blutzufuhr für das betreffende Gebiet genau auf den Bedarf hin abgestimmt werden. Außerdem beeinflusst die Vasokonstriktion bzw. -dilatation den Blutdruck.
- Das Blut in den Arterien fließt aufgrund des Druckes, der während der Systole im Herz entsteht.

9.1.3 Windkesselfunktion der Aorta

Bei der Windkesselfunktion der Aorta handelt es sich um eine *Druckspeicherfunktion der* Aorta, welche aufgrund der Elastizität dieses großen Gefäßes möglich ist. Dadurch sollen die großen Druckschwankungen zwischen Systole und Diastole gedämpft werden. (Der Name Windkesselfunktion hängt mit der Technik zusammen und ist für das Verstehen der Druckspeicherung nicht von Bedeutung). Diesen Druck in der Aorta messen wir als Blutdruck (☞ 9.5.3).

- Während der *Systole* wird Blut mit 135 mmHg aus der linken Herzkammer in die Aorta gepumpt, deren Umfang dadurch zunimmt (Dehnung).
- Anschließend flacht der Druck etwas ab und beträgt in der Aorta nur noch 120 mmHg.
- Während der *Diastole* sind die Taschenklappen zur Aorta geschlossen. Der Druck in der Aorta hat Zeit, sich zu verteilen. Dadurch sinkt er auf etwa 80 mmHg ab.
- Da bereits eine weitere Systole folgt, die Taschenklappen sich wieder öffnen und erneut Blut in die Aorta gepumpt wird, steigt der Druck wieder auf 120 mmHg an. Somit ist ständig „Druck gespeichert".

9.2 Venen

9.2.1 Lage und Beschreibung

■ Topografie

Die Venen des großen Kreislaufs liegen zwischen den Kapillaren der Peripherie und dem Herzen (rechter Vorhof). Sie führen *venöses* Blut. Die Venen des kleinen Kreislaufs liegen zwischen den Kapillaren der Lungen und dem Herzen (linker Vorhof). Sie führen *arterielles* Blut. Zwei Drittel des gesamten Blutvolumens befinden sich im venösen System.

■ Makroskopie

Die kleinen Venen münden in immer größere Venen. Je näher dem Herzen gelegen, desto größer sind die Venen gebaut und entsprechend größer ist ihr Lumen.

■ Mikroskopie

Die kleinsten, makroskopisch noch nicht erkennbaren Venen, nennen wir **Venolen.**

Die **Muskelschicht** der Venen ist bedeutend dünner und lockerer als bei den Arterien, dafür ist die äußere Schicht häufig etwas dicker. In den Venen der unteren Körperhälfte finden wir am häufigsten Taschenklappen. Diese bestehen aus mindestens einer bis höchstens vier (in der Regel ungleich großen) Intimafalten (☞ Abb. 9.2).

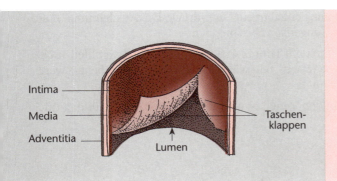

Intima:	Endothel mit Bindegewebsschicht
Media:	Lockere Muskelschicht mit wenig elastischen Fasern
Adventitia:	Bindegewebsschicht
Lumen:	Gefäßhohlraum
Taschenklappen:	werden von der Intima gebildet

Abb. 9.2
Querschnitt durch eine Vene

9.2.2 Blutfluss in den Venen

Physiologie

- Die Venen transportieren das Blut von der Peripherie zum Herzen. Wie bei den Arterien sind die Gefäßwände der Venen undurchlässig, deshalb findet hier kein Stoffaustausch statt.
- Für den Rückfluss des venösen Blutes sind folgende Faktoren verantwortlich:

Taschenklappen: Taschenklappen verhindern das Zurückfließen des Blutes (Herz ☞ 8.2.2).

Muskulatur: Durch die Tätigkeit der quergestreiften willkürlichen Muskulatur wird eine „Druck-Sog-Wirkung" auf die Venen ausgeübt.

Sogwirkung des Herzens: Von den Kammern her besteht – durch Dehnung der Vorhöfe – eine *Sogwirkung*. Dadurch wird Blut aus dem venösen System in die Vorhöfe gesaugt (☞ Abb. 8.5).

Schwerkraft: Von Kopf und Hals fließt das Blut, dem Gesetz der Schwerkraft folgend, zum Herzen. Durch Beinhochlagerung kann der venöse Rückfluss in den unteren Extremitäten verbessert werden.

Negativer Druck: Durch Einatmung verstärkt sich der negative Druck im *Brustraum* (Thoraxraum). Durch die gleichzeitige Zwerchfellverschiebung nach unten erhöht sich der Druck im *Bauchraum*. So wird bei der Einatmung eine Sogwirkung auf das Blut der Venen im Lungenbereich und eine Druckwirkung auf das Blut der Venen im Bauchraum ausgeübt (☞ Abb. 9.3).

Venöser Druck: Als einziger aktiver Faktor = nachwirkender Druck der Arterien, 12 – 18 mmHg.

Druckverhältnisse im Bauch- und Brustraum

Die durch die Atmung erzeugten Druckverhältnisse im Bauch- und Brustraum wirken sich auf den venösen Rückstrom aus. Im Brustraum herrscht immer Unterdruck. In **Atemmittelstellung** (Abb. 9.3 oben) beträgt der Unterdruck etwa 10 mmHg.

In **Ausatmungsstellung** (☞ Abb. 9.3 unten) beträgt der Unterdruck 2–5 mmHg und bei **maximaler Einatmung** (☞ Abb. 9.3 Mitte) 20–30 mmHg. Durch Ausdehnung des Lungengewebes bei der Einatmung entsteht ein Unterdruck. Die Ausdehnung ist aufgrund der Eigenelastizität des Lungengewebes möglich.

Der Unterdruck im Pleuraspalt und im Thorax wirkt sich über das Zwerchfell auf den Oberbauch aus. Nur im Unterbauch entsteht während der Ausatmung (beim Zwerchfell-Hochstand) ein positiver Druck.

Die Sogwirkung auf das Blut in den Venen ist also ein wichtiger Faktor für den Rückfluss des venösen Blutes.

> **Merke:**
>
> Die Folge eines Unterdruckes ist immer eine Sogwirkung!

9.2 Venen

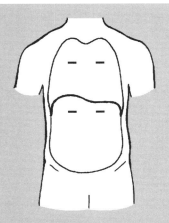

Atemmittelstellung = Zwerchfell-Mittelstellung
Das Zwerchfell ist in entspannter Mittelstellung. Der Unterdruck (negative Druck) im Brust-und Bauchraum und damit die Sogwirkung auf das Blut in den Venen ist mit etwa 10 mmHg gleich.

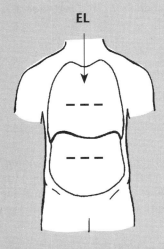

Einatmung = Zwerchfell-Tiefstand
Ausdehnung des Lungengewebes bei der Einatmung, wodurch der negative Druck im Brustraum zunimmt, was einer Sogwirkung auf das Blut in den Venen des Lungenbereichs von etwa 20 mmHg entspricht. Das Zwerchfell verschiebt sich nach unten, wodurch der negative Druck auch im Bauchraum ansteigt, was auf das Blut in den Venen des Bauchraumes eine Sogwirkung von etwa 30 mmHg ausübt.

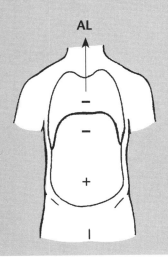

Ausatmung = Zwerchfell-Hochstand
Verkleinerung der Lungen bei der Ausatmung. Dadurch nimmt der negative Druck im Brustraum ab. Das Zwerchfell verschiebt sich nach oben, wodurch auch der negative Druck (Sogwirkung) im Bauchraum abnimmt. Im Brust- und Bauchraum beträgt die Sogwirkung auf das Blut in den Venen etwa 5 mmHg.

Abb. 9.3
Druckverhältnisse im Bauch- und Brustraum

AL = Ausatmungsluft, EL = Einatmungsluft
(-)   verminderte Sogwirkung
(--) mittlere Sogwirkung
(---) stark erhöhte Sogwirkung

9.3 Kapillaren
9.3.1 Lage und Beschreibung
■ **Topografie**

Die Kapillaren verbinden die Arteriolen mit den Venolen und bilden ein dicht verzweigtes Netz.

■ **Mikroskopie**

☞ Abb. 9.4

Die Kapillaren haben einen Durchmesser von etwa 5–25 µm und eine Länge von 0,4 bis 0,6 mm. Die Kapillaren sind mit bloßem Auge kaum sichtbar, daher auch die Bezeichnung Haargefäße.

Um den Stoffaustausch durch die Kapillarwand zu ermöglichen, sind folgende anatomische Voraussetzungen notwendig:

- starke Aufästelung der Kapillaren
- sehr enges Kapillarlumen
- dünne halbdurchlässige (semipermeable) Gefäßwand.

9.3.2 Stoff- und Gasaustausch
■ **Physiologie**

Zwischen den Kapillaren des kleinen Kreislaufs und den Lungenbläschen *(Alveolen)* findet ein *Gasaustausch* statt. Kohlendioxid (CO_2) wird zur Ausatmung an die Lungenbläschen abgegeben, und von der Einatmungsluft wird Sauerstoff (O_2) aus den Lungenbläschen ins Blut (Hämoglobin der Erythrozyten) aufgenommen (Atmungssystem ☞ 11.3.2).

Zwischen den Kapillaren des großen Kreislaufs und dem umliegenden Gewebe findet der Stoff- und Gasaustausch statt.

Endothel: einschichtiges Epithelgewebe, das von einem feinen Bindegewebshäutchen umgeben ist

Lumen: Gefäßhohlraum

Semipermeabel: halbdurchlässig für Stoffaustausch

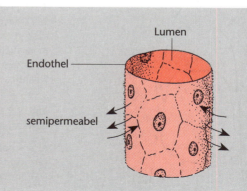

Abb. 9.4
Querschnitt durch eine Kapillare

Arterielles Kapillargebiet

Aus den Kapillaren ins Gewebe treten:

- Glukose
- Aminosäuren
- Glycerin und Fettsäuren
- Mineralstoffe und Vitamine
- Hormone
- Wasser
- Sauerstoff (O_2).

Venöses Kapillargebiet

Aus dem Gewebe in die Kapillaren treten:

- Stoffwechselendprodukte (als Abfallstoffe der Verbrennung)
- Wasser
- Kohlendioxid (CO_2).

Ebenfalls durch die Kapillarwände ein- und austreten können *Leukozyten*, die sich amöboid fortbewegen.

9.3.3 Druckverhältnisse in den Kapillaren

Wegen der Zunahme des Gesamtquerschnitts der sich verzweigenden Arterien und Kapillaren nimmt der Druck in den Blutgefäßen in Stromrichtung ab. In den Kapillaren sinkt der Druck weiter von 35 mmHg am Anfang der Kapillare auf 15 mmHg am Ende der Kapillare ab. Diesen von den Arterien stammende Druck nennen wir den **hämodynamischen Druck** (☞ auch 1.3.1). Er bewirkt den Austritt von Flüssigkeit aus den Kapillaren ins Gewebe.

Dieser Kraft entgegen wirkt der **Gewebedruck** (5 mmHg) und die wasserbindende Kraft der Bluteiweißkörper (Albumine). Den durch die Albumine entstehende Druck nennen wir den **kolloidosmotischen Druck** (auch onkotischen Druck ☞ 1.3.1).

	Anfang der Kapillare	Ende der Kapillare
Hämodynamischer Druck	+ 35 mmHg	+ 15 mmHg
Gewebedruck (und Sog von Kapillare her)	− 5 mmHg	− 5 mmHg
Kolloidosmotischer Druck	− 20 mmHg	− 20 mmHg
Effektiver Filtrationsdruck	+ 10 mmHg	− 10 mmHg

Tab. 9.1 Rechnung Druckverhältnisse in den Kapillaren

Der kolloidosmotische Druck beträgt 20 mmHg. Da aber die Albumine zu groß sind, um die Kapillaren durch die Kapillarporen zu verlassen, bleibt der kolloidosmotische Druck über die ganze Kapillarlänge hinweg gleich. Wenn wir nun anfangen zu rechnen, können wir feststellen, dass im ersten Teil der Kapillare Wasser aus der Kapillare ins Gewebe abgepresst wird (effektiver Filtrationsdruck + 10 mmHg), im zweiten Teil der Kapillare aber Wasser aus dem Gewebe in die Kapillare zurückgesaugt wird (effektiver Filtrationsdruck − 10 mmHg).

Der oben erwähnte Austausch zwischen Kapillaren und Gewebe betrifft nur den Flüssigkeitsaustausch. Der Austausch von O_2 und Nährstoffen aus der Kapillare gegen CO_2 und Stoffwechselendprodukte aus dem Gewebe richtet sich dagegen nach der Konzentration dieser Stoffe. Der Austausch geschieht durch Diffusion, d.h. die Stoffe wandern passiv von den Orten hoher Konzentration zu den Geweben mit niedriger Konzentration: Nährstoffe und O_2 sind im Blut konzentriert, verlassen also die Kapillaren. Kohlendioxid und Stoffwechselendprodukte sind im Gewebe konzentriert, d.h. sie strömen aus dem Gewebe in die Kapillaren.

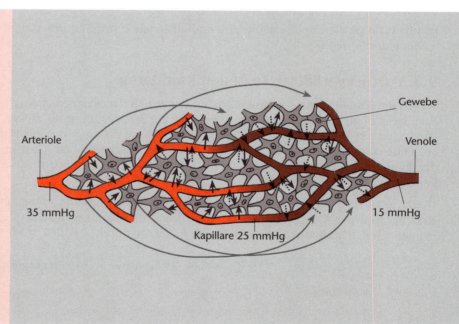

→ O_2 und Nährstoffe wandern aus Kapillare ins Gewebe.
⇢ CO_2 und Stoffwechselendprodukte wandern aus dem Gewebe in die Kapillare.
↗ Lange Pfeile geben den Wasserstrom an.
■ Erste Hälfte der Kapillare (Flüssigkeit wird abgepresst).
■ Zweite Hälfte der Kapillare (Flüssigkeit wird wieder aufgenommen).

Abb. 9.5
Physiologie Stoffaustausch (schematisch) und hämodynamischer Druck in den Kapillaren

9.4 Ernährung, Innervation und Regulation der Blutgefäßlumina

9.4.1 Ernährung

Die innerste Schicht der Blutgefäße (Intima) wird durch das zirkulierende Blut mit Nährstoffen und Sauerstoff versorgt. Im Übrigen besitzen die Blutgefäße zum Teil eigene Gefäße (Vasa vasorum), welche für die Ernährung der äußeren Schichten verantwortlich sind.

Insgesamt werden die Venen ganz, die Arterien zu etwa $1/3$ vom Blut des zirkulierenden Blutstromes ernährt und zu etwa $2/3$ durch eigene Gefäße. Dies variiert allerdings je nach Dicke der Gefäßwand, bei der Aorta z.B. ist das Verhältnis $1/10 : 9/10$, bei Arteriolen $1/2 : 1/2$. Arterien mit einem Durchmesser von weniger als 1 mm besitzen keine eigenen Gefäße mehr.

9.4.2 Innervation und Regulation

Innerviert werden die Blutgefäße durch das vegetative Nervensystem. So steuert dieses den Spannungszustand der Muskelschicht. Je nach Erweiterung oder Verengung der Gefäße sind sie mehr oder weniger stark durchblutet (☞ unten). Die Regulation erfolgt also vor allem durch das vegetative Nervensystem. Wichtige Regulatoren sind aber auch Hormone wie Noradrenalin, Adrenalin und Angiotensin (☞ unten). Weiter spielen bei der Gefäßerweiterung oder -verengung auch der pH-Wert im Blut, die Temperatur sowie der O_2- und CO_2-Gehalt eine Rolle.

Vasokonstriktion (Vasokonstriktoren)

- **Sympathikus**
  Er gibt Äste ab, welche die Gefäße verengen. Als Regel kann davon ausgegangen werden, dass die Aktivität des Sympathikus bei Arbeit generalisiert erhöht ist, was die Blutgefäße verengt. Die lokale Wirkung auf die kleinsten Gefäße kann jedoch durch lokale Stoffwechselprodukte (Metabolite) gehemmt werden, so dass lokal eine gesteigerte Durchblutung resultiert. (Bsp.: Mehrdurchblutung bestimmter Muskeln bei körperlicher Arbeit).
- **Angiotensin**
  Das ursprünglich als Angiotensinogen in der Leber gebildete Eiweiß, das durch die Wirkung von Renin zu Angiotensin I und durch weitere Enzyme zu Angiotensin II umgewandelt wird, ist die stärkste vasokonstriktorische Substanz, welche direkt an den Arteriolen wirkt und den Blutdruck steigert.
- **Noradrenalin**
  Übertragersubstanz (Transmitter) des Sympathikus. Steigert den Blutdruck durch Erhöhung des peripheren Widerstandes. Senkt die Pulsfrequenz.
- **Adrenalin**
  Übertragersubstanz (Transmitter) des sympathischen Nervensystems. Steigert Blutdruck und Pulsfrequenz.

Vasodilatation (Vasodilatatoren)

Vegetative Gefäßnerven führen zur Erschlaffung der Gefäßwandmuskulatur und dadurch zur Erweiterung der Gefäße. Der Blutdruck sinkt.

232 Blutgefäße und Blutkreislauf

Testfragen: Blutgefäße

1. Erklären Sie den mikroskopischen Bau einer Arterie, einer Vene und einer Kapillare. (☞ 9.1–9.3)
2. Welche Kraft befördert das Blut in den Arterien? (☞ 9.1.2)
3. Welche Aufgaben haben die Arterien? (☞ 9.1.2)
4. Was wissen Sie über die Windkesselfunktion der Aorta? (☞ 9.1.3)
5. Wie können Sie als Krankenpflegepersonal den Blutdruck messen und wie hoch sind die Normwerte? (☞ 9.1.3)
6. Welche Faktoren sind ausschlaggebend für die Beförderung des Blutes in den Venen? (☞ 9.2.2)
7. Welche Aufgaben haben die Venen? (☞ 9.2.2)
8. Was wissen Sie über den Puls (Entstehung, Messung, Normwerte)? (☞ 9.1.1)
9. Welche anatomischen Voraussetzungen müssen die Kapillaren erfüllen, um ihrer Aufgabe (Stoffwechsel) gerecht zu werden? (☞ 9.3.2)
10. Erklären Sie den Stoff- und Gasaustausch zwischen den Kapillaren des großen Kreislaufs und dem Gewebe. (☞ 9.3.2)
11. Wie werden die Blutgefäße ernährt? (☞ 9.4.1)
12. Wie werden die Blutgefäße innerviert? (☞ 9.4.2)

9.5 Blutkreislauf

Der Blutkreislauf ist ein „geschlossenes Röhrensystem", das von den Blutgefäßen gebildet wird und durch das arterielles und venöses Blut an seine Bestimmungsorte fließt. Der Blutkreislauf wurde 1616 vom englischen Arzt **William Harvey** entdeckt.

Wir unterscheiden:

- **Großer Kreislauf** = Körperkreislauf
- **Kleiner Kreislauf** = Lungenkreislauf

9.5.1 Großer Kreislauf

Im großen Kreislauf werden durch die Arterien Nährstoffe und O_2 zu den Zellen befördert und durch die Venen Stoffwechselendprodukte und CO_2 abtransportiert.

◼ Weg des großen Kreislaufs

Beginn

Linke Herzkammer → Aorta (Brustaorta, Bauchaorta) → Große Arterien (Hauptarterien für Kopf, Hals und Arme, Organarterien, Arterien für untere Extremitäten) → Gesamte arterielle Peripherie → Arteriolen → Kapillaren → Venolen → Venen → Obere Hohlvene (Vena cava superior, sammelt Blut aus den Venen der oberen Extremitäten und des Kopfes) und untere Hohlvene (Vena cava inferior, sammelt Blut aus den Venen der unteren Extremitäten und des Bauchraumes) →

Ziel

Beide Hohlvenen münden in den rechten Herzvorhof.

Die für die Pulsmessung üblichen Arterien sind
- **Speichenarterie** (A. radialis), wird mit Druck auf die Speiche palpiert.
- **Fußrückenarterie** (A. dorsalis pedis), wird mit Druck auf das Sprungbein palpiert.
- **Hintere Schienbeinarterie** (A. tibialis posterior), wird mit Druck auf den Hintergrund des inneren Knöchels (Malleolus medialis) palpiert.
- **Halsschlagader** (A. carotis), wird mit Druck auf Weichteile unter dem Unterkiefer palpiert.
- **Schläfenarterie** (A. temporalis), wird mit Druck auf das Schläfenbein palpiert.

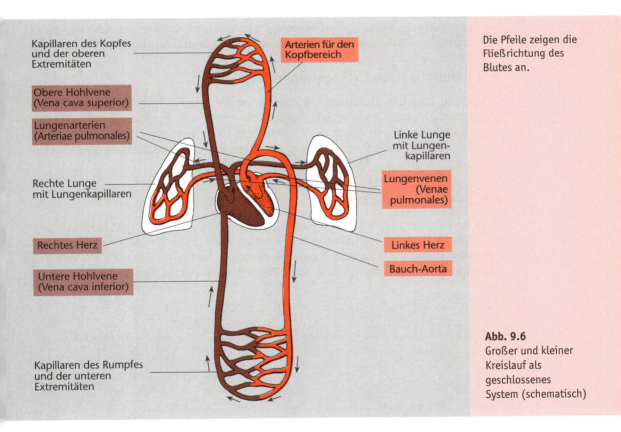

Abb. 9.6
Großer und kleiner Kreislauf als geschlossenes System (schematisch)

9.5.2 Kleiner Kreislauf

Der kleine Kreislauf hat die Aufgabe, durch die Lungenarterien CO_2 zur Ausatmung zu den Lungen zu bringen und durch die Lungenvenen O_2 von den Lungen zum Herzen zu transportieren.

■ Weg des kleinen Kreislaufs

Beginn

Rechte Herzkammer → Lungenarterienstamm (Truncus pulmonalis) → Zwei Lungenarterien (Arteriae pulmonales) → verzweigte Lungenarterien → Lungenarteriolen → Lungenkapillaren → Lungenvenolen → Lungenvenen → Vier große Lungenvenen (Venae pulmonales) →

Ziel

Linker Herzvorhof.

■ Ernährung des Lungengewebes

Die Ernährung des Lungengewebes erfolgt hauptsächlich aus kleinen Arterien (Rami bronchiales), die teils aus der *Aorta*, teils aus der inneren Brustkorbarterie stammen.

■ Kollateralkreislauf (Umgehungskreislauf)

Neben den üblichen Gefäßverbindungen über die Kapillaren gibt es auch direkte Querverbindungen zwischen zwei benachbarten Arterien. Eine genügende Blutversorgung eines Organs ist durch sie gewährleistet, auch wenn ein Hauptweg unterbrochen ist. Fehlen diese Verbindungen, sprechen wir von **Endarterien.** Endarterien finden wir vor allem im Gehirn, am Herz und in den Nieren.

9.5.3 Pfortadersystem

Zwischen den unpaaren Bauchorganen (Magen, Dünndarm, Dickdarm, Bauchspeicheldrüse, Milz) und der Leber haben wir eine zusätzliche venöse Verbindung, die **Pfortader** (Vena portae). Durch diese Verbindung können Nährstoffe aus den unpaaren Verdauungsorganen direkt zur Leber gebracht werden. Die wichtigsten Nähr-

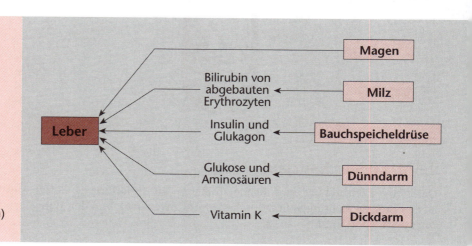

Abb. 9.7
Pfortadersystem: Resorption aus den unpaaren Baucheingeweiden (schematisch)

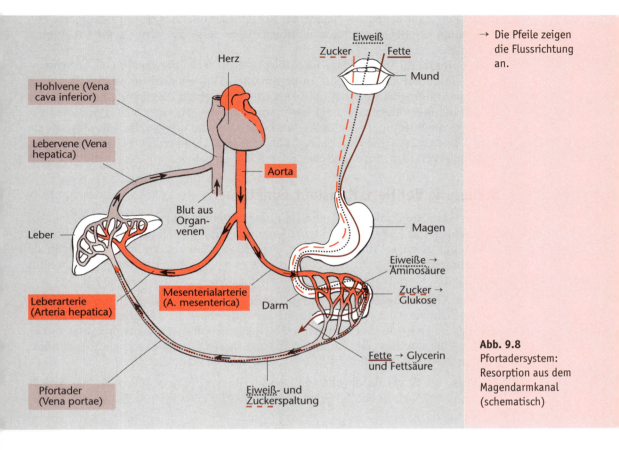

Abb. 9.8 Pfortadersystem: Resorption aus dem Magendarmkanal (schematisch)

stoffe sind Glukose und Aminosäuren, die zur Speicherung bzw. weiteren Verarbeitung den Weg über die Leber nehmen müssen.

9.5.4 Blutdruck und Blutdruckregulation

Den Blutdruck messen wir mit dem **Blutdruckmessgerät.** Es handelt sich ungefähr um den Druck, der während der Systole bzw. der Diastole des Herzens in der Aorta besteht. Er gibt u.a. Auskunft über die Herztätigkeit (Windkesselfunktion der Aorta ☞ 9.1.3). Der Blutdruck beim Gesunden beträgt in Ruhe ungefähr **120/80 mmHg.** Der Unterschied zwischen systolischem und diastolischem Druck beträgt im Idealfall etwa 40 mmHg. Diese Differenz nennen wir Amplitude.

Der Blutdruck unterliegt auch beim Gesunden großen Schwankungen. Er ist abhängig vom Lebensalter, von der Konstitution sowie von der körperlichen Betätigung und vom seelischen Geschehen. Pathologisch verändert kann der Blutdruck aus verschiedenen Gründen sein:

- **Hypertonie:** Bei einem zu hohen Blutdruck kann die Ursache in den meisten Fällen nicht gefunden werden. Wir sprechen dann von einer essentiellen Hyperto-

nie. Bei Krankheiten der Nieren, der Schilddrüse oder des Herzens kann eine Hypertonie als Begleitsymptom auftreten. Hier muss das Grundleiden therapiert werden.
- **Hypotonie:** Ein zu niedriger Blutdruck ist zwar sehr unangenehm, da er Schwindelgefühle hervorrufen kann, in den meisten Fällen jedoch ungefährlich. Durch Körpertraining kann der Blutdruck gesteigert werden. Bestimmte neurologische Erkrankungen haben als Begleitsymptom eine sog. orthostatische Hypotonie zur Folge, die wiederum spezifischer ärztlicher Behandlung bedarf. Eine Hypotonie in Folge eines Kreislaufversagens muss notfallmäßig ärztlich behandelt werden, da unterversorgte Organe irreversiblen Schaden nehmen können.

Steuerung der Herz-Kreislauf-Funktionen

Da das Herz-Kreislauf-System vom 1. Embryonalmonat bis zum Lebensende den Anforderungen des Körpers gerecht werden muss, passt es sich den jeweiligen Bedürfnissen des Körpers an und arbeitet entsprechend wirtschaftlich. Eine optimale Steuerung des ganzen Systems erfolgt durch entsprechende *Regulationszentren* im verlängerten Mark (Kreislaufzentrum) und über das vegetative Nervensystem.

Sensible Anteile der Hirnnerven können den Blutdruck registrieren. Im Aortenbogen sind es Äste aus dem Nervus vagus, in der Halsschlagader (Arteria carotis) sind es Äste des Zungen- und Rachennerven (Nervus glossopharyngeus). Aufgrund der sorgfältigen Überwachung des Blutdruckes kann dieser ständig durch die Regulationszentren korrigiert werden.

Als **Puls** messen wir die abgeflachte Druckwelle des Blutdruckes an den peripheren Arterien (☞ 9.5.1). Er beträgt beim Gesunden in Ruhe **60 bis 100 Schläge/Minute.**

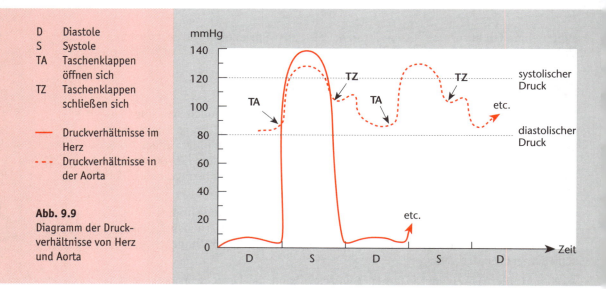

Abb. 9.9 Diagramm der Druckverhältnisse von Herz und Aorta

Testfragen: Blutkreislauf

1. Beschreiben Sie den Weg des Blutes im großen Kreislauf. (☞ 9.5.1)
2. Nehmen Sie Pulsmessungen an den dafür üblichen fünf Arterien vor und benennen Sie jeweils die Arterie, die Sie palpieren. (☞ 9.5.1) Diese Aufgabe können Sie an sich selbst und bei Kollegen/Kolleginnen lösen.
3. Beschreiben Sie den Weg des Blutes im kleinen Kreislauf. (☞ 9.5.2)
4. Welche übergeordneten Instanzen sind für die Steuerung der Herz-Kreislauf-Funktion verantwortlich? (☞ 9.5.4)
5. Was wissen Sie über den Umgehungskreislauf (Kollateralkreislauf)? (☞ 9.5.2)
6. Was wissen Sie über das Pfortadersystem? (☞ 9.5.3)

10 Lymphatisches System

Wesentliche Aufgaben des Lymphsystem

- Abtransport interstitieller Flüssigkeit sowie geringer Eiweißmengen aus dem Gewebe über die Venen, d.h. Transport von Lymphe zurück ins Blutgefäßsystem.
- Abwehrfunktion durch Lymphozyten und RES-Gewebe.
- Resorption von Glycerin und Fettsäuren in die Darmlymphgefäße (Chylusgefäße).

Zum Lymphsystem (auch lymphatisches System) gehören alle Lymphbahnen und die lymphatischen Organe, Lymphknoten, Milz, lymphatischer Rachenring mit Rachen-, Zungen- und Gaumenmandeln und das lymphatische Gewebe des Darmes mit den Peyer-Plaques des Dünndarmes und dem Wurmfortsatz des Blinddarmes (Appendix).

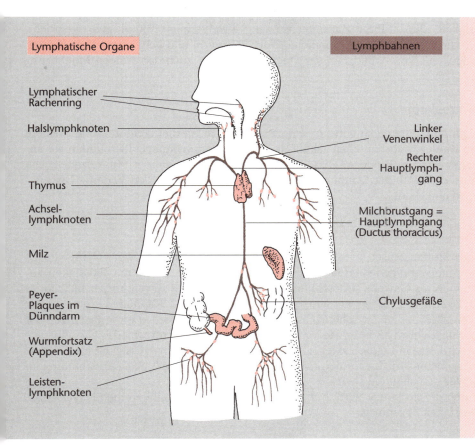

Abb. 10.1 Lymphatisches System

10.1 Lymphgefäße

10.1.1 Lage und Beschreibung

■ Topografie

Beim Lymphgefäßsystem handelt es sich um ein zusätzlich eingeschaltetes Gefäßsystem zwischen Geweben (Zwischenzellraum = Interstitium) und Hohlvene, das von der Peripherie zum Zentrum führt und so gewissermaßen eine Einbahnstraße darstellt.

■ Makroskopie

Die „blind" im Gewebe beginnenden feinsten *Lymphkapillaren* sind makroskopisch nicht erkennbar, jedoch die immer größer werdenden *Lymphgefäße,* die parallel zum venösen System verlaufen. Sie münden über dazwischen geschaltete Lymphknoten in den Milchbrustgang (auch Hauptlymphgang oder Ductus thoracicus) und schließlich über die linke Schlüsselbeinvene *(V. subclavia sinistra)* in die obere Hohlvene *(V. cava superior).*

Die *Lymphflüssigkeit* (Lymphe) ist in den Lymphkapillaren noch eine klare wässrige Flüssigkeit, die in ihrer Zusammensetzung eiweißarmem Blutplasma entspricht. Durch die vom Darm aufgenommenen Fette (Glyzerin und Fettsäuren) färbt sie sich milchig weiß. Von daher trägt der Ductus thoracicus auch den Namen Milchbrustgang.

■ Mikroskopie

Die Lymphkapillaren sind aus einem einschichtigen Epithel (Endothel) samt einem feinen Bindegewebshäutchen gebaut. In den größeren Lymphgefäßen finden wir außen eine stärkere Bindegewebsschicht mit eingelagerten glatten Muskelzellen. Um ein Zurückfließen der Lymphe zu verhindern, sind – wie bei den Venen – Taschenklappen eingebaut.

10.1.2 Bildung der Lymphflüssigkeit (Lymphe)

- Beim Stoffaustausch zwischen den Blutkapillaren und dem Gewebe werden durch die dünnwandigen Kapillaren die im Plasma gelösten Stoffe mit Flüssigkeit zusammen ins Gewebe (Interstitium) filtriert. Die großen Eiweißkörper bleiben im Blutkreislauf. Pro Tag werden so im arteriellen Teil der Kapillaren etwa 20 Liter Flüssigkeit in den Zwischenzellraum gepresst. Davon werden im venösen Teil der Kapillaren etwa 18 Liter wieder in den Kreislauf zurück resorbiert.
- Es wird also mit diesen zwei Litern Differenz etwas mehr Flüssigkeit ins Gewebe abgegeben als rückresorbiert. Durch diese vermehrte Flüssigkeitsansammlung im Gewebe entsteht ein Druck.
- Durch diesen Druck wird in die noch leeren Lymphkapillaren die überschüssige Flüssigkeit abgepresst.

- Die so aufgenommene Lymphe ist zu Beginn also nichts anderes als Wasser mit einigen Eiweißen und wenig anderen Stoffen (Stoffwechselprodukte, Glukose etc.). Die Lymphe ist viel eiweißärmer als das Blutplasma, weil das Bluteiweiß die Blutkapillaren nicht verlassen kann (☞ 9.3.2).

10.1.3 Transport der Lymphe

Die Lymphgefäße dienen zur Aufnahme- und zum Abtransport der Lymphe. Die Lymphe fließt, wie erwähnt, durch verschiedene Lymphknoten in immer größere Gefäße. Unterwegs nimmt sie Lymphozyten (von den Lymphknoten), Stoffwechselprodukte, Zelltrümmer, Bakterien, Fremdkörper etc. (vom umliegenden Gewebe) mit. Der Transport der Lymphe in den Lymphgefäßen erfolgt durch aktive peristaltische Bewegungen der Muskulatur der Lymphgefäße sowie durch die Skelettmuskelpumpe. Die eingebauten Taschenklappen verhindern, dass Lymphe zurückfließen kann.

■ Chylusgefäße

Eine besondere Bedeutung kommt den Lymphgefäßen des Darmes *(Chylusgefäße)* zu. Sie haben die Aufgabe, Glycerin und Fettsäuren aufzunehmen und in den Blutkreislauf zu transportieren. Dadurch umgehen die resorbierten Fette zunächst die Leber (☞ 13.2).

■ Hauptlymphgang und rechter Lymphgang

Alle Lymphgefäße, ausgenommen die des rechten Armes und der rechten Kopf-Hals-Seite münden in den Hauptlymphgang *(Ductus thoracicus)*, welcher in die linke große Schlüsselbeinvene *(Vena subclavia sinistra)* führt. Die Lymphgefäße aus dem rechten Arm und der rechen Kopf-Hals-Seite münden in den rechten Lymphgang *(Ductus lymphaticus dexter)*, der in die rechte Schlüsselbeinvene *(Vena subclavia dextra)* führt. Beide Venen (linke und rechte große Schlüsselbeinvene) münden in die obere Hohlvene *(Vena cava superior)*.

10.1.4 Zusammensetzung der Lymphe

In den großen Lymphgefäßen und im Ductus thoracicus ist die Lymphe folgendermaßen zusammengesetzt:

- Wasser
- Glycerin und Fettsäuren
- wenig Eiweiße
- wenig Glukose
- Lymphozyten
- abgestoßene Gewebszellen
- Zelltrümmer
- Fremdkörper (z.B. Staubpartikelchen der Lunge)
- Bakterien im Falle einer Entzündung.

10.2 Lymphknoten

Wesentliche Aufgaben der Lymphknoten:
- Filterstation
- Bildungsort von Lymphozyten.

10.2.1 Lage und Beschreibung

■ Topografie

Lymphknoten sind gruppenweise in die Lymphwege eingeschaltet, so z.B. in der Achsel- und Leistengegend, im Lungenhilus, am Hals, im Bauchraum etc. Für jede Körperregion ist eine Gruppe von Lymphknoten zuständig.

■ Makroskopie

Lymphknoten sind kleine bohnen- oder erbsenförmige Knötchen. Ihre Größe schwankt zwischen 1 mm und 3 cm. In jeden Lymphknoten münden mehrere Lymphgefäße. Aus jedem Lymphknoten tritt aber nur ein oder höchstens zwei Lymphgefäße aus.

■ Mikroskopie

Der Lymphknoten ist von einer Bindegewebskapsel umgeben. Von ihr gehen bindegewebige Balken (Trabekel) nach innen ab. Im Innern, zwischen den Balken enthält

- Die in den Lymphgefäßen eingebauten Taschenklappen verhindern ein Zurückfließen der Lymphe.
- Die Trabekel sind, wie die Kapsel, aus Bindegewebe gebaut.
- Die Markzone enthält retikuläres Bindegewebe mit lymphatischem Gewebe.
- Die Rindenfollikel bestehen aus einer Anhäufung von Lymphozyten.

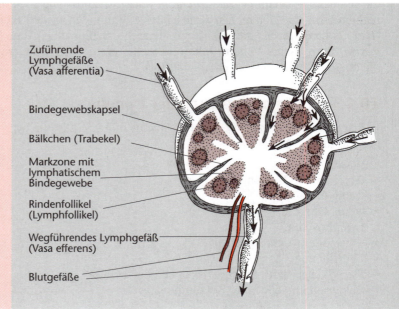

Abb. 10.2
Lymphknoten
(aufgeschnitten)

der Lymphknoten netzartig gebautes Bindegewebe mit Retikulumzellen, die zur Phagozytose befähigt sind und – wie die Kupffer-Sternzellen der Leber – Bestandteil des Retikulo-endothelialen-Systems (RES ☞ 10.4.2) sind.

10.2.2 Funktion der Lymphknoten

■ Physiologie

Die Lymphknoten wirken als Filter. Die Lymphe wird von Bakterien, Zelltrümmern, Fremdkörpern etc. befreit. Das retikuläre Bindegwebe hat die Fähigkeit, solche Stoffe zu phagozytieren, zu vernichten und zum Abtransport an die Blut- oder Lymphbahn weiterzugeben (☞ auch Retikulumzellen in der Milz).

Die Lymphozyten werden im lymphatischen Gewebe, das im retikulären Bindegewebe liegt, gebildet. Sie haben u.a. die Aufgabe, Antikörper zu bilden. Viele Lymphozyten gelangen über die Lymphbahnen ins Blut (☞ auch T- und B-Lymphozyten, 7.1.3).

10.3 Milz

Wesentliche Aufgaben der Milz

- Blutspeicherung in der Pulpa
- Bildung von Lymphozyten
- Abwehrfunktion durch Lymphozyten und RES-Gewebe.
- Speicherung von Eisen aus den abgebauten Erythrozyten zum Aufbau von neuen Erythrozyten im roten Knochenmark.
- Abbau und Speicherung von Thrombozyten
- Fetalperiode: Hämatopoese.

10.3.1 Lage und Beschreibung

■ Topografie

Die Milz (Splen = griech., Lien = lat.) liegt im linken Oberbauch unter dem Zwerchfell (Diaphragma). Sie ist vollkommen vom Bauchfell überzogen und liegt damit intraperitoneal.

■ Makroskopie

Die Milz ist bohnenförmig, etwa 4 cm dick, 7 cm breit und 11 cm lang (merken Sie sich die leicht zu behaltende Zahl 4711) und wiegt 150 bis 200 Gramm. Makroskopisch erkennt man Dank der guten Durchblutung der Milzsinus eine rote Masse, die als **rote Pulpa** bezeichnet wird. Auch die eingestreuten Milzfollikel sind makroskopisch sichtbar. Wir nennen die Gesamtheit dieser weißen Einlagerungen **weiße Pulpa**.

An der Milzpforte (Hilus) treten

ein: Milzarterie *(Arteria lienalis)*
Nerven

aus: Milzvene *(Vena lienalis)* fließt zur Pfortader *(Vena portae)*
Lymphgefäße
Nerven

■ Mikroskopie

Ähnlich den Lymphknoten ist die Milz von einer Bindegewebskapsel mit eingelagerten glatten Muskelfasern umgeben, von der aus Balken (Trabekel) ins Milzinnere verlaufen. Zwischen dem Bindegewebsgerüst liegt retikuläres Bindegewebe, in welchem sich sternförmige Zellen (Retikulumzellen, zum RES = retikulo-endothelialen System gehörend) befinden. Außerdem finden wir lymphatisches Gewebe, Lymphfollikel und wegführende Lymphbahnen. Mikroskopisch können wir die rote und die weiße Pulpa unterscheiden.

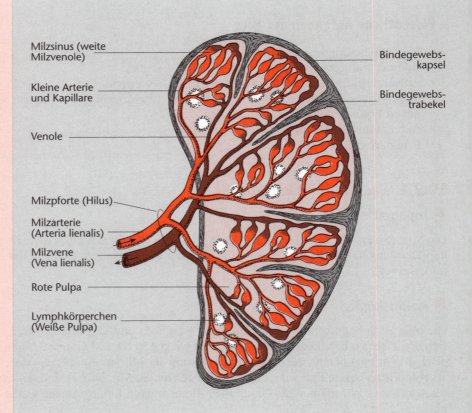

- In der roten Pulpa mit dem retikulären Bindegewebe und den Retikulumzellen finden wir die Lymphkörperchen, die im Bau den Lymphfollikeln des Lymphknotens identisch sind und als Gesamtheit die weiße Pulpa bilden.

- Bei der Milzpforte treten neben Arterie und Vene auch Nerven ein und aus sowie ein Lymphgefäß aus, die hier nicht eingezeichnet sind.

Abb. 10.3
Vereinfachte und stark schematisierte Darstellung eines Querschnittes durch die Milz

Weiße Pulpa

Die weiße Pulpa ist ein dichtmaschiges Retikulum mit über die gesamte Milz verstreuten (makroskopisch als weiß erkennbaren) Lymph-, bzw. Milzfollikeln *(Malphigi-Körperchen)*. Es handelt sich dabei um lymphatisches Gewebe mit T-Lymphozyten, die um die Zentralarteriolen (jene, welche in die Sinus münden) herum angeordnet sind. Dieses Lymphgewebe wird in seiner Gesamtheit als **weiße Pulpa** bezeichnet. Diese macht etwa einen Viertel des gesamten Milzgewebes aus (☞ Abb. 10.3).

Rote Pulpa

Die Hohlräume, die durch die Anordnung des weitmaschigen Retikulums entstehen, bilden die Sinus *(Milzsinus)*. Diese werden von Blut durchströmt. Das so mit Blut angereicherte Hohlraumsystem wird als **rote Pulpa** bezeichnet. In ihrer Gesamtheit macht diese etwa drei Viertel der Milz aus.

Die Milz ist das einzige Organ, wo das Blut samt Blutzellen aus den an die Kapillaren anschließenden Milzsinus in das umgebende retikuläre Maschenwerk aus- und wieder eintreten kann. Man spricht auch von einem offenen Kreislauf. Damit das möglich ist, können die Wandzellen der Milzsinus Lücken zwischen sich öffnen und schließen.

10.3.2 Aufgaben der Milz

■ Physiologie

Blutspeicherung

Funktionstüchtige Erythrozyten können in der Milzpulpa gespeichert werden und bei Bedarf (z.B. bei körperlicher Anstrengung, Sauerstoffmangel) durch Kontraktion der Muskulatur in der Milzkapsel ins strömende Blut abgegeben werden.

Es werden auch Thrombozyten gespeichert. Bei erhöhtem Bedarf, zum Beispiel bei Blutverlust, werden diese in den Kreislauf geschüttet.

(Milzstechen = Seitenstechen bei heftiger Milzkontraktion).

Blutzerstörung (Blutmauserung)

Gemeinsam mit der Leber ist die Milz für den Abbau der alten Erythrozyten zuständig (☞ Abb. 7.4). Die Retikulumzellen phagozytieren und zerlegen diese.

Blutbildung

Beim Erythrozytenabbau frei gewordenes Eisen, das hier in der Milz gespeichert wurde, wird beim Neuaufbau von Erythrozyten im roten Knochenmark zur Verfügung gestellt (Erythropoese ☞ Abb. 7.3).

Vorgeburtlich ist die Milz wichtiger Ort für die Blutbildung (Hämatopoese).

Abwehrfunktion

- Bildung von Lymphozyten im lymphatischen Gewebe (Blut ☞ 7.1.3).
- Retikulumzellen des RES phagozytieren an Ort und Stelle Bakterien, Zelltrümmer, alte Erythrozyten etc.

Die Milz ist als Organ nicht lebensnotwendig, da alle Aufgaben auch von anderen Organen übernommen werden können. Bei einem z.B. durch eine Verletzung verursachten Milzriss (Ruptur) muss die Milz oft wegen Verblutungsgefahr entfernt werden (Splenektomie). Da dies bei den Betroffenen vor allem in der ersten postoperativen Zeit oft Komplikationen wie Anfälligkeit für bakterielle Infektionen, allgemeine Abgeschlagenheit und erhöhte Gerinnungsneigung hervorrufen kann, wird heute möglichst auch eine schwer verletzte Milz genäht und bleibt dem Patienten so erhalten.

10.3.3 Versorgung der Milz

■ Innervation der Milz

Für die Innervation der Milz ist das vegetative Nervensystem mit sympathischen und parasympathischen Anteilen verantwortlich.

■ Ernährung der Milz

Die Milzarterie *(Arteria lienalis)* aus der Aorta bringt nährstoff- und sauerstoffreiches Blut. Die Milzvene *(Vena lienalis)* führt das mit Stoffwechselendprodukten angereicherte und sauerstoffarme Blut über die Pfortader zur Leber (Kreislauf ☞ 9.5.3).

10.4 Thymus

> **Wesentliche Aufgabe des Thymus**
>
> Abwehrfunktion.

10.4.1 Lage und Beschreibung

■ Topografie

Der Thymus liegt im oberen Mittelfellraum *(Mediastinum)* über dem Herzbeutel, hinter dem Brustbein *(Sternum)*.

■ Makroskopie

Beim Kind finden wir zwei unregelmäßig geformte Lappen, die miteinander verwachsen sind. Der voll ausgebildete Thymus erreicht beim Kind und Jugendlichen ein Gewicht von 30–40 Gramm. Der Erwachsene besitzt nur noch einen Thymusrest, welcher in den Thymusfettkörper eingebettet ist. (Übrigens: Thymus vom Kalb ist als Bries oder Milken bekannt).

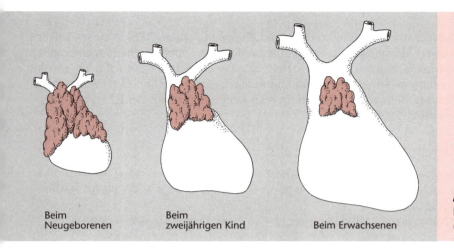

Abb. 10.4 Entwicklung des Thymus (über dem Herzbeutel)

Beim Neugeborenen — Beim zweijährigen Kind — Beim Erwachsenen

■ Mikroskopie

Der Thymus ist aus Läppchen aufgebaut. Die Läppchen sind durch Bindegewebe voneinander getrennt. Im zentralen Anteil (Mark) finden wir spezifische Epithelzellen. Im peripheren Anteil (Rinde) finden wir massenhaft Lymphozyten.

10.4.2 Funktion des Thymus

■ Physiologie

Der Thymus gehört zum Immunsystem. Er bewirkt die Ausbildung spezieller Thymus-Lymphozyten (T-Lymphozyten), welche für die Abwehr fremdartiger Zellen (Tumorzellen, Pilzzellen, Transplantatzellen) erforderlich sind. Da sich die T-Lymphozyten im Erwachsenenalter in den Lymphknoten weiter vermehren, ist der Thymus dann nicht mehr erforderlich und bildet sich beim Erwachsenen zurück (☞ Abb. 10.4). Neuere Forschungsarbeiten beschreiben den Thymus als wichtigsten Lymphozytenbildner beim Neugeborenen.

Neben der Aufgabe der zellulären Abwehr bildet der Thymus auch das Hormon Thymopoetin, welches die Reifung von Immunzellen steuert.

■ Lymphatisches Gewebe und RES

Zusammenfassend wird hier nochmals erwähnt, wo überall im Organismus **lymphatisches Gewebe** vorkommt:

- Lymphknoten
- Milz
- Mandeln (Tonsillen)
- Thymus
- Lymphfollikel der Schleimhäute, vorwiegend im Ileum als sog. Peyer-Plaques.
- Wurmfortsatz des Blinddarmes (Appendix).

RES

Zum im Körper weit verteilten retikulo-endothelialen System (RES), welches Teil des unspezifischen Abwehrsystems ist, gehören außer den lymphatischen Organen noch das rote Knochenmark, die Endothelien der Leber (Kupffer-Sternzellen) und im Darmschleimhaut-Bindegewebe mit zahlreichen Lymphfollikeln (vor allem der Wurmfortsatz). Mehr und mehr spricht man neuerdings statt vom RES vom RHS = Retikulo-histiozytäres System.

Testfragen: Lymphsystem und Thymus

1. Wo beginnen die Lymphkapillaren? (☞ 10.1.1)
2. Wie sieht die Lymphflüssigkeit in den Lymphkapillaren aus? Wie im Hauptlymphgang? (☞ 10.1.1)
3. Erklären Sie den mikroskopischen Bau eines Lymphgefäßes. (☞ 10.1.1)
4. Wo und auf welche Art wird Lymphflüssigkeit gebildet? (☞ 10.1.2)
5. Erklären Sie den Transport der Lympe. (☞ 10.1.3)
6. Was sind Chylusgefäße und welche Aufgabe haben sie? (☞ 10.1.3)
7. Wo münden der Hauptlymphgang und der rechte Lymphgang ins Blut? (☞ 10.1.3)
8. Woraus setzt sich die Lymphe zusammen? (☞ 10.1.4)
9. Wo sind vermehrt Lymphknoten zu finden? (☞ 10.2.1)
10. Wie sieht ein Lymphknoten makroskopisch aus? (☞ 10.2.1)
11. Erklären Sie den mikroskopischen Bau eines Lymphknotens. (☞ 10.2.1)
12. Was geschieht in den Lymphknoten? (Physiologie) (☞ 10.2.1)
13. Beschreiben Sie die Lage der Milz. (☞ 10.3.1)
14. Was tritt bei der Milzpforte ein, was aus? (☞ 10.3.1)
15. Was wissen Sie über die rote und weiße Pulpa? (☞ 10.3.1)
16. Nennen und erläutern Sie die Aufgaben der Milz. (☞ 10.3.1)
17. Wo liegt der Thymus? (☞ 10.4.1)
18. Erklären Sie den makroskopischen und mikroskopischen Bau des Thymus. (☞ 10.4.1)
19. Was wissen Sie über die Aufgaben des Thymus? (☞ 10.4.2)
20. In welchen Organen gibt es lymphatische Gewebe? (☞ 10.4.2)
21. Was verstehen Sie unter dem Kürzel RES? (☞ 10.4.2)
22. In welchen Organen findet sich RES-Gewebe? (☞ 10.4.2)

11 Atmungssystem

Wesentliche Aufgaben des Atmungssystems

- Aufnahme von Sauerstoff für die Verbrennungsvorgänge in den Zellen.
- Abgabe des durch die Verbrennung entstandenen Kohlendioxids.
- Erwärmung, Reinigung, Anfeuchtung und Kontrolle der Einatmungsluft.
- Mithilfe bei der Stimmbildung durch den Kehlkopf und die Resonanzräume.

Wir teilen das Atmungssystem ein in:

Obere Atemwege	• Nase • Rachen (Pharynx)
Untere Atemwege	• Kehlkopf (Larynx) • Luftröhre (Trachea) • Bronchien • Bronchiolen
Atmungsorgan	• Lungenbläschen (Alveolen)

11.1 Obere Atemwege

11.1.1 Nasenhöhlen

■ Topografie und Makroskopie

Die Nasenhöhle wird durch die Nasenscheidewand *(Septum)* in zwei Hälften geteilt. Die Schleimhaut der Nase ist aufgrund der guten Durchblutung rosa gefärbt, zahlreiche in die Schleimhaut eingelagerte Schleimdrüsen halten sie feucht. Im Naseneingang finden sich Schutzhärchen, die feine Partikel abfangen können.

Unterhalb der unteren Nasenmuschel befindet sich die Mündungsstelle des Tränennasenganges (☞ Abb. 11.1). Die Öffnung der Nase in Richtung Rachen nennt man *Choanen*.

■ Mikroskopie

- Die Nasenmuscheln und der hintere Teil des Septums bestehen aus Knochen, der vordere Teil des Septums und der Nasenflügel aus hyalinem Knorpel.
- Die Schleimhaut der Nase wie auch der weiteren Luftwege trägt ein respiratorisches Epithel, als mehrreihiges Zylinderepithel mit Flimmerhärchen und eingelagerten Becherzellen. Außerdem enthält sie seröse Drüsen.
- In der Schleimhaut ist ein dichtes Geflecht von feinen Blutgefäßen zu finden (Nasenbluten).

- Der harte Gaumen (Palatum durum) bildet als Gaumenbein (Os palatinum) das Dach der Mundhöhle.
- Der weiche Gaumen Plalatum molle) besteht aus Bindegewebe, Muskulatur und einem Epithelüberzug
- Der Türkensattel (Sella turcica) ist der Sitz der Hypophyse.
- Die Ohrtrompete (eustachische Röhre) stellt eine Verbindung zum Mittelohr dar.

Abb. 11.1
Sagittalschnitt durch die Nase

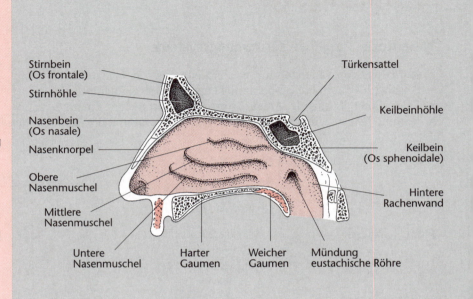

Physiologie

In der Nase wird die Einatmungsluft vorbereitet, indem sie

- erwärmt (durch das dichte Blutgefäßnetz)
- kontrolliert (durch das Riechorgan)
- angefeuchtet (durch die Drüsen) und
- gereinigt wird. (Staubpartikelchen werden mit dem Schleim der Becherzellen durch den Flimmerbesatz in Richtung Rachen transportiert, um verschluckt oder ausgehustet zu werden.)

11.1.2 Nasennebenhöhlen

Bei den **Nasennebenhöhlen** handelt es sich um Höhlen in den angrenzenden Knochen, die mit der gleichen Schleimhaut ausgekleidet sind wie die Nasenhöhle selbst (☞ Abb. 11.2). Diese Höhlen sind mit Luft gefüllt und durch feine Öffnungen mit der Nasenhöhle verbunden. Eine Verlegung der kleinen Öffnungen durch Schleim (z.B. bei einem Schnupfen) gibt das subjektive Empfinden eines „dumpfen Kopfes" (Druck im Kopf) und verändert die Stimme.

Die Aufgaben der Nebenhöhlen sind:

- Pneumatisation des Schädels, d.h. die mit Luft gefüllten Höhlen vermindern das Gewicht des Gesichtsskelettes.

- Oberflächenvergrößerung und damit Unterstützung der Aufgaben der Nasenhöhle (Erwärmen und Anfeuchten der Luft).
- Resonanzraum für die Stimme.

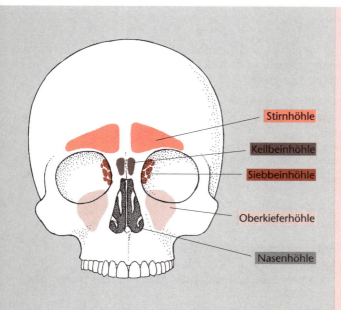

- Die beiden Nasenhöhlen sind durch das Nasenseptum getrennt.
- Jede Nasenhöhle hat drei Nasenmuscheln.
- Alle Nebenhöhlen sind paarig angeordnet.
- Die Siebbeinzellen bilden als Gesamtheit die Siebbeinhöhlen.
- Die Keilbeinhöhlen sind durch eine sagittale Wand in eine linke und eine rechte Abteilung getrennt. Sie liegen am weitesten hinten.

Abb. 11.2
Nasenhöhlen und Nasennebenhöhlen

11.1.3 Rachen (Pharynx)

Topografie

Der **Rachen** liegt zwischen den Choanen und dem Kehlkopf.

Makroskopie

Der Rachen ist ein schlauchartiges Organ mit Öffnungen zu den Nasenhöhlen, zum Mund und zum Kehlkopf. Er ist in folgende Abschnitte gegliedert:

Nasenrachen (Epipharynx, Nasopharynx)

Hier münden die hinteren Nasenöffnungen *(Choanen)* und die Ohrtrompete *(Eustachische Röhre)*. Außerdem liegt in ihm die Rachenmandel *(Tonsilla pharyngealis)*, welche die Infektabwehr unterstützt.

Mundrachen (Mesopharynx, Oropharynx)

Der mittlere Abschnitt des Rachens hat eine weite Öffnung zum Mund hin. Hier passieren Luft und Nahrung und sitzen die beiden Gaumenmandeln *(Tonsillae palatinae)*, welche zum lymphatischen System gehören.

Kehlkopfrachen (Hypopharynx, Laryngopharynx)

Im untersten Abschnitt des Rachens, der vom Zungenbein bis zur Speiseröhre bzw. zum Kehlkopf reicht, findet der eigentliche Schluckakt statt (☞ 12.3)

■ Mikroskopie

Der **Rachen** ist ein muskulöser Schlauch aus quergestreifter willkürlicher Muskulatur, deren willkürliche Betätigung allerdings dem Schluckreflex untersteht. Als Auskleidung finden wir Schleimhaut, und zwar:

- im Epipharynx, oberhalb der Ebene des Gaumensegels, als Flimmerepithel,
- im Meso- und Hypopharynx bis in den Kehlkopf hinein als mehrschichtiges unverhorntes Plattenepithel.

Die **Rachenmandel** besteht aus lymphatischem Gewebe, welches im Kindesalter am stärksten entwickelt ist und beim Erwachsenen meist nur noch aus einer dünnen Schicht besteht.

■ Physiologie

- Im Rachen kreuzen sich Luft- und Speiseweg (Verdauungskanal ☞ 12).
- Der Rachen hat wesentliche Aufgaben beim Schluckakt (☞ 12.3).
- Im Zusammenhang mit dem Atmungssystem hat er die Aufgabe, Luft weiterzuleiten.
- Die Rachenmandel hat, zusammen mit den Gaumenmandeln und der Zungenmandel (Mundhöhle ☞ 12.1), als *lymphatischer Rachenring* (Waldeyer-Rachenring) die Aufgabe, Entzündungen abzuwehren.

11.2 Untere Atemwege

11.2.1 Kehlkopf (Larynx)

■ Topografie

Der Kehlkopf bildet den Eingang zu den unteren Luftwegen und sitzt der Luftröhre *(Trachea)* auf. Er liegt vor dem untersten Abschnitt des Rachens.

■ Makroskopie

Beim Mann ist der Kehlkopf größer als bei der Frau, da er unter dem Einfluss von Sexualhormonen stärker wächst (= Adamsapfel!) (☞ Abb. 11.3 und 11.4).

■ Mikroskopie

Der **Kehlkopf** besteht hauptsächlich aus Knorpelgewebe und ist von Schleimhautepithel ausgekleidet. Im Gegensatz zum Rachen besitzt das Epithel hier wieder Flimmerhärchen, welche sich in Richtung Rachen bewegen.

11.2 Untere Atemwege   253

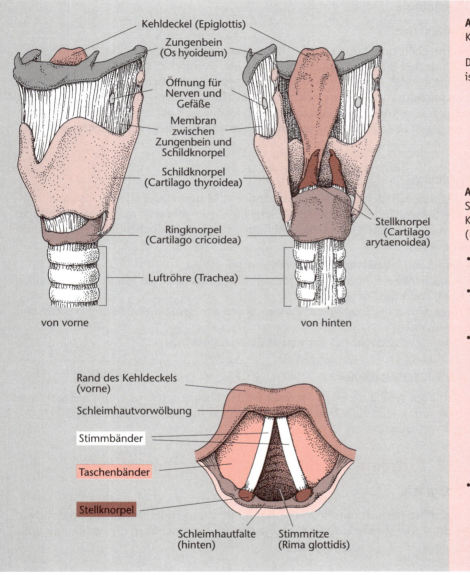

Abb. 11.3 (links)
Kehlkopf (Larynx)

Der Kehldeckel (Epiglottis) ist hier geöffnet.

Abb. 11.4 (unten)
Spiegelbild bei Kehlkopfspiegelung (Laryngoskopie)

- Die Stimmbänder sind 2 bis 2,4 cm lang.
- Die Taschenbänder enthalten reichlich eingelagerte Drüsen.
- Die Stellknorpel sind von dieser Ansicht normalerweise nicht so deutlich sichtbar, da sie von der Schleimhautfalte überdeckt werden. Hier sind sie dargestellt, um zu zeigen, wie die Stimmbänder an ihnen befestigt sind.
- Die Stimmritze ist je Atmungs- oder Sprechweise 0,5 bis 1,4 cm breit. Dahinter ist die Luftröhre (Trachea).

Die **Taschenbänder** enthalten reichlich Drüsen, die für die ständige Befeuchtung der Stimmbänder notwendig sind. Die Stimmbänder bestehen aus elastischem Fasergewebe und sind von Plattenepithel (ohne Drüsen) überzogen. An den Stellknorpeln setzt der Stimmuskel *(M. vocalis)* an, der aus quergestreifter willkürlicher Muskulatur aufgebaut ist. Der gesamte Kehlkopf ist mittels Bindegewebe mit der Umgebung locker und damit verschieblich verbunden.

■ Physiologie

Pförtnerfunktion

Beim Sprechen und Atmen ist die Stimmritze geöffnet. Beim Schluckakt neigt sich der Kehldeckel über den Kehlkopfeingang und verhindert so, dass Nahrung in die Luftröhre gelangt. Als Schutz vor Fremdkörpern können sich die Stimmbänder ganz dicht aneinander legen. Dies geschieht beim Hustenreflex. Auch bei Betätigung der Bauchpresse werden die Stimmbänder eng aneinander gepresst. Durch diesen Verschluss gegen oben kann der Atem angehalten und der Druck im Bauchraum vergrößert werden.

Stimmbildung

Beim Atmen befinden sich die Stimmbänder in Mittelstellung. Beim Ausatmen können die Stimmbänder willentlich in Schwingungen gebracht werden, wodurch ein Ton entsteht. Zur endgültigen Sprachbildung sind jedoch noch andere Faktoren mitverantwortlich:

- *Stimmbänder* bestimmen die *Tonbildung*
- *Resonanzräume* (Nasenhöhle, Nebenhöhlen, Rachen und Mund sowie Lungen) beeinflussen die *Klangfarbe*
- *Zunge, Gaumen, Lippen* und *Zähne* dienen der *Sprachlautbildung* (Vokale und Konsonanten)
- *Motorisches Sprachzentrum* steuert die *Sprachbildung.*

Innervation des Kehlkopfes

Der Kehlkopf wird aus einem Ast aus dem 10. Hirnnerv *(N. vagus)* innerviert, welcher von unten zum Kehlkopf führt. Wir nennen ihn zurücklaufender Nerv *(N. laryngeus recurrens).*

11.2.2 Luftröhre (Trachea)

■ Topografie

Die Luftröhre beginnt unterhalb des Kehlkopfes und endet bei der Bifurkation auf Höhe des 5. Brustwirbels. Dort zweigt je ein Hauptbronchus in die rechte und linke Lunge ab.

■ Makroskopie

(☞ Abb. 11.5)

Länge: 10 bis 14 cm.

Dicke: 1,5 bis 2,5 cm.

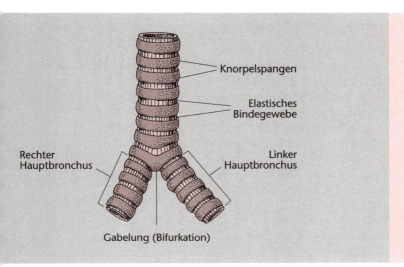

- Die Knorpelspangen haben eine nach hinten offene Hufeisenform.
- Das elastische Bindegewebe ermöglicht Dehnungen in die Längsrichtung für Atembewegungen.

Abb. 11.5
Luftröhre (Trachea), von vorne

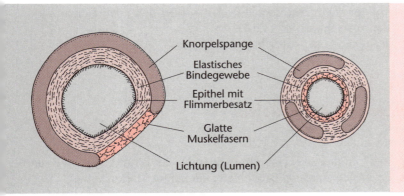

Abb. 11.6
Wandung Trachea (links) und Bronchus (rechts) (im Querschnitt)

■ Mikroskopie

(☞ Abb. 11.6)

Die Knorpelspangen, die nach hinten geöffnet sind, werden untereinander durch elastisches Bindegewebe verbunden. Hinten werden sie mit Bindegewebe und glatten Muskelfasern zusammengehalten.

Ausgekleidet ist die Trachea mit respiratorischem Epithel, dessen Flimmerhaare in Richtung Rachen schlagen. In die Schleimhaut sind gemischte Drüsen eingelagert. Mit der Umgebung ist die Trachea durch Bindegewebe verbunden.

■ Physiologie

Wie in den oberen Atemwegen wird in der Trachea die Luft *erwärmt, angefeuchtet* und *gereinigt*.

Testfragen Atmungssystem: Atemwege

1. Wie werden die Atemwege eingeteilt? (☞ 11)
2. Welche Aufgaben hat die Nase und wie muss ihre Schleimhaut gebaut sein, um diese Aufgaben erfüllen zu können? (☞ 11, 11.1.1)
3. Welche Aufgaben erfüllen die Nasennebenhöhlen? (☞ 11.1.2)
4. Wo liegt der Rachen? (☞ 11.1.3)
5. Erklären Sie den mikroskopischen Bau des Rachens. (☞ 11.1.3)
6. Welche Aufgaben kommen dem Rachen zu? (☞ 11.1.3)
7. Wo liegt der Kehlkopf? (☞ 11.2.1)
8. Welche Anteile gehören zum Kehlkopf? (Makroskopie). (☞ 11.2.1)
9. Nennen und erläutern Sie die Aufgaben des Kehlkopfes. (☞ 11.2.1)
10. Wo liegt die Luftröhre? (☞ 11.2.2)
11. Erklären Sie den makroskopischen Bau der Luftröhre. (☞ 11.2.2)
12. Erklären Sie den mikroskopischen Bau der Luftröhre. (☞ 11.2.2)
13. Nennen Sie die Aufgaben der Luftröhre. (☞ 11.2.2)
14. Wo beginnen die Bronchien und wo enden sie? (☞ 11.3.1)
15. Was wissen Sie über den Bronchialbaum? (Makroskopie).(☞ 11.3.1)
16. Welchen mikroskopischen Unterschied finden wir bei den Bronchiolen im Gegensatz zu den Bronchien? (☞ 11.3.1)
17. Nennen Sie die Aufgaben der Bronchien. (☞ 11.3.1)

11.3 Lungen (Pulmones)

11.3.1 Bronchien und Bronchiolen

■ Topografie

Die Bronchien beginnen mit den zwei Hauptbronchien bei der Bifurkation, am Ende der Trachea und zweigen sich zum sog. Bronchialbaum auf (☞ Makroskopie).

■ Makroskopie

Die Hauptbronchien treten durch die Lungenpforten *(Hili)* in die beiden Lungen ein. Die Bronchien verästeln sich in Millionen kleine Bronchien, wir sprechen deshalb vom Bronchialbaum. Die kleinsten Bronchien nennen wir Bronchiolen, ihr Durchmesser beträgt weniger als 1 mm. Sie münden in die mit Lungenbläschen *(Alveolen)* besetzten Alveolargänge.

■ Aufteilung des Bronchialbaumes

- **Hauptbronchus** *(Bronchus principalis)*, rechts und links je einen.
- **Lappenbronchien** *(Bronchi lobares)*, rechts drei, links zwei, Durchmesser 8–12 mm.

11.3 Lungen (Pulmones) **257**

- **Segmentbronchien** *(Bronchi segmentales)*, diese treten in die Lungensegmente ein. Nach weiteren Teilungen enden die Bronchien in Endbronchiolen *(Bronchioli terminales)*.
- **Atmungsbronchiolen** *(Bronchioli respiratorii)*, diese sind etwa 1–3,5 mm lang und haben noch einen Durchmesser von etwa 0,4 mm. Jeder Bronchiolus respiratorius teilt sich noch in zwei
- **Alveolargänge** *(Ductuli alveolares)* auf. Dies sind weitlumige, dicht mit Alveolen besetzte Gänge.

■ Mikroskopie

Die Hauptbronchien gleichen im Aufbau der Trachea. In den Lappen- und Segment-bronchien finden wir, statt der hufeisenförmigen Knorpelspangen, nur noch unregel-mäßig geformte Knorpelplättchen (Wandung von Trachea und Bronchien ☞ Abb. 11.6).

In der dünnen Wand der Bronchiolen fehlen die Knorpelspangen, dafür enthalten sie reichlich Muskelfasern, welche bei Körperruhe die Bronchiolen eng stellen, bei Arbeit aber die Bronchiolen erweitern, indem sie erschlaffen. Bei krankhafter Engstellung der Bronchiolen tritt Atemnot (wie z.B. beim Asthma bronchiale) auf.

Als Auskleidung finden wir bis zu den Bronchioli terminales ein mehrreihiges Flimmerepithel mit Becherzellen. Erst die Bronchioli respiratorii, die selbst schon Alveolen tragen, sind mit einem kubischen Epithel ausgestattet. Ab hier fehlen die Flimmerhaare.

■ Physiologie

Die Bronchien dienen als Atemweg mit denselben Aufgaben wie die Trachea, nämlich Luft weiterhin zu *erwärmen, anzufeuchten* und zu *reinigen*.

Die Muskelfasern in den Bronchiolen regulieren durch Änderung des Lumens den Zu- und Abstrom der Luft.

11.3.2 Alveolen

Beide Lungen enthalten etwa 300–400 Millionen Alveolen. Die Alveolen haben die Form eines Eierbechers und sind gegen den Alveolargang hin offen. Ihr Durchmesser beträgt 0,2 bis 0,5 mm.

■ Mikroskopie

Die Alveolarwand ist aus einem dünnen einschichtigen Epithel gebaut. Jede Alveole ist von Kapillaren des kleinen Kreislaufs umgeben (☞ Abb. 11.7).

Physiologie

Die wesentlichen Aufgaben der Lungen sind:
- Sauerstoff aufzunehmen und
- Kohlendioxid abzugeben.

Funktionskreislauf = Gasaustausch

Die Lungenarterie *(Arteria pulmonalis)* transportiert sauerstoffarmes, kohlendioxidreiches Blut. Das Kohlendioxid (CO_2) diffundiert durch die halbdurchlässige Wand zwischen Kapillare und Alveole in die Alveole, um abgeatmet werden zu können. Sauerstoff (O_2) wiederum gelangt von den Alveolen in die Kapillaren. Die Erythrozyten müssen im „Gänsemarsch" durch die Kapillaren hindurch. Dies ermöglicht, dass jeder Erythrozyt optimal Sauerstoff aufnehmen kann. Die Lungenvenen *(Venae pulmonales)* bringen das mit Sauerstoff angereicherte Blut zum linken Herzen zurück.

Die Blut-Luft-Schranke

Zwischen der Luft in der Alveole und dem Kapillarblut liegt eine dünne Schicht, bestehend aus den *Alveolardeckzellen,* der epithelialen und endothelialen *Basalmembran* und dem *Kapillarendothel*. Diese dünne Wand nennen wir in ihrer Gesamtheit **Blut-Luft-Schranke.** Sie ermöglicht ein rasches Aufnehmen von Sauerstoff ins Blut und die Abgabe von Kohlendioxid in der umgekehrten Richtung.

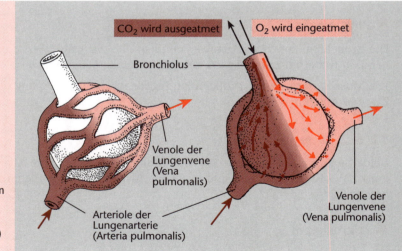

Abb. 11.7 Alveole von außen (links) und Alveole aufgeschnitten (rechts)

11.3.3 Aufbau der Lungen

Das eigentliche Lungengewebe wird von den Alveolen gebildet. Alle Hohlräume, die der Luftzu- und -ableitung dienen, nicht aber dem Gasaustausch, werden **Totraum** genannt (Nase oder Mund bis Bronchiolen, ca. 140 ml).

■ Topografie

Die Lungenflügel liegen im Brustraum (Thorax)

- *Grenze unten:* Zwerchfell (Diaphragma)
- *Grenze seitlich:* Rippen und Zwischenrippenmuskulatur
- *Grenze medial:* Mittelfellraum (Mediastinum) mit Herz und großen Gefäßen sowie Speiseröhre
- *Grenze oben:* oberhalb der 1. Rippe beim Schlüsselbein.

■ Makroskopie

Einteilung

Der rechte **Lungenflügel** ist in drei Lappen eingeteilt, der linke nur in zwei, da der linke Mittellappen mit dem Oberlappen verwachsen ist (☞ Abb. 11.8).

Ein **Lungenlappen** wird von mehreren Segmenten gebildet. In der Regel besteht die rechte Lunge aus zehn, die linke aus neun -gelegentlich aus zehn- Segmenten.

Ein **Lungensegment** enthält etwa 1/2 Million Lungenläppchen.

Ein **Lungenläppchen** besteht aus einem Brochiolus terminalis mit je zwei Alveolargängen und ihren Alveolen (☞ Abb. 11.9).

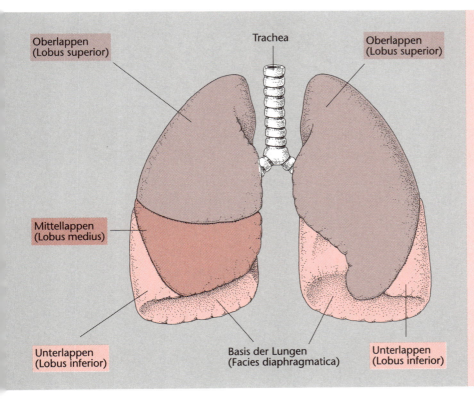

- Der Oberlappen hat rechts 3 und links 5 Segmente.
- Der Mittellappen hat rechts 2 Segmente, links fehlt der Mittellappen.
- Der Unterlappen hat rechts 5 und links 4–5 Segmente.
- Die Basis von jedem Lungenflügel liegt auf dem Zwerchfell (Facies diaphragmatica).

Abb. 11.8 Makroskopie der Lungen von außen

- Eine Atmungsbronchiole (Bronchiolus respiratorius) hat eine Länge von 1 bis 3,5 mm und einen Durchmesser von 0,4 mm.
- Beim Alveolargang (Ductus alveolaris) beträgt der Durchmesser noch 0,2 mm und bei der Alveole (Lungenbläschen) noch 0,06 bis 0,2 mm.

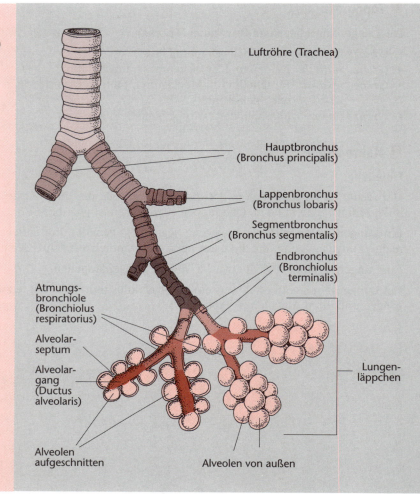

Abb. 11.9
Aufbau der Lungen

11.3.4 Pleura

Die Lungen sind von einer dünnen serösen Schicht, dem **Brustfell** *(Pleura)*, umgeben. Während ihrer Entwicklung wachsen die Lungen, ähnlich wie das Herz ins Perikard, in das Brustfell hinein. Das innere Blatt der Pleura, das **Lungenfell** *(Pleura pulmonalis oder visceralis)*, umschließt unmittelbar das Lungengewebe. Beim Hilus schlägt sich das Fell um und bildet ein äußeres Blatt, das **Rippenfell** *(Pleura costalis oder parietalis)*, das an der Innenwand des Brustkorbs, dem Zwerchfell und dem Mediastinum (Organ-Bindegewebskomplex zwischen den Pleuraräumen) befestigt ist. Dazwischen liegt der Pleuraspalt mit wenig seröser Flüssigkeit, welche ein Aneinanderreiben der beiden Felle verhindert, jedoch ein Gleiten ermöglicht. In dieser luftdichten Spalte herrscht ein Unterdruck (☞ 9.2.2).

Beim Lungenhilus treten

ein:	aus:
Hauptbronchus	Bronchialvenen
Bronchialarterien	Lungenvene
Lungenarterie	Nerven
Nerven	Lymphgefäße mit Hiluslymphknoten

■ Mikroskopie

Der Bronchialbaum macht zusammen mit den Alveolen die wesentliche Substanz des Lungengewebes aus (Makroskopie und Mikroskopie der Bronchien ☞ auch 11.3.1). Blut- und Lymphgefäße verlaufen parallel mit den Bronchien und sind in Bindegewebe eingebettet, welches vor allem elastische Fasern enthält (Ausatmung ☞ 3.2.5).

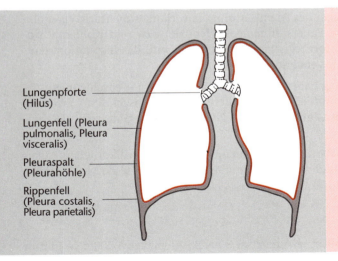

- Das Lungenfell (Pleura pulmonalis oder Pleura visceralis) umgibt das Lungengewebe.
- Im Pleuraspalt finden wir wenig seröse Flüssigkeit. Es herrscht ein Unterdruck.
- Das Rippenfell (Pleura costalis oder Pleura parietalis) ist an den Rippen befestigt.

Abb. 11.10 Brustfell (Pleura) und Pleurahöhlen

11.3.5 Versorgung der Lunge

Aus der Aorta bringen die Bronchialarterien sauerstoff- und nährstoffreiches Blut zum Lungengewebe. Die Bronchialvenen transportieren das Kohlendioxid und die Abbauprodukte des Stoffwechsels in die Hohlvene (Vena cava). Im Gegensatz zu dem unter 11.3.2 beschriebenen Funktionskreislauf sprechen wir hier vom **Ernährungskreislauf.**

11.4 Atmung

11.4.1 Ein- und Ausatmung

Die Atmung (Respiration) verläuft in zwei Phasen:

- **Einatmung** (Inspiration) ist ein aktiver Vorgang.
- **Ausatmung** (Exspiration) ist ein passiver Vorgang.

Durch die Innervation der Rippenhalter (Mm. scaleni), der Zwischenrippenmuskulatur (Mm. intercostales) und des Zwerchfells (Diaphragma) wird das Volumen des Brustkorbs vergrößert. Das Rippenfell (Pleura costalis oder Pleura parietalis) macht diese Bewegung nach außen zwangsläufig mit, ebenso das Lungenfell (Pleura pulmonalis oder Pleura visceralis) auf Grund des Unterdruckes im Pleuraspalt. Somit dehnen sich die Lungen und füllen sich mit Luft (vergleiche Blasebalg = Einatmung).

Durch den Anteil an elastischen Fasern der Lunge (= Eigenelastizität der Lungen) können sich die Lungen wieder zusammenziehen, wodurch die Luft wieder nach außen gepresst wird = Ausatmung (Atmungsvorgang im Zusammenhang mit den Muskeln ☞ 3.2.5).

11.4.2 Atmungssteuerung und Innervation

Gesteuert wird die Atmung über das Atemzentrum (im **verlängerten Mark** = medulla oblongata). Hier werden ein Sauerstoffmangel (Hypoxie) bzw. ein Kohlendioxidüberschuss (Hyperkapnie) sofort registriert. Wenn nötig, wird das Inspirationszentrum angeregt und die Atmung verstärkt.

Einen Einfluss auf die Atmung haben vermehrte Muskelarbeit (→ beschleunigte Atmung), die Körpertemperatur (Fieber → raschere Atmung), psychische Erregung (→ Angst, Wut, Schrecken, etc.) und Reflexe (→ Niesen, Husten, Gähnen und Schlucken).

Außerdem können willkürliche Befehle an die quergestreiften willkürlichen Atemmuskeln abgegeben werden und damit die Atmung für beschränkte Zeit verlangsamt oder beschleunigt werden.

■ Atemfrequenz

Die Atemfrequenz beträgt in Körperruhe etwa 8 bis 20 Atemzüge à 500 ccm Luft in der Minute. Dadurch werden pro Minute 4 bis 10 Liter Luft ein- und ausgeatmet.

11.4 Atmung

■ Lungenkapazität = Fassungsvermögen

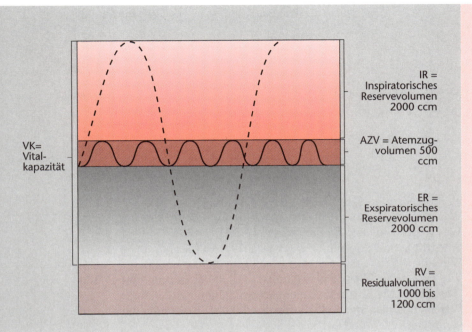

Abb. 11.11 Lungenkapazität

Inspiratorisches Reservevolumen (IR) bis 2000 ccm	= Luftmenge, die bei tiefem Einatmen zusätzlich zum Atemzugvolumen eingeatmet werden kann.
Atemzugvolumen (AZV), 500 ccm	= Luftmenge, die in Körperruhe ein- bzw. ausgeatmet wird.
Exspiratorisches Reservevolumen (ER), bis 2000 ccm	= Luftmenge, die bei tiefem Ausatmen zusätzlich zum Atemzugvolumen ausgeatmet werden kann.
Residualvolumen oder Restvolumen (RV), 1200 ccm	= Luftmenge, die auch nach optimaler Ausatmung in den Lungen (Atemwegen) bleibt
Vitalkapazität (VK)	= Luftvolumendifferenz zwischen maximaler Einatmung und Ausatmung (VK = IR + AZV + ER ☞ Abb. 11.11).

Die Vitalkapazität, also die Summe von Atemzugvolumen, inspiratorischem und exspiratorischem Reservevolumen, können mittels Spirometer gemessen werden, nicht dagegen das Residualvolumen.

■ Luftzusammensetzung

	Einatmungsluft	Ausatmungsluft
Sauerstoff	21%	15%
Kohlendioxid	0,03 bis 0,04%	4%
Stickstoff, Wasserdampf und Edelgase (Neon, Argon, Krypton)	79 bis 80%	79 bis 80%

Testfragen: Atmungssystem, Atmungsorgan

1. Nennen Sie die Begrenzungen der Lungenflügel. (☞ 11.3.3)
2. Was wissen Sie über die makroskopische Einteilung der Lungen? (☞ 11.3.3)
3. Was wissen Sie über die Pleura? (☞ 11.3.1)
4. Was tritt beim Lungenhilus ein, was aus? (☞ 11.3.1)
5. Wie sind die Alveolen mikroskopisch gebaut? (☞ 11.3.2)
6. Was wissen Sie über den Funktionskreislauf der Lungen? (☞ 11.3.2)
7. Was wissen Sie über den Atmungsvorgang? (☞ 11.4)
8. Welche übergeordneten Instanzen sind für die Steuerung der Atmung verantwortlich? (☞ 11.4.2)
9. Wie hoch ist die normale Atemfrequenz pro Minute? (☞ 11.4.2)
10. Wie groß ist das Fassungsvermögen (Kapazität) der Lungen? (☞ 11.4.2)
11. Wie wird das Lungengewebe ernährt? (Ernährungskreislauf). (☞ 11.3.4)

12 Verdauungssystem

Wesentliche Aufgaben des Verdauungssystems

- Passagesystem im Körper, das die Aufnahme, Zerkleinerung, Verdauung und Resorption von Nährstoffen sowie die Ausscheidung von nicht verwertbaren Stoffen, z.B. Zellulose, übernimmt.
- Dadurch also Deckung des Stoff- und Energiebedarfs des Organismus.

Organe des Verdauungssystems

Der Verdauungskanal beginnt mit dem Mund und endet am After:

- Mund (Os)
- Rachen (Pharynx)
- Speiseröhre (Ösophagus)
- Magen (lat.: Ventriculus, griech.: Gaster)
- Dünndarm, ca. 4–5 m lang mit
  - Zwölffingerdarm (Duodenum)
  - Leerdarm (Jejunum)
  - Krummdarm (Ileum)
- Dickdarm (Colon), 1–1,5 m lang mit
  - Mastdarm (Rectum), ca. 20 cm lang, und
  - After (Anus).

12.1 Mundhöhle (Cavum oris)

■ Topografie und Makroskopie

Die Mundhöhle, als Beginn des Verdauungskanals, ist folgendermaßen begrenzt:

Vorne: Lippen
Hinten: Rachen (offene Verbindung zum Rachenraum)
Seitlich: Weichteilwände (Wangen), die den Zahnreihen anliegen
Oben: Harter und weicher Gaumen (Mundhöhlendach)
Unten: Weichteile und Unterkiefer (Mundhöhlenboden)

In der Mundhöhle finden wir:

- Mundschleimhaut
- Speicheldrüsen
- Zähne
- Zunge
- Gaumenmandeln (Tonsillen).

12 Verdauungssystem

- Der Dünndarm besteht aus dem Zwölffingerdarm (Duodenum), den Schlingen des Leerdarmes (Jejunum) und den Schlingen des Krummdarmes (Ileum).
- Der Dickdarm besteht aus dem Blinddarm (Caecum) mit dem Wurmfortsatz (Appendix vermiformis), dem aufsteigenden Dickdarm (Colon ascendens), dem querliegenden Dickdarm (Colon transversum), dem absteigenden Dickdarm (Colon descendens), der Sigmaschleife (Colon sigmoideum) und dem Mastdarm (Rectum) mit dem Anus bzw. After.
- Bei der Bauhin-Klappe (Ileozäkalklappe) mündet der Dünndarm in den Dickdarm.
- Lunge und Milz sind hier nur andeutungsweise gezeichnet, da sie nicht zum Verdauungssystem gehören.
- Der Übersichtlichkeit wegen wurden die einzelnen Organe bei dieser Zeichnung in ihrer Lage etwas verschoben. In Wirklichkeit werden einzelne Organe von anderen teilweise oder ganz verdeckt.

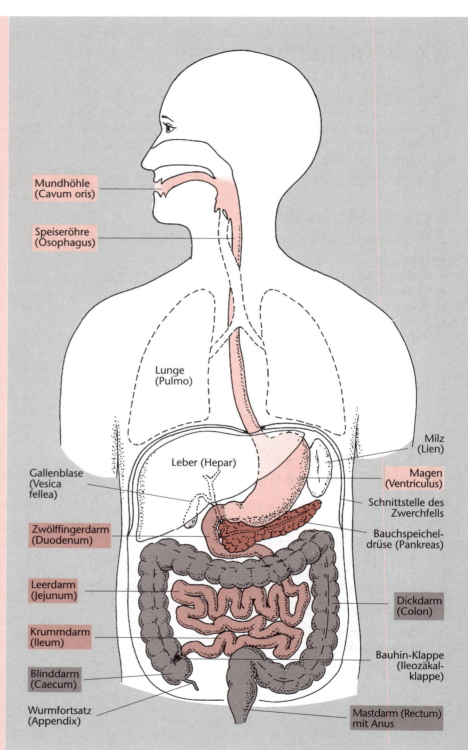

Abb. 12.1
Schematische Darstellung des Verdauungssystems

12.1.1 Mundschleimhaut

■ Mikroskopie und Physiologie

Bei den Lippen geht das Hautepithel (Epidermis mit Haaren und Drüsen) in die Schleimhaut der Mundhöhle über. Die Lippen werden durch das Sprechen und durch die Nahrungsaufnahme feucht gehalten.

Das Lippenrot trägt ein haar- und drüsenloses, dünnes verhorntes Epithel und ist stark durchblutet. Das daraus resultierende „Lippenrot" ist für uns ein geeigneter Kreislaufindikator: Bei mangelnder Sauerstoffsättigung verfärben sich Lippen, Konjunktiva und Nagelbett bläulich (Zyanose). Dies tritt dann ein, wenn das Hämoglobin zu mehr als 50 g/l reduziert ist (Normwerte: Frauen 120–160 g/l, Männer 140–160 g/l). Die den Lippen nach innen anschließende Schleimhaut trägt wie die Wangenschleimhaut ein unverhorntes Plattenepithel und enthält kleine Speicheldrüsen, die zusammen mit den großen Speicheldrüsen (☞ 12.1.2) die Mundhöhle ständig feucht halten.

12.1.2 Speicheldrüsen

Die drei in der Mundhöhlenwand gelegenen, paarig angeordneten Speicheldrüsen, die *Unterkieferdrüse* (Glandula submandibularis), die *Unterzungendrüse* (Glandula sublingualis) und die *Ohrspeicheldrüse* (Glandula parotis), sind für die Speichelproduktion verantwortlich. Gemeinsam liefern sie einen serös-mukösen Schleim, der vorwiegend aus Wasser, Schleimstoffen und Kalksalzen besteht. Zusätzlich wird in diesen Drüsen ein Enzym, das *Ptyalin*, gebildet. Ptyalin spaltet Kohlenhydrate (Stärke und Zucker) bereits in kleinere Zuckermoleküle, nämlich in Zweifachzucker (Disaccharide).

Die Speichelsekretion wird durch Duftstoffe verschiedener Speisen, aber vor allem durch das Kauen angeregt. Der Ausführungsgang der Ohrspeicheldrüse mündet in der Mitte der oberen Wangeninnenfläche. Die Ausführungsgänge der Unterkieferdrüse und der Unterzungendrüse münden gemeinsam unter der Zunge neben dem Zungenbändchen.

12.1.3 Zähne

■ Topografie, Makroskopie, Mikroskopie und Physiologie

Die Zähne sind in den Zahnalveolen des Ober- bzw. Unterkiefers verankert.

Das Milchgebiss (kindliches Gebiss) besteht aus 20 Zähnen. Sie treten zwischen dem 6. und 24. Lebensmonat durch die Schleimhaut. Pro Kieferhälfte hat das Kleinkind:

2 Milchschneidezähne

1 Milcheckzahn

2 Milchmahlzähne

```
2  1  2  |  2  1  2
─────────────────────
2  1  2  |  2  1  2
```

Das Gebiss des Erwachsenen besitzt 32 Zähne. Die mittleren 20 Zähne ersetzen die Zähne des Milchgebisses und treten ab dem 6. bis 7. Lebensjahr durch. Pro Kiefer hat der Erwachsene, die Weisheitszähne mitgerechnet:

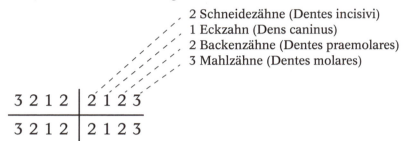

2 Schneidezähne (Dentes incisivi)
1 Eckzahn (Dens caninus)
2 Backenzähne (Dentes praemolares)
3 Mahlzähne (Dentes molares)

Durch Schneide- und Mahlbewegungen der Zähne wird die Nahrung mechanisch zerkleinert. Außerdem sind sie eine Hilfe bei der Wort- und Sprachlautbildung. Schließlich gehören die Zähne (gepflegt und vollständig) zum persönlichen Schmuck des Einzelnen.

- Der Zahnschmelz bildet als härteste Substanz des menschlichen Körpers eine Schutzschicht über die Zahnkrone.
- Das Zahnbein (Dentin) ist ein knochenähnliches Gewebe und bildet die Hauptmasse des Zahnes.
- Schleimhautepithel und Schleimhautbindegewebe bilden zusammen das Zahnfleisch (Gingiva), wobei es sich nicht um „Fleisch", sondern um eine derbe Schleimhaut handelt.
- Der Zahnzement entspricht in der Bauart dem Knochengewebe.
- Wurzelhaut und Haltebänder sind aus Bindegewebe und befestigen den Zahn im Kiefer.
- Die Pulpahöhle ist ein kanalartiger Hohlraum im Zahn und enthält Blutgefäße, Lymphgefäße und Nerven.

Abb. 12.2
Zahnaufbau

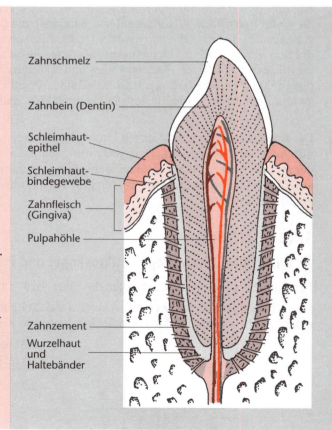

> **Begriffserläuterungen**
>
> Okklusion = Berühren der Zahnreihen bei Kieferschluss.
> Eugnathie = Im Normalfall treffen die beiden Zahnreihen im sog. „Scherenbiss" aufeinander.
> Dysgnathie = Fehlstellung der Zähne bei Kieferanomalie, z.B.:
> Prognathie = Überscheren des Oberkiefers
> Progenie = Überscheren des Unterkiefers

12.1.4 Zunge

■ Topografie, Makroskopie, Mikroskopie und Physiologie

Die Zunge (lat.: Lingua, griech.: Glossa) ist ein muskuläres Organ mit Ansatz am Zungenbein. Unten ist die Zungenwurzel mit dem Mundboden fest verwachsen. Die Form der Zunge kann willkürlich verändert werden.

Mikroskopisch finden wir quergestreifte willkürliche Muskulatur, welche von Schleimhaut, einem mehrschichtigen Plattenepithel, überzogen ist. In der Schleimhaut der Zungenoberfläche finden wir die Zungenpapillen mit Geschmacksknospen (☞ 4.8).

Neben der Aufgabe als Geschmackssinnesorgan (☞ 4.8) hat die Zunge folgende Funktionen:

- Nahrungstransport
- Mundhöhlenverschluss gegen außen beim Schluckakt (☞ 12.3)
- Sprechhilfe
- Unterstützung bei der mechanischen Zerkleinerung der Nahrung
- Schutzfunktion aufgrund sehr feiner Tast-, Schmerz- und Temperaturwahrnehmung
- Reinigung der Mundhöhle.

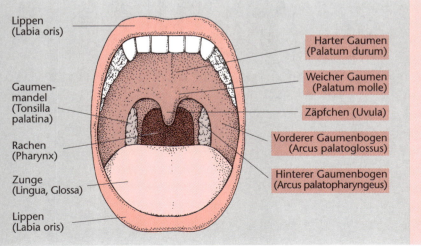

Der weiche Gaumen wird auch als Gaumensegel bezeichnet.

Abb. 12.3
Blick in den geöffneten Mund

12.1.5 Gaumenmandeln

■ **Topografie, Makroskopie, Mikroskopie und Physiologie**

Die Gaumenmandeln (Tonsillen) liegen in einer Nische zwischen dem vorderen und hinteren Gaumenbogen (☞ Abb. 12.3).

Mikroskopisch finden wir lymphatisches Gewebe. Zusammen mit den Rachenmandeln und der auf dem Zungengrund liegenden Zungenmandel gehören sie zum lymphatischen Rachenring und dienen der Abwehrfunktion (Lymphsystem ☞ 10.2, Atmungssystem ☞ 11.1.3).

12.2 Rachen (Pharynx)

■ **Topografie**

Der Mundrachen schließt sich der Mundhöhle an (Atmungssystem ☞ 11.1.3).

■ **Makroskopie**

Der gesamte Rachen ist ein Muskelschlauch, der in Epipharynx, Mesopharynx und Hypopharynx (☞ 11.1.3) eingeteilt wird (☞ Abb. 12.4).

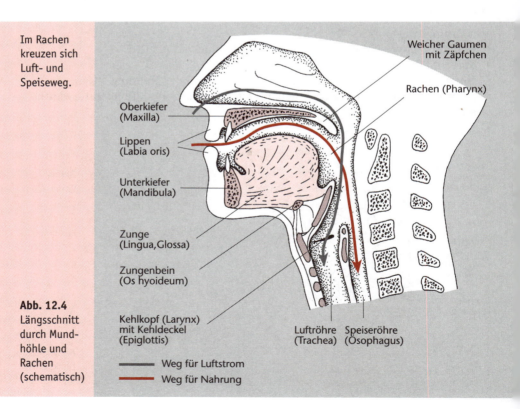

Im Rachen kreuzen sich Luft- und Speiseweg.

Abb. 12.4 Längsschnitt durch Mundhöhle und Rachen (schematisch)

■ Mikroskopie

Auf der Schleimhaut des Epipharynx (oberhalb der Ebene des Gaumensegels) finden wir ein Flimmerepithel. Die Schleimhaut des Mesopharynx und Hypopharynx besteht aus einem mehrschichtig unverhornten Plattenepithel, das bis in den Kehlkopf hinein reicht. In der gesamten Rachenschleimhaut bis zum Kehlkopfeingang finden wir neben den paarigen Gaumenmandeln zahlreiche Lymphfollikel, die vorwiegend seitlich liegen. Die Pharynxmuskulatur, die nach außen der Schleimhaut folgt, ist quergestreift und willkürlich. Als Verbindungsschicht finden wir ein locker aufgebautes Bindegewebe.

■ Physiologie

Der Rachen dient als Weg für Luft und Speise. Im Bereich des Mundrachens kreuzen diese beiden Wege. Durch einen Reiz an der Rachenwand wird der Schluckreflex ausgelöst (☞ 12.3).

Testfragen Verdauungssystem: Mund

1. Wie wird der gesamte Verdauungskanal eingeteilt? (☞ 12)
2. Welche Speicheldrüsen kennen Sie? (☞ 12.1.2)
3. Welche Aufgaben erfüllen die Speicheldrüsen? (☞ 12.1.2)
4. Wieviele Zähne zählt das Milchgebiss, wieviele das Gebiss des Erwachsenen? (☞ 12.1.3)
5. Welche Aufgaben haben die Zähne? (☞ 12.1.3)
6. Welche Aufgaben hat die Zunge? (☞ 12.1.4)
7. Nennen Sie Lage und Aufgabe der Gaumenmandeln. (☞ 12.1.5)
8. Nennen Sie die Gewebeschichten des Rachens von innen nach außen (Mikroskopie ☞ 12.2)

12.3 Speiseröhre (Ösophagus)

■ Topografie

Die Speiseröhre (Ösophagus) liegt als Verbindungsrohr zwischen dem Rachen und dem Magen. Der größte Teil des Rohres liegt im Mittelfellraum (Mediastinum), hinter der Aorta und der Luftröhre. Durch eine Öffnung im Zwerchfell tritt sie in den oberen Bauchraum ein und mündet anschließend in den Magen.

■ Makroskopie

Die Länge der Speiseröhre beträgt etwa 20 bis 25 cm. Sie weist drei physiologische Engstellen auf:

- Die Erste auf Höhe des Kehlkopfes (Kehlkopfenge),
- die Zweite auf Höhe der Luftröhrengabelung (Bifurkation) und der Aorta (Aortenenge),
- die Dritte beim Zwerchfelldurchtritt (Zwerchfellenge).

■ Mikroskopie

Die Speiseröhre ist ebenso wie der Rachen von Schleimhaut (Mucosa) ausgekleidet. Die Muskelschicht (Muscularis) ist im oberen Abschnitt der Speiseröhre noch quergestreift, weiter unten dagegen glatt. Nach außen ist die Speiseröhre noch mittels Bindegewebe (Adventitia) mit ihrer Umgebung verbunden.

Wandaufbau

Der Wandaufbau ist im gesamten Verdauungssystem relativ gleich.
Von innen nach außen finden wir folgende Schichten:

- *Mucosa* (Schleimhaut) mit eigener dünner Muskelschicht,
- *Submucosa* (Verschiebeschicht), auch Bindegewebsschicht,
- *Muscularis* (Muskelschicht): Im oberen Drittel quergestreift (willkürlich), in den unteren zwei Dritteln glatt (unwillkürlich),
- *Adventitia* (Verbindungsschicht), meist Bindegewebe mit Bauchfell (=Serosa).

Ausführlichere Beschreibung der Gewebe (☞ 12.6.1).

■ Physiologie

Die Speiseröhre transportiert die geschluckte Nahrung mit peristaltischen Bewegungen in den Magen (Peristaltik ☞ Begriffserläuterungen, 12.5). Große Bissen bleiben beim Verschlucken häufig an den Engstellen hängen.

Der Schluckakt

Der Transport der Speise vom Mund bis zum Mageneingang (Cardia) dauert etwa 5 bis 6 Sekunden und verläuft teils willkürlich, teils unwillkürlich, in drei Phasen.

1. Vorgang im Mund (willkürlich):

- Zunge wird an den harten und weichen Gaumen gepresst. Dadurch entsteht in der Mundhöhle ein stärkerer Druck.
- Dieser Druck und die Zungenbewegungen befördern den Bissen bzw. den Schluck zum Rachen.

2. Vorgang im Rachen (unwillkürlich):

- Die zerkleinerte Nahrung löst an der hinteren Rachenwand den Schluckreflex aus (es muss geschluckt werden!). (Beim „Leerschlucken" ist der Zungenrand der Auslöser des Schluckreflexes.)
- Der Schluckreflex bewirkt:
  - Mundverschluss durch Zunge und Lippen (Lippen willkürlich).
  - Verschluss zur Nase durch Zäpfchen des Gaumensegels (Uvula).
  - Anheben des Kehlkopfes nach vorne oben.
  - Erweiterung der oberen Speiseröhrenöffnung.
  - Reflektorisch wird der Atem angehalten. Wird hierbei eingeatmet, kommt es zum Verschlucken.

3. Vorgang in der Speiseröhre (unwillkürlich):
- Speise wird peristaltisch weiter transportiert.
- Sobald der Speisebrei den unteren Speiseröhrenabschnitt erreicht, erschlafft die Muskulatur des Mageneingangs (Cardiamuskulatur) und der Speisebrei gelangt in den Magen.

12.4 Magen
12.4.1 Lage und Beschreibung
■ Topografie

Der *Magen* (lat.: Ventriculus, griech.: Gaster) liegt im linken Oberbauch unter der linken Zwerchfellkuppel und der Leber, etwa auf Höhe des 10. bis 12. Brustwirbels bis zum 1. bis 3. Lendenwirbel.

■ Makroskopie

Die Schleimhaut des leeren Magen ist zur Oberflächenvergrößerung in Falten gelegt. Entlang den Kurvaturen verlaufen die Blut- und Lymphgefäße des Magens. Längs der kleinen Kurvatur bilden Längsfalten die sog. Magenstraße. Dies ist die kürzeste Verbindung zwischen dem Mageneingang (Cardia) und dem Magenausgang (Pylorus) (☞ Abb. 12.5).

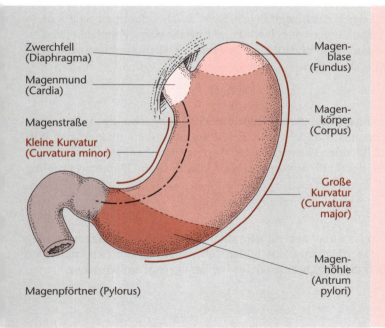

Die Magenblase (Fundus) wird auch Magengrund genannt und ist meist mit Luft gefüllt.

Abb. 12.5
Magen (Ventriculus, Gaster) (schematisch)

Mikroskopie

In der Schleimhaut, vorwiegend im Bereich des Magengrundes und des Magenkörpers, finden wir Drüsenschläuche, die zur Produktion von Sekreten unterschiedliche Zellen enthalten: *Hauptzellen, Belegzellen* und *Nebenzellen* (Mikroskopie der Speiseröhre ☞ auch 12.3; Bildung von Magensaft ☞ 12.4.2).

12.4.2 Bildung von Magensaft

Die Bildung von Magensaft (Salzsäure, Schleim, Pepsin und wenig Lipasen) wird angeregt durch:

- das *Vegetative Nervensystem*, sobald sich Nahrung in der Mundhöhle befindet; durch psychische Reize, z.B. durch den Anblick von Speisen, durch Gerüche, Geschmacksempfindungen, Appetit und selbst durch die reine Vorstellung der Speisen in der Phantasie,
- *Gastrin* (Hormon der Pylorusdrüsen), welches ausgeschüttet wird, sobald Nahrung in den Magen tritt.

In 24 Stunden werden ein bis zwei Liter Magensaft gebildet. Der pH-Wert im Nüchternsekret schwankt zwischen 1 und 1,5, die Reaktion des Magensaftes ist also sehr sauer. Im gefüllten Magen beträgt der pH-Wert etwa 3 bis 5 (pH-Wert ☞ 7.1).

Physiologie

Hauptzellen

Die Hauptzellen produzieren das Enzym *Pepsinogen*, welches durch die Salzsäure in das eiweißspaltende Pepsin umgewandelt wird und Eiweiße bis zu Zweifacheiweißen (Dipeptiden) spalten kann. Die endgültige Zerlegung der Peptide in resorbierbare Aminosäuren erfolgt im Dünndarm.

Belegzellen

Sie produzieren Salzsäure (Wasserstoff-Chlorid = H^+Cl^-), welche die Aufgabe hat, Pepsinogen zu Pepsin umzuwandeln und Bakterien abzutöten (bakterizide Wirkung). Von den säurebildenden Belegzellen der Magenschleimhaut wird auch der *Intrinsic-Factor* gebildet, der für die Resorption von Vitamin B_{12} im Dünndarm wichtig ist (☞ 7.1.1, 12.4.3).

Nebenzellen

Sie produzieren schwach sauren, nahezu neutralen Schleim. Die der Magenlichtung direkt anliegenden Oberflächenzellen bilden ebenfalls zahlreichen neutralen Schleim. Dieser schützt die Magenschleimhaut vor der aggressiven Salzsäure.

12.4.3 Aufgaben des Magens

Die Aufgaben des Magens können folgendermaßen zusammengefasst werden:

1. Reservoir von Speisebrei

Der Speisebrei wird portionsweise durch den Pförtner (Pylorus) transportiert. Flüssigkeiten nehmen den kürzesten Weg durch die Magenstraße und werden somit schneller weiter transportiert als feste Bestandteile. Fette bleiben relativ lange im Magen.

Der *Pylorus* öffnet sich durch den sog. Chemo-Reflex, d.h. sobald der saure Speisebrei im Zwölffingerdarm *(Duodenum)* durch das alkalische Pankreassekret neutralisiert worden ist, erfolgt über das Nervensystem eine Meldung zum Pylorus und dieser öffnet sich reflexartig für die nächste Portion.

Funktioniert dieser Steuermechanismus aus irgendeinem Grund nicht richtig, entsteht im Magen ein Druck, und da der Pylorus widerstandsfähiger ist als die Cardia, kommt es zur retrograden Peristaltik, die zum Erbrechen führt. Angeborene Missbildungen in einem Duodenum-Abschnitt mit *Verengung* (Stenose) oder *Fehlen des Lumens* (Atresie) führen beim Säugling zu bogenförmigem Erbrechen ohne Übelkeit (Kind trinkt sofort wieder mit Appetit). Ein operativer Eingriff ist in der Regel unumgänglich.

2. Andauung

Pepsin wandelt Eiweiße in kleinere Bausteine um. Die endgültige Umwandlung zu den wasserlöslichen Aminosäuren erfolgt jedoch erst im Dünndarm. Im Magen findet, außer von Alkohol und sehr leicht löslichen Stoffen, noch keine Resorption statt.

Lipase, ein fettspaltendes Enzym, wird im Magen als eine charakteristische Lipase in sehr kleinen Mengen gebildet. Es greift nur kurzkettige Fettsäuren an und ist für die Verdauung von geringer Bedeutung. Aktiv wird die wichtigste Lipase des Darmtraktes, die Pankreaslipase, erst im Duodenum mit Hilfe der Galle (☞ 12.6.3).

3. Schutz

Die von den Belegzellen gebildete Salzsäure hat eine bakterientötende (bakteriozide) Wirkung. Der von den Nebenzellen gebildete Schleim schützt zugleich die Magenwände vor der Salzsäure.

4. Blutbildung

Der Extrinsic-Faktor (Vitamin B_{12}, mit der Nahrung aufgenommen) verbindet sich zur Resorption mit dem vom Magen gebildeten Intrinsic-Faktor (Castel-Ferment) und wird im Dünndarm resorbiert. Über den Blutweg gelangt das Vitamin B_{12} nun zur Leber und wird bei Bedarf zur Reifung der Erythrozyten ins rote Knochenmark abgegeben (Erythropoese ☞ 7.1.1).

12

276 Verdauungssystem

Testfragen Verdauungssystem: Rachen bis Magen

1. Wo liegt der Magen? (☞ 12.4.2)
2. Wie ist der Magen makroskopisch gebaut? (☞ 12.4.2 u. Abb. 12.5)
3. Nennen Sie die Gewebeschichten der Speiseröhre von innen nach außen (Mikroskopie ☞ 12.3)
4. Wie verläuft der Transport der Speise vom Mund bis zum Mageneingang (Schluckakt)? (☞ 12.3)
5. Wie setzt sich der Magensaft zusammen? (☞ 12.4.2)
6. Nennen und erläutern Sie die vier Aufgaben des Magens. (☞ 12.4.3)

12.5 Anatomie des Bauchraumes

Vor der Besprechung des Darmes werden hier anatomische Begriffe erklärt, die zum Verständnis des Darmes wichtig sind.

◼ Bauchraum

Unter dem Bauchraum verstehen wir den gesamten Raum vom Zwerchfell bis zur Ebene des Beckeneingangs. Vorne und seitlich wird er von der Bauchmuskulatur begrenzt, hinten von der Wirbelsäule und der Rückenmuskulatur.

◼ Bauchhöhle

Als Bauchhöhle bezeichnen wir nur den Teil des Bauchraumes, der von Bauchfell ausgekleidet wird und Organe enthält, die vollständig von Bauchfell umgeben sind. Das kleine Becken selbst gehört nicht mehr zur Bauchhöhle, wohl aber die Nischen, die ins kleine Becken hineinragen (☞ Abb. 15.4). Die Bauchhöhle reicht also vom Zwerchfell bis zum kleinen Becken.

◼ Bauchfell (Peritoneum)

Das Bauchfell kleidet die Bauchhöhle aus und bedeckt die in der Bauchhöhle gelegenen Organe. Analog zu den Lungen, die von Brustfell umgeben sind, und dem Herzen, das vom Herzbeutel umgeben ist, sind auch die in der Bauchhöhle gelegenen Organe während der Entwicklung des Embryo in dieses Fell hineingewachsen.

Das Bauchfell sondert eine seröse Flüssigkeit in die Bauchfellhöhle (Peritonealhöhle) ab, welche das Verschieben der Organe gegeneinander (vor allem der Darmschlingen) und ihre wechselnde Füllung erlaubt.

Organe, die völlig von Bauchfell bedeckt sind, liegen **intraperitoneal,** z.B.: Leber, Milz, Magen, Ileum und Jejunum, Eierstöcke und Dickdarmanteile (querliegender Dickdarm und Sigmaschleife). Diese Organe haben immer ein Aufhängeband (☞ unten).

Organe, die sich hinter dem Bauchfell befinden, liegen **retroperitoneal,** z.B.: Nieren, Nebennieren, Harnleiter, große Gefäßstämme, Nervenstränge, Pankreas, Zwölffingerdarm und Dickdarmanteile (aufsteigender und absteigender Ast des Dickdarmes, oberster Teil des Mastdarmes).

Organe, die sich ausserhalb der Bauchhöhle und damit auch ausserhalb des Bauchfells befinden, liegen **extraperitoneal,** z.B.: Organe des kleinen Beckens und unterer Teil des Mastdarmes mit Anus.

Organe, die sich unter dem Bauchfell befinden und teilweise noch vom Bauchfell überzogen sind, liegen im **subperitonealen Raum,** z.B.: Gebärmutter und Harnblase.

Die Begriffe intra-, retro- und extraperitoneal wurden in den Zeiten geprägt, als Chirurgen die Bauchhöhle nur im äußersten Notfall eröffneten.

- Als intraperitoneal gelegen wurden Organe bezeichnet, die nur durch Öffnung der Bauchhöhle zugänglich waren.
- Als retroperitoneal gelegen wurden Organe bezeichnet, die wenigstens von einer Seite her, ohne Eröffnung der Bauchhöhle, operativ zugänglich waren.
- Als extraperitoneal gelegen wurden Organe bezeichnet, deren Entfernung aus dem Körper ohne Verletzung des Bauchfells möglich war.

So gesehen liegen die Nieren und Nebennieren eigentlich extraperitoneal. In den meisten Lehrbüchern wird ihre Lage jedoch als retroperitoneal bezeichnet.

■ Bauchfellhöhle

Die Bauchfellhöhle (Peritonealhöhle) ist der Spaltraum, welcher von den beiden serösen Häuten (Peritoneum viscerale und Peritoneum parietale) gebildet wird. Dieser Spaltraum enthält einen wenige Milliliter (insgesamt ca. 80 ml) einer serösen Flüssigkeit, welche die Verschieblichkeit der intraperitoneal gelegenen Organe (☞ oben) erleichtert und deren wechselnde Füllung ermöglicht.

■ Aufhängebänder

Sowohl die Dünndarmschlingen als auch der quere Anteil des Dickdarms (Colon transversum) und das Sigmoid sind mit einem Aufhängeband an der hinteren Bauchwand befestigt. Die Aufhängebänder sind von Serosa überzogene Bindegewebsplatten, in denen Nerven, Blutgefäße und Lymphgefäße (Chylusgefäße) mit Lymphknoten verlaufen (Versorgungswege).

Dünndarmgekröse (Mesenterium) = Aufhängeband, welches Jejunum (Leerdarm) und Ileum (Krummdarm) an der hinteren Bauchwand befestigt.

Dickdarmgekröse (Mesocolon) = Aufhängeband, welches den Querdickdarm (Colon transversum) und die Sigmaschleife (Colon sigmoideum) an der hinteren Bauchwand befestigt.

■ Netz (Omentum)

Die Funktion des großen und kleinen Netzes ist verschieden. Das große Netz (Omentum majus) hängt von der großen Magenkurvatur schürzenartig vor den Darmschlingen und ist auch am Querdickdarm (Colon transversum) befestigt. Es ist eine löchrige

Bindegewebsplatte mit zahlreichen, zum Teil verfetteten Anhängseln und retikulärem Gewebe mit Abwehrzellen. Damit dient es der Infektionsabwehr. Dies wird dadurch deutlich, wenn es bei entzündlichen Prozessen in der Bauchhöhle zu Verklebungen kommt.

Das kleine Netz (Omentum minus) ist ein von der Leberunterseite zur kleinen Magenkurvatur ziehendes, ebenfalls löcheriges Aufhängeband, in dessen Rand die Lebergefäße (V. portae, A. hepatica) und der Gallengang (Ductus choledochus) verlaufen.

Begriffserläuterungen

Serosa	= dünne Haut, die eiweißhaltige Flüssigkeit absondert
Seröse Höhle	= allseits geschlossener kapillärer Spalt, von einer serösen Haut ausgekleidet. Enthält geringe Menge von seröser Flüssigkeit (Transsudat), z.B. Perikardhöhle, Pleurahöhle, Peritonealhöhle.
serös	= eiweißhaltig, dünnflüssig
mukös	= zähflüssig, schleimartig
Emulsion	= Fette werden durch Gallensäure in feinste Fetttröpfchen zerlegt. Erst jetzt kann die Lipase auf die Fetttröpfchen wirken (sog. Verseifung)
Verseifung	= Esterverbindungen (Fette) werden unter Wasseraufnahme in ihre Komponenten gespalten, z.B. Glycerin und Fettsäuren
Ester	= Verbindung von Alkohol mit Säuren (z.B. Glycerin mit Fettsäuren)
Veresterung	= Esterbildung, geschieht unter Wasserabspaltung
Enzym	= Organische Verbindung (Eiweißkörper), die als Biokatalysator die Stoffwechselvorgänge im Organismus entscheidend beeinflusst. Im Zusammenhang mit dem Verdauungskanal handelt es sich um Wirkstoffe (früher auch Fermente genannt), die Nährstoffe (Eiweiße, Kohlenhydrate und Fette) in kleinere Teile zerlegen
Peristaltik	= kommt durch abwechselnde Kontraktion von längs- und querverlaufender Muskulatur zustande. So entsteht eine wellenförmige Bewegung.

> **Testfragen Verdauungssystem: Anatomie des Bauchraumes**
> 1. Was verstehen Sie unter dem Begriff „Bauchraum"? (☞ 12.5)
> 2. Was verstehen Sie unter dem Begriff „Bauchhöhle"? (☞ 12.5)
> 3. Was wissen Sie über das Bauchfell und die Bauchfellhöhle? (☞ 12.5)
> 4. Was wissen Sie über die Aufhängebänder? (☞ 12.5)
> 5. Was wissen Sie über das große und kleine Netz? (☞ 12.5)

12.6 Dünndarm (Intestinum tenue)

Der gesamte *Dünndarm* ist 3,5 bis 5 m lang und besitzt einen Durchmesser von 2,5 bis 3 cm. Der Dünndarm besteht aus drei Abschnitten:

- Zwölffingerdarm (Duodenum)
- Leerdarm (Jejunum)
- Krummdarm (Ileum).

12.6.1 Lage und Beschreibung

■ **Topografie**

Das Duodenum schließt sich dem Magenpförtner an, ist an der hinteren Bauchwand fixiert und liegt „hinter" dem Peritoneum. Es liegt demnach retroperitoneal. Ins Duodenum münden gemeinsam der Pankreasgang und der Gallengang (☞ Abb. 12.6).

Das Duodenum geht mit einer starken Biegung in das Jejunum über. An das Jejunum schließt das Ileum an und mündet bei der *Ileozäkalklappe* (Valva ileocaecalis = Bauhin-Klappe) in den Dickdarm (☞ Abb. 12.1 und Abb. 12.9).

Jejunum und Ileum liegen intraperitoneal und sind am Aufhängeband (Gekröse) des Dünndarmes, dem Mesenterium, befestigt.

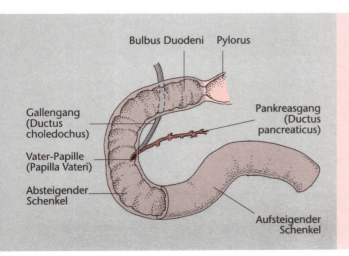

- Als Bulbus duodeni bezeichnen wir den unmittelbar nach dem Magenpförtner gelegenen Abschnitt.
- Die Vater-Papille ist nach Abraham Vater (1684 – 1751, Professor für Anatomie in Wittenberg) benannt.

Abb. 12.6
Zwölffingerdarm (Duodenum)

■ Makroskopie

Die Länge des Duodenums entspricht ungefähr der Breite von zwölf Fingern. Das Längenverhältnis zwischen Jejunum und Ileum beträgt etwa 2 : 3, das Jejunum ist also etwas kürzer als das Ileum.

Die Submucosa (☞ Mikroskopie) bildet im Duodenum und Jejunum Ringfalten (Plicae circulares = *Kerckring-Falten*), die eine Oberflächenvergrößerung (Resorptionsfläche) darstellen. Diese Falten sind im Duodenum wegen der in der Submucosa liegenden *Brunner-Drüsen* (☞ Mikroskopie) besonders ausgeprägt. Der Anfangsteil des Duodenums ist faltenfrei, was im Röntgenbild als „Bulbus duodeni" (Zwiebel) erscheint. Die Falten werden gegen Ende des Jejunums niedriger und seltener und sind im Ileum nur noch klein vorhanden.

Im gesamten Dünndarm bildet die Schleimhaut (Mucosa) winzige Ausstülpungen, sog. Zotten (Villi intestinales), die 1 bis 1,5 mm lang sind und ebenfalls der Oberflächenvergrößerung für die Resorption dienen. Ebenso kommen schleimbildende Einstülpungen, sog. Krypten (Glandulae intestinales), vor.

■ Mikroskopie

Die Wand des gesamten Dünndarms besteht von innen nach außen aus folgenden Schichten:

- *Mucosa:* Schleimhaut, bildet Zotten und Drüsen (Lieberkühn-Krypten). Im Schleimhautbindegewebe (retikuläres Abwehrgewebe) liegen Lymphfollikel, die im Ileum große, makroskopisch sichtbare Gruppen bilden (sog. Peyer-Plaques).
- *Muscularis mucosae:* An der Grenze zur Submucosa befindet sich eine Schicht glatter Muskulatur für die Feineinstellung der Schleimhaut zum Darminhalt.

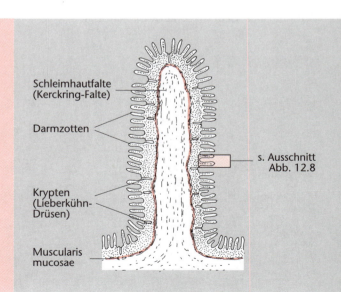

Abb. 12.7
Schnitt durch Schleimhautfalte (Kerckring-Falte oder Plica circularis) (schematisch)

- *Submucosa:* Bindegewebige Verschiebungsschicht aus größerem, lockerem Bindegewebe, enthält größere Blut- und Lymphgefäße sowie ein Nervengeflecht (Plexus submucosus = Meissner-Plexus), welches die Mucosa versorgt
- *Muscularis:* Muskelschicht, besteht aus innerer Ringschicht und äußerer Längsschicht glatter Muskelfasern. Zwischen diesen beiden Schichten ist ein Nervengeflecht (Plexus myentericus = Auerbach-Plexus), das die peristaltischen Bewegungen der beiden Muskulaturschichten steuert.
- *Adventitia:* Außenschicht, als bindegewebige Verbindungsschicht zur Umgebung, bei retro- und extraperitonealen Abschnitten. Auf der Vorderseite des Duodenum und der gesamten Außenseite von Jejunum und Ileum (abgesehen vom Gekröseansatz) wird die Adventitia durch das Bauchfell (Peritoneum) gebildet.

12.6.2 Krypten, Zotten und Drüsen

■ Krypten (Glandulae intestinales)

Im gesamten Dünndarm liegen in der Schleimhaut zwischen den Zotten kurze (0,2 bis 0,4 mm) Drüsenschläuche (sog. Lieberkühn-Krypten).

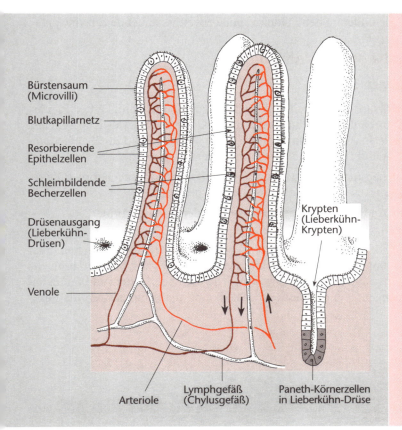

- Zwischen dem Blutkapillarnetz der Zotten liegen glatte Muskelfasern.
- Die Zotte ist überzogen von einreihigem Zylinderepithel. Die meisten Zellen haben an der Oberfläche dichte Ausstülpungen (Mikrovilli), die insgesamt als Bürstensaum erscheinen. Diese enthalten Enzyme für die Resorption der aufgespaltenen Nährstoffe.
- Zwischen den Resorptionszellen liegen einzelne schleimbildende Becherzellen.

Abb. 12.8
Schema Zotten
(Villi intestinales)
(aufgeschnitten)

In der Tiefe der Krypten liegen Drüsenzellen, (Paneth-Körnerzellen), die Enzyme bilden. Oberflächenwärts liegen zwischen schleimproduzierenden Becherzellen die enterochromaffinen (früher: gelben) Zellen, die Serotonin (☞ 12.6.3) produzieren.

■ Zotten (Villi intestinales)

Die der Oberflächenvergrößerung und der Resorption dienenden Zotten (Villi intestinales) sind kontrahierbare Ausstülpungen der Schleimhaut. In sie mündet eine kleine Arterie, die sich in viele Kapillaren aufspaltet, die wiederum in wenige abfließende Venen münden. Außerdem liegt in der Zottenmitte ein blind beginnendes Lymphgefäß, das Chylusgefäß. Venen und Chylusgefäß werden durch die Zottenpumpe entleert, indem glatte Muskulatur (aus der Muscularis mucosae) die Zotte ziehharmonikaartig kontrahiert und so die Gefäße leer drückt. Der Blutdruck in der Arterie bringt danach die Zotte wieder zur Streckung. Bei Verdauungsaktivität kann sich eine Zotte mehrmals in der Minute kontrahieren.

■ Brunner-Drüsen

Nur im Duodenum gehen vom Grund zahlreicher „Krypten" verzweigte große Drüsen ab, die in der Submucosa liegen, die Duodenaldrüsen (Glandulae duodenales = Brunner-Drüsen). Sie bilden neben Schleim einige eiweißverdauende Enzyme.

12.6.3 Aufspaltung der Nahrung
■ Physiologie allgemein

Die Bestandteile der Nahrung (Eiweiß = E, Kohlenhydrate = KH und Fette = F) müssen im Dünndarm durch die Verdauungsenzyme in kleinste wasserlösliche Teilchen zerlegt werden, damit sie von den Darmzotten (durch Mikrovilli ☞ 12.6.2) aufgenommen und in die Blut- und Lymphgefäße resorbiert werden können.

Kohlenhydrate, Zucker und Stärke werden schließlich als Monosaccharide (Glukose, Galaktose und Fruktose)* ins Pfortadersystem resorbiert.

Eiweiße werden als Aminosäuren ebenfalls ins Pfortadersystem resorbiert.

Große Fettmoleküle werden als Glyzerin und Fettsäuren in die Darmlymphgefäße (Chylusgefäße) aufgenommen. Als kleinste Fetttröpfchen (Chyluströpfchen oder Chylomikronen) gelangen sie über den Hauptlymphgang bei der oberen Hohlvene (V. cava superior) ins Blut. Dadurch umgehen Fette die Leber. Kurz- und mittelkettige Fettsäuren gelangen, wie die Monosaccharide und die Aminosäuren ins Pfortadersystem.

---

* Als resorptionsfähiger Einfachzucker (Monosaccharid) wird meistens der Traubenzucker (Glukose) anstelle von allen Monosacchariden erwähnt.

Gewebshormone des Duodenum

- *Sekretin*: Der vom Magen ins Duodenum übergetretene saure Speisebrei löst eine Sekretinausschüttung aus. Sekretin wiederum regt die Pankreassekretion an, wodurch enzymarmer alkalischer Bauchspeichel produziert wird.
- *Cholezystokinin-Pankreozymin* (CCK-PZ): Wird durch Fett, Eiweißprodukte und Salzsäure freigesetzt. Regt die Pankreassekretion an (enzymreicher zähflüssiger Bauchspeichel), fördert die Darm- und hemmt die Magenbeweglichkeit, gelangt über die Blutbahn zur Gallenblase und bewirkt deren Kontraktion.

■ Mechanische Funktion

Der Darminhalt wird zusammen mit dem Darmsaft durch Roll- und Pendelbewegungen des Darmes gut durchmischt und durch peristaltische Bewegungen weiterbefördert. Für die Bewegungen ist die Muskelschicht (Muscularis) der Darmwand verantwortlich.

Darmsaft

Für die Bildung des Darmsaftes (5 bis 15 Liter in 24 Stunden) sind die Brunner-Drüsen und die Lieberkühn-Krypten des übrigen Dünndarmes hauptverantwortlich. Daneben helfen Becherzellen mit, indem sie Schleim produzieren. Das Hormon *Serotonin* (= Gewebshormon, aus Aminosäurenabbau entstanden, das in den Thrombozyten, in den Granula der basophilen Granulozyten, im Zentralnervensystem und in den enterochromaffinen Zellen der Darmschleimhaut vorkommt und als Neurotransmitter Körpertemperatur, Schlaf und Aspekte des Gefühlslebens regelt), erregt hier die glatte Muskulatur. Neben dem erwähnten Dünndarmsaft fließen ebenso die anderen Verdauungssäfte (Sekret aus dem Pankreas, Galle aus der Leber sowie Magensaft) in den Darm.

Der Darmsaft besteht hauptsächlich aus Wasser, Schleim, Enzymen und abgeschilferten Epithelzellen. Bei einem pH-Wert von 8,3 reagiert er alkalisch (☞ 7.1.1).

■ Chemische Funktion zur Aufspaltung der Nahrung

Die meisten Enzyme gelangen mit dem Pankreassekret durch den Pankreasgang (Ductus pancreaticus) ins Duodenum. Zusätzlich bilden auch die Paneth-Körnerzellen der Lieberkühn-Drüsen und die Brunner-Drüsen des Duodenum einige Enzyme.

■ Enzymaktivität im Duodenum

Im Duodenum werden zur Aufspaltung der einzelnen Nahrungsstoffe folgende Enzyme wirksam:

Eiweiß

- Trypsinogen und Chymotrypsinogen werden erst im Duodenum in ihre aktive Form *Trypsin* und *Chymotrypsin* umgewandelt, um eine Selbstverdauung des Pankreas zu verhindern. Die sehr aggressiven Enyzme spalten Vielfacheiweiße

(Polypeptide), so dass mehrfach verkettete Aminosäuremoleküle (Oligopeptide) entstehen.

- *Carboxypeptidase* spaltet Polypeptide zu niedrigen Polypeptiden, zu zweifachen Aminosäuren (Dipeptiden) und in geringem Maß auch zu den wasserlöslichen einfachen Aminosäuren.
- *Nuklease* spaltet Polynukleotide (Nukleinsäuren) zu dreifachen bis zehnfachen Nukleotiden (Oligonukleotide).

Kohlenhydrate

- *Amylase* spaltet Kohlenhydrate in Zweifachzucker (Disaccharide).
- *Saccharase* spaltet Rohrzucker in die Einfachzucker (Monosaccharide), Fruktose und Glukose.
- *Maltase* spaltet Malzzucker in Glukose.
- *Laktase* spaltet Laktose in Glukose und Galaktose.

Fett

- *Lipase* wandelt die durch die Emulsion (Begriffserläuterungen ☞ 12.5) vorbereiteten Fetttröpfchen in Glyzerin (Alkohol) und Fettsäuren (feinste Fetttröpfchen) um, spaltet also Triglyzeride in freie Fettsäuren und Monoglyzeride. Glyzerin ist jetzt wasserlöslich und somit resorptionsfähig gemacht. Die wasserunlöslichen Fettsäuren werden also resorptionsfähig, indem sie (wahrscheinlich) mit Cholin zu Cholesterinestern umgebaut werden. Man vermutet aber, dass diese bereits in der Darmwand wieder zu Fettsäuren werden. Dort werden wohl auch die meisten Fettsäuren mit dem Glyzerin wieder zu Fetten vereinigt.
- *Gallensäure*, die zwar nicht als Enzym bezeichnet wird, hier aber aufgeführt wird, weil sie eine wichtige Funktion bei der Fettverdauung hat, gelangt aus der Leber durch den Gallengang (Ductus choledochus) bei der Vater-Papille ins Duodenum. Sie bewirkt die Umwandlung der durch Enzyme schwer angreifbaren Fette (Emulgierung der Fette) in einen feineren Verteilungszustand im Darminhalt (Emulsion). Die Gallensäure bereitet also die Fette so auf, dass ihre Oberfläche (Angriffsfläche) größer wird und die Lipase als Enzym aktiv werden kann. Außerdem hat die Gallensäure die Aufgabe, das Enzym Lipase zu akitivieren.

Enterokinase ist ein von der Duodenalschleimhaut gebildetes Enzym, das keine direkte Verdauungsfunktion hat. Es hat die Aufgabe, die aus dem Pankreas stammenden inaktiven Proenzyme *Trypsinogen* und *Chymotrypsinogen* in die aktiven Enzyme *Trypsin* und *Chymotrypsin* umzuwandeln, d.h. die Enterokinase wandelt Thrypsinogen zu Trypsin um, das seinerseits das Chymotrypsinogen zu Chymotrypsin umwandelt. Kommt es aus pathologischen Gründen bereits im Pankreas zur Umwandlung der Proenzyme in aktive Enzyme, führt dies zur Selbstandauung des Pankreas. Wir sprechen dann von einer akuten Pankreasnekrose.

Enzymaktivität im Jejunum und Ileum

Im Jejunum und Ileum wirken die aus dem Duodenum stammenden Enzyme weiter. Gleichzeitig wirken auch die im Darm von den Dünndarmdrüsen (Paneth-Körnerzellen der Lieberkühn-Krypten) gebildeten Enzyme. Insgesamt sind es:

- *Erepsin* (Enzymgemisch des Darmsekrets) zerlegt die vom Pepsin und Trypsin bereits teilweise zerlegten Mehrfacheiweiße (Polypeptide) in resorbierbare Aminosäuren.
- *Saccharase* spaltet Rohrzucker in Glukose und Fruktose.
- *Maltase* spaltet Malzzucker in Glukose.
- *Laktase* spaltet Milchzucker in Glukose und Galaktose.
- *Lipase* spaltet die von der Gallensäure vorbereiteten (emulgierten) Fette in Glyzerin und Fettsäuren (sog. Verseifung).

	Stärke, Zucker, Kohlenhydrate	Eiweiße	Fette
Mundhöhle	Amylase (= Ptyalin)	–	–
Speiseröhre	–	–	–
Magen	–	Pepsin	Lipase (wenig)
Zwölffingerdarm von der Leber vom Pankreas von den Brunner-Drüsen	Amylase Saccharase Maltase Laktase	Trypsin Chymotrypsin Carboxypeptidase Nuklease nur wenige Peptidasen	Gallensäure Lipase
Jejunum und Ileum	Saccharase Maltase Laktase	Erepsin	Lipase
Aufspaltung in wasserlösliche und resorptionsfähige Formen	Einfachzucker (Monosaccharide), z.B. Glukose, Fruktose und Galaktose	Aminosäuren	Glyzerin und Fettsäuren
Resorption in:	Pfortader	Pfortader	vorwiegend Chylusgefäße

Tab. 12.1 Übersicht über die Verdauungsenzyme des Verdauungssystems und deren Funktion

> ## Testfragen Verdauungssystem: Dünndarm
>
> 1. Wo liegt der Zwölffingerdarm? (☞ 12.5.1)
> 2. Welche Gänge münden bei der Vater-Papille in den Zwölffingerdarm (☞ 12.5.1, Abb. 12.6)
> 3. Woher kommt der Gallensaft und welche Aufgaben hat er? (☞ 12.5.1)
> 4. Wo liegen Jejunum und Ileum? (☞ 12.5.1, Abb. 12.1)
> 5. Wie ist der Dünndarm mikroskopisch gebaut? (☞ 12.5.1)
> 6. Was wissen Sie über die mechanische Funktion des Dünndarms? (☞ 12.5.1)
> 7. Welche Enzyme kennen Sie und woher stammen sie? (☞ 12.5.1)
> 8. Welche Nährstoffe werden von welchen Enzymen zerlegt? (☞ 12.5.1)
> 9. Wie heißen die resorptionsfähigen Endprodukte und wohin werden sie resorbiert? (☞ 12.5.1)

12.7 Dickdarm (Colon)

12.7.1 Lage und Beschreibung

■ Topografie

Der Dickdarm (Colon) liegt im unteren Bauchraum und bildet einen Rahmen um die Dünndarmschlingen. Er beginnt bei der Bauhin-Klappe (Ileozäkalklappe = Valva ileocaecalis = Übergang vom Dünndarm zum Dickdarm) und endet mit dem Schließmuskel (Sphincter ani) am Ende des Mastdarmes (Rectum).

■ Makroskopie

Die Länge des Dickdarms beträgt 1,2 bis 1,4 Meter (Begriffserläuterungen ☞ Abb. 12.9). Makroskopisch erkennen wir zwei Besonderheiten:

- **Tänien**
  Als Längsmuskelschicht finden wir drei längs verlaufende Muskelbänder, an denen zahlreiche Fettläppchen hängen. Diese Fettgewebsanhängsel zählen mit zum Fettspeicherorgan des Körpers. Bei Fettleibigen kommt es hier zu erheblichen Ansammlungen von Fettgewebe.
- **Haustren**
  Die Ausbuchtungen der Darmwand nennen wir Haustren.

Im Mastdarm (Rectum) sind keine Tänien und Haustren mehr vorhanden.

Im Bereich des Afters (Anus) ist die Schleimhaut durch die Anordnung der Hämorrhoidalgefäße (☞ 12.7.1) in Falten gelegt. Sichtbar ist die reichliche Pigmentierung beim Übergang des Zylinderepithels in Plattenepithel (☞ Mikroskopie).

12.7 Dickdarm (Colon) 287

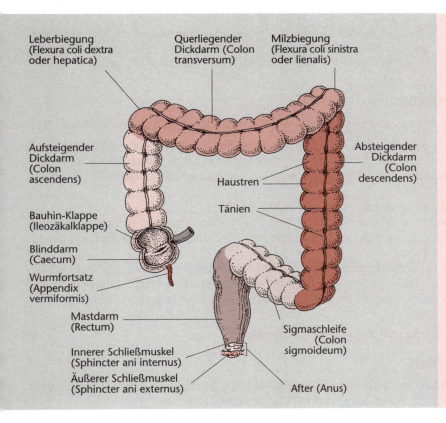

- Bei der Bauhin-Klappe mündet der Dünndarm in den Dickdarm.
- Der Sphincter ani internus besteht aus glatter unwillkürlicher Muskulatur, der Sphincter ani externus aus quergestreifter willkürlicher Muskulatur.

Abb. 12.9 Dickdarm (Colon) (schematisch)

Befestigung des Dickdarms

Die querliegenden Teile (Colon transversum und Sigmaschleife) sind mittels Aufhängeband (Mesocolon ☞ 12.5) befestigt. Sie liegen innerhalb des Bauchfells, also *intraperitoneal*.

Der auf- und absteigende Teil (Colon ascendens und Colon descendens) liegen hinter dem Bauchfell, also *retroperitoneal*. Sie sind an der hinteren Bauchwand fixiert.

Der Mastdarm (Rectum) liegt weitgehend im kleinen Becken und wird nur am obersten Teil (vorne und seitlich) wenig vom Bauchfell überzogen. Dieser Teil liegt somit *retroperitoneal*. Der untere Teil dagegen liegt unterhalb bzw. außerhalb des Bauchfells, nämlich *extraperitoneal*.

Hämorrhoiden

Im Bereich des Afters (Anus) ist die Schleimhaut durch Buträume in Falten gelegt. Die Mastdarmvenen (Rektalvenen) verteilen sich in diesen Falten geflechtartig. Schleimhautäste der Rektalarterien bilden stark geschlängelte Arterienschlingen, die durch arteriovenöse Anastomosen mit den Rektalvenen verbunden sind. Die Gefäßknäuel verstärken als Schwellkörper den Verschluss des Anus. Diese Schwellkörper heißen Hämorrhoiden und sind physiologische Gefäßerweiterungen im Rectum. Sie haben wesentliche Aufgaben bei der Kontinenzerhaltung und dem gasdichten Verschluss des Rectums. Eine Vergrößerung dieser Hämorrhoiden führt zum „Hämorrhoidalleiden", die bei einer Eröffnung hellrotes Blut entleeren können.

■ Mikroskopie

Ähnlich wie beim Dünndarm finden wir von innen nach außen folgende Schichten:

- *Mucosa*: Schleimhaut, Zylinderepithel mit Becherzellen. Wir finden hier noch Krypten (Lieberkühn-Drüsen), aber keine Zotten mehr. Beim After (Anus) geht das Zylinderepithel in Plattenepithel über. Im Schleimhautbindegewebe sind viele Lymphfollikel.
- *Submucosa*: Verschiebeschicht aus Bindegewebe.
- *Muscularis*: Muskelschicht, bestehend aus einer inneren gleichmässigen Ringmuskelschicht und einer äußeren Längsmuskelschicht, aufgeteilt in drei Muskelbänder (Tänien).
- *Adventitia*: Verbindungsschicht bis zum Sigma, teilweise bildet das Bauchfell die Verbindungsschicht. Wo dies nicht der Fall ist, finden wir eine einfache bindegewebige Verbindungsschicht, welche den Darm mit der Umgebung verbindet.

12.7.2 Aufgaben des Dickdarmes

■ Physiologie

- *Eindickung des Stuhls:* Etwa 70 bis 85 % des Wassers, das mit dem Dünndarmsaft in den Dickdarm gelangt, wird ins Blut rückresorbiert.
- *Elektrolytresorption:* Zusammen mit dem Wasser werden auch Elektrolyte resorbiert.
- *Restverdauung:* Sie ist unbedeutend, denn nur wenig mitgewanderte Enzyme wirken im Dickdarm weiter. Sonst findet im Dickdarm keine Verdauung mehr statt. Doch werden aufgespaltene Nährstoffe durch aktive Resorption, durch Zylinderepithelzellen mit Bürstensaum, mit dem Wasser resorbiert (Nährklystier).
- *Schleimproduktion:* Aus zahlreichen Becherzellen wird dem Kot Schleim beigemengt.
- *Gärungs- und Fäulnisprozesse:* Mit Hilfe der im Darm physiologisch vorkommenden Koli-Bakterien kommt es zur Zerstörung der unverdaulichen Bestandteile:
  - **Kohlenhydrate:** durch Gärung entstehen verschiedene Säuren (Milchsäure, Essigsäure, Buttersäure etc.) Die Reaktion der Gärungsprodukte ist sauer.
  - **Eiweiße:** durch Fäulnis entstehen giftige und übelriechende Stoffe. Als wichtigster sei hier das Ammoniak erwähnt. Die Reaktion dieser Bestandteile ist alkalisch. Bei diesem Prozeß entstehen Darmgase, welche zu 90 % resorbiert werden, und zur Entgiftung zur Leber gelangen, und zu 10 % als Winde ausgeschieden werden. (Winde sagen uns Wesentliches aus über die Darmtätigkeit, z.B. nach Operationen, nach Darmlähmungen etc.)
  - **Fette:** sie passieren den Dickdarm unverändert und werden ausgeschieden.

- *Peristaltik:* Durch die Bewegungen der Muskulatur (Ringschicht und Tänien) wird der Dickdarminhalt zum Mastdarm befördert, wo er in der Ampulle, die als Reservoir dient, auf die Ausscheidung wartet.
- *Ausscheidung:* ☞ Stuhlentleerung.

■ Speisebrei-Verweildauer

Die Verweildauer des Speisebreies im Verdauungssystem ist von Mensch zu Mensch sehr unterschiedlich und schwankt zwischen 20 bis über 80 Stunden. Schwer verdauliche Speisen verweilen länger sowohl im Magen als auch im Darm.

Magen: 2 bis 4 Stunden
Dünndarm: 6 bis 8 Stunden
Dickdarm: 12 bis 70 Stunden.

12.7.3 Stuhlzusammensetzung und Stuhlentleerung

■ Stuhlzusammensetzung

- 70 bis 75 % Wasser
- Zellulose (Ballaststoffe, pflanzliche Zelltrümmer)
- Fäulnis- und Gärungsprodukte
- Schleim- und Enzymreste
- wenig Leukozyten
- Epithelzellen des Darmepithels
- überschüssige Mineralstoffe
- Bakterien
- Farbstoffe (Sterkobilin = umgewandeltes Bilirubin) verleiht dem Stuhl bzw. Kot (Fäzes) seine braune Farbe.

■ Stuhlentleerung (Defäkation)

1. Ampulle des Mastdarmes (Rectum) füllt sich
2. Der Darminhalt tritt tiefer und dehnt so die Wand des Mastdarms: Rezeptoren bewirken Stuhldrang. Bei starkem Durchfall (Ruhr o.Ä.) genügen schon kleinste Mengen dünnflüssigen Stuhls zum Stuhldrang.
3. Willkürliche Betätigung (Erschlaffung) des äußeren willkürlichen Schließmuskels (Spincter ani externus) löst reflektorisch die Betätigung (Erschlaffung) des inneren unwillkürlichen Schließmuskels (Spincter ani internus) aus.
4. Mit Hilfe der Bauchpresse (Bauchmuskulatur, Beckenbodenmuskulatur, Anhalten des Atems ☞ 11.2.1) kann der Stuhl willkürlich entleert werden.

Die Häufigkeit der Stuhlentleerung ist individuell stark verschieden. Sowohl eine Stuhlentleerung alle zwei bis drei Tage als auch zweimal täglich sind im Normbereich.

12.8 Blutversorgung und Innervation des Darmes

■ Blutversorgung

Die arterielle Blutversorgung des gesamten Darms erfolgt über Organarterien, die aus der Aorta stammen.

- Auf Höhe des 2. Brustwirbels gibt die Aorta einen gemeinsamen Stamm (Truncus coeliacus) für die Versorgung des Magens, der Milz, der Leber und des Darmes ab.
- Aus der Bauchaorta (Aorta abdominalis) stammt die obere Gekröseschlagader (A. mesenterica superior). Sie liegt hinter dem Pankreas im Mesenterium und gibt Äste ab an das Pankreas, das Duodenum, den gesamten Dünndarm und den rechten Teil des Dickdarms.
- Ebenfalls aus der Bauchaorta stammt die untere Gekröseschlagader (A. mesenterica inferior). Sie gibt auf der Höhe des 3. Lendenwirbels Äste an den linken und mittleren Teil des Dickdarms, an das Sigma und das obere Rectum ab.
- Der venöse Abfluss erfolgt einerseits über die Pfortader (Vena portae), andererseits über die Organvenen, welche schließlich in die untere Hohlvene (V. cava inferior) münden.

■ Lymphgefäße

Zur Resorption von Fetten entspringen in den Zotten des Dünndarmes Chylusgefäße (☞ 12.6.2). In der Dickdarmwand liegen normale Lymphgefäße ohne Resorptionsleistung, Lymphknoten befinden sich an der Bauchhinterwand.

■ Innervation

Parasympathische Anteile (N. vagus) fördern die gesamte Darmtätigkeit. Sympathische Anteile (N. splanchnicus) hemmen die gesamte Darmtätigkeit. Die Verdauung und Resorption der Nährstoffe (Speicherung) erfolgt vorwiegend nach dem Essen (Müdigkeitsgefühl durch Aktivität des Parasympathikus) und nachts, weil in Ruhe eine optimale Speicherung der Nährstoffe (auch in den einzelnen Zellen) erfolgen kann.

Testfragen Verdauungssystem: Dickdarm

1. Wo beginnt der Dickdarm, wo endet er? (☞ 12.5.2)
2. Wie ist der Dickdarm makroskopisch gebaut? (☞ 12.5.2)
3. Wie ist der Dickdarm mikroskopisch gebaut? (☞ 12.5.2)
4. Welche Aufgaben erfüllt der Dickdarm? (☞ 12.5.2)
5. Wie setzt sich der Stuhl (Kot) zusammen? (☞ 12.5.2)
6. Wie kommt es zur normalen Stuhlentleerung? (☞ 12.5.2)
7. Erklären Sie die Blutversorgung und die Innervation des Dickdarmes. (☞ 12.8)

12.9 Zusammenfassung der Drüsen des Körpers

Als Lernhilfe und Lernkontrolle sind in der folgenden Tabelle nochmals alle exokrinen Drüsen des Organismus und ihre Aufgaben zusammengefasst.

Drüse	Sekret	Aufgabe
Mundspeicheldrüsen	*Speichel* = serös-muköser Schleim mit Ptyalin (Ptyalin gehört zur Gruppe der Amylasen)	• Mundhöhle feucht halten • Speise durchmischen • Speise weiterbefördern • Kohlenhydrate andauen
Magendrüsen	*Magensaft* = Salzsäure, Schleim, Pepsin, Lipase (wenig)	• Bakterien töten • Magenwand schützen • Eiweiße andauen • Beim Säugling Andauung der Milcheiweiße durch die Magensäure (Milchgerinnung)
Pankreas	*Bauchspeichel* enthält Amylase, Saccharase, Maltase, Trypsinogen, Chymotrypsinogen, Carboxypeptidase, Nuklease, Pankreaslipase	• Flüssigkeit befördert Enzyme • Kohlenhydratverdauung • Eiweißverdauung • Fettverdauung
Leber *ist nicht nur Drüse, da sie noch andere Aufgaben hat*	*Galle* mit Gallensäure	• Emulsion der Fette • Aktivierung der Lipase
Krypten und Duodenaldrüsen des Dünndarm	*Dünndarmsaft* = mit Saccharase, Maltase, Laktase, Erepsin, Dünndarmlipase	• Kohlenhydratverdauung • Eiweißverdauung • Fettverdauung
Talgdrüsen	*Talg*	• Einfetten von Haut und Haaren
Schweißdrüsen	*Schweiß* = Wasser mit Elektrolyten und Stoffwechselendprodukten	• Temperaturregulation • Säureschutzmantel der Haut • Ausscheidung von Stoffwechselendprodukten
Tränendrüsen	*Tränenflüssigkeit* = Wasser und Elektrolyte	• Benetzung der äußeren Augenhäute (Hornhaut und Bindehaut)
Brustdrüsen	Milch	• Ernährung des Säuglings

Tab. 12.2 Exokrine Drüsen des Körpers und ihre Aufgaben

Testfragen: Tätigkeit der exokrinen Drüsen

1. Wie heißen die verschiedenen exokrinen Drüsen? (☞ 12.9)
2. Wie heißen die von ihnen gebildeten Sekrete? (☞ 12.9)
3. Welche Aufgaben erfüllen die verschiedenen Sekrete? (☞ 12.9)

13 Bauchspeicheldrüse, Leber und Gallenblase

Wesentliche exokrine Aufgabe des Pankreas

Bildung von Pankreassaft und Proenzymen

13.1 Bauchspeicheldrüse (Pankreas)

■ Topografie und Makroskopie

Die etwa 80 g schwere und 14 bis 18 cm lange Bauchspeicheldrüse liegt lang gestreckt an der Hinterwand des Oberbauches (☞ Abb. 12.1). Sie liegt wie das Duodenum retroperitoneal. Das Pankreas wird in Kopf, Körper und Schwanz eingeteilt. Der Pankreaskopf wird rechts vom Duodenum umfasst, der Pankreasschwanz reicht an den Milzhilus heran.

Der etwa 2 mm dicke Ausführungsgang (Ductus pancreaticus) durchzieht die längliche Drüse und nimmt unterwegs zahlreiche Drüsengänge auf, die senkrecht einmünden. Dieser exkretorische Ausführungsgang mündet zusammen mit dem Gallengang (Ductus choledochus) über die Vater-Papille ins Duodenum (☞ Abb. 13.1).

■ Mikroskopie

Eine schwach ausgebildete Bindegewebskapsel umgibt das Organ und dringt mit Bindegewebszügen in die Drüse ein. Dadurch wird diese in Läppchen unterteilt. Der exokrine Pankreasanteil ist eine rein seröse Speicheldrüse mit azinösen Anteilen. Kleine Schleimdrüsen münden in die größeren Ausführungsgänge, die ihrerseits in den Ductus pancreaticus und schließlich ins Duodenum münden. Der endokrine Pankreasanteil, bestehend aus 0,5 bis 2 Mio. Zellinseln (Langerhans-Inseln), sind in Kap. 6.6 beschrieben.

■ Physiologie

Täglich werden etwa 2 Liter Bauchspeichel (Pankreassaft) gebildet. Der basische Pankreassaft gelangt durch den Ductus pancreaticus ins Duodenum und neutralisiert den sauren Magensaft. Außerdem enthält er Proenzyme für den Eiweiß-, Fett- und Kohlenhydratabbau. Diese Proenzyme werden im Dünndarm zu hochwirksamen Enzymen aktiviert und führen die teilweise bereits in Mund und Magen begonnene Verdauung zu Ende, d.h., sie spalten Eiweiße, Fette und Kohlenhydrate in ihre Bausteine auf.

Die Drüsensekretion des Pankreas kann durch den Anblick von Speisen, aber auch hormonell (Hormone der Darmschleimhaut, wie Sekretin und Pankreozymin) ausgelöst werden.

Die endokrine Aufgabe des Pankreas ist im Kap. 6.6 (Endokrinsystem) beschrieben.

Testfragen: Bauchspeicheldrüse

1. Beschreiben Sie die Lage der Bauchspeicheldrüse (☞ 13.1)
2. Wie ist die Bauchspeicheldrüse makroskopisch aufgebaut? (☞ 13.1)
3. Wie ist der exokrine Teil der Bauchspeicheldrüse mikroskopisch aufgebaut? (☞ 13.1)
4. Erläutern Sie die exokrine Aufgabe der Bauchspeicheldrüse (☞ 13.1)

13.2 Leber (Hepar) und Gallenblase (Vesica fellea)

Wesentliche Aufgaben der Leber

- Neu- und Umbildung zahlreicher Stoffwechselprodukte.
- Synthese von Gerinnungsfaktoren.
- Speicherorgan für Zucker, Aminosäuren, Vitamine, Eisen u.a.
- Bildung der für die Fettverdauung notwendigen Gallensäuren.
- Entgiftung von körperfremden Stoffen (Medikamente u.a.) sowie von giftigen Stoffwechselendprodukten.
- Abbau von Blutzellen in den Kupffer-Sternzellen.

13.2.1 Leber: Lage und Beschreibung

■ Topografie

Die Leber liegt im rechten Oberbauch direkt unter der rechten Zwerchfellkuppel. Der linke Leberlappen ragt über die Mitte hinaus bis zum linken Oberbauch. Die Unterfläche liegt auf der rechten Dickdarmbiegung (Flexura hepatica). Da die Leber fast vollkommen von Bauchfell überzogen ist, wird ihre Lage als intraperitoneal bezeichnet.

■ Makroskopie

Die Leber ist eins der größten Organe unseres Körpers und wiegt ein bis eineinhalb Kilogramm. Bei Vorderansicht der Leber erkennen wir zwei große Lappen, den *rechten Leberlappen* (Lobus dexter) und den *linken Leberlappen* (Lobus sinister). Von der Form und Lage der Leberoberfläche her, sprechen wir von der oberen konvexen Zwerchfellseite und von der unteren konkaven Eingeweideseite. Die Leberlappen werden durch bindegewebige Bänder verbunden und am Zwerchfell fixiert. In diesen Bändern liegen die, beim Embryo noch vorhandene und später verödete, Nabelvene und der venöse Gang (Ductus venosus ☞ Fetalkreislauf, 16.3.5).

13.2 Leber (Hepar) und Gallenblase (Vesica fellea)

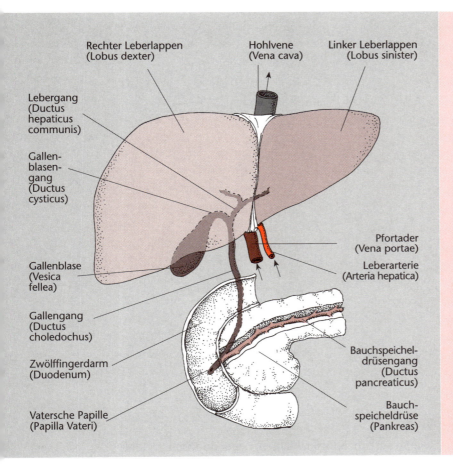

Abb. 13.1
Leber von vorne (schematisch)

Bei Hinteransicht der Leber (☞ Abb. 13.2) erkennen wir beim rechten Lappen zwei weitere kleinere Lappen, den *geschwänzten Lappen* (Lobus caudatus) und den *viereckigen Lappen* (Lobus quadratus).

Durch die Leberpforte (Hilus) treten

ein: Leberarterie (Arteria hepatica)
Pfortader (Vena portae)
Nerven

aus: Lebergang (Ductus hepaticus)
Lymphgefäße
Nerven

296 Bauchspeicheldrüse, Leber und Gallenblase

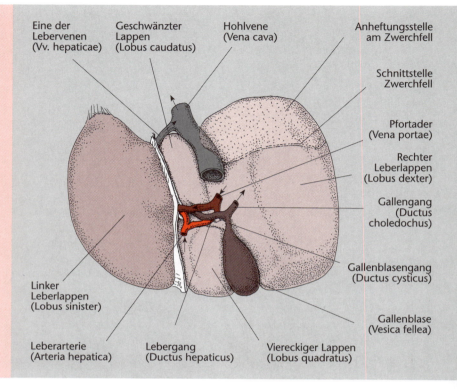

Die Lebervenen münden im oberen Bereich der Leber in die Hohlvene (☞ auch Abb. 13.1 oben)

Abb. 13.2
Leber von hinten, wobei die Unterfläche sichtbar wird (schematisch)

Labels: Eine der Lebervenen (Vv. hepaticae); Geschwänzter Lappen (Lobus caudatus); Hohlvene (Vena cava); Anheftungsstelle am Zwerchfell; Schnittstelle Zwerchfell; Pfortader (Vena portae); Rechter Leberlappen (Lobus dexter); Gallengang (Ductus choledochus); Gallenblasengang (Ductus cysticus); Gallenblase (Vesica fellea); Vierekiger Lappen (Lobus quadratus); Lebergang (Ductus hepaticus); Leberarterie (Arteria hepatica); Linker Leberlappen (Lobus sinister)

■ Mikroskopie

Die Leber besteht aus unzähligen kleinen Leberläppchen (Lobuli), die im Querschnitt sechseckig erscheinen. Ihr Durchmesser beträgt ein bis zwei Millimeter. Die Leberläppchen ihrerseits bestehen aus Leberzellen, die auf die Zentralvene hin (zentripetal) eine Bälkchenstruktur bilden. Man spricht deshalb von Leberzellbälkchen (☞ Abb. 13.3).

Zwischen den Bälkchen, bzw. zwischen dem Periportalfeld mit dem Glisson-Dreieck und der Zentralvene liegen die Lebersinusoide. In diesem Kapillarnetz vermischt sich das arterielle Blut mit dem Pfortaderblut, um dann als gemischtes Blut in die Zentralvene zu münden. Diese zentripetal verlaufenden Gefäße kann man auch als „venöses Wundernetz" bezeichnen. Die Zentralvenen führen das Blut über die Lebervenen (Vv. hepaticae) in die untere Hohlvene (V. cava inferior). In der Wandung der Leberzellbälkchen finden sich sog. Kupffer-Sternzellen. Wie die Retikulumzellen der Milz und der Lymphknoten (☞ 10.2) haben sie die Fähigkeit, an Ort und Stelle Bakterien, Fremdkörper und alte Erythrozyten zu phagozytieren (Physiologie der Leber ☞ 13.2). Die Kupffer-Sternzellen gehören, wie die Retikulumzellen, zum Reticulo-endothelialen System (RES).

13.2 Leber (Hepar) und Gallenblase (Vesica fellea)

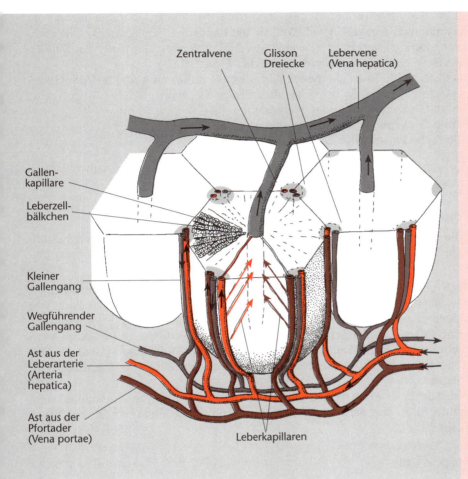

- Die Lebervene (V. hepatica) mündet in die Hohlvene.
- Die Galle in den Gallenkapillaren fließt zentrifugal.
- Der wegführende Gallengang führt zum Lebergang (Ductus hepaticus).
- Von den Leberzellbälkchen ist auf dieser Abbildung nur die oberste Schicht eingezeichnet.
- Die Glisson-Dreiecke (Glisson-Trias) werden auch als Periportalfelder bezeichnet.
- Die Leberkapillaren aus der V. portae (rechts in der Abb.) ermöglichen den Stoffaustausch der Pfortaderblutes.
- Die Leberkapillaren aus der A. hepatica (links in der Abb.) dienen der Ernährung der Zellen.

Abb. 13.3
Leberläppchen (Lobulus) (schematisch, mikroskopische Darstellung)

13.2.2 Aufgaben der Leber

■ Physiologie

1. Stoffwechselfunktion

- Bei Mangel an Kohlenhydraten kann die Leber aus Aminosäuren (hauptsächlich) und Glyzerin (wenig) Glukose aufbauen (Glukoneogenese = Glukoseneubildung) und diese mit Hilfe des Hormons Insulin (Endokrinsystem ☞ 6.6) als Glykogen speichern.
- Die Leber kann ein Überangebot an Kohlenhydraten nutzen, indem sie Kohlenhydrate in Fett umwandelt und dieses als Depot-Fett zur Speicherung in die Unterhaut abgibt.
- In der Leber werden die wichtigsten Plasmaeiweiße wie Albumine ganz und Globuline teilweise (mit Hilfe von Enzymen) gebildet. Globuline spielen eine wichtige

Rolle bei der Abwehrfunktion des Organismus (☞ 7.3.3). Albumine haben eine hohe wasserbindende Fähigkeit. Weil sie die Kapillaren wegen ihrer Größe nicht verlassen können, verhindern sie einen zu großen Wasseraustritt aus den Kapillaren ins Gewebe (☞ auch kolloidosmotischer Druck, 9.3.3).

- Schließlich synthetisiert die Leber Fibrinogen, Prothrombin und weitere Gerinnungsfaktoren und bildet u.a. folgende wichtige Enzyme:
  - Serum-Glutamat-Oxalacetat-Transaminase (SGOT)
  - Serum-Glutamat-Pyruvat-Transaminase (SGPT)
  - Alkalische Phosphatase (AP)

Diese Enzyme spielen bei der Diagnostik von Leberkrankheiten und teilweise auch beim Herzinfarkt eine große Rolle.

2. Speicherfunktion (Vorratskammer)

Stoffe, die im Blut im Überschuss vorhanden sind, kann die Leber – wie unter 1. Stoffwechselfunktion erwähnt – in eine Speicherform bringen und bei Bedarf wieder freisetzen:

- Einfachzucker (Monosaccharide) werden mit Hilfe des Pankreashormons Insulin zu Mehrfachzuckern (Polysaccharide) umgewandelt und als solche in Form von Glykogen gespeichert.
- Bei Energiebedarf des Körpers (Hungerzustand, körperliche Anstrengung) kann die Leber mit Hilfe des Pankreashormons Glukagon das Glykogen wieder in Monosaccharide, z.B. Glukose, umwandeln und über den Blutweg an die Muskulatur u.a. abgeben.
- Neben Zucker in Form von Glykogen speichert die Leber auch Aminosäuren, Vitamine, Eisen (aus dem abgebauten Hämoglobin) und Blut (gute Durchblutung der Leber).

3. Bildung von Galle

- Die Galle (griech.: *chole;* lat.: *fel* für Galle in der Gallenblase und *bilis* für Galle außerhalb der Gallenblase) wird in den Leberläppchen von den Leberzellen gebildet. Aus den Gallenkanälchen (Ductuli biliferi) fließt sie in kleine Gallengänge, welche wiederum in größere Gallengänge führen. Schließlich münden alle Gallengänge in den Lebergang (Ductus hepaticus ☞ Abb. 13.3), über den Galle einerseits zur Gallenblase und andererseits über den Gallengang (Ductus choledochus) in den Zwölffingerdarm (Duodenum) gelangt.
- Die Leber hat mit der Bildung von Galle (3/4 bis 1 Liter in 24 Stunden) eine wichtige Verdauungsfunktion: Für die Fettverdauung sind zwei Inhaltsstoffe der Galle wesentlich. Zum einen vermindern die in der Leber aufgebauten *Gallensäuren* die Oberflächenspannung zwischen Fetten und Wasser und ermöglichen dadurch die Emulgierung der Fette, zum anderen tragen *Phospholipide*, mit dem Hauptvertreter *Lezithin*, zur Fettemulgierung bei.

4. Entgiftung

- Giftige Stoffwechselendprodukte (z.B. Eiweißfäulnisprodukte aus dem Darm ☞ unten), sowie von außen zugeführte Giftstoffe (Medikamente, Alkohol etc.) werden in der Leber entgiftet.
- Die Leber entgiftet das Ammoniak, das bei der bakteriellen Zersetzung von Aminosäuren im Darm (☞ 12.6.3) und bei deren Abbau bzw. Umbau in den Körperzellen entsteht. Sie bildet dabei aus Ammoniak den weniger giftigen Harnstoff, der harnpflichtig über die Nieren ausgeschieden wird. Bei diesem Entgiftungsprozess wird viel Energie verbraucht, wodurch Wärme entsteht. Die Leber unterstützt so die Aufrechterhaltung der Körpertemperatur (Regulationsfunktion des Blutes ☞ 7.2.2).
- Wasserlösliche Abbauprodukte werden über die Nieren ausgeschieden, schlecht wasserlösliche über die Galle.
- Bakterien können von den Kupffer-Sternzellen in der Leber phagozytiert, vernichtet und abgebaut werden.

5. Blutbildung und -abbau

- Die Leber hat wesentliche Aufgaben bei der Erythrozytenbildung (Erythropoese ☞ Abb. 7.3) und beim Erythrozytenabbau (☞ Abb. 7.4). Nach Abtrennung des *Globins* vom in der Leber eisenfrei gewordenen Hämoglobin bleibt *Häm* als Farbstoffanteil. Dieses wird weiter aufgespalten und über verschiedene Abbaustufen zu *Bilirubin* (Gallenfarbstoff) umgebaut und als grün-gelblich-rötlicher Farbstoff an die Galle abgegeben. Der Erythrozytenabbau und der Umbau des Häms erfolgen in den Kupffer-Sternzellen. Eine Vorstufe des Bilirubins ist das *Biliverdin*.
- Beim Embryo ist die Leber die wichtigste Bildungsstätte für Erythrozyten und Leukozyten.

13.2.3 Gallenblase

Aufgabe der Gallenblase

Speicherorgan und Ort der Konzentrierung (Eindickung) der Gallenflüssigkeit.

■ Topografie

Die Gallenblase liegt auf der Hinterseite der Leber, auf der Unterseite des rechten Leberlappens, im Bereich der Leberpforte. Hinter ihr liegt der obere Teil des Duodenums (deshalb besteht bei entzündlichem Gallensteinleiden die Gefahr einer Darmperforation).

■ Makroskopie

Die Gallenblase ist ein 8 bis 10 cm langes birnenförmiges Organ. Sie wird eingeteilt in den *Gallenblasengrund* (Fundus), den *Gallenblasenkörper* (Corpus) und dem nahe beim Gallenblasengang (Ductus cysticus) gelegenen *Gallenblasenhals* (Collum). Im Collum und zu Beginn des Gallenblasenganges ist die Schleimhaut spiralig in Falten gelegt.

■ Mikroskopie

Von innen nach außen finden wir folgende Schichten:

- *Schleimhaut* (Zylinderepithel) z.T. resorbierend, z.T. schleimbildend.
- *Muscularis* (Muskelschicht) bildet hier ein Muskelgeflecht von glatten Muskelfasern.
- *Adventitia* (Außenschicht) wird, dort wo die Gallenblase nicht an der Leber angeheftet ist, vom Bauchfell gebildet.

■ Physiologie

Die Gallenblase dient ausschließlich als Sammelbehälter für die Galle. Um möglichst viel wirksame Galle speichern zu können, wird die Galle durch Wasserentzug über Schleimhaut als Konzentrat gespeichert. So kann die Gallenblase 20 bis 50 ccm hoch konzentrierte Galle speichern. Außerdem gibt es Zellen, die Schleim absondern, der -mit der Galle vermischt- normalerweise eine Kristallation der gelösten Gallensubstanzen (Präzipitat) und somit Gallensteinbildung verhindert.

Die Schleimhautfalten verhindern ein spontanes Abfließen von Galle.

Bei Aufnahme von Fetten wird in der Wand des Zwölffingerdarms (Duodenum) das Hormon *Cholecystokinin* gebildet und ins Blut abgegeben. Durch dieses Hormon erfolgt ein Reiz auf das Muskelgeflecht der Gallenblase, worauf sich die Gallenblase kontrahiert. So kann die notwendige Galle portionsweise abgegeben werden (Flussrichtung der Galle ☞ Abb. 13.1 und Physiologie der Leber ☞ 13.2.2).

13.2.4 Bilirubin-Kreislauf

Mit der Galle gelangt ein wesentlicher Teil des Bilirubins in den Darm und wird mit dem Stuhl als Sterkobilin ausgeschieden. *Sterkobilin* verleiht dem Stuhl seine braune Farbe.

Ein weiterer Teil des Bilirubins, im Darm zu Urobilinogen umgebaut, wird über den Blutweg zur Leber zurückgebracht und dort abgebaut. Nur ein unwesentlicher Teil des Urobilinogens wird über den Blutweg zu den Nieren transportiert und als Urobilin ausgeschieden.

Im Blut sind beim gesunden Menschen nur sehr geringe Mengen Bilirubin vorhanden, und zwar in Form von wasserunlöslichem Bilirubin, welches an Albumin gebunden ist. Man spricht dann von indirektem Bilirubin. Bei einigen Krankheiten (z.B. Hepatitis) tritt vermehrt Bilirubin ins Blut, das an Glucuronsäure gebunden ist, und deshalb wasserlöslich ist. Man spricht von direktem Bilirubin. Direktes Bilirubin wird dann auch vermehrt über die Nieren ausgeschieden (bierbrauner Urin mit gelbem Schaum). Durch den Anstieg von direktem Bilirubin im Blut kommt es zum *Ikterus* (= Gelbfärbung der Haut und der Skleren). Ikterus ist ein Symptom, welches auf eine Grundkrankheit der Leber hinweist.

13.2.5 Pfortadersystem

Das unter Kap. 9.5.3 (Blutkreislauf) bereits kurz besprochene Pfortadersystem soll hier im Zusammenhang mit den Aufgaben der Verdauungsorgane nochmals besprochen werden.

Das venöse Blut aus den unpaaren Bauchorganen (Magen, Dünndarm, Dickdarm und Milz) fließt nicht direkt in die Hohlvene (V. cava inferior), sondern über die Pfortader (V. portae) zur Leber. Dort vermischt sich das nährstoffreiche Blut mit dem sauerstoffangereicherten Blut aus der Leberarterie (A. hepatica). Damit ist gewährleistet, dass die Nährstoffe aus dem Darm zur Leber gelangen und in verschiedenen biochemischen Prozessen zwischen den reichlich vorhandenen Leberkapillaren und den Leberzellen umgebaut und gespeichert werden. Über die Lebervene (V. hepatica) gelangt das Blut in die untere Hohlvene (V. cava inferior) und so in den großen Kreislauf. Über die Pfortader werden auch Stoffe zur Leber transportiert, die hier entgiftet oder gespeichert werden müssen.

Testfragen: Leber und Gallenblase

1. Beschreiben Sie die Lage der Leber. (☞ 13.2.1)
2. Beschreiben Sie den makroskopischen Bau der Leber.(☞ 13.2.1)
3. Was tritt bei der Leberpforte ein, was aus? (☞ 13.2.1)
4. Beschreiben Sie den mikroskopischen Bau der Leber. (☞ 13.2.1)
5. Nennen und erläutern Sie die fünf Aufgaben der Leber. (☞ 13.2.2)
6. Was wissen Sie über den Bilirubin-Kreislauf? (☞ 13.2.4)
7. Welche Aufgabe erfüllt die Gallenblase? (☞ 13.2.3)

14 Harnsystem, Wasser- und Elektrolythaushalt

Aufgaben des Harnsystems

- Kontrolle der Elektrolyt- und Wasserausscheidung und damit Aufrechterhaltung von Volumen und Osmolarität des Extrazellulärraumes
- Konstanthaltung des Säure-Basen-Gleichgewichtes
- Ausscheidung von Stoffwechselendprodukten (Harnstoff, Harnsäure, Kreatinin)
- Konservierung von Blutbestandteilen (Glukose, Aminosäuren, Kreatinin)
- Hormonproduktion (Renin, Erythropoetin)
- Chemische Umwandlung der Vitamin-D-Vorstufen in das wirksame Vitamin-D-Hormon.

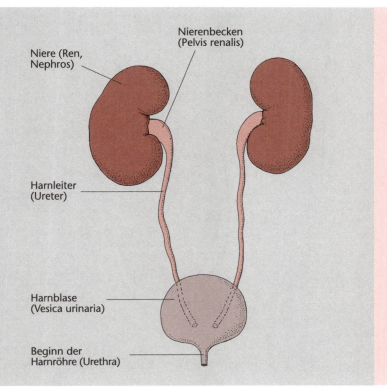

Abb. 14.1 Anteile des Harnsystems

Anteile des Harnsystems

Organ	Funktion	Anzahl
Niere (lat. Ren, griech. Nephros)	Harnbildungsort	zwei
Nierenkelche und Nierenbecken (lat. Pelvis renalis, griech. Pyelon)	Auffangtrichter für Urin	zwei
Harnleiter (Ureter)	Harnweg	zwei
Harnblase (Vesica urinaria)	Harnreservoir	eine
Harnröhre (Urethra)	Harnweg	eine

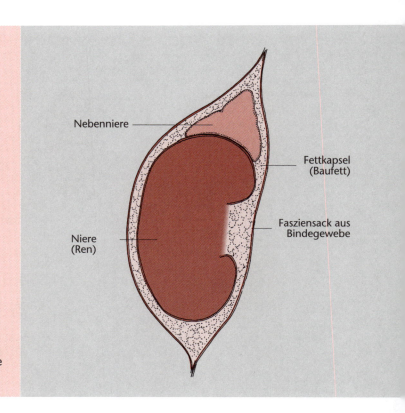

Abb. 14.2 Makroskopische Umgebung der Niere von außen

14.1 Nieren (Ren, Nephros)

14.1.1 Lage und Beschreibung

■ **Topografie**

Die Nieren liegen im oberen Abschnitt des Retroperitonealraumes (Bauchfell ☞ 12.5) auf der Höhe vom 11. bzw. 12. Brustwirbel bis 2. bzw. 3. Lendenwirbel. Da die rechte Niere durch die Leber ein wenig verdrängt wird, liegt sie meistens etwas tiefer als die linke.

■ **Makroskopie**

Die Nieren sind bohnenförmig. Sie sind etwa 11 bis 12 cm lang, 7 cm breit und 4 cm dick („4711"-Regel). Das Gewicht einer Niere beträgt 120 bis 200 Gramm. Jede Niere ist von einem Fettpolster aus Baufett umgeben. Ein derber bindegewebiger Sack (Fasziensack), welcher an der Bauchhinterwand befestigt ist, hält mit dem Fettpolster zusammen die Niere in ihrer Lage.

Zusammen mit den Nieren werden auch die Nebennieren vom Fasziensack umgeben (☞ Abb. 14.2). In den Nebennieren werden die Steroidhormone und körpereigene Katecholamnie produziert (☞ 6.5).

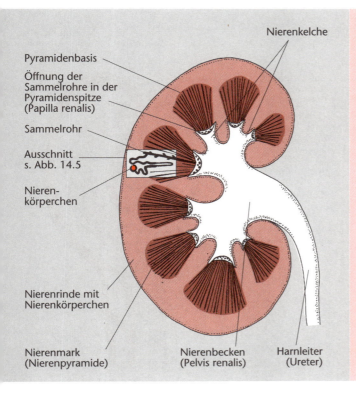

Wird die Niere längs aufgeschnitten, erkennen wir makroskopisch zwei verschiedene Schichten: außen die Nierenrinde und innen das Nierenmark, welches von den Nierenpyramiden gebildet wird.

Abb. 14.3 Makroskopie der Niere im Längsschnitt (schematisch)

An der Nierenpforte (Hilus) treten

ein: Nierenarterie (A. renalis)
Nerven

aus: Nierenvene (V. renalis)
Nierenbecken (Pelvis renalis), das beim Hilus in den Harnleiter (Ureter) übergeht
Nerven
Lymphgefäße

14.1.2 Feinbau der Nieren

■ Mikroskopie

In der *Nierenrinde* liegen pro Niere etwa eine Million Nierenkörperchen (Malpighi-Körperchen), die eine Größe von 0,15 mm haben. Ein Nierenkörperchen wird von einem arteriellen Kapillarknäuel (Glomerulus) gebildet, welches von der Bowman-Kapsel umgeben wird. Die Kapsel besteht aus einschichtigem Plattenepithel. Zwischen Gefäßknäuel und Kapsel ist ein Spaltraum, in den hinein der Primärharn filtriert wird. In Richtung der Harnkanälchen ist die Bowman-Kapsel geöffnet (☞ Abb. 14.4).

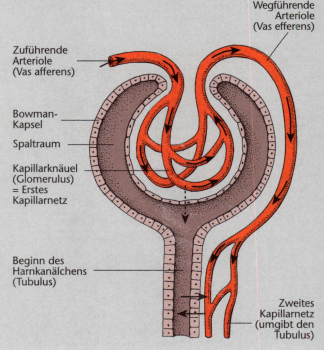

Abb. 14.4
Glomerulus in schematisch aufgeschnittener Bowman Kapsel

14.1 Nieren (Ren, Nephros)

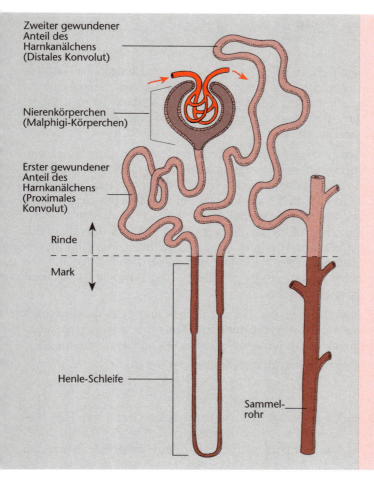

- Das Nierenkörperchen bildet zusammen mit dem proximalen Konvolut, der Henle-Schleife und dem distalen Konvolut das Nephron.
- Die Nephrone stellen in ihrer Gesamtheit (1,2 Mio./Niere) die funktionelle Einheit der Niere dar.

Abb. 14.5
Nephron mit Sammelrohr

Ebenfalls in der Nierenrinde liegen die zu jedem Nierenkörperchen gehörenden gewundenen Anteile der Harnkanälchen (Tubuli; Einzahl: Tubulus), ausgenommen jeweils die Henle-Schleife (☞ Abb. 14.5).

Im Nierenmark liegen die gestreckten mittleren Anteile des Tubulus als Henle-Schleifen, außerdem die Sammelrohre, welche mit ihren Öffnungen an der Pyramidenspitze in die Nierenkelche des Nierenbeckens münden. Das Nierengewebe wird durch ein Bindegewebsgerüst abgestützt, in welchem Blutgefäße, Lymphbahnen und Nerven verlaufen.

Je ein Nierenkörperchen (Glomerulus und Bowman-Kapsel) mit anschließendem ableitendem Tubulus (die Sammelrohre gehören nicht mehr dazu) nennt man *Nephron*. In jeder Niere liegen etwa eine Million Nephrone (☞ Abb. 14.5).

In jeden Nierenkelch mündet eine Markpyramide mit je 20 bis 30 Sammelrohren. Die Mündungsstellen der Sammelrohre an der Pyramidenspitze ergibt die siebförmige Area cribrosa.

14.1.3 Funktion der Niere

■ Physiologie

Die Nieren haben die Aufgabe, Harn zu bilden und zur Ausscheidung in die Harnwege abzugeben. Sie ermöglichen damit die Ausscheidung von Stoffwechselendprodukten. Mit der Harnbildung erfüllen die Nieren zwei weitere Aufgaben: Sie tragen dazu bei, den Wasser- und Elektrolythaushalt zu regulieren sowie das Säure-Basen-Gleichgewicht im Blut aufrechtzuerhalten.

Um diese Aufgaben erfüllen zu können, müssen die Nieren sehr gut durchblutet sein. Aus der Bauchaorta entspringt für die Versorgung jeder Niere eine *Nierenarterie* (A. renalis). Die Nierenarterie tritt beim Hilus in die Niere ein und verzweigt sich in ein sehr feines Gefäßnetz. Während die Leber mit den Sinusoiden über ein „venöses Wundernetz" verfügt, hat die Niere ein „arterielles Wundernetz". So bilden die Arteriolen in der Bowman-Kapsel ein Kapillarknäuel (☞ Abb. 14.4 und Primärharnbildung). Die aus daraus austretenden Arteriolen führen immer noch arterielles Blut zu den Harnkanälchen. Es sind also in der Niere, im Gegensatz zu den meisten anderen Organen, zwei Kapillarnetze hintereinander geschaltet. (Die Bowman-Kapsel wird über die Glomerulus-Kapillaren ernährt).

Zwischen den feinen Blutgefäßen und den Harnkanälchen findet ein Stoffaustausch statt. So erfüllt die Niere neben der Ausscheidungsfunktion noch eine weitere Aufgabe, die Stoffwechselfunktion (Resorption und Sekretion ☞ Endharnzubereitung).

Die Nierenarterien sind Endarterien (Kollateralkreislauf ☞ 9.5.2).

Blutversorgung der Nieren

Die *Nierenarterien* (A. renalis sinistra und dextra) entspringen der Aorta. Jede Nierenarterie tritt durch den Nierenhilus ein und verzweigt sich in *Zwischenlappenarterien*, die zwischen den Markpyramiden in Richtung der Nierenrinde führen und auf der Höhe der Pyramidenbasis fächerförmig *Bogenarterien* abgeben, die sich weiter verästeln und schließlich die Arteriolen für die Glomeruli abgeben. Nach der Primärharnbildung einerseits und der arteriellen Versorgung des Nierengewebes und der Tubuli andererseits fließt das nunmehr venöse Blut über ein *Venensystem* zum Nierenhilus und so in die Nierenvene (V. renalis), welche durch den Hilus austritt und in die *untere Hohlvene* (V. cava inferior) mündet.

Harnbildung

■ Primärharnbildung

Im Blutplasma gelöste Substanzen, die durch das Vas afferens in das Gefäßknäuel gelangen, werden durch den glomerulären Filter (innere Epithelschicht der Bowman-Kapsel) ins Harnkanälchen filtriert. Allerdings können nur kleinmolekulare Stoffe frei hindurchgehen. Hochmolekulare Stoffe, z.B. Eiweiße, sowie kleinmolekulare Stoffe, die an Plasmaproteine gebunden sind, können den Filter nicht passieren und gelangen über das Vas efferens zu den Kapillaren, in denen der Stoffaustausch stattfindet.

In den Glomerulusschlingen herrscht ein Druck von etwa 50 mmHg. Diesem stehen der hydrostatische Druck in der Bowman-Kapsel sowie der kolloidosmotische Druck im Blut entgegen. Der effektive Filtrationsdruck beträgt daher etwa 8 mmHg.

Der Primärharn ist eine eiweißfreie, wässrige Lösung mit im Blutplasma enthaltenen Stoffen. Innerhalb von 24 Stunden werden 150 Liter Primärharn filtriert.

Einfluss auf Filtration

Einen Einfluss auf die *Filtration* von *Primärharn* haben:

- *Blutdruck:* Bluthochdruck kann zu Schädigungen in der Niere führen. Niedrige Blutdruckwerte verhindern die Ausscheidung. Fällt der arterielle Blutdruck ab (im Schock unter 40 mmHg), stellt die Niere die Harnbildung ein, es kommt zur Oligurie bzw. zur Anurie.
- *Renin-Angiotensin-Mechanismus:* Bei Minderdurchblutung produziert die Niere das Enzym Renin. Dieses spaltet vom in der Leber gebildeteten Angiotensin ein Peptid ab, das Angiotensin I. Durch ein „Umwandlungsenzym" (Angiotensin-Converting-Enzym = ACE), das aus der Lunge und anderen Geweben stammt, werden zwei Aminosäuren vom 10-kettigen Angiotensin I abgespalten. Dadurch entsteht das 8-kettige hochaktive Angiotensin II.
  Wirkung von Angiotensin II: Gefäßverengung (Vasokonstriktion) der Arteriolen im gesamten Herz-Kreislauf-System und dadurch Steigerung des Blutdrucks einerseits und Freisetzung von Aldosteron in der Nebennierenrinde andererseits, was eine erhöhte Resorption von Na^+ und Sekretion von K^+ im Tubulus bewirkt. Im Sinne eines Regelkreises hemmen Angiotensin II und Aldosteron die Reninfreisetzung. Einen hohen Blutdruck, der von den Nieren ausgeht, nennt man renalen Hochdruck.
  Durch einen synthetisch hergestellten ACE-Hemmer (Angiotensin-Converting-Enzym-Hemmer) kann der arterielle Hochdruck behandelt werden.
- *Flüssigkeitszufuhr:* Die Niere kann den Harn bei geringer Trinkmenge stark konzentrieren, bei großer Trinkmenge stark verdünnen. Diese Konzentrations- bzw. Verdünnungsfähigkeit ist messbar, indem das spezifische Gewicht des Urins bei Durst bzw. nach Vereinbarung einer bestimmten Trinkmenge gemessen wird.
- *Innervation:* Die nervöse Steuerung der Nierenfunktion untersteht dem vegetativen Nervensystem.

Ausscheidungsfunktion

■ Endharnbildung

Der Endharn wird in den Harnkanälchen (Tubuli) gebildet. Notwendig dazu ist ein reger Stoffaustausch zwischen den Blutgefäßen und den Harnkanälchen in beiden Richtungen. Wir unterscheiden verschiedene Vorgänge. Zunächst zur Wasserrückresorption:

Wasserrückresorption ohne Harnkonzentrierung

In den Zellen des proximalen Tubulus der Harnkanälchen befindet sich eine *Natriumpumpe*. Sie pumpt Natrium aus dem Tubulus in die den Tubulus umgebenden Blutkapillaren (☞ auch Rückresorption von Stoffen). Dadurch entsteht ein osmotisches Druckgefälle (Osmose ☞ Abb. 1.5), aufgrund dessen Wasser dem Natrium passiv folgt. Auf diese Weise werden etwa 80 % des im Primärharn befindlichen Wassers (120 l/24 Std.) ins Blut rückresorbiert. Eine ausreichende Harnkonzentrierung kann hierdurch noch nicht erreicht werden.

Wasserrückresorption zur Harnkonzentrierung

Das Hormon *Adiuretin* (ADH = Antidiuretisches Hormon) aus der Hypophyse (☞ 6.2) ermöglicht es, in Zusammenarbeit mit der Henle-Schleife reines Wasser (ohne darin gelöste Substanzen) aus dem distalen Tubulus der Harnkanälchen und aus den Sammelrohren zurück ins Blut zu resorbieren. Hierdurch wird der Urin konzentriert und ein großer Wasserverlust des Körpers vermieden. Auf diese Weise werden noch 18–19 % des Primärharns rückresorbiert, so dass von den restlichen 30 Litern nur 1 ½ bis 2 Liter als Urin ausgeschieden werden.

▪ Austausch von Stoffen zwischen Harnkanälchen und Blut

Für die Ausscheidung bzw. Rückresorption bestimmter Stoffe findet in der Niere ein Austausch zwischen Harnkanälchen und Blut statt.

- Ausscheidung der harnpflichtigen Substanzen
- Sekretion von Stoffen
- Rückresorption von Stoffen
- Ausscheidung von Ammoniak.

Ausscheidung der harnpflichtigen Substanzen

(Kreatinin, Harnstoff, Harnsäure)

Ein großer Anteil der harnpflichtigen Substanzen, z.B. Kreatinin, Harnstoff oder Harnsäure, gelangt durch die unter Primärharnbildung erwähnte Filtration in die Harnkanälchen. Ein kleinerer Anteil (vor allem Harnsäure) wird durch Sekretion vom Blut in die Harnkanälchen transportiert. Von der Harnsäure werden später 90 % wieder ins Blut rückresorbiert. Auch der Harnstoff diffundiert teilweise zurück ins Blut. Die noch verbleibenden harnpflichtigen Substanzen werden mit dem Urin ausgeschieden.

Sekretion von Stoffen

(Körpereigene Stoffwechselprodukte wie Harnsäure, Sulfate sowie körperfremde Substanzen wie Medikamente)

Von den Blutgefäßen werden manche Substanzen aktiv in die Harnkanälchen sezerniert. Damit wird die Ausscheidung dieser Stoffe beschleunigt. Es handelt sich u.a. um Stoffe, die der Körper nicht mehr benötigt. Sie werden von den Zellen der Nie-

14.1 Nieren (Ren, Nephros) **311**

renkanälchen zur Ausscheidung an den Harn abgegeben. Es handelt sich hierbei vor allem um einige körpereigene Stoffwechselprodukte (z.B. Harnstoff, Harnsäure, Kreatinin) sowie um Medikamente.

Rückresorption von Stoffen

(Glukose, Aminosäuren, Harnsäure, Natrium, Kalium, Chlorid, Phosphate, Schwefel etc).

Stoffe, die vom Körper zum Teil noch benötigt werden, können aus den Harnkanälchen aktiv in die Blutgefäße rückresorbiert werden. Es handelt sich um Glukose, Aminosäuren, Harnsäure, Natrium, Kalium, Chlor, Phosphate, Schwefel etc. Bei diesen Stoffen spricht man von Schwellenstoffen. Ist im Blut zu viel einer solchen Substanz vorhanden, d.h. ist der Schwellenwert überschritten, wird das „Zuviel" mit dem Harn ausgeschieden, z.B. Glukose.

Der Blutzuckerspiegel hat normalerweise einen Idealwert von 80–120 mg/dl. Übersteigt die Glukosekonzentration im Blut den Schwellenwert von 180 mg/dl, wird das „Zuviel" an Zucker soweit wie möglich ausgeschieden, d.h. aus den Harnkanälchen nicht mehr rückresorbiert und so mit dem Urin ausgeschieden. Wir sprechen dann von einer *Glukosurie*, welche mittels Urin-Zucker-Teststreifen erkennbar ist (180 mg% = 180 mg/dl = 10 mmol/l). Zu einer Glukosurie kommt es, wenn ein *Insulinmangel* besteht und die Glukose, anstatt in der Leber gespeichert und in die Körperzellen transportiert, vermehrt im Blut vorhanden ist (= Diabetes mellitus) und der Schwellwert so überschritten wird.

Ausscheidung von Ammoniak

Ammoniak wird in den Harnkanälchen (Tubuluszellen) der Nierenrinde aus dem Aminosäurenstoffwechsel durch Abspaltung der Aminogruppe gebildet. Ein Teil des giftigen Ammoniaks wird direkt über die Nieren ausgeschieden. Der Rest wird über das Nierenvenenblut letztlich zur Leber transportiert, in der es zum etwas weniger giftigen und gut wasserlöslichen Harnstoff umgebaut wird. Der Harnstoff gelangt über den Blutweg zu den Nieren und wird dort weitgehend ausgeschieden.

Der Harn wird nun in den Sammelrohren konzentriert (☞ oben) und fließt anschließend durch Öffnungen in den Pyramidenspitzen (☞ Abb. 14.3) als fertiger Endharn ins Nierenbecken.

Kennzeichen des Endharns

Menge: 1 bis 2 Liter innerhalb von 24 Stunden.
Farbe: Hell- bis dunkelgelb.
Reaktion: Schwach sauer, pH-Wert 5,5.
Spezifisches Gewicht: 1,015 bis 1,025 g/ml (extreme physiologische Werte können von 1,002 bis 1,040 g/ml schwanken).
Zusammensetzung: Wasser, Elektrolyte, Harnstoff, Harnsäure, Kreatinin, organische Säuren, Hormone, Enzyme, wasserlösliche Vitamine, Farbstoffe (Urobilin u.a.).

Hormonproduktion in den Nieren

In den Nieren werden folgende Hormone gebildet:

- *Renin* (Einfluss auf Filtration ☞ unten)
- *Erythropoetin* = Gewebshormon, das in den Epithelzellen der Glomeruli gebildet wird. Anämie (Blutarmut) und Hypoxie (Sauerstoffmangel in den Körpergeweben) bewirken Freisetzung von Erythropoetin. Dieses steigert dann die Erythropoese und Hämoglobinsynthese im Knochenmark.

Hormon-Einfluss auf die Nieren

Die Nieren stehen unter dem Einfluss folgender Hormone:

- *Antidiuretisches Hormon* (ADH, Adiuretin) aus dem Hypophysenhinterlappen (☞ 6.2 und 14.1.3) bewirkt *Rückresorption von Wasser* zur Harnkonzentrierung.
- *Aldosteron* aus der Nebennierenrinde (☞ Kap. 6.5) bewirkt *Rückresorption von Natrium* aus den Harnkanälchen ins Blut und *Ausscheidung von Kalium* aus dem Blut in die Harnkanälchen. Dadurch hat Aldosteron einen Einfluss auf den Wasser- und Elektrolythaushalt.
- *Parathormon* aus der Nebenschilddrüse bewirkt eine höhere *Phosphatausscheidung* und erhöht hierdurch indirekt den Kalzium-Spiegel im Blut (☞ 6.4).

Testfragen: Harnsystem, Nieren

1. Welche Anteile gehören zum Harnsystem? (☞ 14)
2. Wo liegen die Nieren? (☞ 14.1.1)
3. Was tritt bei der Nierenpforte ein, was aus? (☞ 14.1.1)
4. Beschreiben Sie den Bau eines Nephrons. (☞ 14.1.2 u. Abb. 14.5)
5. Was ist Primärharn und wie wird er gebildet? (☞ 14.1.3)
6. Welche Faktoren haben einen Einfluss auf die Filtration von Primärharn? (☞ 14.1.3)
7. Wo wird der Endharn gebildet? (☞ 14.1.3)
8. Erklären Sie die Wasserrückresorption *ohne* Harnkonzentrierung. (☞ 14.1.3)
9. Welche Vorgänge geschehen bei der Wasserrückresorption zur Harnkonzentrierung? (☞ 14.1.3)
10. Was wissen Sie über den Endharn? (Menge in 24 Stunden, Farbe, Reaktion, Spezifisches Gewicht, Zusammensetzung). (☞ 14.1.3)
11. Welche Hormone werden von den Nieren gebildet und welche Aufgaben haben sie? (☞ 14.1.3)
12. Welche drei wichtigen Hormone haben einen Einfluss auf die Nieren? (☞ 14.1.3)

14.2 Ableitende Harnwege

14.2.1 Nierenkelche und Nierenbecken

■ **Topografie**

Bei jeder Niere münden 8 bis 10 Nierenkelche ins Nierenbecken (Pelvis renalis). Dieses tritt an der Nierenpforte aus und geht unmittelbar in den Harnleiter (Ureter) über.

■ **Mikroskopie**

Von innen nach außen:
- *Übergangsepithel*, je nach Füllungszustand flach oder hoch = Epithel, das besonders widerstandsfähig gegen den sauren Urin ist.
- *Muscularis* = glatte Muskelfasern, mit welchen der Harn weiterbefördert wird.
- *Adventitia* = Bindegewebe.

■ **Physiologie**

Das Nierenbecken fängt mit seinen Nierenkelchen den Harn auf. Es fasst 6–10 ccm Harn. Portionsweise wird der Harn anschließend an die Harnleiter weitergegeben.

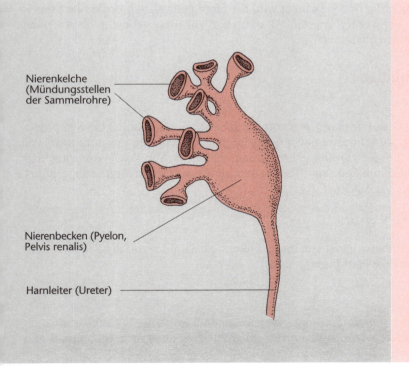

Abb. 14.6
Nierenkelche und Nierenbecken

14.2.2 Harnleiter

■ Topografie

Die Harnleiter (Ureteren) schließen dem Nierenbecken an. Sie ziehen retroperitoneal ins kleine Becken und münden an der Hinterwand der Harnblase in diese. Die Harnleiter verlaufen leicht schräg nach medial.

■ Makroskopie

Die Harnleiter sind bleistiftdicke, röhrenförmige Muskelschläuche. Ihre Länge beträgt 25 bis 30 cm. Das Endstück, etwa 2 cm, zieht schräg durch die Blasenwand (intramural, wodurch eine Ventilwirkung ermöglicht wird). Die Einmündungsstellen heißen *Ostien* (Einzahl: Ostium).

■ Mikroskopie

Von innen nach außen:

- *Übergangsepithel* = Epithel wie Nierenbecken (☞ oben).
- *Muscularis* = Muskelschicht, reich an glatten Muskelfasern.
- *Adventitia* = Bindegewebe.

■ Physiologie

Durch Kontraktion der Muskelschicht wird der Harn peristaltisch in die Blase transportiert. Pro Stunde werden ungefähr 50 ccm Harn zur Blase gebracht, nach großen Trinkmengen entsprechend mehr.

14.2.3 Harnblase

■ Topografie

Die *Harnblase* (Vesica urinaria) liegt vorne im kleinen Becken, hinter der Symphyse. Bei der Frau liegt sie ventralwärts vor der Gebärmutter, beim Mann ventralwärts vor dem Mastdarm. Da die Harnblase am Blasenscheitel (☞ Abb. 14.7) von Bauchfell überzogen ist, wird ihre Lage zum Teil als *extraperitoneal* (bzw. als im subperitonealen Raum liegend) bezeichnet.

■ Makroskopie

Die Form der Harnblase hängt von ihrem Füllungszustand ab. Auf der Schemazeichnung Abb. 14.7 ist die Harnblase gefüllt.

■ Mikroskopie

- Die gefäßreiche *Schleimhaut* mit Übergangsepithel, das sowohl dehnbar als auch besonders säureresistent ist, kann sich aufgrund der Falten dem Füllungszustand anpassen.

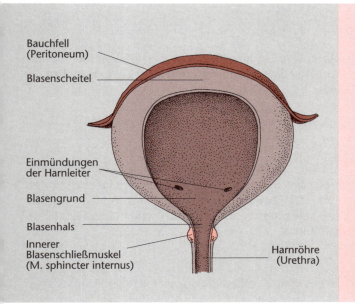

Abb. 14.7
Harnblase (Vesica urinaria), von vorne, teilweise geöffnet, in gefülltem Zustand

- Die *Muscularis* besteht aus einem ineinander geflochtenen Muskelgefüge. Diese Anordnung von glatter Muskulatur ermöglicht eine gleichzeitige Kontraktion von allen Seiten her.
- Eine *Bindegewebsschicht* verbindet die Blase mit dem umliegenden Gewebe. An der hinteren oberen Fläche der Blase finden wir Bauchfell. Unmittelbar am Blasenausgang liegt der innere Schließmuskel (M. sphincter internus) aus glatter Muskulatur. Seine Betätigung erfolgt unwillkürlich. Bei der Frau unmittelbar nach dem inneren Schließmuskel, beim Mann erst nach der Prostata, folgt ein äußerer Schließmuskel aus quergestreifter, willkürlicher Muskulatur (M. sphincter externus).

■ Physiologie

Als Sammelbehälter (Reservoir) hat die Harnblase die Aufgabe, den Urin zu sammeln. Ihr Fassungsvermögen beträgt 200 bis 400 ccm. Ist eine gewisse Urinmenge in der Blase, so dass sie sich dehnt, nehmen sensible Rezeptoren in der Blasenwand diesen Füllungszustand wahr. Dies wird bewusst als *Harndrang* empfunden.

Zur Entleerung der Blase durch Wasserlassen (Miktionsvorgang) kommt es erst im Zusammenspiel mit weiteren Faktoren (Miktionsvorgang ☞ 14.2.4).

14.2.4 Harnröhre

■ Topografie

Die Harnröhre (Urethra) stellt die Verbindung der Blase nach außen dar. Bei der Frau liegt sie zwischen der Blase und dem Scheidenvorhof, beim Mann zwischen der Blase und dem Ende des Gliedes.

■ Makroskopie

Harnröhre der Frau

Die Harnröhre der Frau ist ein kurzer, etwa 4 cm langer, epithelausgekleideter Bindegewebsschlauch. Sie beginnt beim inneren unwillkürlichen Schließmuskel, verläuft durch den Beckenboden (Diaphragma urogenitale), von dem der äußere willkürliche Schließmuskel (M. sphincter urethrae) gebildet wird, und endet unmittelbar vor der äußeren Vaginalöffnung.

Harnröhre beim Mann

Die Harnröhre des Mannes ist ein etwa 20 cm langes ungleichmäßiges Rohr. An verschiedenen Abschnitten weist sie enge Stellen auf. Am Anfang der Harnröhre, kurz nach der Harnblase, münden die Samenleiter in die Harnröhre. Da die Harnröhre für Harn und Samen ein gemeinsamer Ausführungsgang ist, nennt man sie auch Harnsamenröhre (Genitalsystem ☞ 15.2.4). Der willkürliche Schließmuskel der männlichen Harnröhre (M. sphincter urethrae oder externus) liegt unmittelbar unterhalb der Prostata im Beckenboden.

■ Mikroskopie

- *Schleimhaut* = aus mehrschichtigem säureresistentem Epithelgewebe.
- *Muscularis* = feine Muskelschicht mit glatten Muskelfasern.
- *Adventitia* = Bindegewebe.

■ Physiologie

Durch die Harnröhre wird der Urin entleert.

Miktionsvorgang

- Die Füllung und damit auch Dehnung der Blase wird von Rezeptoren in der Blasenwand wahrgenommen und über sensible vegetative Nervenbahnen ins Hirn (Hirnstamm) gemeldet.
- Diese Meldung wird im Großhirn als Harndrang wahrgenommen.
- Willkürlich wird ein Befehl an den äußeren willkürlichen Schließmuskel gegeben. Damit erschlafft der Schließmuskel und öffnet sich.
- Die Erschlaffung des willkürlichen Sphincters bewirkt reflexartig die Erschlaffung des unwillkürlichen Sphincters und die willkürliche Kontraktion der Harnblase.
- Nun kann die Blase entleert werden.

14.3 Wasser- und Elektrolythaushalt **317**

Beim gesunden Menschen kann die Blase vollständig entleert werden. Bei bestimmten Erkrankungen, z.B. Prostatavergrößerung, kann es zur Restharnbildung kommen.

14.3 Wasser- und Elektrolythaushalt

Wasser ist das lebensnotwendige Lösungsmittel in unserem Körper. Je nach Alter und Geschlecht macht es 50 % bis 75 % unseres Körpergewichtes aus. Je jünger ein Mensch ist, desto höher ist sein Wasseranteil.

Wie in Kap. 1.3 beschrieben, ist die Aufrechterhaltung des Inneren Milieus lebenswichtig. Für eine ausgeglichene Wasserbilanz müssen Wasserzufuhr und Wasserabgabe ständig geregelt werden. Täglich nehmen wir etwa 2 Liter Wasser auf: 1500 ml mit *Getränken* und 600 ml mit dem Wasseranteil aus der *Nahrung*. Das durch die Stoffwechselvorgänge entstandene *Oxidationswasser* macht etwa 0,4 Liter aus.

Abgegeben wird etwa die gleiche Menge Wasser: mit dem Urin ungefähr 1,5 Liter in 24 Stunden. Der restliche Anteil wird mit dem *Stuhl,* der *Atemluft* und durch die *Haut* (Schwitzen) ausgeschieden.

Auch wenn bei körperlicher Anstrengung durch Schwitzen oder bei übergroßer Trinkmenge der Wasserumsatz erheblich abweichen kann, so muss die Bilanz letztlich immer wieder ausgeglichen sein. Dies geschieht durch Steuerung der Wasserzufuhr (Durstempfinden) im Hypothalamus bzw. über die Regulation der Wasserausscheidung durch ADH (hormonelle Reize mit Wirkung auf die Nieren ☞ 6.2 und 14.1.3).

Eine wichtige Rolle bei der Regulierung des Wasserhaushaltes spielen die Elektrolyte Natrium, Kalium und Chlorid.

■ Natriumhaushalt

Natriummangel

Natrium bindet Wasser. Nehmen wir bei normaler Trinkmenge zu wenig Natrium auf, sinkt die Plasmaosmolarität, was eine Verminderung der Ausschüttung des Antidiuretischen Hormons (ADH, Adiuretin) und somit eine Erhöhung der Wasserausscheidung zur Folge hat. Das Plasmavolumen sinkt und mit ihm auch der arterielle Blutdruck. Dies wiederum führt (im juxtaglomerulären Apparat = Zellansammlung im aufsteigenden Teil der Henle-Schleife am Übergang zum distalen Tubulus sowie im Vas afferens) zu einer vermehrten Reninausscheidung und schließlich über die Bildung von Angiotensin I und Angiotensin II zu einer vermehrten Aldosteronausschüttung, was schließlich zu einer Natriumretention und somit wieder zu einer erhöhten Plasmaosmolarität führt. Diese Kettenreaktion führt zu einer ersten Normalisierung des Wasserhaushaltes.

Natriumüberschuss

Nehmen wir bei normaler Trinkmenge zu viel Natrium auf, geschieht nun in etwa das Gegenteil. Die Plasmaosmolarität steigt, die Ausschüttung des ADH's nimmt zu, wodurch die Wasserausscheidung vermindert wird. Das Plasmavolumen und mit ihm auch der Blutdruck steigen, was wiederum die Reninausschüttung und damit die Bildung von Angiotensin I und Angiotensin II bremst. Folge ist eine verminderte Aldosteronausschüttung. Aufgrund dieser Kettenreaktion kommt es zur vermehrten Natriumausscheidung, was die Plasmaosmolarität senkt und den Wasserhaushalt normalisiert (Renin-Angiotensin-Mechanismus ☞ 14.1.3).

■ Störungen im Wasserhaushalt

Störungen im Wasserhaushalt können sich in einer *Hyperhydratation* (Überwässerung) bzw. in einer *Dehydratation* (Unterwässerung) zeigen.

Die Überwachung des Wasserhaushaltes ist (insbesondere bei kreislauf- und nierenkranken Patienten) von großer Bedeutung und erfolgt einerseits mit der vom Pflegepersonal genau geführten *Wasserbilanz* (Notieren der Infusionsmenge, der Trink- und Ausscheidungsmengen etc.). Anderseits kann durch die Messung des Zentralen Venendrucks (ZVD) über einen zentral gelegten Venenkatheter (vor oder im rechten Vorhof) eine Volumenüberlastung bzw. ein Volumendefizit festgestellt werden. Der normale ZVD-Wert beträgt zwischen 3 und 7 cm Wassersäule (cm H_2O).

Neben *Natrium* spielen auch die Elektrolyte *Kalium, Kalzium, Magnesium, Phosphate* und *Chloride* für die Regulierung des Wasserhaushaltes eine wichtige Rolle. Über die Verteilung des Wassers im Körper sowie über die Aufgaben der verschiedenen Elektrolyte (☞ 1.3, Inneres Milieu).

Testfragen: Harnsystem, Harnwege

1. Aus welchen Gewebeschichten sind die Nierenkelche und die Nierenbecken gebaut (☞ 14.2.1)
2. Welche Aufgaben haben die Nierenbecken? (☞ 14.2.1)
3. Wo liegen die Harnleiter und wohin münden sie? (☞ 14.2.2)
4. Wie wird der Harn in den Harnleitern befördert? (☞ 14.2.2)
5. Wo liegt die Harnblase bei der Frau, wo beim Mann? (☞ 14.2.3)
6. Was wissen Sie über den makroskopischen Bau der Harnblase? (☞ 14.2.3)
7. Was wissen Sie über den mikroskopischen Bau der Harnblase? (☞ 14.2.3)
8. Wo liegt die Harnröhre? (☞ 14.2.4)
9. Beschreiben Sie den makroskopischen Bau der Harnröhre bei der Frau und beim Mann. (☞ 14.2.4)
10. Erklären Sie den Miktionsvorgang. (☞ 14.2.4)
11. Was wissen Sie über die Regulation des Wasser- und Elektrolythaushaltes? (☞ 14.3)

15 Geschlechtsorgane und Sexualität

Wesentliche Aufgaben des Genitalsystems sind:

- Fortpflanzung
- Bildung der Geschlechtshormone
- Beim Mann auch Harnweg

■ Geschlechtsmerkmale

Wir unterscheiden primäre und sekundäre Geschlechtsmerkmale. Die primären Geschlechtsmerkmale entwickeln sich während der Embryonalzeit, die sekundären während der Pubertät unter dem Einfluss der Geschlechtshormone (☞ 16).

Primäre Geschlechtsmerkmale

- Innere und Äußere Geschlechtsorgane, die zur Fortpflanzung notwendig sind.

Sekundäre Geschlechtsmerkmale

- Stimmbruch (unterschiedliche Kehlkopfproportionen)
- Brüste
- Entwicklung des Beckens und Skelettbau
- Bartwuchs
- Achsel- und Schambehaarung, Brustbehaarung beim Mann
- Geschlechtsspezifisches Verhalten, das aber auch durch Erziehung und Umwelt beeinflusst ist, wobei die Anteile „Vererbung", „Erziehung und Umgebung" umstritten sind.

15.1 Weibliche Geschlechtsorgane

■ Anteile

Innere Geschlechtsorgane (Inneres Genitale)

- Eierstöcke (Ovarien)
- Eileiter (Tuben)
- Gebärmutter (Uterus)
- Scheide (Vagina)

Äußere Geschlechtsorgane (Äußeres Genitale)

Das äußere Genitale der Frau wird zur *Vulva* zusammengefasst.

- Scheidenvorhof (Vestibulum vaginae)
- Bartholin-Drüsen
- Große Schamlippen (große Labien)

15   Geschlechtsorgane und Sexualität

- In der Gesäßbacke (hinten) und der Bauchwand (vorne) ist reichlich Fettgewebe vorhanden.
- Von den Schamlippen ist auf dieser Abbildung nur je eine sichtbar.
- Der Scheidenvorhof (Vestibulum vaginae) wird durch die Schamlippen verdeckt.
- Der Damm (Perineum = Weichteil) wird bei der Geburt eines Kindes oft mit einem Schnitt (Episiotomie) entlastet, um ein Einreißen ins Gewebe infolge zu raschem Durchtritt des kindlichen Kopfes zu vermeiden.

Abb. 15.1
Weibliches Becken von der Seite (aufgeschnitten)

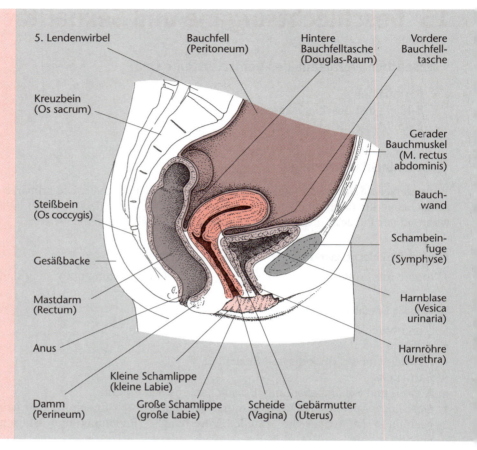

- Kleine Schamlippen (kleine Labien)
- Kitzler (Klitoris)

15.1.1   Eierstöcke (Ovarien)

■ Topografie

Die Eierstöcke (Ovarien) liegen im kleinen Becken, seitlich in der Vertiefung der Beckenwand, innerhalb des Bauchfells, also *intraperitoneal*. Durch ein querliegendes Band sind sie mit der Gebärmutter (Uterus) verbunden (☞ Abb. 15.2).

■ Makroskopie

Die paarig angeordneten Drüsen sind mandelförmig. Ihre Länge beträgt 3 bis 4 cm.

■ Mikroskopie

Wir unterscheiden eine *Rindensubstanz* und eine *Marksubstanz.* Die zentral gelegene Marksubstanz besteht aus Bindegewebe und enthält, zur Ernährung der Drüse, zahlreiche Blutgefäße.

Die außen gelegene Rindensubstanz besteht aus Drüsengewebe. In ihr liegt der gesamte Vorrat an Eizellen, nämlich etwa 40000 bis 200000 Eier je Eierstock (☞ 16.2.1). Die Größe einer Eizelle beträgt 100 bis 200 µm. Sie ist die größte menschliche Zelle.

Beim kleinen Mädchen sind die Eizellen noch unreif. Ihre Reifung erfolgt erst ab der Pubertät (☞ 16.2.1).

Jede Eizelle ist von einer Zellhülle umgeben, die bei der Reifung als Nährhülle dient. Eizelle samt Hülle nennen wir *Follikel,* auch wenn in dessen Anfangsstadien noch keine Flüssigkeit enthalten ist, wie im *Primärfollikel,* in welchem die Hüllzellen noch einschichtig die Eizelle umlagern sowie im mehrschichtigen Sekundärfollikel (Follikelreifung ☞ Abb. 15.3). Bei den noch nicht ausgereiften Follikeln sprechen wir von Primärfollikeln, im Gegensatz zu den ausgereiften *Sekundärfollikeln,* bzw. den *Tertiärfollikeln* (Graaf-Follikel ☞ 16.2.1).

■ Physiologie

Fortpflanzungsaufgabe

Die Eifollikel (Primärfollikel) wandeln sich mit Beginn der Pubertät in flüssigkeitsgefüllte Bläschen (Graaf-Follikel) um. In einem relativ regelmäßigen Turnus von vier Wochen reift ein solcher Follikel aus und wird etwa kirschgroß. Bei dieser Größe platzt er und die Eizelle wird, für eine eventuelle Befruchtung, in den Eileiter geschwemmt. Man spricht hier vom *Eisprung* (Ovulation).

Von den bis zu 200000 vorrätigen Eiern kann jeden Monat nur ein einziges zur Reifung kommen (Ausnahme: zweieiige Zwillinge). Die beiden Eierstöcke wechseln sich in dieser Aufgabe ab. Von den angelegten Eiern kommen, während der fortpflanzungsfähigen Zeit, höchstens 400 bis 500 zur vollen Ausreifung.

Wie die männliche Samenzelle im Hoden macht auch die weibliche Eizelle im Eierstock bei der Reifung die notwendige Reifeteilung (Meiose ☞ 1.1.2 und 16.1.3) durch, bei der sich die Chromosomenzahl von 46 auf 23 verringert.

Endokrine Aufgabe

Im Eierstock werden auf Anreiz von FSH und LH (☞ 6.2) die beiden wichtigen weiblichen Sexualhormone, Östrogen und Progesteron und wenig Androgene gebildet.

- **Östrogen**
  Die Drüsenzellen im Eierstock bilden das Follikelhormon Östrogen, welches für den Aufbau der Uterusschleimhaut verantwortlich ist (Proliferationsphase ☞ Abb. 15.3). Das Follikelhormon schafft also die Voraussetzung für die Weiterentwicklung des reifenden Eies im Falle einer möglichen Befruchtung.

Schon beim neugeborenen Mädchen ist die gesamte Anzahl der Eier vorhanden. Ab der frühen Kindheit reifen bis zum Ende der Fortpflanzungsfähigkeit (Menopause) Follikel bis zum Tertiärfollikel heran (☞ 16.2.1), jedoch bis zur Pubertät nicht aus. Deren innere Hüllzellschicht (Theca interna ☞ 16.2.1) bleibt noch einige Zeit aktiv und bildet geringe Mengen *Östrogen*. Dieses beeinflusst das Beckenwachstum und wirkt auf Haut, Unterhautfettgewebe und Behaarung.

Erst mit Beginn der Pubertät reifen periodisch Follikel ganz aus. Das von ihnen in größeren Mengen gebildete Sexualhormon Östrogen ermöglicht die Entwicklung der sekundären Geschlechtsmerkmale wie Brustwachstum, Achsel- und Schambehaarung.

Im Alter von 45 bis 55 Jahren nimmt die Stimulation durch die Hormone des Hypophysenvorderlappens ab und endet schließlich ganz. Es können keine weiteren Follikel mehr reifen. Das periodische Spiel der Hormonproduktion hört auf. Diese hormonelle Umstellung des Organismus führt häufig zu verschiedenen Symptomen wie Kreislaufschwierigkeiten (sog. Wallungen), Kopfschmerzen, Unwohlsein und Stimmungsschwankungen. Den Zeitpunkt der letzten Menstruation nennen wir *Menopause*. Die Übergangsphase (Wechseljahre) von der vollen Geschlechtsreife zum Alter, die über Jahre andauern kann, nennen wir Klimakterium. Für die Beschwerden im *Klimakterium* ist die physiologisch verminderte Östrogenproduktion verantwortlich.

- **Progesteron**

Der geplatzte, im Eierstock zurückgebliebene Follikel, fällt in sich zusammen und vergrößert sich dann zum Gelbkörper (Corpus luteum). Der Gelbkörper bildet für die Dauer von zwei Wochen das Gelbkörperhormon (Progesteron), welches die Aufgabe hat, eine eventuelle Schwangerschaft zu erhalten. Kommt es zur Befruchtung, bleibt der Gelbkörper bis zum 3. Schwangerschaftsmonat bestehen. Etwa vom 4. Schwangerschaftsmonat an übernimmt der Mutterkuchen (Plazenta) die Bildung des schwangerschaftserhaltenden Progesteron.

Stellt der Gelbkörper seine Progesteronbildung zu früh ein oder übernimmt die Plazenta sie zu spät, kann es zu einer Fehlgeburt (Abort) kommen.

Wird die Eizelle nicht befruchtet, bildet sich der Gelbkörper zurück und stellt seine Progesteronbildung ein. Die Schleimhaut der Gebärmutter, welche sich für eine Schwangerschaft (Einnistung der befruchteten Eizelle) vorbereitet hat, wird abgestoßen. Es kommt zur monatlichen Blutung, der *Menstruation*. Den Zeitpunkt des ersten Auftretens der Regelblutung nennen wir *Menarche*.

15.1.2 Eileiter (Tuben)

■ Topografie und Makroskopie

Die etwa 10 cm langen, trompetenförmigen Muskelschläuche haben ihren Ursprung an beiden Seiten der Gebärmutter. Sie ziehen nach lateral und enden oberhalb der Eierstöcke frei in der Bauchhöhle. Sie liegen *intraperitoneal*. Die Enden der Eileiter sind trichterförmig geöffnet. Fransenartige Fortsätze, sog. *Fimbrien*, legen sich über den Eierstock. Befestigt sind die Eileiter an der Gebärmutter und am breiten Mutterband (☞ Abb. 15.2).

Mikroskopie

Von innen nach außen:

- *Schleimhaut* = Wir finden eine in Längsfalten gelegte, Flimmerepithel tragende Schleimhaut. Der Flimmerbesatz bewegt sich in Richtung Gebärmutter.
- *Muscularis* = Die Muskelschicht besteht aus glatten Muskelfasern.
- *Adventitia* = Die Bindegewebsschicht verbindet die Eileiter nach unten mit dem Eierstockband und nach oben und seitlich mit dem umliegenden Gewebe.

Physiologie

Die Eileiter dienen in erster Linie der Aufnahme und dem Transport der Eizelle. Die Fimbrien fangen das mitsamt der Flüssigkeit aus dem Follikel ausgeschwemmte Ei auf. Durch die Peristaltik der Muskulatur und durch die Flimmerhärchen des Epithels wird es in Richtung Gebärmutter befördert.

Kommt es zur Befruchtung der Eizelle durch die männliche Samenzelle, geschieht dies in der Regel im Eileiter. Das befruchtete Ei wird nun zur Einnistung in die Gebärmutter transportiert.

Bleibt das befruchtete Ei im Eileiter stecken und nistet sich gar im Eileiter ein, kommt es zur gefährlichen Eileiterschwangerschaft.

15.1.3 Gebärmutter (Uterus)

Topografie

Die *Gebärmutter* (Uterus) liegt oberhalb der Beckenbodenmuskulatur zwischen der Harnblase und dem Mastdarm (Rektum). Durch die Anordnung des Bauchfells, welches die Gebärmutter zum großen Teil bedeckt, entstehen zwei Räume, die vordere Bauchfelltasche (Excavatio vesicouterina) und die hintere *Bauchfelltasche* (Excavatio rectouterina), welche auch *Douglas-Raum* genannt wird (☞ Abb. 15.1).

Makroskopie

Die Gebärmutter ist ein sehr bewegliches birnenförmiges Hohlorgan, das etwa 6–8 cm lang, 4 cm breit und 2 cm dick ist. Sie verändert ihre Lage beim Stehen, Liegen, Sitzen, bei gefüllter Harnblase etc. Sie wird eingeteilt in *Gebärmutterkörper* (Corpus uteri) und *Gebärmutterhals* (Cervix uteri). Von der Gebärmutter aus ziehen verschiedene Bänder nach kaudal und lateral. Sie verankern die Gebärmutter mit ihrer Umgebung, lassen ihr aber die notwendige Möglichkeit, ihre Lage zu ändern und sich zu dehnen, z.B. während einer Schwangerschaft (☞ Abb. 15.2).

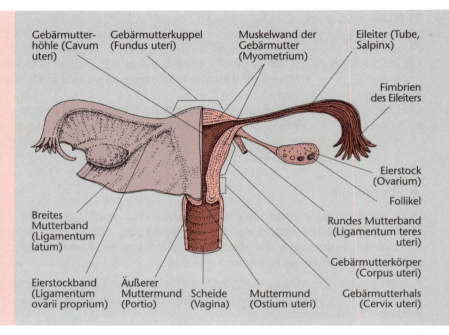

Abb. 15.2 Innere Geschlechtsorgane der Frau (von vorne gesehen), rechts mit Aufhängebändern, links aufgeschnitten

Eine Fimbrie ist am Eierstock befestigt und sichert so den Kontakt zum Eierstock.

Bildbeschriftungen: Gebärmutterhöhle (Cavum uteri), Gebärmutterkuppel (Fundus uteri), Muskelwand der Gebärmutter (Myometrium), Eileiter (Tube, Salpinx), Fimbrien des Eileiters, Eierstock (Ovarium), Follikel, Rundes Mutterband (Ligamentum teres uteri), Gebärmutterkörper (Corpus uteri), Gebärmutterhals (Cervix uteri), Muttermund (Ostium uteri), Scheide (Vagina), Äußerer Muttermund (Portio), Eierstockband (Ligamentum ovarii proprium), Breites Mutterband (Ligamentum latum)

Aufhängebänder

Das *Eierstockband* (Ligamentum ovarii proprium) zieht von der Gebärmutter (Uterus) zu den Eierstöcken (Ovarien) und verbindet diese miteinander.

Das *Breite Mutterband* (Ligamentum latum) zieht von der Gebärmutterseite zur lateralen Beckenwand und überzieht z.T. auch die Eileiter (Tuben). Es handelt sich um eine von Peritoneum bedeckte Gekröseplatte.

Das *Runde Mutterband* (Ligamentum teres), entspringt unterhalb der Eileitermündung und zieht durch den Leistenkanal zu den großen Schamlippen hinab.

Nicht dargestellt ist das Hauptband (Ligamentum cardinale). In diesem Band, welches vom Gebärmutterhals (Cervix uteri) zur lateralen Beckenwand zieht, befinden sich die Hauptgefäße.

Der Eierstock ist mittels eines *Aufhängebandes* (Lig. suspensorium ovarii) befestigt, welches den oberen Pol des Eierstockes mit der lateralen Beckenwand verbindet.

■ Mikroskopie

Von innen nach außen:

- *Endometrium* = Die mit zahlreichen Schleimdrüsen versehene Schleimhaut ist in ihrem Bau dem zyklischen Kreislauf der Menstruation unterworfen. So ist sie unmittelbar nach dem Eisprung relativ dickwandig, nach der Menstruation jedoch sehr dünnwandig. Beim Gebärmutterhals ist die Schleimhaut dicker als am übrigen Uterus. Auch enthält sie dort am meisten schleimbildende Zellen.

15.1 Weibliche Geschlechtsorgane **325**

- *Myometrium* = Die Muskelschicht ist vielschichtig, ca. 1 cm dick und als Muskelgefüge gebaut, d.h. die Muskelfasern verlaufen in alle Richtungen. Diese Bauart gewährleistet, dass die glatten Muskelfasern bei Dehnung (Schwangerschaft) nicht reißen (sie wachsen dabei auf das fast Zehnfache ihrer Länge), und dass sich die Gebärmutter bei der Geburt des Kindes von allen Seiten kontrahieren kann. Beim Gebärmutterhals finden wir eine Ring- und eine Längsschicht von Muskelfasern.
- *Perimetrium* = Der Gebärmutterkörper ist von Bauchfell (als Fortsetzung des Ligamentum latum ☞ Abb. 15.2) überzogen. Der Gebärmutterhals ist durch Bindegewebe mit der Umgebung verbunden.

■ Physiologie

Die Gebärmutter ist quasi das „Bettchen" für das werdende Kind. Durch den Aufbau des Mutterkuchens (Plazenta) beteiligt sie sich an der Ernährung des Kindes. So nimmt die Gebärmutter das befruchtete Ei auf, gewährleistet durch ihren anatomischen Bau Ernährung und Wachstum des Kindes und vermag das Kind, unter Einwirkung des Hypophysenhormons *Oxytocin* (☞ 6.2) bei der Geburt auszutreiben (Geburt ☞ 16.4.2).

15.1.4 Scheide (Vagina)

■ Topografie und Makroskopie

Die Scheide (Vagina) ist ein 7 bis 10 cm langer, sehr faltenreicher Schlauch. Er schließt sich dem Gebärmutterhals an und mündet in den Scheidenvorhof hinter der Mündungsstelle der Harnröhre.

■ Mikroskopie

Von innen nach außen:

- *Mucosa* = Die drüsenfreie Schleimhaut trägt ein mehrschichtiges unverhorntes Plattenepithel, dessen Zellen viel Glykogen enthalten. Papillen verbinden das Epithel mit dem darunterliegenden gefäßreichen Bindegewebe. Diese bindegewebige Verschiebungsschicht enthält Blutgefäße und ist bei der Vagina besonders reich an Venen.
- *Muscularis* = Die glatten Muskelfasern der Längs- und Ringschicht gehen ineinander über.
- *Adventitia* = Sie umschließt als bindegewebige Haut das ganze Vaginalrohr. Zwischen der Muscularis und der Adventitia verlaufen viele Nerven- und Gefäßgeflechte. So ist die Vagina gut durchblutet.

■ Physiologie

Die Vagina stellt die Verbindung zwischen Gebärmutter und Außenwelt dar. Die Epithelzellen enthalten reichlich *Glykogen* (☞ Mucosa). Das Glykogen wird beim Zerfall der Deckzellen freigesetzt und durch die in der Scheide vorhandenen Milchsäurebakterien (Döderlein-Stäbchen bzw. Döderlein-Bakterien) in *Milchsäure* umgewandelt. So herrscht in der Vagina ein saures Milieu vor. Dieses verhindert das Wachstum von Krankheitserregern und deren Eindringen in die Gebärmutter. Die Scheide ist unsteril.

Beim *Geschlechtverkehr* wird das saure Milieu durch die basische Samenflüssigkeit neutralisiert. Diese Neutralisation ist notwendig, damit sich die Samenzellen ungehindert fortbewegen können.

15.1.5 Scheidenvorhof (Vestibulum vaginae)

■ Topografie

Der Scheidenvorhof (Vestibulum vaginae) liegt, wie der Name sagt, vor der Scheide.

■ Makroskopie

Durch Spreizen der Schamlippen wird der Scheidenvorhof für gynäkologische Untersuchungen sichtbar gemacht.

In diesem Vorhof liegen seitlich die kleinen Schamlippen und die Ausführungsgänge der Bartholin-Drüsen, vorne der Kitzler (Klitoris), dahinter der Ausführungsgang der Harnröhre und der Vagina.

Beim Mädchen verschließt eine kleine Schleimhautfalte, das sog. Jungfernhäutchen (Hymen), den Eingang zur Vagina teilweise. Beim ersten Geschlechtsverkehr kann dieses Häutchen durch den eindringenden Penis zerrissen werden.

■ Mikroskopie

Alle im Scheidenvorhof liegenden Anteile sind von Epithelgewebe ausgekleidet. In den Wänden liegen einige Schleimdrüsen.

■ Physiologie

Das Sekret der Schleimdrüsen befeuchtet den Scheidenvorhof. Die stärkere Befeuchtung beim Geschlechtsverkehr stammt nicht von Drüsen, sondern beruht auf Transsudation der Scheidenwand.

15.1.6 Bartholin-Drüsen

■ Topografie und Makroskopie

Im hinteren Drittel der großen Schamlippen liegt beidseits eine kleine, erbsengroße Drüse, welche in den Vorhof vor dem Scheideneingang mündet.

15.1 Weibliche Geschlechtsorgane   327   **15**

■ Mikroskopie und Physiologie

Entwicklungsgeschichtlich entsprechen die Drüsen den männlichen Cowper-Drüsen. Die aus Drüsengewebe bestehenden Organe bilden ein fadenziehendes Sekret. Die Bartholin-Drüsen unterstützen mit ihrem Sekret die Schleimproduktion der kleinen, im Epithel des Scheidenvorhofes liegenden Schleimdrüsen bei der Abdichtung der Schamspalte nach außen.

15.1.7 Große und kleine Schamlippen (Labien)

■ Topografie, Makroskopie und Mikroskopie

Die *großen Schamlippen* (große Labien) sind äußerlich sichtbare, fettreiche Hautfalten. Zwischen ihnen liegt die Schamspalte. Gegen den Damm hin vereinigen sie sich.

Die *kleinen Schamlippen* (kleine Labien) werden durch Spreizen der großen Schamlippen sichtbar. Diese dünnen Hautfalten bilden den Übergang zum Schleimhautepithel. Sie sind stark pigmentiert und reich an Talgdrüsen. Zwischen ihnen liegt der Scheidenvorhof.

■ Physiologie

Die Schamlippen bilden einen schützenden Abschluss der weiblichen Genitalorgane. Vor allem in den kleinen Schamlippen liegen besondere Rezeptoren (Genitalnervenkörperchen), die bei Berührung und Reibung erregt werden können.

15.1.8 Kitzler (Klitoris)

■ Topografie, Makroskopie und Physiologie

Der *Kitzler* (Klitoris) ist ein kleines schwellfähiges (erektiles) Organ und liegt am vorderen Ende der kleinen Schamlippen. Entwicklungsgeschichtlich und damit in seiner Bauart entspricht er den Schwellkörpern des Penis. Die Klitoris dient der Wahrnehmung der geschlechtlichen Erregung.

15.1.9 Weibliche Brust (Mamma)

■ Makroskopie

Die weiblichen *Brüste* (Mammae) sind als sekundäre Geschlechtsmerkmale bei der Geburt des Mädchens in der Anlage bereits vorhanden und entwickeln sich während der Pubertät unter dem Einfluss der weiblichen Geschlechtshormone. Während sich die Brustwarze (Mamille) aus den oberen Hautschichten, der Cutis, differenzierte, liegt die Brustdrüse selbst in der Unterhaut, der Subcutis.

■ Mikroskopie

Die Brustdrüse setzt sich aus 15 bis 20 Einzeldrüsen (Drüsenlappen) zusammen, die durch eingelagertes Fettgewebe voneinander getrennt sind. Ihre Ausführungsgänge (Drüsenschläuche) münden als „Milchgänge" auf der Brustwarze.

Die Größe der Brustdrüse wird durch die Ausbildung des Fettgewebes zwischen den Drüsenlappen bestimmt, die Straffheit ist von der Anzahl der kollagenen Faserzüge sowie von der Füllung der Drüsenläppchen abhängig.

Die Brustwarzen reagieren mit ihren zahlreich vorhandenen sensiblen Nervenendigungen empfindlich auf Berührungen, was einerseits erotische Empfindungen auslösen kann und andererseits bei Frauen nach der Geburt eines Kindes zum Milcheinschuss führt (Stillen ☞ 16.4.4).

Eine regelmäßige Brustkontrolle (Abtasten der Brüste nach möglichen Knoten) nach jeder Menstruation durch die Frau selbst sowie regelmäßige Kontrollen bei der Frauenärztin, dem Frauenarzt, sind zur Früherkennung eines Mammakarzinoms unerlässlich.

■ Physiologie

Die Brustdrüse produziert nach der Schwangerschaft auf hormonalen Reiz hin (*Prolaktin* des Hypophysenvorderlappens) *Muttermilch*, die schließlich durch den Saugreiz des Säuglings und auf den Anreiz des Hormons *Oxytocin* (im Hypophysenhinterlappen gespeichertes Hormon) ausgeschieden wird (Hormonsystem ☞ 6.2).

Prolaktin = für Milchproduktion

Oxytocin und Saugreiz des Säuglings = für Milchabgabe.

15.1.10 Menstruationszyklus

Als kurze Zusammenfassung soll hier der Menstruationszyklus nochmals erwähnt werden. Etwa 14 Tage nach Eintritt der letzten Menstruation kommt es zum *Eisprung* (Ovulation ☞ 15.1.1 und 16.2.1). Wird das gesprungene Ei in den nächsten Stunden (bis zwei Tagen) befruchtet, entsteht eine *Schwangerschaft* (vorgeburtliche Entwicklung ☞ 16.4). Ist dies nicht der Fall, wird die für eine Schwangerschaft vorbereitete Uterusschleimhaut mit Schleim und Blut ausgestoßen. Diese periodische Menstruationsblutung tritt 14 Tage nach der Ovulation bzw. etwa 28 Tage nach Eintritt der letzten Menstruation ein. Der Zyklus beginnt wieder von neuem (☞ Abb. 15.3).

Bei kürzerer (bis 3 Wochen) oder längerer (bis 5 Wochen) Periode ist fast ausschließlich die Proliferationsphase zeitlich verändert, der Abstand zwischen Ovulation und 1. Blutungstag beträgt ziemlich konstant 14 Tage.

(Gründlichere Besprechung von Follikelreifung, Ovulation, Befruchtung etc. ☞ 15.1.1)

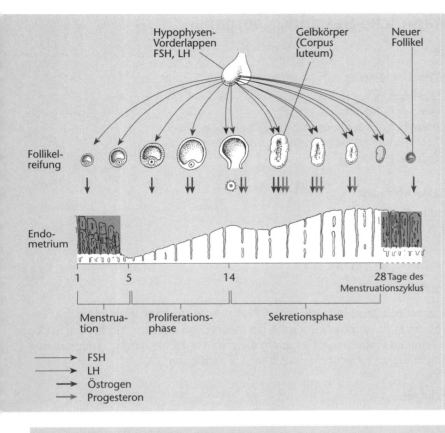

Abb. 15.3
Hormoneller Einfluss auf den Menstruationszyklus.

Testfragen: Genitalsystem, Frau

1. Nennen Sie die primären und sekundären Geschlechtsmerkmale der Frau? (☞ 15)
2. Welche Anteile gehören bei der Frau zu den inneren-, welche zu den äußeren Geschlechtsorganen? (☞ 15.1)
3. Wo liegen die Eierstöcke? (☞ 15.1.1)
4. Was wissen Sie über die endokrine Aufgabe der Eierstöcke, was über die Fortpflanzungsaufgabe? (Physiologie ☞ 15.1.1)
5. Wo liegen die Eileiter? (☞ 15.1.2)
6. Welche Aufgaben erfüllen die Eileiter? (☞ 15.1.2)
7. Beschreiben Sie die Lage der Gebärmutter. (☞ 15.1.3)
8. Beschreiben Sie den makroskopischen Bau der Gebärmutter. (☞ 15.1.3)
9. Wie heißen die Schichten der Gebärmutterwand und aus was für Gewebe sind sie gebaut? (☞ 15.1.3)
10. Welche Aufgabe erfüllt die Gebärmutter? (☞ 15.1.3)
11. Was wissen Sie über die Funktion der Scheide? (☞ 15.1.4)
12. Wo liegen die Bartholin-Drüsen? (☞ 15.1.6)
13. Erklären Sie den Menstruationszyklus. (☞ 15.1.10)

15.2 Männliche Geschlechtsorgane

■ Anteile

Innere Geschlechtsorgane

- Hoden (Testis, griech. Orchis)
- Nebenhoden (Epididymis)
- Samenleiter (Ductus deferens und Ductus ejaculatorius)
- Samenbläschen oder Bläschendrüsen (Vesicula seminalis)
- Vorsteherdrüse (Prostata)

Äußere Geschlechtsorgane

- Hodensack (Skrotum)
- Glied (Penis)

15.2.1 Hoden (Testis)

■ Topografie

Die paarig angeordneten Hoden liegen außerhalb des Beckens im Hodensack. Die Hoden wandern kurz vor oder kurz nach der Geburt von der Bauchhöhle durch den Leistenkanal in den Hodensack. Geschieht dies nicht, oder bleiben sie unterwegs stecken, spricht man von *Kryptorchismus* bzw. *Leistenhoden*.

■ Makroskopie

Die Hoden sind eiförmige Organe von der Größe kleiner Pflaumen (☞ Abb. 15.5).

■ Physiologie

Endokrine Aufgabe

In den *Leydig-Zwischenzellen* wird das männliche Sexualhormon *Testosteron* und wenig *Östrogen* gebildet. Das Testosteron hat einerseits die Aufgabe, die Entwicklung und Reifung der Samenzellen zu steuern und für die Funktion von Nebenhoden, Prostata und Samenbläschen zu sorgen, anderseits ist es für die Entwicklung der sekundären Geschlechtsmerkmale des Mannes verantwortlich wie Stimmbruch, Bartwuchs, Achsel- und Schambehaarung etc.

Fortpflanzungsaufgabe

In den gewundenen Hodenkanälchen werden bereits vor der Geschlechtsreife *Ursamenzellen* gebildet. Die Ausreifung der Spermien geschieht unter dem Einfluss von FSH aus dem Hypophysenvorderlappen und Testosteron. Während des Reifeprozesses wird außerdem die Chromosomenzahl von 46 auf 23 halbiert (Meiose ☞ 1.1.2 und 16.1.3).

15.2 Männliche Geschlechtsorgane

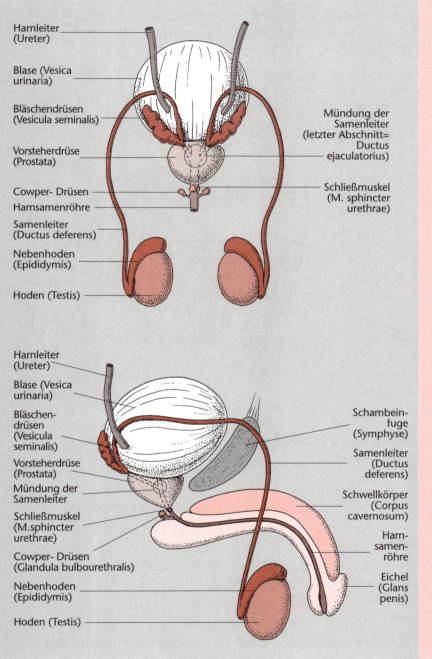

Abb. 15.4
Topografie und Makroskopie der inneren Genitalorgane des Mannes (obere Abb. von hinten gesehen und untere Abb. von der Seite gesehen)

Da im Hoden ständig neue Samenzellen (Spermien) heranreifen, wandern die fertigen Spermien in den Nebenhoden. Sowohl die bereits reifen als auch fast reifen Samenzellen werden teils unter Druck in die Ausführungsgänge und schließlich in den Nebenhoden geschwemmt, teils wandern sie aktiv dorthin.

- In den gewundenen Hodenkanälchen (Tubuli seminiferi contorti) werden die Samenzellen gebildet.
- In den Leydig-Zwischenzellen werden Hormone produziert.
- Die wegführenden Kanälchen (Ductuli efferentes) sind Teil des Nebenhodens (Epididymis).

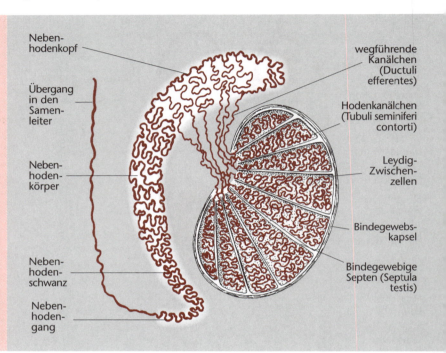

Abb. 15.5
Hoden (Testis) und Nebenhoden (Epididymis)

15.2.2 Nebenhoden (Epididymis)

Topografie

Die Nebenhoden (Epididymis) liegen auf dem hinteren Rand der Hoden und sind mit diesem fest verwachsen. Der Nebenhodengang mündet in den Samenleiter.

Makroskopie

Die Nebenhoden sind kleine längliche Organe, die in *Nebenhodenkopf, -körper* und *-schwanz* eingeteilt werden.

Mikroskopie

Mikroskopisch gesehen bestehen die Nebenhoden aus vielen kleinen Kanälchen und aus Drüsenzellen.

15.2 Männliche Geschlechtsorgane   **333**

15

■ Physiologie

Die Kanälchen der Nebenhoden speichern die aus den Hoden stammenden Samenzellen. Die noch nicht ausgereiften Samenzellen reifen im Nebenhoden weiter.

Die Drüsenzellen bilden ein saures Sekret. Da sich die Samenzellen in saurem Milieu nicht selber fortbewegen können, bleiben sie im Nebenhoden liegen, bis sie durch die Ejakulation weiterbefördert werden (Ejakulation ☞ 15.2.7).

15.2.3 Hodensack (Skrotum)

■ Topografie und Makroskopie

Der Hodensack (Skrotum) ist eine Hauttasche, die hinter dem Penis aufgehängt ist und durch eine Scheidewand (Septum) in zwei Räume geteilt wird.

■ Mikroskopie

Da der Hodensack entwicklungsgeschichtlich aus der Bauchwand entstanden ist, entspricht er ihr in der Bauweise.

■ Physiologie

Der Hodensack sorgt dafür, dass die in ihm liegenden Hoden keiner allzu großen Temperaturschwankung ausgesetzt sind. Um ihre Aufgabe, die Spermienproduktion einwandfrei erfüllen zu können, bedarf es einer konstanten Temperatur, die nicht zu hoch und nicht zu tief sein darf. Ist die richtige Temperatur nicht gewährleistet, kommt es zur Störung der Spermienbildung bzw. verkümmern die Hoden.

Um es nicht zu warm zu haben, ist der Hodensack außerhalb des Bauchraumes befestigt. Um es nicht zu kalt zu haben, kann er sich bei Kälte, mit Hilfe seines in der Haut gelegenen *Musculus cremaster*, möglichst nahe an den Körper ziehen (Kremasterreflex ☞ 5.4.3).

15.2.4 Samenleiter (Ductus deferens) und Cowper-Drüsen

■ Topografie

Der Samenleiter (Ductus deferens) jeder Seite schließt sich dem Nebenhodengang an. Er zieht durch den Leistenkanal aufwärts ins Becken und verläuft an der Hinterwand der Blase wieder abwärts. Die Samenleiter nehmen den Ausführungsgang der Bläschendrüsen (Ductus excretorius) auf, durchdringen als Ductus ejaculatorius die Vorsteherdrüse (Prostata) und münden dort in die Harnröhre (Urethra) (☞ Abb. 15.4).

Die Harnröhre nimmt nach ihrem Durchtritt durch die Prostata die Ausführungsgänge von zwei kleinen Drüsen (Cowper-Drüsen) auf. Die *Cowper-Drüsen* liegen im äußeren, quergestreiften Schließmuskel des Beckenbodens (M. sphincter urethrae). Ihr schleimiges Sekret wird kurz vor der Ejakulation entleert und hat somit die Aufgabe, die Harnröhre gleitfähig zu machen.

■ Makroskopie

Die Samenleiter sind 40 bis 45 cm lange dünne Muskelschläuche (☞ Abb. 15.4).

■ Mikroskopie

Von innen nach außen:

- *Schleimhaut* mit hohem Zylinderepithel.
- *Muscularis* = Muskelschicht aus spiralig angeordneten Muskelfasern.
- *Adventitia* = Bindegewebige Verankerung mit dem umliegenden Gewebe.

■ Physiologie

Mit Hilfe der Muskelschicht werden die Samenzellen bei der Ejakulation (☞ 15.2.7) peristaltisch in die Harnröhre befördert.

15.2.5 Samenbläschen (Vesicula seminalis)

■ Topografie

Die paarig angeordneten Samenbläschen (auch Bläschendrüsen, Vesicula seminalis) liegen unmittelbar unterhalb des Blasengrundes (☞ Abb. 15.4). Ihr Ausführungsgang (Ductus excretorius) mündet in den Samenleiter.

■ Makroskopie

Die Bläschendrüsen sind kleine etwa 3 bis 4 cm lange Drüschen (☞ Abb. 15.4).

■ Mikroskopie

Die Zellen der Samenbläschen sind wie alle Drüsen abgewandelte Epithelzellen, die sich für die apokrine Sekretabsonderung spezialisiert haben.

■ Physiologie

Das Produkt der Samenbläschen ist alkalisch reagierender Schleim. Dieser Schleim verändert das bis jetzt saure Milieu in ein alkalisches, in dem sich die Samenzellen aktiv weiterbewegen können.

15.2.6 Vorsteherdrüse (Prostata)

■ Topografie

Die Prostata liegt direkt unterhalb der Harnblase und umgibt den Anfangsteil der Harnröhre (☞ Abb. 15.4). Etwa 20 Ausführungsgänge münden in die Harnröhre.

■ Makroskopie

Die kastaniengroße Drüse wird in einen rechten und linken Lappen eingeteilt. Ein Mittellappen, welcher hinter der Harnröhre liegt, verbindet die beiden seitlich der Harnröhre liegenden Lappen.

■ Mikroskopie

Mikroskopisch sind bei der Prostata ungefähr 20 kleine Einzeldrüsen zu erkennen, die alle aus apokrin sezernierendem Drüsengewebe gebaut sind. Dazwischen liegen glatte Muskelfasern und Bindegewebe.

■ Physiologie

Das Produkt der Prostata ist ebenfalls alkalischer Schleim, welcher sich mit Samenflüssigkeit vermischt, das alkalische Milieu noch verstärkt und dadurch wieder die Eigenfortbewegung der Samenzellen begünstigt.

15.2.7 Glied (Penis)

■ Topografie

Der Penis beginnt unter dem Beckenboden und endet mit der Eichel (Glans) (☞ Abb. 15.4).

■ Makroskopie

Das zylinderförmige Organ passt sich in seiner Form den Aufgaben an (☞ Physiologie).

Eingeteilt wird der Penis in die am Beckenboden befestigte und von Beckenbodenmuskulatur umgebene Peniswurzel, den beweglichen Penisschaft und dessen Ende, die Eichel (Glans). Über die Eichel zieht die Außenhaut weiter, als nach hinten verschiebbare Haut, die Vorhaut (Präputium).

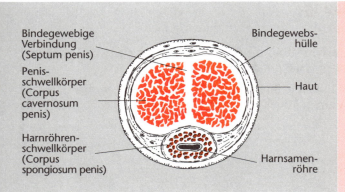

- Beim Penisschwellkörper finden wir eine schwammartige Bälkchenstruktur aus kollagenen und elastischen Fasern mit Muskelzellen. Bei einer Erektion füllen sich die Hohlräume mit Blut.
- Der Harnröhrenschwellkörper ist ein dichtes Venengeflecht.

Abb. 15.6
Querschnitt durch den Penis

Die am Harnblasenausgang mit dem Sphincter internus beginnende Harnsamenröhre verläuft zunächst wenige Zentimeter durch die Prostata und unter ihr durch den Beckenbodenmuskel, der den willkürlich kontrahierbaren Sphincter externus bildet. Dann macht sie eine rechtwinklige Kurve, verläuft im Harnröhrenschwellkörper und endet an der Spitze des Penis.

■ Mikroskopie

Innerhalb des Penis liegen Schwellkörper. Dies sind drei zylindrische Körper aus schwammigem Gewebe, das in großer Dichte besonders zahlreiche Blutgefäße enthält, die erst bei der Erektion straff gefüllt werden.

■ Physiologie

Der Penis enthält die Harnsamenröhre und hat damit zwei Aufgaben zu erfüllen.

- **Miktion** (☞ Harnsystem, 14.2.4)
- **Ejakulation** (Samenerguss)

Ejakulation

Um in die Scheide der Frau eingeführt werden zu können, muss sich der Penis versteifen (Erektion). Dies ist durch Füllung der Buträume in den Schwellkörpern möglich. Schließlich kann es beim Koitus (Geschlechtsverkehr) zur Samenentleerung (Ejakulation) und damit zur Befruchtung einer weiblichen Eizelle kommen, falls bei der Frau vorher ein Eisprung erfolgt war (☞ 15.1 und 16.2).

Zur Ejakulation kommt es durch Reflexauslösung. Rhythmische Kontraktionen der Muskulatur von Samenleiter, Prostata und Peniswurzel sind für die Samenentleerung verantwortlich.

Dabei werden 3 bis 5 ml Sperma (Samenflüssigkeit oder Ejakulat) entleert. Das Sperma enthält außer 90 % Wasser und 180 bis 500 Millionen Samenzellen (Spermien, Einzahl: Spermium) hauptsächlich alkalischen Schleim, Eiweiße, Fette und Kohlenhydrate in Form von Fruktose.

15.2.8 Spermienbildung

Spermium

Die Länge eines Spermiums beträgt 40 bis 60 μm. Es besteht aus Kopf, Hals und Schwanz oder Geißel. Der Kopf ist 5 μm dick.

Die Spermien bewegen sich mit Hilfe ihres Schwanzes selbstständig vorwärts, sofern das Milieu alkalisch ist. In saurem Milieu sind sie unbeweglich und gehen zu Grunde (☞ Abb. 15.7).

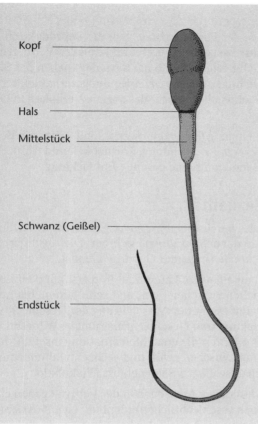

- Im Kopf der Samenzelle liegen die Träger der Erbsubstanz (Gene).
- Das Mittelstück ist beweglich und löst damit Schwingungen der Geißel aus.

Abb. 15.7
Samenzelle (Spermium)

Testfragen: Genitalsystem, Mann

1. Nennen Sie die primären und sekundären Geschlechtsmerkmale des Mannes. (☞ 15)
2. Welche Anteile gehören beim Mann zu den inneren, welche zu den äußeren Geschlechtsorganen? (☞ 15.2)
3. Was wissen Sie über die endokrine Aufgabe der Hoden, was über die Fortpflanzungsaufgabe? (☞ 15.2.1)
4. Welche Aufgaben haben die Nebenhoden? (☞ 15.2.2)
5. Beschreiben Sie die Lage der Samenleiter. (☞ 15.2.4)
6. Wo liegt die Vorsteherdrüse? (☞ 15.2.6)
7. Welche Aufgabe erfüllen die Samenbläschen und die Vorsteherdrüse? (☞ 15.2.5, 15.2.6)
8. Welche Aufgabe erfüllt der Hodensack? (☞ 15.2.3)
9. Welche Aufgaben erfüllt der Penis? (☞ 15.2.7)

15.3 Sexualität

Sexualität hat einerseits die Aufgabe der Fortpflanzung, also der Reproduktion. Andererseits ist heute unbestritten, dass sexueller Antrieb und sexuelles Verhalten das menschliche Verhalten grundsätzlich beeinflusst. So hat Sexualität neben der Sicherung der Arterhaltung auch eine wichtige Aufgabe beim Bindungsverhalten, sei dies bei einem Partner, beim eigenen Nachwuchs oder für das soziale Verhalten in Gruppen überhaupt.

Sexualität heißt also nicht nur Befriedigung des Sexualtriebes, sondern ist von Beginn des Lebens an weit mehr: Sexualität ist mit Zuwendung, Zärtlichkeit und Körperkontakt verbunden und damit Voraussetzung für eine gesunde Entwicklung.

15.3.1 Entwicklung der Sexualität

Obwohl das Geschlecht eines Kindes bereits bei der Zeugung feststeht, wird die Geschlechtsanlage beim Embryo erst in der achten Woche sichtbar. Die Ausdifferenzierung der primären Geschlechtsmerkmale ist bei der Geburt vollendet.

Geschlechtlich gesehen folgt dann eine längere Latenzzeit, und erst mit dem Einsetzen der Pubertät, nämlich bei Mädchen zwischen neun und zehn Jahren, bei Jungen zwischen elf und zwölf Jahren, kommt es mit der Ausschüttung der Geschlechtshormone zur Ausdifferenzierung der sekundären Geschlechtsmerkmale. Während beim Mädchen zwischen elf und dreizehn Jahren die erste Menstruation einsetzt (Menarche), kommt es beim Jungen im Alter zwischen zwölf und sechzehn Jahren zum ersten, meist nachts und unwillkürlich ausgelösten Samenerguss (Ejakulation).

Die körperlichen Veränderungen des jungen Menschen in der Pubertät gehen einher mit der Suche nach der eigenen (auch geschlechtlichen) Identität, eine Zeit der inneren Unruhe, die oft auch soziale Spannungen zur Folge hat.

15.3.2 Geschlechtsverkehr

Etwa ein bis zwei Jahre nach Einsetzen der Menarche beim Mädchen bzw. nach der ersten Ejakulation beim Jungen wird der junge Mensch fortpflanzungsfähig. Die Befruchtung eines bei der Frau gereiften Eies durch eine Samenzelle erfolgt in der Regel durch den Geschlechtsverkehr, bei welchem der steife (erigierte) Penis des Mannes in die Scheide der Frau eingeführt wird *(Koitus)*. (Ausnahme: Künstliche Befruchtung im Reagenzglas als Möglichkeit der modernen Reproduktionsmedizin, die ethische Fragen offen lässt.) Ziel des Geschlechtsverkehrs ist es, den Samen durch die Ejakulation in die Scheide zu bringen, um die Befruchtung einer Eizelle zu ermöglichen.

15.3.3 Sexueller Reaktionszyklus

Durch erotische Stimulation in unterschiedlicher Art und Weise wird der sexuelle Reaktionszyklus ausgelöst. Der sexuelle Reaktionszyklus des Mannes beginnt mit der Erektion des Penis, jener der Frau mit Veränderungen an den äußeren Geschlechtsorganen, wie der Vergrößerung der äußeren Genitalien, nämlich der Schamlippen und der Klitoris sowie Erektion der Brustwarzen und Veränderungen an den inneren Geschlechtsorganen (Absonderung mukoider Flüssigkeit in der Vagina). Die beiden Reaktionszyklen sind also aufeinander abgestimmt, um die Voraussetzung für eine Befruchtung möglichst günstig zu machen. Masters und Johnson, zwei amerikanische Sexualwissenschaftler der 60er Jahre, unterteilen den Vorgang des sexuellen Reaktionszyklus in vier Phasen:

Erregungsphase

Auslösung erotischer Empfindungen durch unterschiedliche Reize (visuell, auditiv, taktil aber auch aufgrund von Phantasien). Besonders sensibel auf Berührung reagieren bestimmte Körperregionen, die sog. *erogenen Zonen*, (Klitoris, kleine Schamlippen und Brustwarzen bei der Frau, Eichel beim Mann, aber auch Hautbezirke um den Mund und den After sowie an den Innenseiten der Oberschenkel oder an den Ohrläppchen). Während dieser Phase steigen Muskelspannung, Hautdurchblutung, Blutdruck, Puls- und Atemfrequenz an. Beim Mann kommt es in dieser Phase zur Erektion des Penis. Bei der Frau kommt es durch die oben erwähnte Transudation zur Anfeuchtung der Scheide, was das Einführen des erigierten Penis erleichtert.

Plateauphase

Verstärkung der Erregungsphase mittels rhythmischer Bewegungen. Bei der Frau kommt es durch Einwirkung des Oxytocins zur Kontraktion der Uterus- und Vaginalmuskulatur. Dadurch bildet sich im hinteren Scheidengewölbe ein Depotraum für den Samen *(Ejakulat)*.

Orgasmusphase

Der *Orgasmus* geht mit einem positiven Gefühl einher, dem Höhepunkt der sexuellen Erregung. Dieser intensive Moment dauert wenige Sekunden an. Beim Orgasmus kommt es bei der Frau mit rhythmischen Kontraktionen der Beckenbodenmuskulatur und des Uterus zur Verengung des untersten Scheidenabschnittes, beim Mann kommt es aufgrund unwillkürlicher rhythmischer Kontraktionen der Samengänge, der Harnröhre und des Penis zum Samenausstoß *(Ejakulation)*.

Rückbildungsphase

In dieser Phase, auch *Refraktärphase* genannt, sinken Blutdruck, Atem- und Pulsfrequenz wieder und die Organe kehren in ihren ursprünglichen Zustand der Nicht-Erregung zurück. Während der Refraktärphase kann es weder zu einer erneuten Erektion noch zu einem erneuten Orgasmus kommen. Beim Mann dauert diese Phase in der Regel bedeutend länger als bei der Frau.

Testfragen: Sexualität

1. Beschreiben Sie die Entwicklung der Sexualität. (☞ 15.3.1)
2. Beschreiben Sie die Phasen des sexuellen Reaktionszyklus nach Masters und Johnson. (☞ 15.3.3)

16 Vorgeburtliche Entwicklung (Embryologie) und Geburt

Von den 46 Chromosomen in der menschlichen Zelle sind es zwei Geschlechtschromosomen (Gonosomen, Heterosomen), die das Geschlecht bestimmen. Die zwei Geschlechtschromosomen der Frau werden X-Chromosomen genannt. Unter den Geschlechtschromosomen des Mannes ist ebenfalls ein X-Chromosom, das zweite ist jedoch erheblich kleiner und wird Y-Chromosom genannt.

Ob nach einer Befruchtung ein männliches oder weibliches Kind heranwächst, hängt von der Samenzelle des Mannes ab, da jede Samenzelle, neben den übrigen 22 Chromosomen (Autosomen), (Meiose ☞ 1.1.2 und 16.1.3) entweder ein X-Chromosom oder ein Y-Chromosom enthält. Die weibliche Eizelle dagegen enthält neben den übrigen 22 Chromosomen als Geschlechtschromosom immer ein X-Chromosom.

Kommen bei der Befruchtung zwei X-Chromosomen zusammen, wird ein weibliches Kind (XX) heranwachsen, kommen ein X-Chromosom und ein Y-Chromosom zusammen, wird ein männliches Kind (XY) heranwachsen.

16.1 Entwicklung der Keimzellen

Bereits in der dritten Woche werden beim Embryo Keimzellen als sog. Urkeimzellen gebildet, die in der fünften Woche in die noch unfertige Gonadenanlage wandern. Von der Urkeimzelle bis zur befruchtungsfähigen Zelle durchlaufen die Keimzellen verschiedene Entwicklungsstadien, von denen die erste und zweite Reifeteilung von besonderer Bedeutung sind.

Die Reifeteilung bei der Frau und beim Mann wird gesondert besprochen.

16.1.1 ♀ Oozytogenese

Von den etwa sieben Millionen Keimzellen, die beim fünf Monate alten weiblichen Embryo angelegt sind, sind bei der Geburt des Mädchens noch einige hunderttausend vorhanden. Von diesen ersten Keimzellen (primäre Oozyten) gehen bis zum Beginn der Pubertät die meisten zugrunde, so dass ab diesem Zeitpunkt noch etwa 40000 bis 50 000 Oozyten im Eierstock angelegt sind. Bereits beim sieben Monate alten Embryo sind alle angelegten Oozyten (Primordialfollikel) in der Prophase der ersten Reifeteilung stecken geblieben. In dieser Phase bleiben sie „schlummernd" bis kurz vor der Ovulation. Manche Primordialfollikel schlummern so bis zu 50 Jahre in der Prophase der ersten Reifeteilung.

16.1.2 ♂ Spermazytogenese

Bei der Geburt sind beim Knaben die Ursamenzellen (Spermatogonien) angelegt, welche von Stützzellen und einer Basalmembran umgeben sind. Doch erst von der Pubertät an können sich die Samenzellen (primäre Spermatozyten) meiotisch teilen.

Die erste Reifeteilung beginnt, bleibt danach für etwa 16 Tage in der Prophase stecken und wird dann rasch beendet. Die daraus entstandenen zwei Spermatozyten (sekundäre Spermatozyten mit je 23 Chromosomen und doppelter DNA) treten dann sofort in die zweite Reifeteilung ein. Daraus entstehen zwei Spermatiden mit je 23 Chromosomen. Die Spermatiden werden zu Spermien. Die Dauer dieser beiden Reifeteilungen von der Spermatogonie bis zum Spermium beträgt 61 Tage.

16.1.3 Reifeteilung (Meiose)

Wie wir wissen, besitzt die menschliche Zelle 46 Chromosomen (44 Autosomen und 2 Heterosomen). Da bei der Befruchtung eine männliche Samenzelle und eine weibliche Eizelle verschmelzen, muss der Chromosomensatz vorher auf die Hälfte reduziert werden. Dies geschieht bei der Reifeteilung (auch Reduktionsteilung genannt), d.h. der diploide Chromosomensatz (2×23) wird auf einen haploiden Chromosomensatz (1×23) reduziert. Zweck der ersten Reifeteilung ist es, die homologen Chromosomen auf zwei Tochterzellen zu verteilen; Zweck der zweiten Reifeteilung ist es, die Chromatiden (identische Chromosomenhälften) zu trennen = **Reduktion.**

Erste Reifeteilung

♀ und ♂

Die erste Reifeteilung beginnt beim Mädchen noch im Embryonalstadium und endet kurz vor der Ovulation, beim Knaben beginnt sie mit der Pubertät und dauert etwa 16 Tage. Kurz vor der ersten Reifeteilung verdoppeln die Keimzellen ihre DNA (Desoxyribonucleinsäure ☞ 1.1.1), genau wie vor der mitotischen Zellteilung. Zu Beginn der Meiose sind also in der Zelle 46 Chromosomen, welche die doppelte Menge DNA besitzen. In diesem Stadium kommt es zum Austausch von Genmaterial zwischen gepaarten Chromosomen. In der Prophase dieser Zellteilung stoppt die Teilung und bleibt in einer Art „Schlummerstadium", und zwar beim Mädchen über Jahre, beim Knaben über 16 Tage. Am Ende der 1. Reifeteilung besitzt der Zellkern einen einfachen (haploiden) Chromosomensatz, jedoch DNA wie nach einer Mitose.

Zweite Reifeteilung (auch Reduktionsteilung)

♀

Kurz vor der Ovulation wird die erste Reifeteilung der Eizelle beendet und die zweite Reifeteilung beginnt bei der Ausstoßung der Eizelle aus dem Ovar. Nun findet keine DNA-Synthese mehr statt. Der Chromosomensatz wird auf die Hälfte reduziert. Auch die zweite Reifeteilung bleibt in einem Schlummerstadium (in der Metaphase) stecken. Diese Reifeteilung wird nur beendet, wenn es zur Befruchtung kommt, also nach der Verschmelzung mit der männlichen Samenzelle.

♂

Die Spermien dagegen haben ihre beiden Reifeteilungen bei der Befruchtung längst beendet. Am Ende der 2. Reifeteilung ist im Zellkern sowohl die Chromosomenzahl auf die Hälfte reduziert (haploid) als auch die DNA.

16.1 Entwicklung der Keimzellen 343

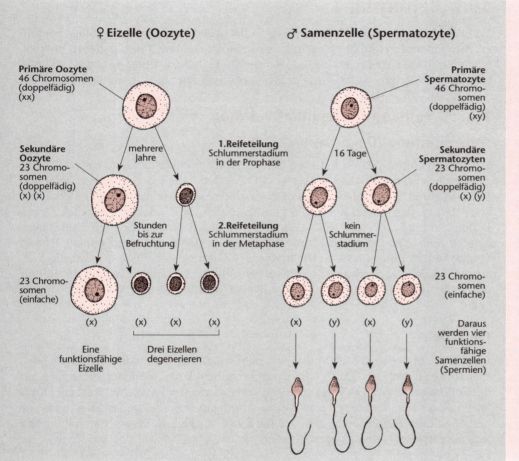

Abb. 16.1 Reifeteilung der Ei- und Samenzelle

Zum Merken:

Während sich bei der Frau nur eine Tochterzelle zur reifen Eizelle entwickelt und die restlichen drei degenerieren, entstehen beim Mann vier befruchtungsfähige Spermien (☞ Abb. 16.1).

16.2 Befruchtung

Während beim Mann ab der Pubertät eigentlich jederzeit befruchtungsfähige Spermien vorhanden sind und diese nach der Ejakulation mehrere Tage überleben können, ist die Eizelle der Frau nur während weniger Stunden befruchtbar. Um dies zu verstehen, müssen wir uns den Zyklus der Frau nochmals kurz in Erinnerung rufen.

16.2.1 Follikelreifung und Ovulation

Follikelreifung (Oogenese)

Der monatliche Zyklus der Frau beginnt während der Pubertät. Gesteuert werden die zyklischen Veränderungen im Eierstock (Ovar) durch die Gonadotropine (FSH und LH ☞ 6.2 und 15.1.1). Jeden Monat beginnt ein, selten mehr (zweieiige Zwillinge ☞ 16.2.3), Tertiärfollikel durch die Stimulation von FSH zum sprungreifen Graaf-Follikel zu reifen (☞ Abb. 16.2). Aus ihm wird durch Platzen die Eizelle mit umgebenden Follikelepithelzellen (Corona radiata) frei (Ovulation) und gelangt als sog. Oozyte in den Eileiter, dessen trichterförmige Öffnung sich zuvor auf den die Eierstockoberfläche vorbuchtenden Follikel gelegt hatte. Die Eizelle ist von der Eihülle umgeben, auch Oolemm oder Zona pellucida genannt (griech.: Oolemma, Eihäutchen).

Ovulation

Etwa alle vier Wochen findet ein Eisprung (Ovulation) statt, wobei sich die beiden Eierstöcke abwechseln. Dabei wird die unter hohem Druck stehende Flüssigkeit aus der Follikelhöhle entleert. Mit zunehmendem Austritt von Flüssigkeit lässt der Druck im Follikel nach, die Oozyte und die sie umgebenden Follikelzellen lösen sich und treiben mit der Flüssigkeit zusammen aus dem Ovar heraus. Inzwischen hat die Oozyte die erste Reifeteilung abgeschlossen.

Manche Frauen spüren ihren Eisprung als „Mittelschmerz".

Die Zeitspanne zwischen Ovulation und Menstruation, die sog. *Sekretionsphase*, beträgt im Durchschnitt 14 Tage (+/− 1 Tag). Die Zeitspanne zwischen Menstruation und Ovulation, die sog. *Proliferationsphase* dagegen kann variieren und hängt davon ab, wie lange der Follikel bis zur Reifung benötigt.

16.2.2 Befruchtung und die erste Woche danach

Beim Geschlechtsverkehr wird der Samen des Mannes in die Scheide der Frau entleert. Von den 200 bis 300 Millionen Spermien erreichen aber nur etwa 300 bis 500 Spermien den Ort der Befruchtung. Wie wir wissen, haben die Spermien ihre beiden Reifeteilungen bereits abgeschlossen.

Nach Ende der ersten Reifeteilung der Oozyte blieb vor der Ovulation ein Teilkern (1. Polkörperchen) im Zellplasma, während der andere als überflüssig an die Wand gedrängt wurde, um später zugrunde zu gehen. Unmittelbar anschließend beginnt die zweite Reifeteilung, die in der Metaphase verharrt. Zur Vollendung der Reifeteilung

16.2 Befruchtung

braucht es nun einen äußeren Anstoß durch die eindringende Samenzelle. Ist eine Samenzelle in die Eizelle eingedrungen, wird die Eihülle (Oolemm) für weitere Samenzellen undurchdringbar. Durch die Befruchtung (während 6 bis max. 12 Stunden nach der Ovulation) wird nun die zweite Reifeteilung in der Oozyte beendet. Auch dabei wird ein Teilkern (2. Polkörperchen) an den Rand abgedrängt.

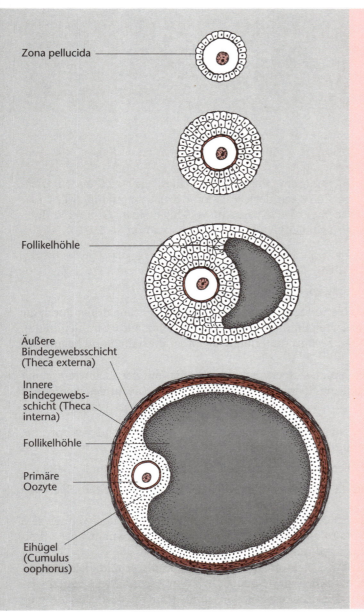

- Der Primordialfollikel wurde zum **Primärfollikel** (einschichtiges kubisches Epithel). Bildung der Zona pellucida.

- Der Primärfollikel entwickelt sich zum **Sekundärfollikel** (mehrschichtiges kubisches Epithel).

- Bildung zum **Tertiärfollikel,** dem sog. *Graaf-Follikel* (auch Bläschenfollikel), welcher einen Durchmesser von 6 – 12 mm hat.

- Der reife **Graaf-Follikel** (Durchmesser etwa 20 – 25 mm) ist von zwei Bindegewebsschichten umgeben. Die innere dieser beiden Schichten (Theca interna) ist wichtiger Bildungsort für *Östrogene*. Sobald nun dieser Follikel reif ist, verlässt die primäre Oozyte ihr jahrelanges „Schlummerstadium" und beendet die erste Reifeteilung.

Abb. 16.2 Follikelreifung

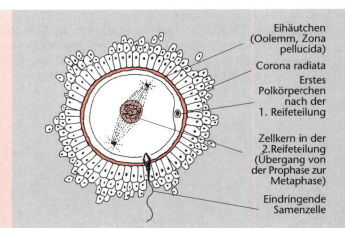

Abb. 16.3
Eizelle bei der Befruchtung

Zum Merken:

Kommt es nicht zur Befruchtung der Oozyte, so stirbt diese nach 12 Stunden. Die Oozyte ist also nur kurze Zeit nach der Ovulation befruchtungsfähig, während die Spermien wenige Tage in der Tube befruchtungsfähig bleiben. Ohne eine Befruchtung erfolgt 14 Tage nach der Ovulation die Menstruation (☞ 5.1.10).

Vorgang der Befruchtung

Der Vorgang der Befruchtung wird in drei Phasen unterteilt:

- *1. Phase:* Eine der 300 bis 500 Spermien am Ort der Befruchtung dringt durch die strahlenkranzartig angelegten Epithelzellen (lat.: Corona radiata = Strahlenkranz).
- *2. Phase:* Das Spermium berührt die Eihülle, bleibt an ihr haften und beginnt, in sie einzudringen.
- *3. Phase:* Die Zellmembran des Spermiums verschmilzt mit der Zellmembran der Oozyte. Das eingedrungene Spermium bestimmt das Geschlecht des werdenden Lebens.

Während das Spermium durch die Eihülle wandert, trennt sich der Kopf vom Schwanz und bildet den *männlichen Vorkern*.

Die Oozyte ihrerseits reagiert auf das Eindringen des Spermiums folgendermaßen:

- Sobald das Spermium die Oozyte berührt, wird die Eihülle für weitere Spermien undurchlässig.
- Die zweite Reifeteilung endet. Dabei bleibt ein Zellkern zurück und wandelt sich in den *weiblichen Vorkern* um. Der zweite wird – wie oben erwähnt – als 2. Polkörperchen an die Wand gedrängt.
- Die Oozyte wird aktiviert: Der Stoffumsatz im Zytoplasma erhöht sich. Die mit dem Spermium verschmolzene Oozyte nennen wir nun *Zygote*. Diese besitzt wieder 46 Chromosomen. Die Zellkerne der Ei- und der Samenzelle bilden eine

gemeinsame Mitoseplatte. Durch mitotische Zellteilung beginnt jetzt die eigentliche Embryogenese.

16.2.3 Zwillinge

In Mitteleuropa ist etwa jede 85. Geburt eine Zwillingsgeburt und jede 6300. eine Drillingsgeburt. Die Neigung zur Mehrlingsgeburt liegt vielfach im Erbgut, besonders im Erbgut der Frau. Werden zwei Eizellen gleichzeitig (aus jedem Eierstock eine oder aus einem Eierstock zwei) frei und beide befruchtet, entstehen daraus **zweieiige Zwillinge,** von denen sich jeder für sich getrennt einnistet, eine eigene Plazenta bildet (die allerdings miteinander verwachsen können) und eigene Fruchthüllen hat. Sie haben verschiedene Erbeigenschaften und gleichen sich wie verschiedenaltrige Kinder derselben Eltern.

Eineiige Zwillinge entstehen hingegen aus einer Eizelle, die durch eine Samenzelle befruchtet ist. Sie haben das gleiche Erbgut und sind immer gleichen Geschlechts. Etwa jedes 4. Zwillingspaar sind eineiige Zwillinge.

- Die häufigste Ursache (über 90 %) von eineiigen Zwillingen ist die Bildung von zwei Embryoblasten in der Trophoblastenhülle. Dies geschieht etwa am 6. Tag nach der Befruchtung. Diese Zwillinge haben zwar eine gemeinsame Plazenta, liegen jedoch in getrennten Fruchtblasen (Amnionhöhle).
- Sehr viel seltener ist die Entstehung zweier Einstülpungsrinnen für das Mesoderm auf dem Keimschild oder die Aufspaltung der einen Einstülpungsrinne in zwei. Dies geschieht dann erst etwa am 11. bis 13. Tag nach der Befruchtung. Meist geht die Aufspaltung ganz vor sich und beide Keimlinge können sich selbstständig entwickeln und bilden einen eigenständigen Embryo. Diese Zwillinge liegen aber gemeinsam in derselben Fruchtblase und haben eine gemeinsame Plazenta.

In seltenen Fällen ist die Aufspaltung nicht ganz vollständig, so dass ein Kind mit zwei Köpfen oder vier Beinen entsteht, oder die Zwillinge sind am Hinterkopf, am Gesäß oder im Brustbereich miteinander verbunden (sog. siamesische Zwillinge).

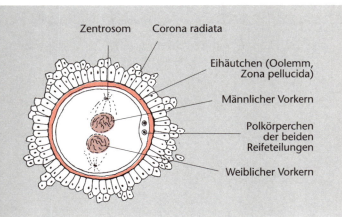

Die Zentrosomen leiten die mitotische Zellteilung ein.

Abb. 16.4
Zygotenstadium, kurz vor mitotischer Zellteilung (nach Befruchtung)

1. Tag:
Zygote teilt sich mitotisch
(☞ auch Abb. 16.7)

5. – 6. Tag:
In der Trophoblastenhülle bilden sich zwei Embryoblasten

10. – 12. Tag:
Obwohl die Fruchtanlagen später eine gemeinsame Plazenta haben, liegt jede in einer eigenen Amnionhöhle mit einem eigenen Dottersack

Abb. 16.5
Entstehung eineiiger Zwillinge

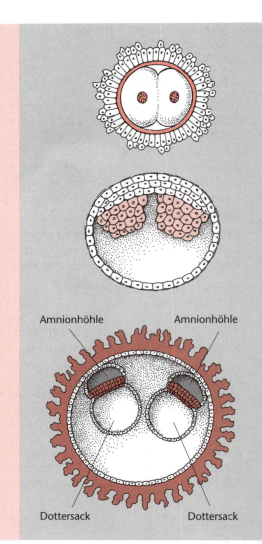

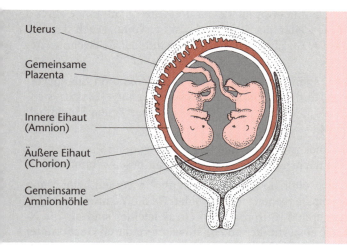

Abb. 16.6
Eineiige Zwillinge

16.3 Entwicklung des Embryos (Embryogenese)
16.3.1 Furchung und Tubenwanderung, Einnistung
Furchung und Tubenwanderung

Die *Zygote* teilt sich. Dabei entstehen zunächst zwei Zellen, die sich ebenfalls teilen (also entstehen 4 Zellen, 8 Zellen, 16 Zellen usw.), bis eine kugelige Zellansammlung vorliegt. Diese wiederholte Teilung der Zellen der befruchteten Eizelle in kleinere Zellen (Blastomeren) wird *Furchung* genannt. Durch weitere Furchungen entsteht in den ersten vier Tagen ein Zellkomplex von etwa 100 Zellen, der in seiner Form einer Beere gleicht und deshalb *Morula* (lat. morus = Maulbeere) genannt wird. Gleichzeitig wird die befruchtete und sich teilende Eizelle mit ihren Hüllen in Flüssigkeit schwimmend durch peristaltische Bewegungen und Flimmerbewegungen in der Tube in Richtung Gebärmutter befördert, wo sie nach vier Tagen ankommt. (Corona radiata = lat. Strahlenkranz = Epithelzellen des Follikels, und Oolemm = griech., Eihäutchen oder Zona pellucida).

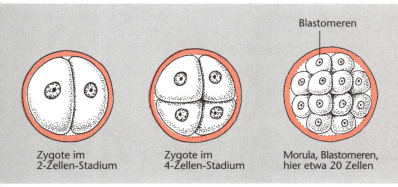

Abb. 16.7
Furchung (am 2.–3. Tag nach der Befruchtung)

Die *Morula* erreicht die Uterushöhle etwa im 12- bis 16-Zellen-Stadium. Während der Tubenwanderung gehen die Zellen der Corona radiata verloren. Auch das Oolemm (Zona pellucida) wird am 4. Tag aufgelöst. Damit liegt nun der Zellkomplex frei in der Tubenlichtung.

Inzwischen entsteht am 5.–6. Tag nach der Befruchtung aus dem durch Energieverbrauch der Zellteilungen frei gewordenen Wasser ein Flüssigkeitsraum (Blastozystenhöhle), in den von einer Wandseite eine kleine Gruppe größerer Zellen hineinragt. Der Keim heißt jetzt *Blastozyste*.

Das Absterben des jungen Keimes ist nicht selten. Dies wird von der Frau oft nicht bemerkt, da der Keim mit dem nächsten Menstruationsblut ausgeschwemmt wird.

Es sterben mehr männliche als weibliche Fruchtanlagen ab. Es werden beim Mann gleich viele X- und Y-chromosomale Samenzellen gebildet. Da die Y-chromosomalen Samenzellen (wegen des kleineren Y-Chromosoms) etwas leichter sind als die X-chromosomalen Zellen, sind sie etwas flinker im Hinaufwandern durch Gebärmutter und Eileiter zur Eizelle. Dadurch entsteht ein Überschuss an männlichen Fruchtanlagen. Da diese häufiger absterben, ist das Verhältnis nur noch 51 % männliche zu 49 % weiblichen Geburten.

Einnistung – Implantation

Die ca. 100 Zellen umfassende Blastozyste besteht aus einer inneren Zellmasse, die als *Embryoblast* bezeichnet wird und aus einer äußeren Zellschicht, die den Embryoblast sowie die Blastozystenhöhle umgibt. Diese wird als *Trophoblast* bezeichnet, aus ihr entwickelt sich das *Chorion* und später die *Plazenta* (Mutterkuchen).

Die Einnistung (Implantation) des Keims in die Gebärmutterschleimhaut, welche sich in der frühen Sekretionsphase befindet, erfolgt zwischen dem 5. und 6. Tag. Eiweißauflösende Enzyme aus dem Trophoblasten ermöglichen das Eindringen in die Gebärmutterschleimhaut. Meist nistet sich der Keim in die hintere obere Wand der Gebärmutter ein. *Plazentahormone* (HCG = Human Chorionic Gonadotropine) re-

- Die Blastozystenhöhle wird auch Furchungshöhle genannt.
- Der Trophoblast bildet die äußere Zellschicht; der Embryoblast die innere Zellmasse

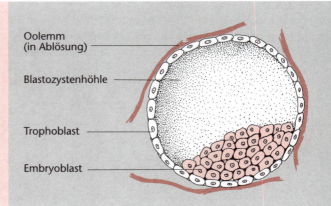

Abb. 16.8
Blastozyste
(am 4. Tag nach der Befruchtung)

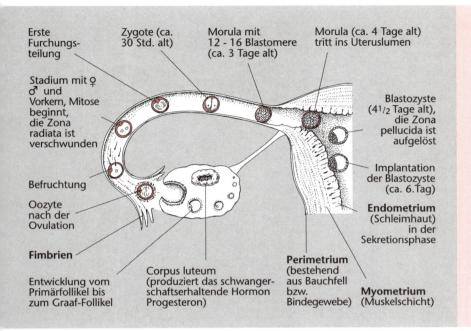

Abb. 16.9 Entwicklungsvorgänge vom Primärfollikel bis zur Implantation (nach Langman Jan, Med. Embryologie)

gen die Bildung des *Gelbkörperhormons* (Progesteron) an. Dies verhindert, dass das Endometrium und damit der eingenistete Keim abgestoßen wird (☞ Abb. 16.9).

Keimschild, Amnion und Dottersack (2. Woche)

Im Embryoblast ordnen sich die Zellen zum zweiblättrigen Keimschild, welcher aus dem *Ektoderm* (hochzylindrisches mehrreihiges Epithel) und dem *Entoderm* (kleine Zellen) besteht.

Gleichzeitig entwickelt sich im Bereich, in dem Embryoblast und Trophoblast zusammenhängen, durch das Auseinanderweichen der Zellen ein neuer Hohlraum, die *Amnionhöhle* (Cavum amnii, griech.: amnion = die Schafthaut, die beim Opfern trächtiger Schafe die Früchte umhüllende Schicht). Kurz darauf wird vom Embryoblasten ein weiterer Hohlraum gebildet, der sog. *Dottersack*. Der Dottersack ist vor der Ausbildung der Leber das entsprechende Stoffwechselorgan des Embryos.

Das äußere, der Amnionhöhle zugewandte Keimblatt, das *Ektoderm*, differenziert sich später zum *Hautepithel* und zu *Nervenzellen*. Durch Verlagerung wird aus ihm auch das mittlere Keimblatt, das Mesoderm gebildet (☞ Abb. 16.10).

Das innere, dem Dottersack zugewandte Keimblatt, das *Entoderm*, differenziert sich später zum Epithel des *Verdauungstraktes* mit seinen Drüsen und der *Atmungsorgane*.

- Die den Dottersack umgebende Zottenhaut ist aus Trophoblastenzellen entstanden.

- Die Zottenhaut hat eine Nährfunktion.

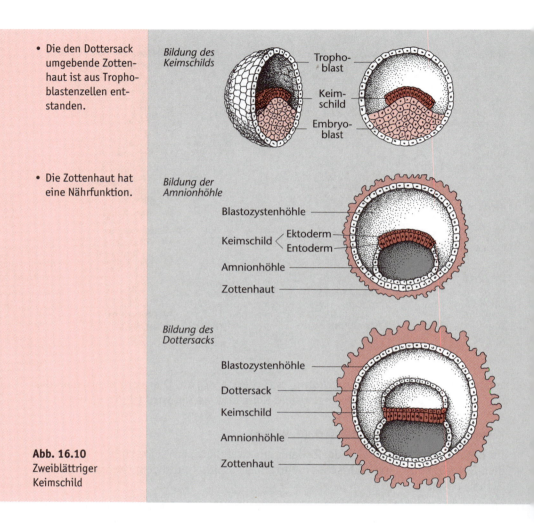

Abb. 16.10 Zweiblättriger Keimschild

Bildung von Mesoderm und Neuralrohr (Ende 2. und 3. Woche) = Verlagerung

Durch komplizierte Verlagerung von vorbestimmten, sich rasch vermehrenden Zellen des Ektoderms in den Bereich zwischen Ekto- und Entoderm wird eine Zwischenschicht, das *Mesoderm* entwickelt. Aus ihm differenzieren sich später *Binde- und Stützgewebe*, Muskulatur sowie die *Blutgefäße* und das *Blut*.

Die Verlagerung geschieht folgendermaßen: Am 11. Tag nach der Befruchtung bildet sich im Keim eine Längsrinne, die sich vom späteren Kopfbereich immer weiter nach hinten verlängert. Gleichzeitig wächst der Keimschild (☞ Abb. 16.11).

Noch vor Abschluss dieses Vorgangs entsteht ebenfalls von vorne nach hinten (der Verlagerungsrinne folgend) eine zweite Rinne (Neuralrinne) auf dem Ektoderm, deren Ränder (*Neuralwülste*) sich anheben, über der Rinne zusammenschließen und so in der Tiefe ein Rohr bilden, das Neuralrohr, aus dem das *Nervensystem* (Gehirn und Rückenmark) gebildet werden (☞ Abb. 16.12).

16.3 Entwicklung des Embryos (Embryogenese)

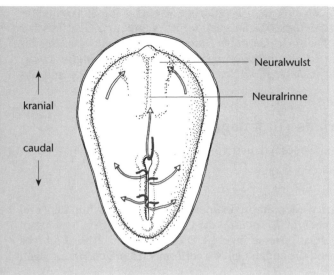

- Verlagerung der Mesodermzellen in die Tiefe (die Pfeile geben die Ortsveränderung der Zellen an).
- Das Neuralrohr beginnt sich zu bilden
 (☞ auch Abb. 16.12)

Abb. 16.11
Schema: Zweischichtiger Keimschild (von dorsal)

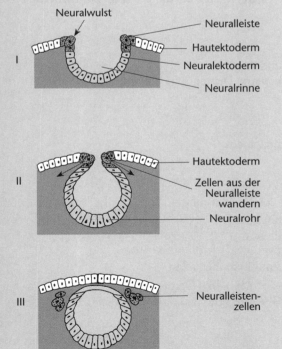

I Die Neuralwülste (auch Neuralfalten) des Neuroektoderms beginnen aufeinander zu zuwandern.

II Die Neuralwülste verschmelzen in der Mittellinie und bilden so das Neuralrohr. Die Zellen der Neuralleisten wandern zwischen das Hautektoderm und das Neuralrohr.

III Aus den Zellen der Neuralleisten bilden sich Spinalganglien, sensible Kopfganglien etc.

Abb. 16.12
Bildung des Neuralrohrs (Querschnitt)

Kurz bevor sich die Zellschicht über dem Neuralrohr wieder schließt (Hautektoderm) und das Neuralrohr (Neuroektoderm) gebildet ist, wandern Zellen aus der Grenze zwischen Haut- und Neuroektoderm als *Neuralleiste* zur Seite aus. Aus ihnen differenzieren sich später *Rückenmarksganglien, sensible Kopfganglien, periphere Gliazellen*, das *periphere vegetative Nervensystem, Pigmentzellen* und das *Nebennierenmark*.

16.3.2 Embryonalperiode (Organogenese)

Die Embryonalperiode (Organogenese) dauert von der **4. bis zur 8. Woche.**

Abfaltung

Im zweiten Entwicklungsmonat, der Embryonalperiode, bilden sich aus den drei Keimblättern (Ektoderm, Mesoderm, Entoderm) die Organanlagen (Organogenese). Danach sind die wichtigsten Organsysteme angelegt. Die äußere Gestalt des Embryos verändert sich in dieser Zeit und die endgültige Körperform wird in den Hauptzügen erkennbar.

Ektoderm

Aus ihm entwickeln sich hauptsächlich Organe, die den Kontakt zur Umwelt herstellen:

- Zentrales Nervensystem
- Peripheres Nervensystem
- Sinnesepithel von Ohr, Nase und Auge
- Haut und Anhangsorgane (subcutane Drüsen inkl. Milchdrüse)
- Pigmentzellen
- Hypophyse
- Nebennierenmark
- Zahnschmelz, Dentin und Zahnzement.

Mesoderm

Aus ihm entwickeln sich:

- Bindegewebe, Knorpel und Knochen
- Quergestreifte und glatte Muskulatur
- Blut- und Lymphzellen
- Herzwände, Wände von Blut- und Lymphgefäßen
- Nieren und Ausführungsgänge des Harnsystems
- Keimdrüsen samt Ausführungsgängen
- Milz
- Nebennierenrinde.

Entoderm

Aus ihm entwickeln sich:

- Epithelauskleidung der Atmungsorgane
- Gewebe der Tonsillen, der Schilddrüse, der Nebenschilddrüse, des Thymus, der Leber und des Pankreas
- Epithelauskleidung von Harnblase und Harnröhre
- Epithelauskleidung von Paukenhöhle und Ohrtrompete
- Epithelauskleidung des Darms.

Die Ränder des Keimschildes rollen sich dottersackwärts ein, und die Amnionhöhle greift vorne, seitlich und zuletzt hinten so um den Keimling herum, dass schließlich der Embryo herausmodelliert wird. Dieser hängt nur noch mit einem – zunächst noch dicken – Haftstiel mit dem Trophoblasten zusammen (☞ Abb. 16.13).

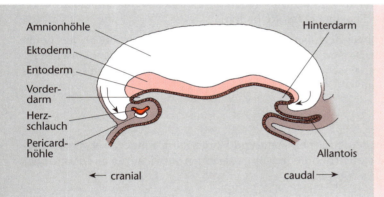

Die Pfeile innerhalb der Abbildung zeigen die Richtung der Abfaltung an. Gestalt des Darmes und Lage des Herzens werden jetzt bestimmt.

Abb. 16.13
Embryo im schematischen Längsschnitt (ca. 22 Tage)

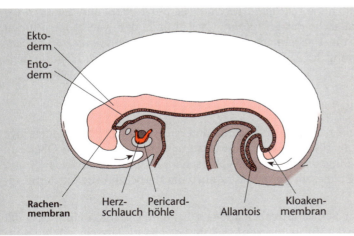

- Die Rachenmembran reißt am Ende der 3. Woche auf und stellt so eine offene Verbindung zwischen Amnionhöhle und Darm her.
- Die Kloakenmembran wird später in Anal- und Urogenitalmembran unterteilt, die aber erst in einem späteren Entwicklungsstadium einreißen.

Abb. 16.14
Embryo im schematischen Längsschnitt (ca. 24 Tage)

Darmkanal und Lunge

Im Keimling wird vom Dottersack während der Abfaltung ein nach vorne und hinten sich absondernder Fortsatz gebildet, der Anfang des Darmkanals. Vorne bricht er als Mundöffnung, hinten später als Afteröffnung nach außen durch. Der primitive *Darmkanal* steht aber noch lange Zeit durch den Haftstiel mit dem kleiner werdenden Dottersack in offener Verbindung.

Der sich rasch verlängernde Darmkanal wächst aus Platzgründen in den Haftstiel hinein und macht dort außerhalb des Embryos eine Drehung um 270° (3/4 Kreis, von vorne gesehen entgegen dem Uhrzeiger). Deshalb überkreuzen sich danach querverlaufender Dickdarm (Colon transversum) und Zwölffingerdarm (Duodenum). Erst am Ende des dritten Monats verlagern sich die Organteile wieder in den inzwischen größer gewordenen Bauchraum zurück und die Verbindung zum Dottersack verödet. Nur selten bleibt ein Teil des Dünndarms bis zur Geburt in der Nabelschnur, was man als angeborenen *Nabelbruch* bezeichnet. Meist wird ein Nabelbruch erst nach der Geburt durch Wiederaustreten von Darmteilen durch einen weiteren Nabelring erworben, z.B wenn der Säugling presst (Schreien).

Aus dem Darmrohr spaltet sich oben von der Speiseröhre die Luftröhre ab, aus deren unterem Ende sich die *Bronchien* und *Bronchioli,* zuletzt die *Alveolen* entwickeln. Erst ab dem 7. Schwangerschaftsmonat ist die Lunge atmungsfähig und damit das Kind lebensfähig (☞ auch 16.4.2).

Kiemenbogen

Im Kopfbereich entstehen zwischen Haut und Vorderdarm Bindegewebsverdickungen, die *Kiemenbogen* (auch Schlundbogen). Aus ihnen entwickeln sich *Unterkiefer, Zungenbein* und *Schildknorpel.*

Die äußeren – bald wieder verschwindenden – Rinnen zwischen diesen „Wülsten" werden *Kiemenfurchen,* die inneren *Schlundtaschen,* genannt. Aus dem Epithel der Schlundtaschen entstehen die *Epithelkörperchen* (Parathyroidea) und der *Thymus,* aus der ersten Schlundtasche das *Mittelohr.* Vom Mundboden wächst nach unten die Schilddrüse aus, vom Rachendach nach oben der *Hypophysenvorderlappen,* dem sich eine Vorstülpung des Zwischenhirns (aus Nervengewebe) als *Hypophysenhinterlappen* anlegt.

Extremitäten und Wirbelsäule

Am Anfang der 5. Woche treten die oberen und unteren Gliedmaßen als paddelartige Knospen auf (☞ Abb. 16.15). Beim Längenwachstum werden sie oben in Oberarm, Unterarm, Hand und Finger und unten in Oberschenkel, Unterschenkel, Fuß und Zehen ausmodelliert. Zu diesem Zeitpunkt ist auch die Wirbelsäule bereits fertig angelegt.

Im Verlauf des dritten Schwangerschaftsmonats bekommt der Keimling deutlich menschenähnliche Gestalt. Bis dahin wird er Embryo genannt (griech.: em, en = innen; bryein = wachsen; embryon, Mehrzahl: Embryonen = ungeborene Leibesfrucht).

16.3 Entwicklung des Embryos (Embryogenese)

Ab nun spricht man von der Fetalperiode (3. bis 10. Monat) und vom Keimling als vom Feten (lat.: Fetus = Feld- und Leibesfrucht, im Mittelalter wurde das Wort zu Foetus verschönt und verfälscht).

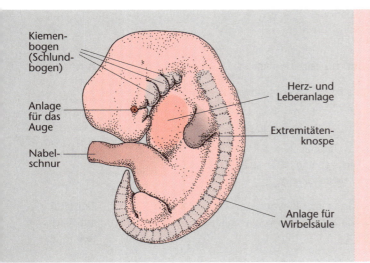

Abb. 16.15
Extremitätenknospen und Kiemenbogen

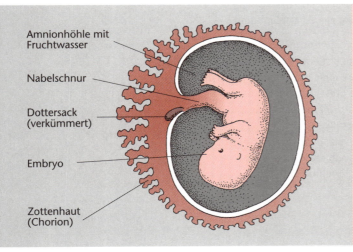

- Die aus dem Trophoblast entstehende Zottenhaut wird später zur Plazenta.
- Der Embryo hat bereits sichtbar menschliche Gestalt angenommen.

Abb. 16.16
Keimling im 2. Entwicklungsmonat (7.–8. Woche)

16

358 Vorgeburtliche Entwicklung (Embryologie) und Geburt

In der folgenden Tabelle sind die wichtigsten **Entwicklungsstadien der ersten beiden Schwangerschaftsmonate** ab der Befruchtung zusammengefasst:

Zeitpunkt	Entwicklungsgang		
1. Woche nach 6 – 12 Std.	• Ovulation		
	• Befruchtung		
nach 30 Std.	• **Zygote** im Zweizellenstadium		**Furchung**
nach 3 Tagen	• **Morula** im Mehrzellenstadium (ca. 12 – 16 Blastomeren)	Corona radiata geht verloren	
nach 4 Tagen	• Morula mit ca. 100 Blastomeren • Flüssigkeit sammelt sich im Inneren des Keims an und bildet so die Blastozystenhöhle	Oolemm löst sich auf	
4./5. Tag	• Keim heißt jetzt **Blastozyste** • **Trophoblast** und **Embryoblast** bilden sich		**Zellteilung mit Wachstum**
6. Tag	• Beginn der Einnistung (Implantation)		
2. Woche 8. Tag	• Beendigung der Implantation		
dann:	• Trophoblast entwickelt sich zur ernährenden Zottenhaut (erster einfacher uteroplazentarer Kreislauf) • Bildung von **Amnionhöhle** und **Dottersack** • Embryoblast = Zellen ordnen sich zum zweiblättrigen Keimschild **(Ektoderm und Entoderm)**		

16.3 Entwicklung des Embryos (Embryogenese) 359

Zeitpunkt	Entwicklungsgang	
11. Tag	• Im Keim bildet sich Längsrinne = Beginn der Verlagerung der **Mesodermzellen**	**Mesodermbildung** (Verlagerung)
13. Tag	• Der Oberflächendefekt der Uterusschleimhaut (durch Implantation entstanden) sollte nun abgeheilt sein. Eine mögliche Blutung wegen vermehrten Blutstromes wird oft mit Menstruationsblutung verwechselt (ca. 28. Tag des Zyklus)	
3. Woche	• Durch weitere Verlagerung wird Zellschicht zwischen Ekto- und Entoderm gebildet, das **Mesoderm** • Bildung des **Neuralrohres** • Im Mesoderm entstehen Blutzellen und Kapillaren • Diese neuen Gefäße bekommen Anschluss an das **intraembryonale Kreislaufsystem** • Embryonale Gefäße wachsen in Trophoblasten ein; **Chorion,** später **Plazenta**	
4.–8. Woche	• In den drei Keimblättern entwickeln sich Organanlagen • Durch Krümmung der Keimscheibe und Abfaltung vom Dottersack entsteht die Grundform des Körpers • Paddelartige Knospen treten auf als Anlage für untere und obere **Gliedmaßen** • Es bilden sich **Kiemenbogen, Kiemenfurchen** und **Schlundtaschen** • Der Haftstiel hat sich zur **Nabelschnur** entwickelt	**Embryonalperiode** Abfaltung und Organogenese

Tab. 16.1 Entwicklungsstadien der ersten beiden Schwangerschaftsmonate

16.3.3 Ernährung des Keimes

Uteroplazentarer Kreislauf

Aus dem Trophoblasten entwickelt sich die Zottenhaut (Chorion), welche bereits einen einfachen uteroplazentaren Kreislauf besitzt. Mütterliches Blut strömt in die sog. Lakunen (Zwischenräume) der Zottenhaut. Zwischen den Lakunen und dem mütterlichen Kreislaufsystem entwickeln sich Verbindungen, die den uteroplazentaren Kreislauf bilden (☞ Abb. 16.17).

Blutgefäße und Herz

Bereits vor der Abfaltung des Keimlings um den Haftstiel entstehen im Bereich des Dottersackes und wenig später auch im Keimling die ersten Blutgefäße. Dabei lagern sich vor dem Kopfbereich ein linkes und ein rechtes Gefäß zusammen, verschmelzen zu einem einheitlichen endokardialen Herzschlauch und beginnen in Richtung Kopf zu pulsieren und die aus dem Dottersack resorbierten Nährstoffe dem Keimling zuzuführen. Bei der Abfaltung wird dieses „Herz" vor dem Kopf herunter nach unten geschlagen, so dass die Pulsation jetzt von unten nach oben vonstatten geht. Nun gliedern sich Vorhof und Kammer ab, durch starkes Wachstum wird eine Schleife gebildet, wobei die Kammer vor den Vorhof gelagert wird. Nun wird durch ein Septum im Vorhof und eines in der Kammer ein linkes und rechtes Herz abgeteilt.

Aus den im Embryo bereits gebildeten Blutgefäßen wachsen Gefäße (die späteren Plazentagefäße) samt Bindegewebe durch den Haftstiel zum Trophoblasten hin aus. Diese Gefäße verästeln sich im Trophoblasten und bilden mit umgebendem Bindegewebe und abdeckenden Trophoblastzellen Zotten, die jetzt Chorionzotten heißen. Die Trophoblastzellen, welche die Zotten abdecken, werden nun Chorionzellen genannt. Sie bilden anfangs das *Choriongonadotropin* (HCG), später das *Progesteron* und das *Östradiol*.

Plazenta

Durch Vermehrung und Verzweigung der Chorionzotten entstehen 12 bis 20 Zottenstämme der Plazenta, die mit ihren Verzweigungen in Näpfe (Cotyledonen) hineinragen, die wiederum durch Septen aus mütterlichem Gewebe voneinander getrennt sind. Die Anheftung der kindlichen Zotten am mütterlichen Uterusschleimhautgewebe ist in den ersten drei Monaten recht locker, so dass eine Ablösung relativ leicht eintreten kann. Nach den ersten drei Monaten wird die Anheftung fester. Der Haftstiel wird zur Nabelschnur (Chorda umbilicialis) und der Keimling schwimmt in seinem Fruchtwasser (Liquor amnii).

Die Nabelschnur ist ein etwa 50 bis 60 cm langer Strang. Sie enthält zwei Arterien und eine Vene (Fetalkreislauf ☞ 16.3.5), die von lockerem gallertigem Bindegewebe umgeben sind. Der Austausch von Nährstoffen und Sauerstoff gegen Stoffwechselendprodukte und Kohlendioxid zwischen Mutter und Kind erfolgt mittels Diffusion.

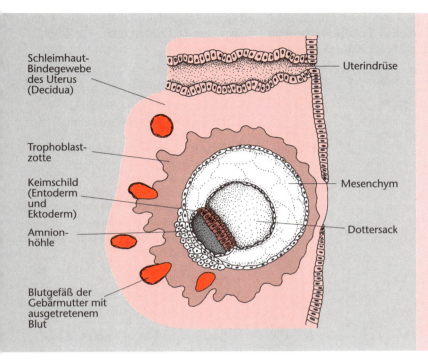

Abb. 16.17
Ernährung des implantierten Keims (Beginn des utero-plazentaren Kreislaufs)

Der aus der Blastozystenhöhle entstandene Dottersack ist beim Menschen nur im zweiten Embryonalmonat deutlich nachweisbar und kann als Vorratsorgan verstanden werden.

Dottersackgefäße und Nabelgefäße

Der Dottersack (☞ Abb. 16.10 und 16.16) wird durch die *Dotterarterien* aus der dorsalen Aorta versorgt. Vom Dottersack weg führen die *Dottervenen*, welche die Leberanlage (Lebersinusoide) durchströmen und schließlich in den ersten der vier Abschnitte des Herzschlauches, den *Sinus venosus* einmünden. Die Dottervenen entwickeln sich später zum Pfortadersystem (V. portae).

Die *Nabelvenen* führen sauerstoffreiches Blut aus der Plazenta teilweise zur Leber des Kindes, größtenteils aber durch eine Direktverbindung, den Ductus venosus (Arantii), in die untere Hohlvene. Das Blut, das durch den Ductus venosus fließt, umgeht somit das Netz der Lebersinusoide, ein Kapillarnetz, das sich aus der Venenstrombahn der Leber und ihren auswachsenden Leberzellbälkchen bildet.

Die *Nabelarterien* führen sauerstoffarmes, Kohlendioxid angereichertes Blut aus der Aorta zur Plazenta.

16.3.4 Entwicklung des Fetus (Fetalperiode)

Während der Fetalperiode kommt es
- zur Ausreifung der Organsysteme,
- zum Größenwachstum und zur Gewichtszunahme der Frucht,
- zur Veränderung der Körperproportionen.

In der folgenden Tabelle werden Größen- und Gewichtsverhältnisse sowie die wichtigsten Merkmale der **Fetalperiode,** dem Lunarmonat (1 Lunarmonat = 4 Wochen nach der letzten Menstruation) zugeordnet.

Lunarmonat	Größe in cm	Gewicht in g	Besonderes
Ende 3.	9	10 – 45	• Gesicht wird menschenähnlicher • Extremitäten proportional richtig
Ende 4.	16	60 – 200	• Plazenta produziert jetzt genügend Progesteron, um die Schwangerschaft zu erhalten
Ende 5.	25	250 – 450	• Kindsbewegungen werden von der Mutter deutlich wahrgenommen • Lanugohaare, Haupthaare und Augenbrauen sind sichtbar
Ende 6.	30	500 – 820	• Haut rötlich gefärbt • Haut noch runzelig, da noch ohne Unterhautfettgewebe
Ende 7.	35	1 000 – 1 500 (50 % des Geburtsgewichtes)	• Mit 28 Wochen als Frühgeburt lebensfähig, da Lungen und Zentralnervensystem jetzt genügend ausgebildet sind, um koordiniert zusammenwirken zu können
Ende 8.	40	1 500 – 2 100	• Kind wächst und nimmt zu
Ende 9.	45	2 200 – 2 900	• Kind wächst und nimmt zu
Ende 10.	50	3 000 – 3 500	• Auch die Geschlechtsmerkmale sind jetzt voll ausgebildet • Hoden sind in der Regel im Skrotum • Das Kind ist geburtsreif

Tab. 16.2 Fetalperiode

16.3.5 Fetalkreislauf

Der Blutkreislauf im kindlichen Organismus hat seine eigenen Gesetze. Das Blut wird vor der Geburt auf ganz anderen Wegen verteilt als nach der Geburt, weil die Lungen ihre Funktion vor der Geburt nicht ausüben können.

Das Herz des Embryos beginnt am 21. Entwicklungstag zu schlagen und bereits von diesem Zeitpunkt an besitzt der Fetus sein eigenes Herz-Kreislauf-System. Der Zweck dieses Kreislaufes ist schon jetzt, die Zellen mit Sauerstoff und Nährstoffen zu versorgen und Kohlendioxid und Stoffwechselendprodukte abzutransportieren.

Blutzirkulation des ungeborenen Kindes

Das ungeborene Kind ist mit der Plazenta durch die Nabelschnur verbunden. In dieser verlaufen zwei *Nabelarterien* und eine *Nabelvene*. Das Blut des Kindes ist mit dem Blut der Mutter also nicht direkt verbunden. Eine mütterliche Arterie bringt Sauerstoff und Nährstoffe an die Plazenta (Mutterkuchen) heran. Diese Stoffe gelangen mittels Diffusion in die Nabelvene, welche also arterielles Blut führt. Die Nabelvene führt teilweise zur Leber des Kindes, größtenteils durch den *Ductus venosus* direkt in die untere Hohlvene. Das Blut, das zur Leber gebracht wird, vermischt sich mit dem venösen Blut, das aus der Pfortader ebenfalls in die Leber gelangte. Das nunmehr arteriell und venös gemischte Blut fließt über die Lebervene ebenfalls in die untere Hohlvene, die auch venöses Blut aus der unteren Körperhälfte zuführt.

Schließlich erreicht das Blut aus der unteren Hohlvene den rechten Herzvorhof. Die Hauptmenge gelangt, gesteuert durch eine Falte im Vorhof, durch die Öffnung in der Vorhofscheidewand (Foramen ovale) direkt in den linken Vorhof, von dort in die linke Kammer und in die Aorta. Somit erhalten die Herzkranzgefäße und die Arterien, die zum Kopf und Gehirn (größter Teil des Embryos) führen, nebst der Leber das sauerstoffreichste Blut.

Das Blut von Kopf und Gehirn sowie von den oberen Extremitäten kommt durch die obere Hohlvene ebenfalls in den rechten Vorhof und von dort, gesteuert durch die Falte im Vorhof, in die linke Kammer. Der Hauptteil geht durch eine Gefäßverbindung, den *Ductus arteriosus* (Botalli), vom Lungenarterienstamm in die absteigende Aorta und versorgt die Bauchorgane und die Beine.

Ein Teil fließt durch die untere Hohlvene zum Herzen zurück. Das meiste Blut wird durch die Nabelarterien, die also venöses Blut enthalten, zur Plazenta geführt, wo es Schlackenstoffe und Kohlendioxid abgibt, Sauerstoff und Nährstoffe aufnimmt.

Aus der rechten Herzkammer führt der Lungenarterienstamm nur wenig sauerstoffarmes Blut in die Lungen und via Lungenvenen in den linken Herzvorhof.

Die Notwendigkeit für die Existenz des *Foramen ovale* und des *Ductus Botalli* ergibt sich allein aus der Tatsache, dass die Lungen in der Fetalzeit nicht belüftet und kaum durchblutet sind. Diese beiden Kurzschlussverbindungen ermöglichen, dass die am Gasaustausch nicht beteiligten Lungen von der Blutzirkulation weitgehend umgangen werden und somit das Blutvolumen überwiegend dem großen Kreislauf zugeführt werden kann.

Foramen ovale:	erforderlich, damit das linke Herz Blut erhält und Pumpfunktion erfüllen kann.
Ductus arteriosus Botalli:	erforderlich, damit das rechte Herz Blut auswerfen kann.
Ductus venosus Arantii:	erforderlich, damit ein Teil des Blutes die Lebersinusoide umgehen und direkt in die untere Hohlvene fließen kann.

Umstellung des Kreislaufs nach der Geburt

Beim ersten Atemzug des Neugeborenen dehnen sich die Lungen und werden belüftet. Infolgedessen sinkt der Gefäßwiderstand in der Lungenstrombahn und Blut fließt in die Lungengefäße. Damit wird der Ductus Botalli stillgelegt. Das aus den Lungen zurückströmende Blut drückt das Vorhofseptum mit seinem Foramen ovale gegen die Falte im rechten Vorhof, so dass auch dort kein Blut mehr durchströmt. Damit ist der fetale Kreislauf in den bleibenden umgestellt.

Die Nabelarterien, die Nabelvene und der Ductus venosus werden nach dem ersten Atemzug nicht mehr durchflossen und kollabieren. Die Lichtung der kollabierten Gefäße verwächst, verödet, und aus den verödeten Gefäßen bilden sich verschiedene Bänder.

- Die Nabelvene führt arterielles Blut.
- Die Nabelarterien führen venöses Blut.

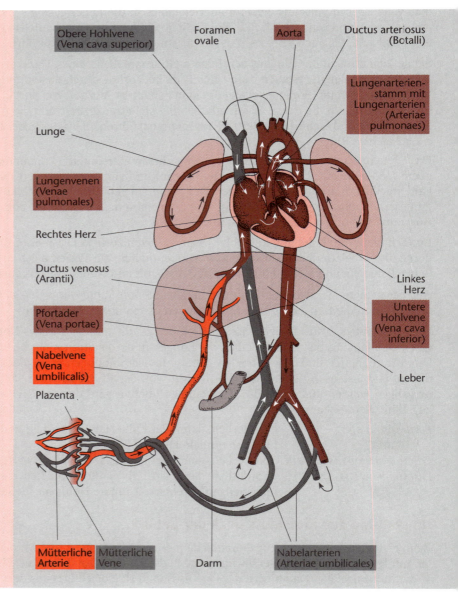

Abb. 16.18 Fetalkreislauf (schematisch) (nach: Mörike-Betz-Mergenthaler, Biologie des Menschen, Heidelberg 12/1989 und Langman, Jan, Medizinische Embryologie, Stuttgart 8/1989)

16.4 Schwangerschaft, Geburt und Wochenbett

16.4.1 Schwangerschaftszeichen und Hormonumstellung

■ Schwangerschaftszeichen

Unsichere Zeichen einer Gravidität

- Übelkeit, Brechreiz
- Appetitstörung
- Morgendliches Erbrechen
- Schwindel (in den ersten 2–3 Monaten, weil sich in dieser Zeit das Blutplasma der Mutter vermehrt und so das Verhältnis zwischen festen und flüssigen Bestandteilen nicht mehr der sonstigen Norm entspricht).

Wahrscheinliche Zeichen einer Gravidität

- Vergrößerung und damit Spannen der Brüste (hormonell gesteuerte Vermehrung des Drüsengewebes)
- Ausbleiben der Menstruation
- Vergrößerung des Uterus
- Positiver Schwangerschaftstest
- Veränderung der Schleimhaut in Vagina und Uterus
- Schwangerschaftsstreifen (Striae) am Bauch, an den Hüften und an den Brüsten.

Sichere Zeichen einer Gravidität

- Kindsbewegungen
- Ultraschallbefund
- Herztöne beim Kind.

Mit einiger Sicherheit kann eine Schwangerschaft aber nur mit Hilfe eines Schwangerschaftstests festgestellt werden. Mit den heute empfindlichen Teststreifen kann bereits ab dem 15. Tag nach der Befruchtung bzw. 1 Tag nach Ausbleiben der Menstruation eine Schwangerschaft festgestellt werden. Dabei wird das HCG (☞ unten) im Urin nachgewiesen. Alle anderen Schwangerschaftszeichen können sich auf psychischen Einfluss hin einstellen, ohne dass eine Gravidität vorliegt (Scheinschwangerschaft).

Hormonumstellung

Unmittelbar nach der Ovulation beginnt sich der Follikelrest im Ovar in den Gelbkörper (Corpus luteum) umzuwandeln, welcher nun *Corpus luteum graviditatis* genannt wird. Dieser bildet das schwangerschaftserhaltende *Progesteron*.

Auch der eingenistete Keim (die Trophoblastzellen) bildet Hormone (**HCG** = **H**uman **C**horionic **G**onadotropin, wir nennen es auch *Choriongonadotropin*), die über das Zwischenhirn (Hypothalamus und Hypophyse) den Gelbkörper erhalten. Diese Choriongonadotropine treten an die Stelle des LH (Luteinisierungshormon oder luteotropes Hormon), welches – falls es nicht zur Befruchtung kommt – den Gelbkörper bis kurz vor der Menstruation zur Progesteronbildung stimuliert.

Bei einer Schwangerschaft bleibt der Gelbkörper drei bis vier Monate bestehen. Follikelreifung, Eisprung und Menstruation bleiben aus.

Die Produktion von HCG nimmt bis zum dritten Schwangerschaftsmonat kontinuierlich zu und fällt danach steil ab. Dafür werden Progesteron und Oestradiol vom Trophoblasten gebildet, welche die Aufgabe haben, den allmählich degenerierenden Gelbkörper zu ersetzen und eine Ablösung der Frucht zu verhindern.

16.4.2 Geburtstermin und Geburtsablauf

Der Geburtstermin kann auf folgende Arten berechnet werden:

- Befruchtungstag + 268 Tage (38 Wochen) +/– Abweichung des Monatszyklus vom 28-Tage-Rhythmus.
- 1. Tag der letzten Menstruation + 282 Tage (40 Wochen) +/– Abweichung des Monatszyklus vom 28-Tage-Rhythmus.
- **Naegele-Regel:** 1. Tag der letzten Menstruation + 7 Tage – 3 Monate + 1 Jahr +/– Abweichung des Monatszyklus vom 28-Tage-Rhythmus.

Da der Befruchtungstag oft nicht genannt werden kann, wird der Geburtstermin meistens auf die zweite oder dritte Art berechnet. Während der Laie mit 9 Kalendermonaten rechnet, geht man in der Medizin von 10 Lunarmonaten à 28 Tagen aus. Nur etwa 4 % der Kinder kommen am berechneten Geburtstermin zur Welt, 26 % innerhalb von 7 Tagen und etwa 66 % innerhalb von 3 Wochen.

Fehlgeburt und Frühgeburt

Findet die Geburt vor der 25. Schwangerschaftswoche statt, wird von einer Fehlgeburt (Abort) gesprochen. Danach und bis zur 37. Schwangerschaftswoche von einer Frühgeburt. Heutzutage haben Fehlgeburten teils schon ab der 25. Woche eine Überlebenschance.

Geburt

Die Geburt kann in vier Phasen eingeteilt werden:

- Vorbereitungsphase
- Eröffnungsphase
- Austreibungsphase
- Nachgeburtsphase.

Vorbereitungsphase

Bereits während des letzten Schwangerschaftsmonates übt sich die Gebärmutter im Kontrahieren, indem der hohe Östrogenspiegel im mütterlichen Blut die Muskelschicht im Uterus für die Wirkung des wehenauslösenden Hormons Oxytocin (☞ 6.2) aus dem Hypophysenhinterlappen sensibilisiert. Außerdem entspannen Prostaglan-

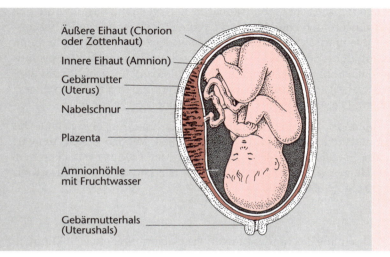

Abb. 16.19 Ausgereifter Fetus am Ende der Schwangerschaft

dine, die in den letzten drei Schwangerschaftsmonaten vermehrt im mütterlichen Kreislauf vorhanden sind, den Muttermund. Die Schwangere nimmt diese kaum schmerzhaften Kontraktionen des Uterus als „wilde Wehen" wahr.

Eröffnungsphase

Die Geburt wird durch Alterung der Plazenta (Minderung ihrer Hormonproduktion) und durch Hypophysenhormone (vor allem Oxytocin aus dem Hypophysenhinterlappen) ausgelöst. Sie kann beim ersten Kind einen Tag lang dauern (evtl. auch länger), die folgenden Geburten dauern aber meist nur einige Stunden.

Sobald die „echten Wehen" beginnen, spürt die Frau in regelmäßigen Abständen langsame, noch nicht kräftige Kontraktionswellen der Uterusmuskulatur, die vom oberen zum unteren Ende über den Uterus hinweg gehen. Diese Wehen (Einleitungswehen) werden unterschiedlich stark als Schmerz empfunden. Durch sie wird die **Eröffnungsperiode** eingeleitet und der nicht in den Fruchtraum einbezogene Kanal im Gebärmutterhals geweitet. Die Fruchtblase wird durch diesen Kanal getrieben. Schließlich platzt diese und das Fruchtwasser fließt ab. Von diesem Moment an werden die **Eröffnungswehen** heftiger und folgen in kürzeren Abständen. Manche Frauen verlieren das Fruchtwasser allerdings schon bevor diese Wehen einsetzen. Die Eröffnungsperiode kann bei Erstgebärenden 10–12 Stunden dauern.

Austreibungsphase

Sobald der Geburtskanal durch die Eröffnungsphase vollständig geöffnet ist, leiten sog. **Übergangswehen** zu den kräftigen **Presswehen** über. Die **Austreibungsphase** hat begonnen. Die Presswehen folgen sich in kurzen Abständen, und unter aktiver Mitarbeit der Mutter wird das Kind durch den Geburtskanal gepresst. Normalerweise tritt das Kind mit dem Hinterkopf zuerst aus. So wird die weiterhin notwendige Nabelschnur nicht gequetscht.

Während der Austreibung wird der Geburtskanal so stark gedehnt, dass er einreißen kann. Meist reißt er nach hinten zum After hin ein und kann Damm- und Aftermuskulatur miterfassen (Dammriss), was eine Stuhlinkontinenz zur Folge haben kann. Um dies zu verhindern, führt der Geburtshelfer häufig einen Dammschnitt (Episiotomie, griech.: epision: die Schamgegend, tomia: das Schneiden) aus. Der Schnitt wird zu Beginn der Presswehe gemacht und wird so von der Gebärenden als Schmerz kaum wahrgenommen. Die Austreibungsphase dauert 30 bis 60 Minuten.

Sobald das Kind geboren ist, trennen sich bei ihm Körper- und Lungenkreislauf. Das Kind atmet Luft ein und die Lungen beginnen ihre Tätigkeit. Mit dem ersten Atemzug (meist der erste Schrei) schließt sich das Formen ovale, die Öffnung zwischen dem linken und rechten Herzen (Fetalkreislauf ☞ 16.3.5). Die Uhrzeit, zu der das Kind vollständig geboren ist, gilt als Geburtszeit.

Nachgeburtsperiode

Nach vollendeter Austreibung des Kindes braucht die Gebärmutter etwa 30 Minuten, um sich soweit zu verengen, dass sie auch die **Nachgeburt** (lat.: Secundaria: die zweiten, die nachfolgenden), nämlich die Plazenta mitsamt den Eihäuten, austreibt. Die Plazenta wird im gleichen Bereich abgelöst, in dem sich bei der Menstruation die hinzugewachsene Schleimhaut von der stets bleibenden Basalis ablöst.

Die Plazenta, auch Mutterkuchen genannt, ist eine flache, ca. 3 cm dicke Scheibe von 20 cm Durchmesser und 400 bis 500 g Gewicht. Auf der kindlichen Seite ist sie vom spiegelglatten Amnion bedeckt. Auf der mütterlichen Seite ist sie rau, uneben und zeigt die 12 bis 20 Zottenstämme (Cotyledonen).

16.4.3 Nachgeburt und Wochenbett

Bei der Plazentaablösung blutet es aus den offenen Blutgefäßen der Gebärmutterschleimhaut. Nach der Geburt müssen die Wunden verheilen, was über eine Woche dauert. Früher hütete die Wöchnerin während dieser Zeit das Bett. Daher stammt die Bezeichnung Wochenbett. Während dieser Wundheilungsphase fließt ein weißliches (da leukozytenhaltiges) Sekret aus der Vagina. Man spricht vom **Wochenfluss** (griech.: Lochien: Reinigung der Wöchnerin nach der Geburt). Anfangs ist den Lochien allerdings auch Blut beigemengt, so sind sie in den ersten drei bis vier Tagen blutig (= *Lochia rubra*), während einer Reihe weiterer Tage fleischwasserähnlich (= *Lochia serosa*) und schließlich bis etwa zur 6. Woche schleimig *(= Lochia alba)*.

Viele Wöchnerinnen erleben während ihres Wochenbettes ein bis zwei Tage, an denen sie deprimiert und traurig sind. Der Körper erfährt eine enorme hormonelle Umstellung. Hinzu kommt, dass die Wöchnerin von der Geburt körperlich geschwächt ist. Dies und die Tatsache, dass hier ein neues Leben begonnen hat, für das sie eine große Verantwortung tragen wird, versetzen manche Mutter in Zukunftsängste. Sie fragt sich, ob sie dem kleinen Erdenbürger gerecht werden, ob sie die Belastung tragen kann. Verständnisvolle pflegerische Begleitung durchs Wochenbett können viel dazu beitragen, diese Ängste abzubauen. Normalerweise verliert sich dies rasch wieder. Nur bei ungewöhnlicher Intensität bzw. bei anhaltender Traurigkeit muss eine ernste Gemütserkrankung, eine Wochenbettdepression, vermutet werden, die dann spezifische ärztliche Betreuung benötigen würde.

Heute sind in den meisten Geburtskliniken die Väter von Beginn der Geburt an und auch während des Wochenbettes ins Geschehen miteinbezogen. Mit dem häufig praktizierten „Rooming-in" darf die Mutter ihr Neugeborenes so oft sie will bei sich haben. Auch Geschwister sollten zum Neugeborenen gelassen werden. Auf diese Weise wird es der Familie möglich, sich bereits in der Klinik an das neue Familienmitglied zu gewöhnen, das in der nächsten Zeit das Familienleben weitgehend bestimmen wird.

16.4.4 Stillen

Durch die vermehrte Bildung von *Östrogen* und *Progesteron* vergrößert sich die Brustdrüse während der Schwangerschaft. Unmittelbar nach der Geburt (postnatal) sinken diese vorher von der Plazenta gebildeten Hormone rasch ab. Dafür wird nun vermehrt das aus dem Hypophysenvorderlappen stammende *Prolaktin* gebildet, welches etwa am dritten Tag nach der Geburt zum *Milcheinschuss* führt. Zur Milchentleerung ist das im Hypophysenhinterlappen gespeicherte Hormon *Oxytocin* zuständig, welches durch den Saugreiz des Säuglings freigesetzt und ins Blut abgegeben wird. Über den Blutweg gelangt es zum Drüsengewebe, wo es eine Kontraktion der glatten Muskulatur der Drüsenschläuche und damit die Entleerung der Milch bewirkt. Das rasche Ansetzen des Säuglings nach der Geburt an die mütterliche Brust ist deshalb wichtig.

Die tägliche Milchmenge beträgt kurz nach der Geburt zwischen 50 und 100 Gramm pro Tag und bis zu 800 Gramm nach einigen Wochen. Die erste Milch, sog. Vormilch (Kolostrum), ist gelblich und enthält zahlreiche Antikörper, die den Säugling vor Infektionen schützen. Die reife, weißliche Muttermilch ist fett- und eiweißreich und ernährt so den Säugling.

Obwohl ein Kind, das aus verschiedenen Gründen nicht gestillt werden kann, durch industriell adaptierte Milchprodukte bestens gedeihen kann, ist heute unbestritten, dass Stillen die beste Form ist, den Säugling zu ernähren. Einerseits erhält das Kind wie oben erwähnt mit der Muttermilch wichtige Abwehrstoffe gegen Infektionskrankheiten, andererseits können durch die frühe Gabe von Kuhmilch häufiger Allergien auftreten, was durch das Stillen unter Umständen verhindert werden kann.

Stillen ist wohl die praktischste Art, sein Kind auch nachts und unterwegs seinen Bedürfnissen entsprechend zu ernähren, immerhin stimmen sowohl Temperatur als auch hygienische Darreichungsform wie auch das Tempo der Bereitstellung für den schreienden Säugling, der den Bedürfnisaufschub noch nicht kennt. Stillen ist obendrein für die Mutter ein sehr schönes und wichtiges Erlebnis im Kontakt mit dem Kind, es ist die natürlichste und intensivste Kontaktmöglichkeit überhaupt. Dennoch muss hier auch erwähnt werden, dass Mütter, die ihre Kinder nicht stillen können, auch bei der Verabreichung der Flaschenkost eine innige Nähe herstellen können und so der Entwicklung ihrer Kinder getrost entgegenschauen können.

Abstillen

Wann das Stillen beendet werden soll, muss jede Mutter persönlich entscheiden. Als Entscheidungshilfe ist es sinnvoll, folgende Punkte zu beachten:

- Körperliche und seelische Kraft der Mutter
- Allergische Disposition, bzw. Allergiereaktionen beim Kind (z.B. auf Kuhmilch) erfordert längeres Stillen (Stabilisierung des Immunsystems)
- Schadstoffbelastung der Muttermilch
- Möglicher Vitamin- und Spurenelementmangel bei sehr lange und ausschließlich gestillten Kindern
- Berufliche Wünsche bzw. Anforderungen der Mutter.

Testfragen: Embryologie und Geburt

1. Wie viele Chromosomen sind in der menschlichen Zelle vorhanden? (☞ 16)
2. Was wissen Sie über die Geschlechtschromosomen (Benennung, Anzahl, Geschlechtsbestimmung)? (☞ 16, 16.1, 16.1.2)
3. Beschreiben Sie die Blutzirkulation beim ungeborenen Kind. (☞ 16.3.5)
4. Was geschieht bei der Befruchtung? (☞ 16.2)
5. Wie entstehen Zwillinge? (☞ 16.2.3)
6. Erklären Sie die Begriffe Furchung, Tubenwanderung und Einnistung. (☞ 16.3.1)
7. Was geschieht während der Embryonalperiode? (☞ 16.3.2 und Tab. 16.1)
8. Erklären Sie die Ernährung des Keims und beschreiben Sie die Blutzirkulation beim ungeborenen Kind. (☞ 16.3.3 und 16.3.5)
9. Was geschieht während der Fetalperiode? (☞ 16.3.4)
10. Nennen Sie unsichere, wahrscheinliche und sichere Zeichen einer Gravidität. (☞ 16.4.1)
11. Erklären Sie die Hormonumstellung bei einer Schwangerschaft. (☞ 16.4.1)
12. Erklären Sie die Naegele-Regel. (☞ 16.4.2)
13. Beschreiben Sie die vier Geburtsphasen. (☞ 16.4.2)
14. Erklären Sie die Begriffe Nachgeburt und Wochenfluss. (☞ 16.4.3)
15. Wie kommt es zum Milcheinschuss? (☞ 16.4.4)
16. Welche Gründe sprechen dafür, das Kind wenn möglich zu stillen, statt mit der Flasche zu ernähren? (☞ 16.4.4 und 17.2.2)

17 Entwicklung von der Kindheit bis zum Alter

Der Mensch durchläuft während seines Lebens unterschiedliche Entwicklungsphasen. Sie dienen dazu, biologische Abläufe und gelerntes Verhalten an Umweltbedingungen anzupassen und dabei auftretende Probleme zu lösen.

17.1 Anlage-Umwelt-Kontroverse

Für die Entwicklung sind einerseits genetisch bedingte Anlagen und Reifungsprozesse erforderlich, andererseits spielt die **Umwelteinwirkung** eine wichtige Rolle. Welche Komponenten schließlich für das Verhalten der einzelnen Individuen ursächlich sind, ist schwer abschätzbar und findet als offene Frage Ausdruck in der „Anlage-Umwelt-Kontroverse". Unbestritten ist, dass eine Wechselwirkung zwischen Anlage und Umwelt besteht.

Begriffserläuterungen

Wachstum, Differenzierung und Spezialisierung =	Das kleine Kind wächst heran **(Wachstum).** Es erweitert sein Verhaltensrepertoire, lernt das Beherrschen seines Körpers, verbessert die Feinmotorik **(Differenzierung),** so dass es schließlich einzelne Gliedmaßen für ganz bestimmte Funktionen einsetzen kann **(Spezialisierung).**
	Weitere Differenzierung ermöglicht neue Funktionen wie Stoffwechsel, Sensorik, Motorik, aber auch psychische Prozesse.
Integration und Organisation =	Beim Säugling sind die einzelnen Funktionen noch in keinem Zusammenspiel. Mit zunehmendem Alter können einzelne motorische Bewegungen miteinander koordiniert werden, d.h. die Funktionen werden immer mehr integriert. Dadurch erlangt das Kind zunehmend eine bessere Organisation seines Gesamtverhaltens.
Adaption =	Anpassung. Die entwicklungsbedingt immer bessere Organisation erlaubt die für das Individuum bestmögliche Anpassung an seine Umwelt.

Reifung	= Bei gesunder Entwicklung von Gehirn und Rückenmark sind Anpassungsleistungen an (neue) Situationen möglich, ohne dass eine Erfahrung oder Lernleistung vorangehen muss. **Reifungsprozesse sind genetisch vorbestimmt.**
Lernen	= Die Anpassungsleistung ist nur dann möglich, wenn eine Erfahrung mit dem Objekt oder der Situation vorausgeht. **Lernprozesse sind sozialisationsbestimmt.**

17.2 Entwicklungsphasen des Menschen

EntwicklungspsychologInnen haben versucht, Entwicklung auf verschiedene Arten zu erklären und einzuteilen. So gibt es verschiedene Theoretiker, die von bestimmten **Entwicklungsphasen** ausgehen. Zu den bekanntesten gehört **Sigmund Freud** (1856–1939), der Vater der Psychoanalyse, welcher Anfang dieses Jahrhunderts folgende Phasentheorie entwarf:

- Orale Phase: 0 bis 1 Jahr
- Anale Phase: 1 bis 3 Jahre
- Genitale Phase: 3 bis 6 Jahre
- Latenzphase: 6 bis 10/12 Jahre
- Pubertät: 12 bis etwa 15/16 Jahre
- Adoleszenz: 16 bis etwa 20 Jahre

Ein weiterer wichtiger Phasentheoretiker war **Erik Erikson** (1902–1994), der die Stadien der Entwicklung vom Säugling bis ins hohe Alter erweiterte und die **Lebensspanne** (live span) in acht Phasen einteilte, wobei er mit seiner Phasentheorie das Leben als eine Aufeinanderfolge von Konflikten und Krisen beschrieb, bei der die Nichtbewältigung der vorausgegangenen Phase (Krise) sich auf die folgende Phase auswirken würde. Die Phasen nach Erikson sind folgende:

- Säugling: 0 bis 1 Jahr
- Frühe Kindheit: 1 bis 2 Jahre
- Spielalter: 2 bis 5 Jahre
- Schulalter: 5 bis 12 Jahre
- Jugendalter: 12 bis 18 Jahre
- Frühes Erwachsenenalter: 18 bis 40 Jahre
- Erwachsenenalter: 40 bis 65 Jahre
- Alter: ab 65 Jahren

Phasentheorien bergen gewisse Gefahren in sich, d.h. es wird erwartet, dass eine bestimmte Phase zu einem bestimmten Zeitpunkt erreicht wird. Entwicklung ist aber ein höchst individueller und vor allem wertfreier Prozess. Wir versuchen hier deshalb lediglich, einige altersentsprechende Entwicklungsschritte darzustellen. Dabei gehen wir davon aus, dass *genetische Disposition, Umwelteinflüsse, Reifungsprozesse, Lernprozesse durch Erfahrung sowie Lernen von Identifikationsfiguren* (Modell-Lernen) die Entwicklung des Individuums wechselseitig beeinflussen.

17.2 Entwicklungsphasen des Menschen

Nach dem Kapitel 17.2.1 (Neugeborenes) halten wir uns bei der Besprechung der Entwicklungsphasen an die Einteilung von *Erikson*.

17.2.1 Neugeborenes

Die ersten Stunden nach der Geburt

In der für das menschliche Leben risikoreichsten Zeit der Geburt und der ersten Stunden danach hat das Neugeborene eine enorme Umstellung durchzustehen, nämlich die Umstellung von der Versorgung durch die Plazenta auf die Versorgung durch den eigenen Kreislauf. Die Durchtrennung der Nabelschnur hat zur Folge, dass die Energiezufuhr von der Mutter zum Kind unterbrochen wird. Dies erfordert eine Umstellung des Stoffwechsels und eine Anpassung des Atem- und Herz-Kreislaufsystems an die neuen Gegebenheiten. Die Neugeborenenperiode dauert, vom Zeitpunkt der Geburt an, willkürlich festgesetzte 28 Tage.

Nachgeburtliche Umstellung

Unmittelbar nach der Geburt wird der erste Atemzug durch verschiedene Reize wie Kälte, Berühren, Anstieg der Kohlendioxidkonzentration und Absinken der Sauerstoffkonzentration im Blut und damit Stimulation des Atemzentrums im Hirnstamm ausgelöst. Beim ersten Atemzug wird die Lunge mit Luft gefüllt. Der erste Schrei unterstützt die Entfaltung der Alveolen. Gleichzeitig mit dem ersten Atemzug sinkt der Druck im Lungenstromgebiet und das Blut sucht sich neue Wege, die weniger Widerstand bieten. Das Blut im rechten Herzen fließt nun über die Lungenarterien zu den Lungen. Die Öffnung in der Herzscheidewand, das **Foramen ovale,** wird nicht mehr benötigt und schließt sich durch den gleichzeitig im linken Herzen angestiegenen Druck. Auch der **Ductus arteriosus Botalli** ist nicht mehr erforderlich. Er wird stillgelegt, weil sich die Lungen dehnen, was zur Folge hat, dass Luft in die Alveolen und Blut in die Lungengefäße gesogen wird. Der fetale Kreislauf ist nun in den bleibenden Kreislauf (Großer und Kleiner Kreislauf) umgestellt.

Anpassung an die Umwelt

Da das Kind bereits im Mutterleib Urin abgibt, ist dies für das Neugeborene nichts Neues. Dagegen wird es innerhalb der ersten 24 Stunden einen ersten Stuhlgang haben. Dieser erste Stuhlgang, eine grünlich-schwarze Masse aus abgeschilferten Darmepithelzellen und eingedickter Galle, wird **Mekonium** (Kindspech) genannt. Grünlich verfärbtes Fruchtwasser bei der Geburt des Kindes weist darauf hin, dass das Kind bereits im Mutterleib seinen ersten Stuhlgang ausschieden hat. Dies ist stets ein Hinweis auf eine intrauterine Stresssituation des Kindes und deutet auf einen erheblichen Sauerstoffmangel hin.

Manche Neugeborenen haben in den ersten Tagen eine leichte Gelbsucht, den **Neugeborenen-Ikterus.** Diese milde Form entsteht, weil die Leber noch nicht genügend entgiftende Enzyme bilden kann. Ein erhöhter Abbau von Erythrozyten und damit erhöhte Freisetzung von Bilirubin sind die Folgen. Dieser physiologische Ikterus wird einige Tage mit Ultra-violett-Lampen behandelt, um das im Blut angereicherte Bilirubin abzubauen.

17.2.2 Säugling

■ Das erste Lebensjahr

Gewicht und Wachstum

Der Säugling wird in den ersten fünf Lebensmonaten sein Geburtsgewicht verdoppeln und bis zu seinem ersten Geburtstag wird es dreimal so schwer sein wie bei seiner Geburt. Auch das **Wachstum** verläuft für den Säugling recht eindrücklich. Bereits mit vier Jahren wird das Kind doppelt so groß sein wie bei seiner Geburt.

Stillen

Wenn irgend möglich, ist es für den Säugling besser, wenn er gestillt wird. Die im Vergleich zur Kuhmilch eiweißärmere und kohlenhydratreichere **Muttermilch** enthält alles, was das Kind zum Gedeihen benötigt, einschließlich mütterlicher Antikörper gegen bestimmte Krankheitserreger. Wo aus medizinischen und sozialen Gründen Stillen nicht möglich ist, gewährleistet das liebevoll verabreichte Fläschchen das gute Gedeihen des Kindes ebenfalls.

Lachen und Bildung von Lauten

Während das Neugeborene seine Mundwinkel noch wenig koordinieren kann und scheinbar unwillkürlich hochzieht, kann das Baby mit vier bis sechs Wochen bereits willkürlich **lächeln.** Der Säugling wird sich nun mehr und mehr darin üben, **Laute** und **Töne** zu produzieren.

Zahnen

Im ersten Lebensjahr brechen die ersten **Milchzähne** durch. Das sog. Zahnen bereitet dem Kind meistens erhebliche Schmerzen und kann manchmal sogar Fieber und Durchfall verursachen.

Verhalten, Schlaf- und Wachphasen

In seinem **Verhalten** ist das Neugeborene zunächst vom Instinkt geleitet. Dies sichert sein Überleben, da sein Schreien die Instinkte seiner Bezugspersonen, insbesondere der Mutter, weckt. Sie gibt ihm Zuwendung und Fürsorge und versucht zu ergründen, was sein Bedürfnis ist (Hunger, nasse Windeln, Schmerzen, Bedürfnis nach Zuwendung etc.). Dennoch kann ein Neugeborenes weit mehr als schlafen, trinken und schreien. Es kann bereits verschiedene Gerüche und Geschmacksqualitäten wie süß, sauer und bitter unterscheiden, was aus seinem mimischen Ausdruck deutlich wird. Es orientiert sich nach Geräuschen, indem es den Kopf in Richtung Schallquelle dreht.

Neben längeren **Schlafphasen** hat es auch wache **Aktivitätszustände,** die im Laufe der Tage und Wochen zunehmen.

Das Neugeborene hat zwar noch Schwierigkeiten bei der Akkomodation und kann deshalb Gegenstände noch wenig fixieren, bei einem idealen Abstand von 20 cm kann es aber bereits gut sehen. Schon bald nach der Geburt beginnt es, zunächst noch unkoordiniert, nach Objekten zu greifen und mimische Ausdrucksweisen zu imitieren. Emotional lassen sich bereits Neugeborene von schreienden Babys anstecken. Man kann sich leicht vorstellen, dass das Neugeborene von einer guten, ihm zugewandten Atmosphäre abhängig ist, um gut gedeihen zu können.

Strampeln, Krabbeln, Kriechen

Körperberührungen und gute Anreize durch die Bezugspersonen sind wichtig, damit sich die Cortexstruktur beim Säugling optimal ausbilden kann, weil dadurch neue Synapsen gebildet werden und so Wachstum innerhalb des Nervensystems gewährleistet ist. Im Laufe des ersten Lebensjahres verfeinert sich die Motorik und das Kind lernt, gezielte Bewegungen auszuführen. Über erste Bewegungen wie **Strampeln, Krabbeln, Kriechen** etc. lernt der Säugling sich aufzurichten und zwischen dem 10. und dem 15. Lebensmonat allein zu gehen.

Bindungsfähigkeit und Trennungsangst

Heute weiß man, dass es für das Kind wichtig ist, eine oder mehrere konstante **Bezugspersonen** zu haben, um eine gute **Bindungsfähigkeit** entwickeln zu können. Für die emotionale Entwicklung ist es entscheidend, dass es diese konstante Bezugsperson in einer bestimmten für ihn sehr prägenden Phase (Prägungsphase) hat, und zwar während mindestens 7 bis 10 Monaten, möglichst früh in seiner Biografie, jedoch bis spätestens zum vollendeten zweiten Lebensjahr. Kritische Lebensumstände wie längere Trennung von der Mutter bzw. der Bezugsperson, häufiger personeller Wechsel in der Betreuung, Veränderungen der familiären Situation durch Umzug, Krankheit etc., können die Stabilität der Bindung negativ beeinflussen und zu großer Unsicherheit des Kindes führen.

Die im Alter von 7 bis 8 Monaten bei fast allen Kindern auftretende so genannte „Achtmonatsangst", ist nicht eigentlich eine Angst vor Fremden, sondern vielmehr eine Angst vor Trennung. Diese Angst tritt gegen Ende der Bindungsphase des Kindes auf und bestätigt im Grunde genommen, dass die Bindung zu der bzw. den Bezugspersonen gut vollzogen worden ist. Es muss also unterschieden werden zwischen der **Trennungsangst** und der **Fremdenfurcht**. Menschen, die Bindung in diesem Sinne nicht lernen konnten, leiden meist ihr Leben lang unter diesen Defiziten.

17.2.3 Frühe Kindheit

■ Das zweite Lebensjahr

Körperliche und seelische Entwicklung (Gehen, Neugier und Exploration)

Im zweiten Lebensjahr erweitert das Kleinkind seine Erkundigungen. Spätestens jetzt lernt das gesunde Kind selbstständig aufrecht zu **gehen.** Aus Studien wissen wir, dass eine gelungene Bindung zur Bezugsperson Sicherheit vermittelt, die den Mut zum **Erkunden von Neuem** (Exploration) fördert. Zu Beginn lässt das Kleinkind die Bezugsperson gewissermaßen nicht aus den Augen, es geht öfters zu ihr zurück oder nimmt

Blickkontakt mit ihr auf, als müsse es seinen „Sicherheitstank" wieder nachfüllen (Bischof-Köhler), bevor es auf neue Entdeckungsreisen gehen kann. Kinder mit unsicheren Bindungserfahrungen bleiben lieber in der Nähe ihrer Bezugspersonen, als dass sie sich von der jedem Kind eigenen gesunden Neugier treiben lassen (Ainsworth).

Geistige Entwicklung (Entwicklung der Sprache)

In dieser ausgeprägten **Explorationszeit** nehmen die motorischen Fähigkeiten des Kindes ständig zu. Hinzu kommt die Entwicklung der **Sprache.** Das Kind ahmt die im ersten Lebensjahr ausprobierten Laute nun sicher nach und baut seinen Wortschatz auf. Mit 18 Monaten hat das Kind einen Wortschatz von 10 bis 50 Wörtern. Es beginnt „Zwei-Wort-Sätze" zu bilden.

Emotionale Entwicklung (Empathieentwicklung)

Bereits in dieser Phase der frühen Kindheit beginnt das Kind moralische und ethische Werte, die ihm vermittelt werden, zu verinnerlichen. Es lernt, was es darf und was nicht, was „gut" und „böse" ist, und es wird fähig, sich empathisch in andere einzufühlen (Mitfreude, Mitleid). Interessanterweise beginnt diese **Empathieentwicklung** von dem Moment an, wo sich das Kind im Spiegel selbst erkennen kann. Gleichzeitig wird es nun Schuldgefühle entwickeln, wenn es etwas „Verbotenes" tut.

17.2.4 Spielalter

■ Drittes bis fünftes Lebensjahr

Trocken werden

Das Kleinkind lernt nun, seine Schließmuskeln (Blase und Darm) willkürlich zu betätigen, es wird „**trocken",** zunächst tagsüber, später auch nachts, wobei jedes Kind dafür individuell Zeit braucht.

Bildung von Sprache

Kleinkinder haben bereits einen eindrücklichen **Wortschatz** zur Verfügung, den sie laufend erweitern. Dabei hat aber jedes Kind in diesem Alter noch seine eigene Aussprache. Es entstehen Wortschöpfungen, die oft von Familienmitgliedern aufgenommen und zum „Familien-Traditions-Wortschatz" werden. Auch die unermüdlich gestellten „Warum"-Fragen fallen in diese Zeit.

Kontakte mit Gleichaltrigen

Mehr und mehr wird der **Kontakt mit Gleichaltrigen** wichtig (Geschwister, Spielgruppe, Kindergarten etc.), die seine Welt teilen und mit denen es sich vergleichend messen kann. Damit kommen erstmals Einflüsse außerhalb der Familie ans Kind heran. Das Kind realisiert, dass es Buben und Mädchen gibt, welchem Geschlecht es selber angehört, und es interessiert sich sowohl für das eigene als auch für das andere Geschlecht.

Magisches Alter und Bewusstheit

Dieses Alter wird auch als **magische Phase** bezeichnet, da die Kinder Märchenwelt und Realität oft noch nicht klar auseinanderhalten können. Kinder erlangen in diesem Alter auch **Bewusstheit** (Theory of mind) über die Vergangenheit und die Zukunft. Sie realisieren, dass das Leben endlich ist. Nächtliche Angstträume sind deshalb in diesem Alter recht häufig.

17.2.5 Schulalter

■ Fünftes bis zwölftes Lebensjahr

Schuleintritt, Identität und Geschlechtsidentität

Die Zeit zwischen dem 5. und dem 12. Lebensjahr verläuft eher ruhig. *Sigmund Freud* nannte sie deshalb die **Latenzzeit.** In den meisten Ländern unserer Breitengrade wird das Kind zwischen 6 und 7 Jahren eingeschult. Das Finden einer ersten eigenen Identität, die Identifikation mit sich als Mädchen oder Junge, ist nun sehr wichtig.

Soziale Kompetenz

Kinder sind in diesem Alter sehr beeinflussbar. Schule und Elternhaus werden es in dieser Zeit nachhaltig prägen. Die **soziale Kompetenz** nimmt zu, vorausgesetzt, das Kind hat genügend Gelegenheit, sich in Gruppen von Gleichaltrigen darin zu üben, und es wird von den Erwachsenen als gleichberechtigter Partner ernst genommen.

Körperliches Wachstum

Körperlich steht das **Wachstum** des Kindes im Vordergrund, aber auch weiterhin das bessere Beherrschen von bestimmten motorischen Fähigkeiten. Nicht wenige Kinder sind in dieser Zeit aktiv in einer Sportgruppe oder in einem Turnverein. Bewegung ist für das Kind zwar in jedem Alter wichtig, nun aber, da gegen Ende dieser Phase bereits die **Vorpubertät** beginnt, wird sie mehr und mehr auch Ventil für vorhandene Aggressionen, die sich in der Pubertät in einem normalen Maß mehren werden.

17.2.6 Jugendalter

■ Dreizehntes bis achtzehntes Lebensjahr

Hormonelle Umstellung und Pubertätskrise, Abgrenzung von den Eltern und Berufsfindung

Die Zeit der Pubertät wird auch als **Übergangszeit** beschrieben und hat für manchen Jugendlichen krisenhaften Charakter. Körperlich kommt es zur Entwicklung der sekundären Geschlechtsmerkmale (Brustentwicklung und Einsetzen der Menstruation beim Mädchen, Stimmbruch und erste Ejakulation beim Jungen) und zu typischen Pubertätsmerkmalen wie Pubertätspickel auf der Gesichtshaut bei beiden Geschlechtern. Die **hormonelle Umstellung im Körper** führt zu äußerlich sichtbaren Veränderungen und verursacht häufig eine innere Anspannung, die sich in Unausgeglichenheit und Launenhaftigkeit äußert. Emotional ist der Übergang vom Kind zum Erwachsenen für den jungen Menschen eine schwierige Phase. Das sich **Abgrenzen von den Eltern** ist ein Entwicklungsprozess, der oft zu Konflikten und Spannungen führt. Es ist der Weg vom Schulkind zum berufstätigen Menschen, der Weg aus Abhängigkeit zu Autonomie. Der junge Mensch muss sich für eine bestimmte Ausbildung, einen bestimmten Beruf entscheiden. Die Pubertätsphase verlangt von manchen Eltern viel Verständnis und es mag eine Hilfe sein, sich an die eigene erlebte Krise im Jugendalter zu erinnern.

Erwachende Sexualität und erste Erfahrungen

Die erwachende **Sexualität** wird wichtig und will gelebt werden können. Zu Beginn der Geschlechtsreife ist die Selbstbefriedigung (Masturbation) mangels Partner für viele Jugendliche eine Möglichkeit, sexuelle Lust zu befriedigen. Erste Kontakte mit dem anderen Geschlecht bzw. bei homosexuellen Jugendlichen mit dem eigenen Geschlecht werden wichtig. Fast unmerklich geht der junge Mensch ins Erwachsenenalter über, was in der Regel eine innere und äußere Beruhigung mit sich bringt.

17.2.7 Frühes Erwachsenenalter

■ Die Zeit zwischen dem 18. und 40. Lebensjahr

Identität und Berufsidentität, Beziehungen, Gründung einer Lebensgemeinschaft oder Familie und Elternschaft

Mit dem Erwachsenwerden übernimmt der junge Mensch mehr und mehr die Verantwortung für sich selbst und für sein eigenes Leben. Der gesunde junge Erwachsene hat eine eigene **Identität,** eine gesunde Ich-Struktur, d.h. er weiß, wer er ist und was er kann, und er ist fähig, tragende Beziehungen mit anderen Menschen einzugehen.

Für den jungen Erwachsenen steht das Erlernen eines Berufes (Lehre, Studium) im Vordergrund. Es geht dabei auch um das Erlangen der **Berufsidentität,** die in unserer Gesellschaft eine wichtige Rolle spielt. Auch wird er in dieser Zeit erstmals eine **Partnerschaft** auf Zeit oder Dauer eingehen, wird vielleicht eine **Familie** gründen. Diese Zeit ist wohl die produktivste Phase seines Lebens.

Körperliche Leistungsfähigkeit

Körperlich ist der junge Erwachsene am **leistungsfähigsten.** Die meisten Spitzensportler erbringen zu Beginn des frühen Erwachsenenalters ihre Höchstleistungen. Ab dem 25. Lebensjahr mindert sich die körperliche Leistungsfähigkeit sukzessive und fast unmerklich.

17.2.8 Erwachsenenalter

■ Das 41. bis 65. Lebensjahr

Körperliche Veränderungen

Der erwachsene Mensch erlebt weitere **körperliche Veränderungen.** Die Muskelmasse nimmt ab und wird teilweise durch Fettgewebe ersetzt. Der Wassergehalt nimmt ab und damit auch die Hautelastizität, was mehr und mehr die Bildung von Falten und Runzeln zur Folge hat. Durch das Schrumpfen der Bandscheiben rücken die Wirbelkörper näher zusammen. Dadurch wird der Mensch im Laufe der Jahre bis zu fünf Zentimeter kleiner.

Klimakterium bei den Frauen, Midlife-crisis und Abnahme der sexuellen Aktivität bei Mann und Frau

Viele Menschen fragen in der „Mitte des Lebens" gründlicher als ein junger Mensch nach dem Sinn des Lebens, und die drei philosophischen Hauptfragen „Woher kommen wir? Wohin gehen wir? Was sollen wir tun?" rücken in den Mittelpunkt. Das vertiefte Realisieren des Endes der Jugendzeit und der eigenen Endlichkeit bringt manchen Menschen über 40 Jahre in eine Krise, die Sheely (1978) das Torschlussjahrzehnt oder die **„midlife-crisis"** nannte. Frauen erleben in dieser Zeit zusätzlich das so genannte **Klimakterium,** eine enorme hormonelle Umstellung durch die Menopause (☞ 15.1.1). Zu den wichtigsten klimakterischen Beschwerden, die aufgrund der abnehmenden Östrogenproduktion auftreten, gehören vegetative Störungen, sog. Wallungen (Hitzewellen), Schwindelgefühle und oft auch depressive Verstimmungen. Aufgrund des Östrogenabfalls erhöht sich die Gefahr einer Osteoporose, so dass manchmal Hormone substituiert werden müssen. Während Frauen vor dem Klimakterium durch das Östrogen einen gewissen Schutz vor Herzinfarkt und Schlaganfall hatten, sind sie nun bezüglich des Risikos den Männern gleichgestellt. Jenseits der 50er- oder 60er Jahre nimmt die **sexuelle Aktivität** bei beiden Geschlechtern oft ab, was einem weiterhin erfüllten Sexualleben jedoch nicht widersprechen muss.

Pensionierung und Neuorientierung

Die Tatsache, dass die eigenen Kinder erwachsen werden und von zu Hause ausziehen, die geistigen Fähigkeiten abnehmen (sofern nicht ein entsprechendes Training erfolgt), Gebrechen (Zipperlein) und körperliche Beschwerden sich häufen, die eigene **Pensionierung** und damit der Abschied von der „aktiven Gesellschaft" näher rückt, verlangt eine innere **Neuorientierung.** Menschen, denen diese Neuorientierung gelingt, gehen aus dieser „Krise" als gereifte Persönlichkeiten hervor. Nicht selten kommt es in dieser Phase auch beruflich nochmals zu einer Neuorientierung.

17.2.9 Alter

■ Die Zeit ab dem 65. Lebensjahr bis ins hohe Greisenalter

Alterungsprozess: Körperliche und geistige Veränderungen und Einsamkeit des Alters

Manche AutorInnen unterteilen das Alter in ein **früheres Alter** (65 bis 75 Jahre) und in das **hohe Alter** (ab etwa 76 Jahren). Das Leben als alter Mensch zu meistern kann schwierig sein, wenn die körperlichen und geistigen Fähigkeiten ab- und die Beschwerden zunehmen, aber auch wenn die Altersgenossen „wegsterben" und die Einsamkeit des Alters Einzug hält.

Nach unserer Definition bedeutet *Entwicklung* die Anpassung an veränderte Lebensumstände und damit auch das *Bewältigen von Krisen.* Daher ist klar, dass die Entwicklungspsychologie auch den alten Menschen miteinbezieht, geht es doch um die Anpassung an erschwerte Verhältnisse, die der **Alterungsprozess** zwangsläufig mit sich bringt. Dieser ist individuell sehr unterschiedlich und in seiner Art und seinem Tempo einerseits genetisch vor-, andererseits durch Umwelteinflüsse mitbestimmt. Die biologischen, psychischen und sozialen Aspekte beeinflussen sich wechselseitig.

Die Auseinandersetzung mit dem eigenen, in die Nähe gerückten Sterben erfordert gute Bewältigungsstrategien und eine gewisse Reife. Alte Rollen werden abgelegt und neue Rollen (z.B. die Rolle als Großeltern oder Urgroßeltern, die Rolle der Hilfsbedürftigen und Abhängigen etc.) werden angenommen. Manche alte Menschen genießen die Zeit des **Ruhestandes** nach einem arbeitsreichen Leben, sehen neue Aufgaben an ihren heranwachsenden Enkel- und Urenkelkindern und nehmen durch sie am gesellschaftlichen Leben teil. Andere tun sich schwerer, nach der Phase des „Gebrauchtwerdens" die Phase der Abhängigkeit zu akzeptieren. Auch beim alten Menschen gilt: Je höher die Ressourcen aus der Kinder- und Jugendzeit, desto besser gelingt die Anpassung ans Alter mit seinen schwierigen Seiten, und oft ist es sogar möglich, durch die gemachten Lebenserfahrungen eine Art Weisheit zu erlangen.

Morbidität, Ruhestand, Hochbetagte und Greisenalter

Bei den meisten alten Menschen nehmen die körperlichen und die geistigen Fähigkeiten deutlich ab. Die Anfälligkeit für Krankheiten, die **Morbidität,** oft auch für Erkrankungen mehrerer Organe (Multimorbidität), nimmt zu. Trotzdem kam es im Laufe des Jahrhunderts durch die heute technisch hochstehende Medizin und die bessere Ernährung zu demografischen Veränderungen. Die Lebenserwartung stieg von etwa 45 Jahren auf etwa 80 Jahre im Mittel an, der Anteil von alten Frauen nahm zu und insgesamt ist die Anzahl von Hochbetagten und von Menschen im sog. Greisenalter angestiegen. Der Ruhestand macht oft etwa ein Drittel des gesamten Erwachsenenlebens aus.

Sexualität im Alter

Die **Sexualität** nimmt im Alter einen anderen Stellenwert ein als in jüngeren Jahren. Das aktive Sexualleben kann sich zwar bis ins hohe Alter fortsetzen, doch brauchen beide Geschlechter mehr Zeit zur Stimulation. Auch werden die Intervalle zwischen den sexuellen Aktivitäten länger. Die Fähigkeit zum Geschlechtsverkehr bleibt beim alten Menschen zwar erhalten, doch nimmt die Erektionsfähigkeit beim Mann nach dem 50. Lebensjahr deutlich ab. Bei der Frau kommt es in der Erregungsphase weniger rasch zur Befeuchtung der Vagina.

Noch immer ist das Thema **Sexualität im Alter** ein Tabuthema. Die BewohnerInnen von Alten- und Pflegeheimen können ihre sexuellen Bedürfnisse kaum aktiv ausleben, da die Institutionen wenige Möglichkeiten dafür bieten. Mangelnder Respekt vor der Intimsphäre sowie die falsche Vorstellung, das Bedürfnis nach Sexualität erlösche mit zunehmendem Alter, tragen nicht dazu bei, an der bestehenden Situation etwas zu verändern. Für viele alte Menschen, die ihren Partner bzw. ihre Partnerin verloren haben, bleibt, wenn sie nicht aus krankheitsbedingten Gründen Sexualität gar nicht mehr praktizieren können, die Möglichkeit der Selbstbefriedigung (Masturbation). Diese wird mehr von älteren Frauen praktiziert, während ältere Männer sich eher wieder eine Partnerin suchen.

Abhängigkeit und Pflegebedürftigkeit, Erhaltung der Würde

Besonders schwierig wird es für den alten Menschen dann, wenn ihn körperliche und/oder geistige Krankheiten **abhängig** machen. Zu den wohl gefürchtesten Krankheiten gehören die *Parkinson Krankheit, Arteriosklerosen* insbesondere des Gehirns sowie die *Alzheimer-Krankheit*. Auch biologisch und sozial bedingte Altersdepressionen sind nicht selten. Solche Einbrüche machen oft die Einweisung in ein Altersheim oder gar **Pflegeheim** unumgänglich. Für die Pflegenden wie auch für die Angehörigen ist es wichtig, die Tatsache nicht aus den Augen zu verlieren, dass der alte Mensch auch dann seine **Würde** bewahrt, wenn er geistig abgebaut hat und scheinbar kaum mehr erreichbar ist.

17.3 Sterben

Unsere westliche Medizin hat sich vor allem darauf spezialisiert, Leben zu erhalten sowie Krankheit und Behinderung zu heilen bzw. zu verhindern oder gar auszulöschen. Sterben wurde im Laufe des 20. Jahrhunderts von der Familie ins Krankenhaus verlegt, wurde damit gründlich aus dem Bewusstsein verdrängt und auch für Mediziner zum Tabuthema. Das Verdienst der Sterbeforscherin **Elisabeth Kübler-Ross** ist, dass die Auseinandersetzung mit Sterben und Tod wieder einen Platz bekam.

In ihrem Buch „*Interview mit Sterbenden*" hielt sie ihre Beobachtungen fest, nach welchen der Vorgang des Sterbens in fünf Phasen geschieht, die jedoch nicht zwingend hintereinander ablaufen müssen bzw. die teilweise auch wiederholt werden können:

1. **Nicht-wahr-haben-wollen:** „Das kann doch nicht wahr sein!"

2. **Zornige Auflehnung:** „Ich will das nicht!"

3. **Verhandeln:** „*Wenn* ich das und das tue, *dann* wird mir das Schicksal gnädig sein."

4. Depression: Weinen und Trauern über den bevorstehenden endgültigen Abschied wird möglich.

5. Annahme und Zustimmung: „So will ich mich denn fügen."

Besonders schwer und anspruchsvoll ist die Begleitung sterbender Kinder oder junger Menschen. Auf die Sinnfrage nach dem frühen Tod eines Menschen ist es schwierig oder unmöglich, eine Antwort zu geben. Die Möglichkeit zu trauern ist eine wichtige Hilfe beim Abschied.

Mit der Frage, ob ein Mensch daheim oder im Krankenhaus sterben soll, wenn der Zeitpunkt einigermassen voraussehbar ist, sollen der Sterbende wie auch seine Angehörigen nicht allein gelassen werden. Vielleicht hat er/sie einen religiösen Glauben, der ihm/ihr hilft, vielleicht sind es philosophische Grundsätze, die Trost geben können.

Die *Begleitung Sterbender* erfordert die Auseinandersetzung mit dem eigenen Tod. Für Pflegende und ÄrztInnen ist es hilfreich, bei dieser anspruchsvollen Aufgabe von psychologisch geschultem Personal supervidiert zu werden oder an einer sog. *Balint-Gruppe* (Gesprächsgruppe für medizinisches Personal, benannt nach deren Begründer) teilzunehmen, um mit den eigenen Ängsten nicht allein zu bleiben.

Literaturverzeichnis

Abderhalden, R., **Medizinische Terminologie.** Wörterbuch der gesamten Medizin und der verwandten Wissenschaften, Basel 1948

Baumann, U., Perrez, M., **Klinische Psychologie. Psychotherapie.** Bern, Göttingen, Toronto, Seattle [2]1998

Birbaumer, N., Schmidt, R.F., **Biologische Psychologie.** Berlin [5]2002

Bischof-Köhler, D., **Kognitive Entwicklung.** Universität Zürich 1992

Bischof-Köhler, D., **Motivationale Entwicklung.** Universität Zürich 1994

Braga, S., **Autosomale Chromosomenaberrationen.** In Rossi, E. et al., Pädiatrie. Stuttgart [3]1997

Brandis von, H.-J., Schönberger, **Anatomie und Physiologie für Schwestern und ärztliche Mitarbeiter.** Stuttgart, New York [9]1995

Bucher, O., **Cytologie, Histologie und mikroskopische Anatomie des Menschen.** Bern [12]1997

Bücker, J., **Anatomie und Physiologie.** Lehrbuch für ärztliches Hilfspersonal. Stuttgart [24]1992

Bühlmann, A.A. und Froesch, E.R., **Pathophysiologie.** Berlin [5]1989

Daniels, L., et al., **Muskeltest.** München [7]1999

Duden, **Das Wörterbuch medizinischer Fachausdrücke.** Stuttgart [7]2003

Faller, A., **Der Körper des Menschen.** Einführung in Bau und Funktion. Stuttgart [13]1999

Fitting, H., et al., **Lehrbuch der Botanik für Hochschulen.** Jena [24]1947

Freye, H.-A. **Humangenetik.** Stuttgart [6]1990

Frick, H., Leonhardt, H., Starck, D., **Allgemeine Anatomie, Spezielle Anatomie I.,** Extremitäten – Rumpfwand. Stuttgart [4]1992

Frick, H., Leonhardt, H., Starck, D., **Spezielle Anatomie II.,** Kopf – Hals – Eingeweide – Nervensystem. Stuttgart [4]1992

Graumann, W. et al. (Hrsg.), **Taschenbuch der Anatomie.** Histologie, Bewegungsapparat. Band 1, Stuttgart 1994

Graumann, W. et al. (Hrsg.), **Taschenbuch der Anatomie.** Innere Organe, Kreislaufsystem, Abwehrsystem. Band 2, Stuttgart 1994

Günther, E., **Lehrbuch der Genetik.** Stuttgart [6]1991

Hislop, H.J., Montgomery, J., **Daniels- und Worthingham's Muskeltests. Manuelle Untersuchungstechniken.** München [7]1999

Holtheimer, H.J., (Hrsg.), **Taschenbuch der Pathophysiologie.** Band 1, Stuttgart 1974, Band 2, Stuttgart 1977

Huch, R., Bauer, C. (Hrsg.), **Mensch, Körper, Krankheit.** München [4]2003

Kahle, W., Leonhardt, H., Platzer, W., **Taschenatlas der Anatomie.** Nervensystem und Sinnesorgane. Stuttgart [8]2002

Kandel, E. et al., **Neurowissenschaften.** Berlin 1996

Keidel, Wolf D., **Kurzgefasstes Lehrbuch der Physiologie.** Stuttgart [6]1985

Kellnhauser, E., et al., **Pflege.** (Begründet von Juchli, L.), Stuttgart [9]2000

Klein, D., **Genetik in der medizinischen Praxis.** Stuttgart 1988

Kubik St., Prof. Dr., **Vorlagen für Anatomie-Zeichnungen.** Medizinische Fakultät der Universität Zürich 1975

Langmann, J., **Medizinische Embryologie.** Die normale menschliche Entwicklung und ihre Fehlbildungen. Stuttgart [8]1989

Lefrançois, G.R., **Psychologie des Lernens.** [3]1994

Leonhardt, H., **Histologie, Zytologie und Mikroanatomie des Menschen.** Stuttgart [8]1990

Linder, H., **Biologie.** Hannover [20]1989

Lippert, H., Herbold, D., Lippert-Burmester, W., **Anatomie.** Text und Atlas. München [7]2002

Menche, N. (Hrsg.), **Biologie Anatomie Physiologie.** München [5]2003

Mörike, K.D., Betz, E., Mergenthalter, W., **Biologie des Menschen.** Heidelberg [14]1997

Moser, H., **Genetik und erbliche Krankheiten. Genetische Beratung.** Charakteristik von mono- und polygenen Erbmodi. In Rossi, E., et al., **Pädiatrie.** Stuttgart [3]1997

Murken, A.H., **Lehrbuch der Medizinischen Terminologie.** Grundlagen der ärztlichen Fachsprache. Stuttgart [4]2003

Netter, F.H. **Nervensystem II. Klinische Neurologie.** Stuttgart 1989

Pestalozzi, M., **Physiologie.** Basel 1983

Pschyrembel, M., **Klinisches Wörterbuch mit klinischen Syndromen und einem Anhang Nomina Anatomica.** Berlin, New York [260]2004

Rossi, E., **Aberration der Geschlechtschromosomen.** In Rossi, E. et al., Pädiatrie. Stuttgart [3]1997

Schadé, J.P., **Anatomischer Atlas des Menschen.** München [9]1998

Schmidt, R.F., et al., **Neuro- und Sinnesphysiologie.** Berlin, Heidelberg, New York [4]2001

Schneider, H.D., **Sexualverhalten in der zweiten Lebenshälfte.** Stuttgart 1980

Schoppmeyer, M.A., **Anatomie und Physiologie.** Prüfungswissen für Pflegeberufe. München, [3]2003

Silbernagl, S., Despopoulos, A., **Taschenatlas der Physiologie.** In Anlehnung an den Gegenstandskatalog. Stuttgart [6]2003

Skripten von Frau Marianne Pestalozzi, Fachlehrerin an der Schweizerischen Pflegerinnenschule Zürich (heute Krankenpflegeschule Zürich) sowie Skripten der Krankenpflegeschule des Diakonissenhauses Bethanien Zürich 1975

Staudt, J., und Merker, H.J., **Funktionelle Anatomie und Histologie in Text und Bild.** Berlin 1992

Tackmann, W., **Repetitorium der Histologie.** 1. Teil: Zell- und Gewebelehre. 2. Teil: Organe und Systeme, Berlin [4]1991

Tschumi, P.A., **Allgemeine Biologie.** Aarau 1975

Vogel, G. und Angermann, H., **dtv-Atlas zur Biologie.** Tafeln und Texte. Band 1 München [11]2001, Band 2 München [10]2002

Voss, H., Herlinger, R., **Taschenbuch der Anatomie.** Band 1, Stuttgart [18]1985, Band 2, Stuttgart [17]1988, Band 3, Stuttgart [17]1986 und Band 4, Stuttgart [9]1989

Wunderli, J., **Die Biologie des Menschen.** Eine Einführung. Zürich [4]1982

Register

A

Abduktoren
    Begriffsklärung 74
    Hüfte 94
Abfaltung **355,** 359
Ablatio retinae 106
Abstillen 370
Abwehrfunktion
    Globuline 298
    Milz 243
Abwehrsystem 205
    humorale 205
    spezifische 206
    unspezifische 205
    zelluläre 206
Acetabulum 67
Acetylcholin 124, 127
Achillessehne
Achillessehnenreflex 46,
    164
Achtmonatsangst 375
Acromion 61
ACTH 176
Adaption
    Kind 371
Addison-Krankheit 182
Adduktoren
    Begriffsklärung 74
    Hüfte 94
Adenohypophyse 176
Aderhaut 105
ADH **175,** 310, 312
Adiuretin 175, 310
Adrenalin 124, 182, 231
Adrenogenitales
    Syndrom 182
Adventitia
    Arterie 224
    Dickdarm 288
    Dünndarm 281
    Vene 225
afferent 120
After 266, 287
Agglutination 190, 195
Akkommodation 105, 107

Aktionspotenzial 125,
    128
Ala major 55
Albumin 297
    kolloidosmotischer
      Druck 298
Aldosteron 309, **312**
Alkalische Phosphatase
    (AP) 298
Alkalose
    metabolische 24
    respiratorische 24
Allele 25
Allergie 200
Alter 380
Alveolen 257
Amboss 111
Aminosäuren 4, 20
    Abbau 299
    essenzielle 20
    Rückresorption 311
Amitose 6
Ammoniak 288, **299**
    Ausscheidung 311
Amnesie 135
Amnionhöhle **351,** 358
Amphiarthrose 59
Ampulle 111
Amylase 284
Anämie 190
Anaphase
    Zellteilung 8
Androgene 321
Androgenisierung 182
Androkortikoide 182
Angiotensin **231,** 309
Anhangsorgane
    Haut 102
Anion 1
Antagonisten
    Begriffsklärung 74
anterior 52
Antidiuretisches Hormon
    siehe ADH
Antigen 206

Antikörper 206
Antriebszentrum 140
Anus 266, **287**
Aorta **210,** 232
    Druckverhält-
      nisse 236
    Windkesselfunktion
      224
Aorta abdominalis 290
Aortenenge
    Ösophagus 271
Aortenklappe 213
AP 298
Apathie 136
Aphasie
    motorische 140
    sensorische 139
apokrin 13
Aponeurose 46, 47
Appendix vermifor-
    mis 266
Aquaeductus cere-
    bri 157
Arachnoidea 155
Area cribrosa 307
Arm
    Bewegung 93
    Nervengeflecht 163
Arteria(e)
    carotis 233
    dorsalis pedis 233
    hepatica 295
    lienalis 244
    mesenterica inferior
      290
    mesenterica superior
      290
    pulmonalis 210, 234,
      258
    radialis 233
    renalis 306, 308
    temporalis 233
    tibialis posterior 233
Arterien 223
    Physiologie 224

Arthritis,
 rheumatische 65
Articulatio
 humero-radialis 63
 humero-ulnaris 63
 radio-ulnaris 63
Aschoff-Tawara-
 Knoten 217
Astrozyten 123
Atemhilfsmuskeln 81
Atemluft
 Zusammenset-
 zung 264
Atemmittelstellung 227
Atemmuskulatur 79, 80
Atemwege 249
Atemzugvolumen 263
Atlas 59
Atmung **80,** 254, 262
 Frequenz 262
 Muskulatur 80, 82
 Neugeborenes 368
 Steuerung 262
Atmungssystem 249
Atom
 Aufbau 1
Atrio-ventrikulärer-
 Knoten 217
Auerbach-Plexus 281
Aufmerksamkeit 97
Augapfel 105
Auge 105
 Muskeln 108
 Ringmuskeln 78
 Schutzeinrichtungen
 108
Augenhaut 105
Augeninnendruck 107
Augenkammer 107
Augenringmuskeln 91
Ausatmung **81,** 262
 Druckverhält-
 nisse 226
 Muskulatur 82
Außenknöchel 72
Austreibungsphase
 Geburt 367
Autoimmunkrank-
 heiten 207

Autosom 7
Autosomen 341
Avitaminosen 21
Axis 59
Axon 119, 121
A-Zellen
 Pankreas 183
Azidose
 metabolisch 24
 respiratorisch 24

B

Backenzahn 268
Balint-Gruppe 382
Bänder 47
 Aufgaben 39
Bandscheibe 44, 59
Bartholin-Drüsen **326,**
 327
Basalganglien 144
Bauchdeckenreflex 165
Bauchfell 276
Bauchfellhöhle 277
Bauchhöhle 276
Bauchmuskulatur 80
Bauchpresse 80, **83,** 92
Bauchraum 276
 Druckverhält-
 nisse 227
Bauchsehnenplatte 80
Bauchspeichel 291, **293**
Bauchspeicheldrüse 183,
 293
Bauchwand 83
Baufett 15
Bauhin-Klappe 266, **286**
Becherzellen **283,** 288
Becken 67
 weiblich 320
Beckenboden 83
Beckengürtel 67
Befruchtung **346,** 358
Bein
 Nervengeflecht 163
Belegzellen
 Magen 274
Benommenheit 134
Bewegungssinn 104

Bewusstheit 377
Bewusstsein 134
Bewusstseinsstörun-
 gen 134
Bezugsperson 375
Bifurkation **254,** 256
 Ösophagusenge 271
Bikarbonat
 Pufferfunktion 24,
 204
Bikarbonatpuffer 24
Bilirubin 194, **299**
 Kreislauf 300
Biliverdin 299
Bindegewebe 13
 Entwicklung 352
Bindehaut 105
Bindungsfähigkeit 375
Biorhythmen 132
Bizepssehne
 Reflex 46
Bizepssehnenreflex 164
Blase 314
Blastomeren 349
Blastozyste **350,** 358
Blastozystenhöhle 350
Blinddarm 266
Blut 189
 Aufgaben 203
 Bestandteile 191
 Entwicklung 352
 Pufferfunktion 204
 Zusammenset-
 zung 191
Blutbildung 189, 245
 embryonal 299
Blutdruck 235
Bluterkrankheit 34
Blutgefäße 223
 Entwicklung 352
 Innervation 231
Blutgerinnung 202
Blutgruppen 194
Blut-Hirn-Schranke 123
Bluthochdruck 235
Blutkalziumspiegel
 Kalzitonin 179
 Parathormon 179
Blutkreislauf 232

Blut-Liquor-
  Schranke 123
Blut-Luft-Schranke 258
Blutmauserung 190
Blutplättchen 197
B-Lymphozyten **202,** 206
Bogenarterie
  Niere 308
Bogengang 111
Bowman-Kapsel 306,
  308
Brauen 108
Broca-Zentrum 140
Bronchien 256
Bronchiolen 257
Brown-
  Molekularbewegung 19
Bruchpforte 84
Brücke 148
Brunner-Drüsen **280,** 282
Brust
  weiblich 327
Brustbein 60
Brustdrüse 328
Brustdrüsen
  Aufgaben 291
Brustfell 261
Brustkorb 60
Brustmuskulatur 79
Brustraum
  Druckverhält-
  nisse 227
Bulbus
  oculi 105
  duodeni 279
  olfactorius 115
Bursa synovialis 46
B-Zellen
  Pankreas 183

C

Caecum 266
Calcaneus 72
Cambiumschicht 40
Caput radii 65
Carboxypeptidase 284
Cardia 273
Carpaltunnel 67

Carpaltunnelsyndrom 67
Carpus 64
Cartilago
  arytaenoidea 253
  thyroidea 253
Castel-Ferment 193
Cauda equina 152
caudal 52
Cavum amnii 351
Cavum oris 265
Cerebellum 149
cervical 52
Cervix uteri 323
Chemorezeptor 98
  Geschmack 116
Chiasma opticum 109,
  148
Chlor 22
Chlorid
  Rückresorption 311
Choanen 251
Cholecystokinin 300
Cholesterin 21
Cholezystokinin-
  Pankreozymin 283
Chondrodystrophie 32
Chorda umbilicalis 360
Chorion **350,** 359, 360
Chorionzotten 360
Choroidea 105
Chromosom 7
Chromosomenanoma-
  lien 35
Chromosomenzahl 342
Chylomikronen 282
Chylusgefäße **241,** 282
Chymotrypsin 283, 284
Chymotrypsinogen 284
Cisterna cerebello-
  medullaris 155
Claustrum 145
Clavicula 61
coccygeal 52
Cochlea 112
Coenzyme 23
Colon 286
  ascendens 266, 287
  descendens 266, 287
  Innervation 290

Schichten 288
  sigmoideum 266
  transversum 266, 287
  Wandaufbau 288
Compacta 41
Condylus medialis,
  lateralis 69
Conjunctiva 105
Conn-Syndrom 181
Conus medullaris 152
Corium 101
Cornea 105
Corona radiata 344, **346,**
  358
Corpus
  amygdaloideum 145
  luteum 322, 365
  pineale 148, 177
  uteri 323
Corti-Organ 111
Costae 60
Cotyledonen 360, 368
Cowper-Drüsen 333
cranial 52
Crista Iliaca 67
Crus cerebri 149
Cupula 114
Cushing-Syndrom 181
Cutis 101

D

Damm 320
Dämmerzustand 135
Dammriss 368
Dammschnitt 368
Darm 279
  Blutversorgung 290
  Innervation 290
Darmbein 59, 67
Darmbeinkamm 67
Darmkanal
  Embryo 356
Darmsaft 283
Darwin, Charles
  Robert 27
Deckmembran 112
Defäkation 289
Dehydratation 318

Delirium 135
Dendrit 119, 120
Denken 130
Dens caninus 268
Dentes 268
  incisivi 268
  molares 268
  praemolares 268
Dentin 268
Depolarisation 125, **128,**
  129
Depotfett 15, 297
Depression
  Schlafentzug 133
Depression, endogene 35
Desoxyribonuklein-
  säure 4
Diabetes mellitus 35
Diaphragma 79, 80
Diaphragma
  urogenitale 316
Diaphyse 41
Diarthrose 43
Diastole 214
  Aortendruck 225
Dickdarm 286
Diencephalon 148
Differentialblutbild 190
Differenzierung
  Kind 371
Diffusion 19
diploid 342
Disaccharide 20
Discus intervertebra-
  lis 44, 59
Diskus 44
distal 52
DNA (desoxiribonucleid
  acid) 4
DNS (Desoxyribonuklein-
  säure) 4
Döderlein-Bakterien 325
dominant 26
Dopamin 127
dorsal 52
Dorsalflexion 73, 95
Dottersack 358
Dottersackgefäße 361
Douglas-Raum 323

Drehgelenk 45
Dreieckbein 66
Druck
  hämodynamisch 19,
    229
  intraokular 107
  kolloidosmotisch 19,
    229
  onkotisch 19, 229
Drüsen 12
  endokrine 171
  exokrine 291
  Haut 102
Duchenne-Muskeldystro-
  phie 34
Ductuli
  biliferi 298
Ductuli efferentes 332
Ductus
  arteriosus botalli 363
  choledochus **293,**
    296
  cochlearis 112
  cysticus 296, **299**
  deferens 333
  hepaticus 295, **298**
  hepaticus commu-
    nis 296
  pancreaticus **293,**
    296
  thoracicus 240, 241
  venosus 294, 363
Duftdrüsen 102
Dünndarm 279
  Schichten 280
Dünndarmsaft 291
Duodenaldrüsen 282,
  291
Duodenum 266, 279
Dura mater 155
Duralsack 153
Dysgnathie 269
Dystrophie, myotoni-
  sche 32

E

Eckzahn 268
efferent 120
Eichel 335
Eierstöcke 185, **320**
Eigelenk 45
Eigenreflex 164
Eihülle 345
Eileiter 322
Einatmung 81, **262**
  Druckverhält-
    nisse 226
  Muskulatur 82
Einfachzucker 20
Einnistung 350
Einsamkeit
  Alter 380
Eisprung 321, 324, **344,**
  358
Eiter 199
Eiweiße 20
  Fäulnis 288
  Spaltung 274
  Verdauung 275, 282,
    283, 291
Eizelle 321
Ejakulat 336
Ejakulation 336
EKG 219
Ektoderm 351, 354
Elektrokardiogramm 219
Elektrolyte
  Resorption 288
Elektrolytwande-
  rung 130
Elektron 1
Elle 63
Ellenbogengelenk 63
Embryo
  Vorhofscheidewand
    363
Embryoblast 350, 358
Embryogenese 349
Embryonalperiode **354,**
  359
Empathieentwick-
  lung 376
Emulsion 278, 284

Endarterien 234
Endharn 309
Endknopf 125
Endokard 213
Endokrinsystem 171
Endolymphe 111
Endometrium 324
Endorphin 127
Endothel 10
  Arterie 224
  Kapillare 228
Enterokinase 284
Entgiftung
  Leber 299
Entoderm 351, 355
Entwicklungsphasen 372
  Alter 380
  Erwachsenen-
    alter 379
  Frühe Kindheit 375
  Jugendalter 377
  Neugeborenes 373
  Säugling 374
  Spielalter 376
  Sterben 381
Enzyme 23, 278
  Verdauung 283
Eosinophilie 200
Epicardium 214
Epicondylus
  femur 69
  humerus 65
Epidermis 101
Epididymis 332
Epiduralraum 155
Epiglottis 253
Epikard 214
Epipharynx 251, 271
Epiphyse 41, 148, 177
Epiphysenfuge 40
Episiotomie 368
Epithel
  respiratorisch 249
Epithelgewebe 9
  Formen 10
Epithelkörperchen 179
EPMS (extrapyramidal-
  motorisches
  System) 144

Erbkrankheiten 31
  autosomal domi-
    nant 32
  autosomal rezes-
    siv 33
  Ethik 36
  polygene Störun-
    gen 35
  pränatale Diagnos-
    tik 36
  x-chromosomal rezes-
    siv 33
Erbrechen 275
Erbsenbein 66
Erektion 335
Erepsin 285
Erikson, Erik
  Entwicklungspsycho-
    logie 372
Eröffnungsphase
  Geburt 367
Eröffnungswehen 367
erogene Zone 339
Erregungsphase
  sexueller Reaktions-
    zyklus 339
Erwachsenenalter 379
Erythroblasten 192
Erythroblastose 123
Erythropoese 190, **192**
Erythropoetin 193, 312
Erythrozyten 192
  Abbau **193**, 245, 299
  Bildung 192
  Pufferfunktion 204
Ester 278
Eugnathie 269
Eustachische Röhre **113**,
  250, 251
Evolutionstheorie 26
Excavatio
  rectouterina 323
  vesicouterina 323
exokrine Drüsen 291
Exploration 376
Exspiration 262
  Muskulatur 82
Extension
  Fuß 95

Hand 93
Extensoren
  Begriffsklärung 74
  Fuß 95
  Hand 87
  Zehen 95
extraperitoneal 277
Extrapyramidalmotori-
  sches System 144
extrazellulär 18
Extrinsic-Faktor 193, 275

F

Fascia
  thoracolumbalis 84
Fasern
  Bindegewebe 13
Faszie 48
Fäzes 289
Felderhaut 101
Femur 68
Fenster
  Innenohr 113
Fermente
  siehe Enzyme 23
Fersenbein 72
Fetalperiode 361
Fette 20
  Emulgierung 284, 298
  Emulsion 291
  Verdauung **282**, 291,
    298
Fettgewebe 15
Fettsäuren **20**, 284
Fibrin 202
Fibrinogen **202**, 203, 298
Fibrose, zystische 33
Fibula 69
Filtration
  Niere 309
Filtrationsdruck 229
Fimbrien 322
Finger 66
Fingergelenke 67
Fingermuskeln 87
Flechsig-Bündel 150
Fleck
  blinder 106

Fleck
  gelber 106
Flexion
  Fuß 95
  Hand 93
Flexoren
  Begriffsklärung 74
  Fuß 95
  Hand 87
  Zehen 95
Flexura hepatica 294
Flimmerepithel 11
Fluchtreflex 165
Follikel 322
Follikelhöhle 345
Follikelhormon 321
Follikelsprung 321, 344
follikelstimulierendes
  Hormon 176
Fölling, Morbus 33
Folsäure 193
Fontanellen 54
Foramen ovale 363
Fremdenfurcht 375
Fremdreflex 165
Fresszellen 205
Freud, Sigmund
  Entwicklungspsycho-
  logie 372
Friedreich-Ataxie 150
Frontalebene 52
Fruchtwasser 360
FSH 176
Fugen 43
Furchung 349
Furchungshöhle 350
Fuß 72
Fußmuskulatur 91

G

Galea aponeurotika 77
Galle 291
  Bildung 298
Gallenblase 299
  Fassungsvermö-
  gen 300
Gallenblasengang 299
Gallenfarbstoff 194

Gallenkanälchen 298
Gallensäure 284, 291,
  298
Gameten 25
Gaster 273
Gastrin 274
Gaumenmandeln 251,
  270
Gaumensegel 272
Gebärmutter 323
Geburt 366
Geburtstermin
  Berechnung 366
Gedächtnis 130
Gedächtniszellen 206
Geflechtknochen 40
Gehirn 136
Gehörknöchelchen 111
Gekröse 277
Gelbkörper 322, 365
Gelbkörperhormon 351
Gelbsucht
  Neugeborenes 373
Gelenk
  echtes 70
Gelenke 43
Gelenktypen 45
Gen 25
Genetik 25
Genitalsystem 319
Genom 25
Gerinnungsfaktoren 203,
  298
Gesäßmuskulatur 88
Geschlechtschromo-
  somen 341
Geschlechtsmerk-
  male 319
  Fetus 362
  sekundär, Frau 322
  sekundär, Mann 330
Geschlechtsorgane
  männlich 330
  weiblich 319
Geschlechtsverkehr 338
Geschmacksknos-
  pen 116
Geschmacksorgan 116
Gesichtsmuskulatur 78

Gesichtsschädel 56
Gewebedruck 229
Gingiva 268
Glandula(e)
  duodenales 282
  intestinales 280
  parotis 267
  sublingualis 267
  submandibula-
  ris 267
  suprarenales 180
  thyroidea 178
Glans 335
Glaskörper 106
Glaukom 107
Gleichgewichts-
  organ 113
  Sinneszellen 112
Gliazellen 17, 123
  Entwicklung 354
Glied 335
Glisson-Dreieck 296
Globuline 297
Glomerulum 306
Glossa 269
Glucuronsäure 194
Glukagon 184
Glukokortikoide 181
Glukoneogenese 297
Glukose
  Neubildung 297
  Rückresorption 311
  Schwellenwert 311
Glyzerin 20
Golgi-Sehnenorga-
  ne 104
Gonadotropin 344
Gonosomen 7, 341
GOT 298
Gowers-Bündel 150
GPT 298
Graaf-Follikel 321, **344,**
  345
Granulozyten 197
  basophile 200
  eosinophile 199
  neutrophile 199
  neutrophile 206
graue Substanz 148

Gravidität
siehe Schwanger-
schaft 365
Großhirn 136
Grünholzfraktur 65
Gyrus 138

H

Haare 102
Haeckel, Ernst 27
Hakenbein 66
Halsmuskulatur 78
Halsschlagader 233
Haltebänder
Zähne 268
Haltemuskulatur 50
Haltereflex 164
Häm 299
Hämatokrit 190
Hämatopoese 189
Hammer 111
Hämoglobin 190, 194
Hämolyse 190
Hämophilie 34
Hämopoese 190
Hämorrhoiden 288
Handgelenk **64,** 87
Handmuskulatur 87
Handwurzelknochen 64
haploid 7, 342
Harnblase 314
Sphincter 315
Harndrang 315
Harnkonzentrierung 310
Harnleiter 314
harnpflichtige
Substanzen 310
Harnröhre 316
Harnröhrenschwell-
körper 335
Harnsamenröhre **316,**
336
Harnsäure
Ausscheidung 310
Rückresorption 311
Harnstoff 299
Ausscheidung 311
Harnsystem 303

Harnwege,
ableitende 313
Hauptachsen
Körper 51
Hauptbronchus 256
Hauptlymphgang 240,
241
Hauptschlagader
siehe Aorta 210
Hauptzellen
Magen 274
Haustren 286
Haut 101
Anhangsorgane 102
Aufgaben 102
Entwicklung 351
Hautektoderm 354
HCG **350,** 365
Head-Zone 100
Helferzellen 201, 207
Hemiplegie 144
Hemisphären 145
Henle-Schleife 307
Heparin
Granulozyten 200
Hernien 84
Herz **209,** 213
Blutversorgung 214
Druckverhält-
nisse 236
Embryo 360
Epikard 214
Klappenapparat 211
Minutenvolumen 220
Myokardinfarkt 216
Reizbildungssys-
tem 217
Reizleitungssys-
tem 217
Rhythmusstörungen
217
Schlagvolumen 219
Töne 215
Wandschichten 213
Zyklus 214
Herzbeutel 214
Herzfrequenz 219
Herzinfarkt 216
Herzkranzgefäße 215

Herz-Kreislauf-
System 209
Steuerung 236
Herzmuskulatur 48
Heterosomen 7, 341
heterozygot 25
HHL (Hypophysenhinter-
lappen) 175
Hilus
Leber 295
Hinterhauptsbein 56
Hippocampus 147
Hirnanhangdrüse 174
Hirnanhangsdrüse 148
Hirnhäute 155
Hirnnerven 151
Hirnschädel 56
Hirnschenkel 149
Hirnstamm 148
Hirschsprung,
Morbus 35
His-Bündel 217
Histamin
Granulozyten 200
Histiozyten 189
Histologie 9
Hoden 184, 330
Hodensack 333
Hohlvene 210
holokrin 13
Homöostase 17
homozygot 25
Hormondrüsen 12
Hormone 171
glandotrope 176
gonadotrope 176
Inhibiting-
Hormon 172
Releasing-
Hormon 172
Hornhaut 105
Hörorgan 110
Sinneszellen 112
Hörzentrum 139
Hüftabduktor 89
Hüftbein 67
Hüftgelenk 68
Bewegung 94
Hüftgelenkspfanne 67

Human Chorionic Gona-
dotropin
    siehe HCG, 350
Humerus 63
HVL (Hypophysenvorder-
lappen) 176
Hymen 326
Hyperglykämie 184
Hyperhydratation 318
Hyperplasie 6
Hyperpolarisation 128
Hypertonie 235
Hypertrophie 6
Hypoglykämie 184
Hypopharynx 252, 271
Hypophyse 148, **174**
    Hinterlappen 175
    Vorderlappen 176
Hypophysen-Pfortader-
system 173
Hypothalamus 148, 174
    Hormone 173
Hypotonie 236

I

Identität
    berufliche 378
    frühes Erwachsenen-
    alter 378
    geschlechtliche 377
    Schulalter 377
Ikterus 300
Ileozäkalklappe **266,**
286
Ileum 266
Immunglobuline 207
Immunisierung 208
Immunität 206
Immunregulation 207
Immunsystem
    siehe Abwehr-
    system 206
    Stillen 370
Impfungen 208
Implantation 350
inferior 52
Informationsverarbei-
tung 97

Inhibiting-Hormon 172
Injektion
    ventrogluteale 88
Innenknöchel 72
Innenohr 110
Inspiration 262
    Muskulatur 82
Instinkthandlung 132
Insulin 183
Intelligenzquotient
    (IQ) 131
Interkostalmuskulatur 81
interstitiell 18
Interzellularsubstanz 16
Intima 230
    Arterie 224
    Vene 225
intraperitoneal 276
intravasal 18
intrazellulär 18
Intrinsic factor 193
Intrinsic-Factor 274
Intrinsic-Faktor 275
Ionenstrom 128
Iris 105
Isolation 28
Isthmus
    Schilddrüse 178

J

Jejunum 266
Jochbogen 56
Jugendalter 377
Jungfernhäutchen 326
juxtaglomerulärer
    Apparat 317

K

Kahnbein 66, 72
Kalium 22
    Ausscheidung 312
    Rückresorption 311
Kaliumkanäle 129
Kalzitonin 179
Kalzium 22
Kalzium-Spiegel 312
Kammerflimmern 218

Kammerwasser 107
Kapillaren 228
    Physiologie 228
Katarakt 107
Kation 1
Kaumuskel 78
Kehldeckel 253
Kehlkopf 252
Kehlkopfenge
    Ösophagus 271
Keilbein 56
Keilbeinflügel 55
Keilbeinhöhlen 251
Keimblätter 354
Keimschild 351
Kerckring-Falten 280
Kernkörperchen 5
Kiemenbogen
    Embryo 356
Killerzellen 201
Kindspech 373
Kitzler 326, **327**
Kleinhirn 137, 149
Kleinhirnseitenstrang-
bahn 150
Kleinkind
    Entwicklung 375
Klimakterium 379
Klinefelter-Syndrom 36
Klitoris 326, **327**
Kloakenmembran 355
Knie
    Bewegung 94
Kniegelenk 44, 47, **68**
Kniescheibe 66, **70**
Knochen
    Aufbau 42
    Aufgaben 39
    Dichte 40
    Entstehung 39
    Formen 41
    -haut 40
    Physiologie 41
    Wachstum 40
Knochengewebe 15
Knochenhaft 43
Knochenmark **43,** 192
Knochenmarksriesen-
zellen 189

Knochennähte 54
Knorpelgewebe 15
Knorpelhaft 43
Kohlendioxid
    Transport 204
Kohlenhydrate 20
    Abbau 293
    Gärung 288
    Spaltung 267
    Speicherung 297
    Verdauung 284, 291
Kohlenstoff 22
Koitus 338
Kolostrum 369
Koma 135
Kompetenz, soziale 377
Komplementsystem 205
Konduktorin 33
Kontraktion 50
Konvolut,
    proximales 307
Kopfbein 66
Kopfmuskulatur 77
Koronararterien 214
Körper
    Hauptachsen 51
Körperkreislauf 223
Kraftsinn 104
Kreatinin
    Ausscheidung 310
Kreislauf 223
    fetaler 362
    großer 232
    Indikator 267
    intraembryonaler 359
    kleiner 233
    uteroplazentarer 360
Kreislaufzentrum 236
Kremasterreflex **165,** 333
Kreuzband
    Knie 70
    Kniegelenk 47
Kreuzbein 59
Krypten 291
    Dünndarm 282
Kryptorchismus 330
Kübler-Ross,
    Elisabeth 381
Kugelgelenk 45

Kupffer-Sternzellen 248,
    296, 299
Kurzzeitgedächtnis 131
Kyphose 57

L

Labien 327
Laktase **284,** 285
Lamarck, Jean
    Baptiste 26
Lambdanaht 54
Lamellenknochen 40
Lamina tecti 149
Landsteiner
    Blutgruppen 194
Langerhans-Inseln **183,**
    293
Längsgewölbe
    Fuß 73
Langzeitgedächtnis 131
Lanugobehaarung 102,
    362
Lappenbronchien 256
Laryngopharynx 252
Larynx 252
Latenzzeit 377
lateral 52
Lebensspanne 372
Leber 294
    Aufgaben 297
    Entgiftung 299
    Stoffwechselfunk-
        tion 297
Leberarterie 295
Lebergang **295,** 298
Leberläppchen 296
Leberpforte 295
Lebersinusoide 296
Lebervene 296
Lederhaut 101
Leistenbruch 84
Leistenhaut 101
Leistenkanal 83
Lendenmuskulatur 87
Lernen 130
    Kind 372
    konditioniertes 132
    operantes 132

Lernpsychologie 131
Leukämie 190
Leukopenie 190
Leukozyten 197
Leukozytose 190
Leydig-
    Zwischenzellen 84,
    177, **330**
Lezithin 298
LH **176,** 365
Lider
    Auge 108
Lidreflex 108
Lieberkühn-
    Krypten 280, **281**
Lien 243
Ligamentum
    latum 324
    ovarii proprium 324
    suspensorium ova-
        rii 324
    teres 324
Limbisches System 147
Linea alba 46
Lingua 269
Linné, Carl von 26
Linse
    Auge 105
Linsenkern 145
Lipase 275, **284,** 285,
    291
Lipide 20
Lippen 267
Lippenrot 267
Liquor 155
Liquor amnii 360
Lobuli 296
Lobus
    Leber 294
Lochien 368
Lordose 57
LTH 176
Luft
    Zusammenset-
        zung 264
Luftröhre 253, 254
lumbal 52
Lumbalpunktion 152
    Säugling 158

Lunge 256
  Aufbau 258
  Aufgaben 258
  Entwicklung 351
  Kapazität 263
  Neugeborenes 363
Lungenarterien 210
Lungenfell 261
Lungenflügel 259
Lungenhilus 261
Lungenkreislauf 223
Lungenläppchen 259
Lungenlappen 259
Lungensegment 259
Lungenvenen 210
luteinisierendes Hormon
  (LH) 176
Luteinisierungshormon
  365
luteotropes Hormon 176,
  366
Lymphe 241
  Zusammenset-
    zung 241
Lymphgefäße 240
  Dünndarm 290
Lymphknoten 242
Lymphozyten 201
Lymphsystem 239
Lysozym 205

M

Magen 273
  Aufgaben 275
Magenausgang 273
Magendrüsen 291
Mageneingang 273
Magenpförtner
  siehe Pylorus 279
Magensaft 274, 291
Magnesium 22
Mahlzahn 268
Makrophagen 205
Malleolengabel 72
Malpighi-Körper-
  chen 306
Maltase 284, 285
Mamille 327

Mamma 327
Mandelkern 145
Mark, verlängertes **137,**
  148
Markpyramide 307
Mastdarm 266, 286
Masturbation 378
  Alter 381
Mechanorezeptor 98
Media
  Arterie 224
  Vene 225
medial 52
Mediastinum 209
Medikamente
  Ausscheidung **299,**
    310
Medulla oblongata **137,**
  148
Megakaryozyten 189
Mehrfachzucker 20
Mehr-Speicher-
  Modell 130
Meiose 7
Meissner-Plexus 281
Meissner-Tastkörper-
  chen 101
Mekonium 373
Melatonin 177
Membrana interossea 43
  Arm 63
  Bein 69
Membrana synovialis 44
Membranleitfähig-
  keit 125
Menarche 322, 338
Mendel, Johann
  Gregor 28
Mendel-Gesetze 29
Meningen **154,** 155
Meniskus 44, 70
Menopause **322,** 379
Menstruation 322
Menstruationszyklus 328
Merkel-Zellen 101
Mesencephalon 148
Mesenchym 13
Mesenterium 277
Mesocolon 277

Mesoderm **351,** 354
Mesopharynx 271
Mesothel 10
Metabolismus 20
Metaphase
  Zellteilung 8
midlife-crisis 379
Mikrovilli 281
Miktion 316
Milchbrustgang 240
Milcheinschuss 369
Milchentleerung 369
Milchgebiss 267
Milchproduktion 176
Milieu, inneres 17
Milz 243
  Aufgaben 245
  Erythrozyten-
    abbau 193
Mimik 78, 91
Mineralokortikoide 181
Mineralstoffe 22
Minutenvolumen
  Herz 220
Mirabilis jalapa
  Mendel-Gesetze 31
Mitochondrien 5
Mitose 6
Mitralklappe 212
Mittelhandknochen 66
Mittelhirn 136, 148
Mittelschmerz 344
Modell-Lernen 132
Molekül 2
Mondbein 66
Monosaccharide 20
Monosomien 36
Monozyten 198
Morbidität
  Alter 380
Morbus 182
  Addison 182
  Conn 181
  Cushing 181
  Fölling 33
  Hirschsprung 35
Morphologie 3
Morula 349, 358
Motoneuron 126

Motorik
Bahnen 144
motorisch
Nervenbahn 123
Mucosa
Dickdarm 288
Dünndarm 280
mukös 12, 278
Mukoviszidose 33
Mund
Ringmuskel 78
Mundhöhle 265
Mundschleimhaut 267
Mundspeicheldrü-
sen 291
Muscularis
Dickdarm 288
Dünndarm 281
Muscularis mucosae
Dünndarm 280
Musculus/Musculi 77
adductor 89, 94
biceps 93
biceps brachii 86
biceps femoris 89, 94
brachialis 86, 93
brachioradialis 86, 93
bulbospongiosus 83
ciliaris 105
cremaster 333
deltoideus 86, 93
erector spinae 85
extensor digito-
rum 91, 95
extensor hallucis lon-
gus 91
fibularis 90
flexor digitorum lon-
gus 91
flexor hallucis 95
flexor hallucis lon-
gus 91
frontalis 77, 91
gastrocnemius 94
glutaeus maximus 88,
94
glutaeus medius 88
glutaeus minimus 88,
95

gracilis 90, 94
iliacus 87
iliopsoas 87, 94
intercostales 79, 81
ischiocavernosus 83
latissimus 93
latissimus dorsi 84
levator ani 83
levator palpebrae
superioris 78
levator scapulae 84,
92
masseter 78
obliquus externus 80,
83
obliquus internus 80,
83
occipitalis 77
pectineus 90, 94
pectoralis 81, 92
pectoralis major 79
pectoralis minor 79
peronaeus 90, 95
psoas major 87
quadratus lumbo-
rum 87
quadriceps femo-
ris 89
rectus abdominis 80,
83
rectus femoris 89, 94
rhomboideus 92
rhomboideus
major 84
rhomboideus
minor 84
sartorius 89, 94
scaleni 78, 81, 92
semimembrano-
sus 89, 94
semitendinosus 89,
94
serratus 81, 92
serratus anterior 79
soleus 90
sphincter ani
externus 83
sphincter
urethrae **316,** 333

sternocleidomastoi-
deus **78,** 81, 91
temporalis 78
tensor fasciae latae 89
teres major 86
tibialis 95
tibialis anterior 90
tibialis posterior 90,
95
transversus abdomi-
nis 80, 83
transversus perinei
profundus 83
transversus perinei
superficialis 83
trapezius **84,** 91
triceps **86,** 93
triceps surae **90,** 95
vastus intermedius 89
vastus lateralis 89
vastus medialis 89
Muskel
Faszie 48
Muskeldystrophie
Duchenne 34
Muskelgewebe 16, 48
Muskeln 47
Aufgaben 39, 50
Formen 47
Muskelspindel 104, 164
Muskulatur
Entwicklung 352
Mutation 27, 28
Mutterinstinkt 374
Mutterkuchen 322, 350
Myofibrillen 48
Myokard 213
Myokardinfarkt 216
Myometrium 325

N

Nabelbruch
angeboren 356
Nabelgefäße 361
Nabelvene 294
Nachgeburt 368
Nackenmuskeln 78
Naegele-Regel 366

Nägel 102
Nährstoffe 20
Nase 249
Nasenbein 56
Nasennebenhöhlen 250
Nasopharynx 251
Natrium 22
  Haushalt 317
  Rückresorption 311
Natriumkanäle 129
Natriumpumpe 310
Nebenhoden 332
Nebennieren 180
Nebennierenmark 182
Nebennierenrinde **176,**
  180
Nebenschilddrüsen 179
Nebenzellen 274
Nephron 307
Nervenbahnen 123
Nervenfaser 122
Nervengeflechte 161
Nervengewebe 16, **122**
  Entwicklung 351
Nervensystem 119
  Entwicklung 352,
  354
  vegetativ 166
  ZNS 136
Nervus/Nervi 111
  abducens 151
  accessorius 152
  facialis 151
  femoralis 163
  fibularis 163
  glossophryngeus 151
  hypoglossus 152
  ischiadicus 163
  laryngeus
    recurrens 254
  medianus 163
  oculomotorius 151
  olfactorius 115, 151
  opticus 151
  peroneus 163
  radialis 163
  splanchnicus 290
  tibialis 163
  trigeminus 151

trochlearis 151
  ulnaris 163
  vagus 152
  vestibulocochlea-
    ris 111, 151
Netz 277
Netzhaut 105
Netzhautablösung 106
Neugeborenes
  Atmung 363
  Entwicklung 373
  Ikterus 373
  Verhalten 374
Neuralrinne 352
Neuralrohr **353,** 359
Neurit 119
Neuroektoderm 354
Neurohypophyse 175
Neuron 119
Neurons 121
Neuropeptide 127
Neurotransmitter 124
Neutron 1
Niere 305
  Hormonproduk-
    tion 312
  Mark 307
  Physiologie 308
  Rinde 307
Nierenarterie 306, 308
Nierenkelche 307
Nierenkörperchen 306
Nierenvene 308
Nissl-Scholle 120
NNM (Nebennieren-
  mark) 182
NNR (Nebennieren-
  rinde) 181
Noradrenalin 124, **127,**
  183, 231
Normwerte
  Hämoglobin 267
Nozirezeptoren 98
Nozizeptor 98
Nucleolus 5
Nucleus 5
  caudatus 145
  lentiformis 145
  pulposus **44,** 59

ruber 145
  subthalamicus 145
Nuklease 284
Nukleinsäuren 5
Nukleotide 5

O

Oberarmknochen 63
Oberarmmuskulatur 86
Oberflächenschmerz 99
Oberhaut 101
Oberkiefer 56
Oberschenkelkno-
  chen 68
Oberschenkelmuskulatur
  90
Ohr 110
Ohrspeicheldrüse 267
Ohrtrompete 251
Okklusion 269
Olecranon 65
Oligodendrozyten 123
Omentum majus 277
Omentum minus 278
Ontogenese 27
Oogenese 344
Oolemm 345
Oozyten 341
Oozytogenese 341
Organ 2
Organelle 2
Organisation
  Kind 371
Organmuskulatur 48
Organogenese 354, 359
Organsystem 2
Orgasmus 339
Oropharynx 251
Os(sa)
  capitatum 66
  coccygis 59
  costale 61
  coxae 67
  ethmoidale 55
  frontale 55, 249
  hamatum 66
  hyoideum 253
  ilium 59

ischii 67
lunatum 66
nasale 249
naviculare 72
palatinum 250
pisiforme 66
pubis 67
sacrum 59
scaphoideum 66
sphenoidale 249
temporale 55
trapezium 66
trapezoideum 66
triquetrum 66
Osmose 19
Ösophagus 271
Engstellen 271
Wandaufbau 272
Ossifikation 40
Osteoblasten 39
Osteoklasten 40
Osteomalazie 16
Osteoporose 17, 40
Osteozyten 39
Ostien 314
Ostium 314
Östrogen 185, 321
Bildungsort 345
Otolithen 113
Ovarien 185, 320
Ovulation 321, 324, **344,** 358
Oxidationswasser 317
Oxytocin **175,** 369

P

Pallidum 145
Paneth-Körnerzellen 282
Pankreas 183, **293**
exokrin 293
exokrine Funktion 291
Sekretion 283
Pankreassaft 293
Papilla Vateri 295
Parasympathikus 168
Parathormon **179,** 312
Parathyroides 179

Parkinson-Syndrom 127
Pars petrosa 55
Patella 66, 70
Patellarsehne 70
Patellarsehnenreflex 46, **165**
Pathologie 3
Pathophysiologie 3
Paukentreppe 111
Pawlow 132
Pelvis 68
Pelvis renalis 313
Penis 335
Pensionierung 379
Pepsin 275, 291
Pepsinogen 274
Periduralraum 155
Perikard 213
Perilymphe 111
Perimetrium 325
Perineum 320
Periost 40
Periportalfeld 296
Peristaltik 278
Peritonealhöhle 277
Peritoneum parietale 277
Peritoneum viscerale 277
Permeabilität, selektive 128
Peyer-Plaques 280
Pfortader 295
Pfortadersystem 234, **301**
Phagozyten 205
Phagozytose 6, **190**
Phalanx 66
Phänotyp 26
Phantomschmerz 100
Pharynx 270
Phenylketonurie 33
Phosphat
Rückresorption 311
Phospholipide **21,** 298
Phosphor 22
Photorezeptor 98
pH-Wert 23
Phylogenese 27
Physiologie 3
Pia mater 155
Plantaraponeurose 91

Plantarflexion 73, **95**
Plasma
Zusammensetzung 203
Plasmaproteine 308
Plasmazellen 206
Plateauphase
sexueller Reaktionszyklus 339
Plattenepithel 10
Platysma 78, 91
Plazenta 322, **350,** 359, 360
Hormone 350
Nachgeburt 368
Plazentaablösung 368
Pleura 261
Plexus 160
brachialis 161
cervicalis 161
chorioideus 157
lumbalis 161
myentericus 281
pudendus 161
sacralis 161
submucosus 281
Plicae circulares 280
Polysaccharide 20
Pons 148
posterior 52
postganglionär 167
präganglionär 167
Prägungsphase 375
Präputium 335
Presswehen 367
Primärfollikel 321, **345**
Primärharn 306, 309
Primordialfollikel **341,** 345
Processus ciliares 107
Processus coracoideus 62
Processus styloideus 65
Proerythroblasten 192
Progenie 269
Progesteron 185, 321, 322, 351, 365
Prognathie 269
Prolaktin 176, 369

Proliferationsphase 321, 328, **344**
Pronation
  Fuß 73, 95
  Hand 63
  Unterarm 93
Pronatoren
  Arm 86
  Begriffsklärung 74
Prophase
  Zellteilung 8
Propriozeptoren 104
Prostata 334
Proteinbiosynthese 4
Proteine 20
Prothrombin 202, 298
Proton 1
proximal 52
Psyche 3
Psychopharmaka 127
Ptyalin **267,** 291
Pubertas praecox 182
Pubertät 322, 377
  Vorpubertät 377
Puffersysteme 24
Pulpa
  Milz 245
Pulpahöhle 268
Puls 236
Pulsmessung 233
Pupille 107
Pupillenreflex 107
Purkinje-Fasern 217
Putamen 145
Pylorus **273,** 275
Pyramidenbahn 144
Pyramidenspitze 307
Pyramidenzellen 144

Q

Quergewölbe
  Fuß 73

R

Rabenschnabelfort-
  satz 62
Rachen 251, **270**

Rachenmandel 251
Rachenmembran 355
Rachitis 17
Radius 63
Radiusfraktur 65
Rautenhirn 148
Reaktionszyklus,
  sexueller 338
Rectum 266, 286
Rectusscheide 80
Reduktionsteilung 342
Reflexbogen 164
Reflexe 154, 164
Reflexprüfungen
  Sehnen 46
Regelblutung
  siehe Menstruation 322
Regelkreis
  Hormone 172
Regenbogenhaut 105
Reifeteilung 7, 342
Reifung
  Kind 372
Reissner Membran 112
Rekonstruktionsphase
  Zellteilung 8
Rektalvenen 287
Releasing-Hormon 172
REM-Phase 133
Renin 309, 312
Renin-Angiotensin-
  Mechanismus 309
Repolarisation 128, 129
Repolarisierung 125
RES 244, 248
Reservevolumen,
  respiratorisches 263
Residualvolumen 263
Respiration 262
Retikulo-endotheliales
  System 248
Retikulo-histiozytäres
  System 248
Retikulozyt 192
Retikulumzellen 244
  Milz 244
Retina 105
retroperitoneal 276
Rezeptoren 98

rezessiv 26
Rhesusfaktor 196
Rhombencephalon 148
RHS 248
Ribonukleinsäure 4
Ribosomen 5
Riechkolben 114
Riechnerv 115
Riechorgan 114
Riechschleimhaut 115
Riechzentrum 139
Rindenfollikel
  Milz 242
Ringknorpel 252
Rippen 60
Rippenfell 261
RNA (ribonucleid acid) 4
RNS (Ribonuklein-
  säure) 4
Rotatoren
  Begriffsklärung 74
Rot-Grün-Blindheit 34
Rückbildungsphase
  sexueller Reaktions-
  zyklus 339
Rückenmark 152
Rückenmuskulatur
  autochthone 85
Rückkoppelung,
  negative 172
Ruhepotenzial 128, 129
Ruhestand 380

S

Saccharase 284, 285
Saccharide 20
Sacculus 111
sacral 52
Sagittalebene 52
Salzsäure **274,** 291
Samenbläschen 334
Samenerguss 336
Samenleiter 316, **333**
Samenzellen
  siehe Spermien 332
Sammelrohr 307
Sarcoplasma 48
Sattelgelenk 45

Sauerstoff 22
Säugling 374
Säureschutzmantel 291
Scapula 61
Schädelbasis 55
Schädelknochen 54
Schallintensität 112
Schallwellen 113
Schambein 67
Schamlippen 327
Scharniergelenk 45
Scheide 325
Scheinschwanger-
  schaft 365
Scherenbiss 269
Schienbein 68
Schilddrüse 176, 177
Schildknorpel 252
Schlaf 133
Schlafen 132
Schläfenbein 55
Schläfenlappen 139
Schläfenmuskel 78
Schlafentzug 133
Schlafmittel 134
Schlafspindeln 133
Schlafstadien 133
Schlafstörungen 134
Schlafwandler 133
Schlagadern
  siehe Arterien 223
Schlagvolumen
  Herz 219
Schleimbeutel 46
Schlemm-Kanal 107
Schließmuskel
  After 83
Schluckakt 272
Schluckreflex 272
Schlundtasche
  Embryo 356
Schlüsselbein 61
Schlüsselelemente 22
Schmerz 98
  Neuropeptide 127
  Qualität 99
Schmerzrezeptoren 98
Schnecke 111
Schneidezahn 268

Schulalter 377
Schulter 61
Schulterblatt 61
  Bewegung 92
Schulterblatthöhe 61
Schultergelenk 63
Schuppennaht 54
Schüttellähmung 127
Schwangerschaft 365
  Entwicklungssta-
    dien 359
  Rhesusfaktor 196
Schwangerschafts-
  test 365
Schwangerschaftszeichen
  365
Schwann-Scheide 120
Schwefel 22
Schweifkern 145
Schweiß 291
Schweißdrüsen 102, 291
Schwellenwert 129
Schwellkörper **335,** 336
Seele 3
Segelklappen
  Herz 211
Segmentbronchien 257
Sehhügel 148
Sehnen 46
  Aufgaben 39
Sehnenscheiden 46
Sehnervenkreuzung **109,**
  148
Sehvorgang 108
Sehzentrum 139
Seitenband
  Knie 70
  Kniegelenk 47
Seitenstechen 245
Sekretin 283
Sekretionsphase **328,**
  344
Sekundärfollikel **321,**
  345
Selektion 28
Sella turcica **55,** 250
semipermeabel 19
sensibel
  Nervenbahn 123

sensorisch
  Nervenbahn 123
Septum
  Nase 249
serös 12, 278
Serosa 278
Serotonin 127, 282
Serum 203
Serum-Glutamat-Oxalat-
  Transaminase 298
Serum-Glutamat-Pyruvat-
  Transaminase 298
Sesambein 66
Sexualhormone
  männliche 330
  weibliche 321
Sexualität 338
  Alter 380
  Jugendalter 378
SGOT 298
SGPT 298
siamesische
  Zwillinge 347
Sichelzellanämie 32
Siebbein 55
Siebbeinhöhlen 251
Siebbeinzellen 251
Sigmaschleife 266, 287
Sinus
  cavernosus 210
Sinusknoten 217
Skelettmuskeln 39
Skelettmuskulatur **48,**
  143, 144
Skrotum 333
somatotropes Hor-
  mon 176
Somnolenz 135
Sopor 135
Spaltungsregel 29
Speiche 63
Speichel 291
Speicheldrüsen 267
Speichelproduktion 267
Speichenmuskel 86
Speicherfett 15
Speiseröhre
  siehe Ösophagus 271
Spermatozyten 341

Spermatozytogenese 341
Spermien 332
   Bildung 336
Spezialisierung
   Kind 371
Sphincter 47
   Begriffsklärung 74
   externus 336
   Harnblase 315
   internus 336
Sphincter ani 286
   externus 289
   internus 289
Spielalter 376
Spina bifida 35
Spina scapulae 61
Spinalganglienzelle 120
Spinalnerv 144, **160**
Splen 243
Sportlerherz 214
Sprachentwicklung 376
Sprachzentrum 254
   motorisches 140
   sensorisches 139
Sprungbein 72
Sprunggelenk 72
Spurenelemente 23
Stäbchenzellen 105
Stammhirn 148
Star, grauer 107
Star, grüner 107
Statoconien 113
Statolithen **112,** 113
Steigbügel 111
Steißbein 59
Stellknorpel **252,** 253
Stellungssinn 104
Stenose
   Säugling 275
Sterben
   Begleitung 382
   Phasen 381
Sterkobilin **289,** 300
Sternum 60
Steroidhormone 180
STH 176
Stickstoff 22
Stillen **369,** 374
Stimmbänder 253

Stimmbildung 254
Stimmritze 253
Stirnbein 55
Stirnrunzeln 91
Stoffwechsel 20
Strahlenkörper 105
Streifenkörper 145
Striatum 145
Stuhl
   Zusammenset-
   zung 289
Subarachnoidal-
   raum 155, 158
Submucosa
   Dickdarm 288
   Dünndarm 281
subperitoneal 277
Substantia nigra 127,
   145
Sulcus 138
superior 52
Supination
   Fuß **73,** 95
   Hand 63
   Unterarm 93
Supinatoren
   Arm 86
   Begriffsklärung 74
Suppressorzellen **201,**
   207
Suturen 54
Sympathikus 168, 231
Symphyse 67
Synapse 119, 121
   erregende 125
   hemmende 125
Synarthrose 43
Synchondrose 43
Syndesmose 43
Synergisten
   Begriffsklärung 74
Synovia **44,** 46
Synovialflüssigkeit 44
Systole 214
   Aortendruck 225

T

T_3 178
T_4 178
Talgdrüsen 103, 291
Talus 72
Tänien 286
Taschenbänder 253
Taschenklappen
   Herz 212
   Lymphsystem 240
   Vene 225
Telophase
   Zellteilung 8
Temperaturregula-
   tion 102
   Blut 204
Terminalbehaarung 102
Tertiärfollikel 321
Testes 184
Testis 330
Testosteron **185,** 330
Tetrajodthyronin 178
Thalamus 148
Theca interna 322, **345**
Thermorezeptor 98
thoracal 52
Thorax 60
Thrombin 203
Thrombokinase 203
Thrombopenie 190
Thrombozyten 197
Thrombozytose 190
Thymus 246
   Embryo 356
   Physiologie 247
Thyreocalcitonin 179
thyreotropes
   Hormon 176
Thyroxin 178
Tibia 68
Tiefensensibilität 104
T-Lymphozyten **201,**
   207, 247
Tonsilla
   palatina 251
   pharyngealis 251
Tonsillen 270
Topographie 3

Totraum 258
Trachea 252, 253, **255**
Tractus
   spinocerebellaris 150
Tränenbein 56
Tränendrüsen
   Aufgaben 291
Tränenflüssigkeit 108,
   291
Transversalebene 52
transzellulär 18
Trapezmuskel 84
Trennungsangst 375
Triglyzeride 21
Trijodthyronin 178
Trikuspidalklappe 212
Trisomien 35
Trizepssehne
   Reflex 46
Trochanter major,
   minor 69
Trochlea humeri 65
Trophoblast 350, 358
Truncus cerebri 148
Truncus coeliacus 290
Truncus pulmonalis 234
Trypsin 283
Trypsinogen 284
TSH 176
Tuba Eustachii 113
Tuben 322
Tuberculum majus,
   minus 64
Tubuli seminiferi
   contorti 332
Türkensattel 250
Turner-Syndrom 36

U

Übergangsepithel **10,**
   313, 314
Übergangswehen 367
Übergangszeit 377
Überwässerung 318
Ulna 63
Unabhängigkeitsregel 29
Uniformitätsregel 29
Unterarmmuskulatur 86

Unterkiefer 56
Unterkieferdrüse 267
Unterschenkelmuskula-
   tur 90
Unterwässerung 318
Unterzungendrüse 267
Ureter 314
Urethra 316
Urkeimzellen 341
Urobilinogen 300
Uterus 323
Utriculus 111
Uvula 272

V

Vagina 325
Valva
   ileocaecalis 286
   mitralis 212
   tricuspidalis 212
Vas afferens
   Niere 308
Vas efferens
   Niere 308
Vasodilatation 231
Vasokonstriktion 231
Vasopressin 175
Vater-Pacini-Lamellen-
   körperchen 101, 104
Vater-Papille 279, 293,
   295
Vena(e)
   cava 210
   cava inferior 232,
    290
   cava superior 232
   hepatica 297
   lienalis 244
   portae 234, 290, 295
   pulmonalis 210, 258
   renalis 306, 308
Venen 225
   Physiologie 226
Venendruck,
   zentraler 220, 318
Venolen 225
ventral 52
Ventriculus 273

Verdauung
   Dünndarm 282
   Enzyme 283
Verdauungstrakt
   Entwicklung 351
Vererbungslehre 25
Veresterung 278
Verknöcherung 40
Verseifung 278
Vesica fellea 299
Vesica urinaria 314
Vesicula seminalis 334
Vesikel 125
Vestibulum vaginae 326
Vieleckbein 66
Vierhügelplatte 149
Villi intestinales 280, **282**
Vitalkapazität 263
Vitamine 21
   B$_{12}$ 193, 275
   K 202
Vitaminmangelerschei-
   nungen 21
Vorbereitungsphase
   Geburt 366
Vorderhornzellen 144
Vorderseitenstrang 144
Vorhaut 335
Vorhof
   Gleichgewichts-
    organ 111
Vorhofflimmern 218
Vorhof-Kammer-
   Knoten 217
Vorhoftreppe 111
Vormilch 369
Vorsteherdrüse 334

W

Wachstum 176
   Kind 371
   Säugling 374
   Schulalter 377
Wachzustand 132
Wadenbein 69
Wahrnehmung, selek-
   tive 97
Wallace, Alfred Russel 27

Wanderzellen 206
Wasser
    Körperflüssigkei-
        ten 18
Wasserbilanz 318
Wasserhaushalt 317
    Störungen 318
Wasserrückresorp-
    tion 310
Wasserstoff 22
Wehentätigkeit 175
Weismann, August 27
Wernicke-Zentrum 139
Wimpern 108
Windkesselfunktion
    Aorta 224
Wirbel
    Grundform 58
Wirbelgelenke 44
Wirbelsäule 57, 153
Wochenbett 368
Wochenbettdepres-
    sion 369
Wochenfluss 368
Wortschatz
    Kleinkind 376
Wurmfortsatz 266
Wurzelhaut 268

Z

Zahnbein 268
Zähne 267
    Anatomie 268
Zahnfleisch 268
Zahnschmelz 268
Zahnzement 268
Zapfengelenk 45
Zapfenzellen 105
Zehen 73
    Bewegung 95
Zehenbeuger 91
Zehenstrecker 91
Zelle 2, 342
    Aufbau 4
    Eigenschaften 5
    Organellen 5
    Ribosomen 5
Zellkern 5
Zellmembran 5
Zellplasma 5
Zellteilung 6
Zentralkörperchen 5
Zentralvene 296
Zentriol 5
Ziliarkörper 105, **107**
Ziliarmuskel 105
Zirbeldrüse 148, **177**
Zirkadiane
    Rhythmen 132

ZNS 136
Zona pellucida 345
Zotten 282
Zottenhaut 360
Zottenstämme 368
Zunge 269
    Geschmackswahr-
        nehmung 116
ZVD 220, 318
Zweifachzucker 20
Zwerchfell 79, 80
Zwerchfellenge
    Ösophagus 271
Zwillinge 347
Zwischenhirn 136, 148
Zwischenlappenarterien
    308
Zwischenrippenmuskeln
    79, 81
Zwischenscheibe
    Gelenk 44
Zwischenzellsubstanz 16
Zwölffingerdarm **266,**
    279
Zygote 346, 349
Zylinderepithel 10
Zytologie 4
Zytolyse 206
Zytoplasma 5